지역보건 60년의 발자취

지역보건 60년의 발자취

2권_지역보건 60년

지역보건의료발전을 위한 모임

차 례

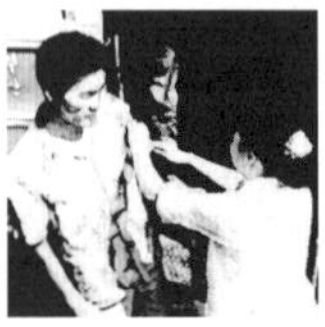

대한민국 지역보건 연대기

Community Health Chronicle of Korea

1940년대

인구

총 인구 약 20,167천 명

보건

- 1945 경무국 위생과 폐지
- 1946 보건후생부 설립
- 1946 모범보건소 설치

복지

- 1944 조선구호령 공포
- 1946 아동노동법규 공포

주요사업

- 1945 예방보건사업 중심 보건사업 시작
- 1946 국립마산요양원 개원

조직

- 1945 조선방역연구소 설립
- 1945 경무국 위생과 폐지
- 1945 위생국 설치→보건후생국
- 1946 보건후생국→보건후생부
- 1946 모범보건소 설치
- 1948 보건후생부 축소
- 1949 보건부 독립
- 1949 모범보건소→중앙보건소로 개칭

정치

- 1943 카이로 회담
- 1945 8·15광복
- 1948 대한민국정부 수립
- 1948 헌법 제정
- 1948 이승만 대통령 취임

경제

- 1944 미곡 강제공출제 실시
- 1949 농지개혁법 공포

사회/문화

- 1940 창씨개명 강요
- 1940 한국광복군 창설
- 1941 대한민국 건국강령 발표
- 1942 조선어학회 사건

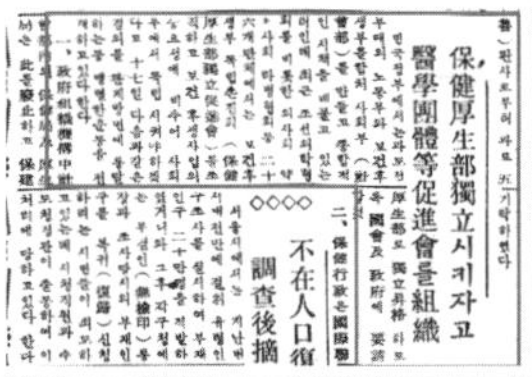
保健厚生部獨立시키자고 醫學團體等促進會를組織

不在人口復 調査後摘

◀ 1946년 보건후생부 독립을 촉진하는 의학단체들의 촉진회 결성 소식을 전하는 신문기사

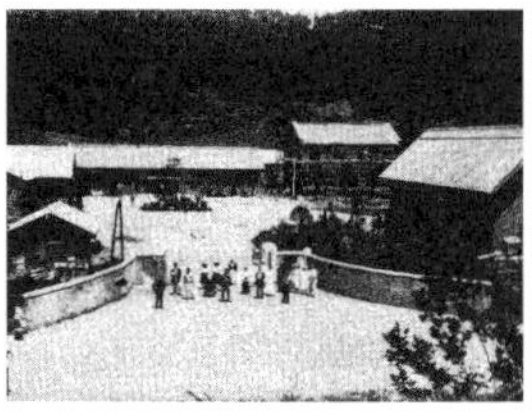
▲ 1949년 국립마산요양원 전경

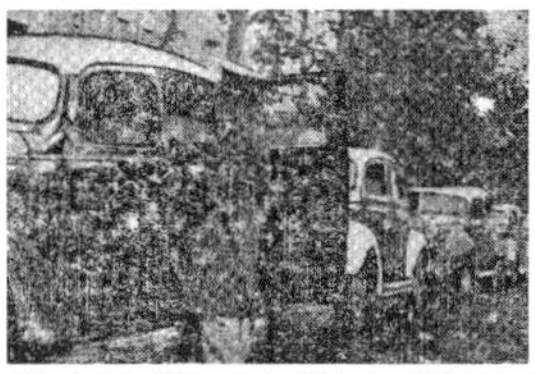
▲ 1949년 택시 검역광경

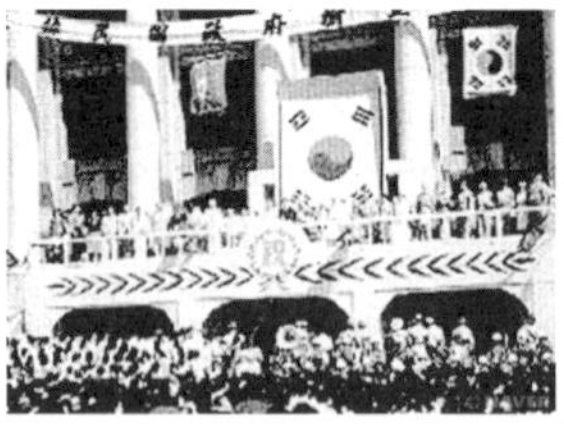
▲ 1948년 8월 대한민국 정부 수립

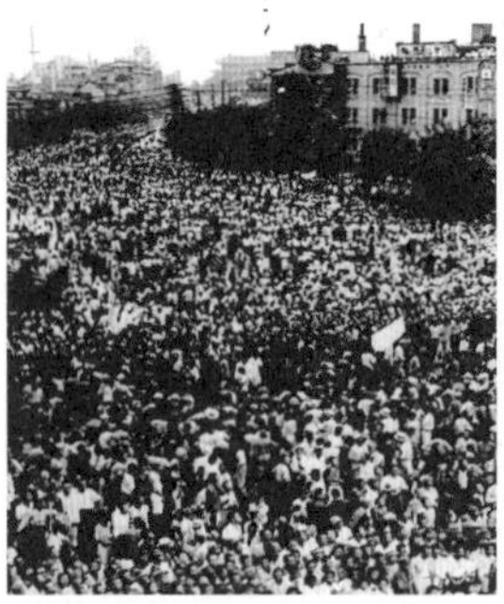
▲ 1945년 8월 15일 해방을 맞아 거리로 뛰쳐나온 시민들

※ 지역보건 60년 연대기는 국민건강증진기금으로 한국건강증진재단에서 2011년 발간한 「우리나라 국민 건강증진의 과거, 현재, 미래:백서발간을 중심으로」에서 발췌 재편집한 것임을 밝힙니다.

1950년대

■ 인구

총 인구 약 21,526천 명

■ 보건

- 1951 국민의료법 제정
- 1954 전염병예방법 제정
- 1956 보건소법 제정

■ 복지

- 1952 한국사회사업연합회 창립
- 1956 국립중앙사회사업종사자 훈련소 창설

■ 주요사업

급성전염병관리와 의료구호에 중점

- 1952 BCG 접종사업 시작
- 1954 미네소타 프로젝트
- 1954 결핵 무료통원치료 실시
- 1955 X선 검진사업 시작

■ 법규/정책

- 1951 국민의료법 제정
- 1954 전염병예방법 제정
- 1954 결핵대책 5개년계획
- 1956 보건소법 제정

■ 조직

- 1951 보건진료소 설치(500개소)
- 1955 보건사회부 통합(보건부+사회부)
- 1958 국립중앙보건소 창립
- 1960 보건소 설치

■ 정치

- 1950 6·25 전쟁
- 1953 6·25 전쟁 휴전
- 1958 진보당 사건
- 1958 국가보안법 개정안 통과

■ 경제

1인당 국민소득 67달러

- 1953 1차 화폐개혁 실시

■ 사회/문화

- 1957 우리말큰사전 완간

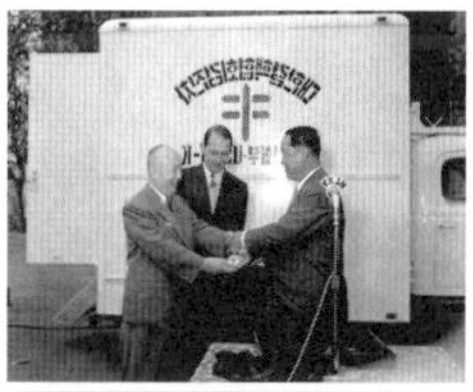

▶ 1959년 대한결핵협회 검진차 인수식

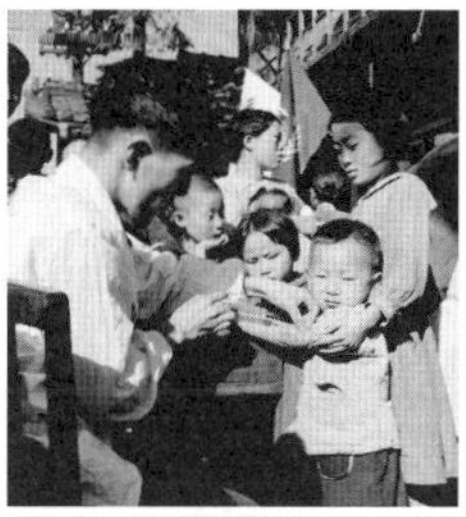

▲ 1950년 전염병 예방접종

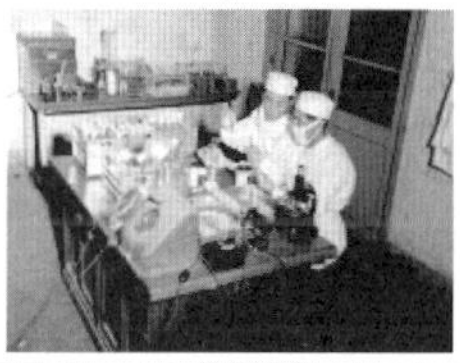

▶ 1958년 중앙결핵병역소

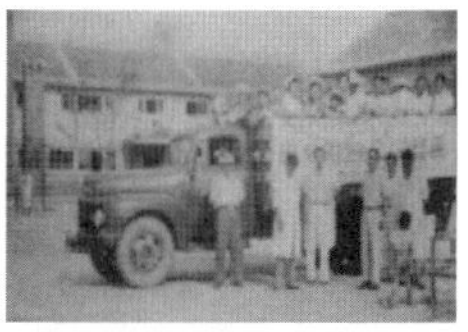

▲ 1952년 농촌위생연구소 BCG접종반

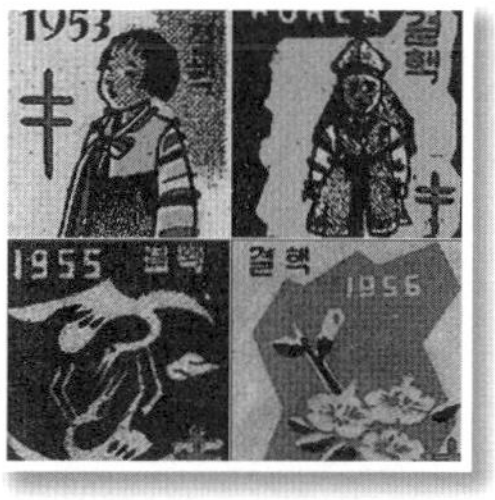

▲ 1950년대 발행된 크리스마스 실

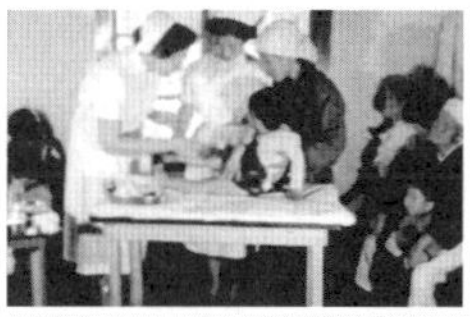

▲ 6·25전쟁 후 보건의료실태

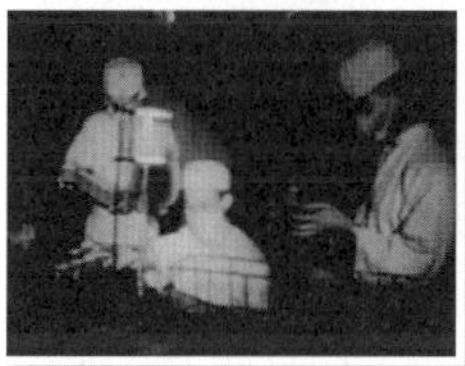

▲ 1956년 국립방역연구소

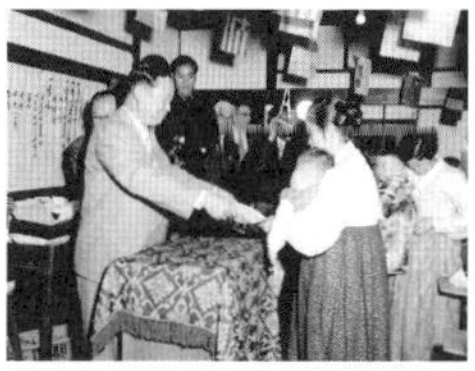

▲ 1959년 우량아표창장 수여식

▼ 1957년 경안무안공소에서 서누가 의사 진료 중

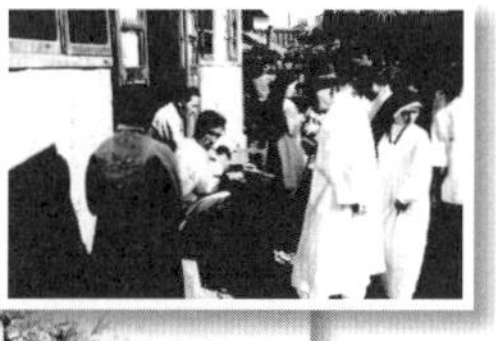

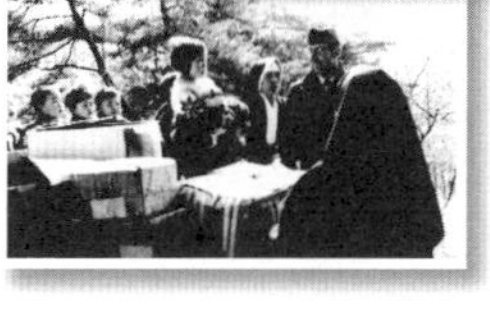

▶ 1959년 라자로마을 미감수용시 미군원조

지역보건 60년 연대기

Community Health Chronicle 60" years

1960년대

■ 인구

총 인구 약 25,012천 명

■ 보건

- 1962 식품위생법 제정
- 1962 보건소법 개정
- 1963 국립보건원 발족
- 1966 기생충질환예방법 제정

■ 복지

- 1961 생활보호법 제정
- 1961 아동복리법, 재해구호법 제정
- 1963 산업재해보상보험법 제정
- 1970 사회복지사업법

■ 주요사업

가족계획사업, 예방접종사업, 급성전염병 예방, 결핵, 나병, 성병, 기생충박멸, 모자보건사업에 집중

- 1961 국가결핵관리사업 시작
- 1962 가족계획사업 추진
- 1962 보건소사업 확장

■ 법규/정책

- 1962 식품위생법 제정
- 1962 보건소법 개정
- 1963 의료보험법 제정
- 1963 해공항검역법→검역법 개칭
- 1966 기생충질환예방법 제정
- 1967 결핵예방법 제정
- 1967 학교보건법 제정
- 1969 국제공인예방접종규칙 제정

■ 조직

- 1963 국립보건원 발족
- 1967 국립보건원→국립보건연구원 개칭

■ 정치

- 1960 4·19혁명
- 1960 윤보선 대통령 취임
- 1961 5·16 쿠데타
- 1963 박정희 대통령 취임

■ 경제

1인당 국민소득 87달러

- 1962 1차 경제개발 5개년계획 수립
- 1962 2차 화폐개혁 실시
- 1967 2차 경제개발 5개년계획 수립

■ 사회/문화

- 1965 베트남 파병
- 1968 국민교육헌장 선포

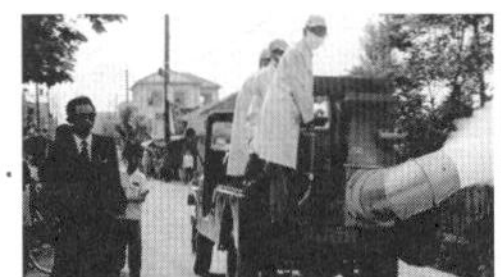

◀ 1960 년 위생도시지정 및 차량기제 인수식

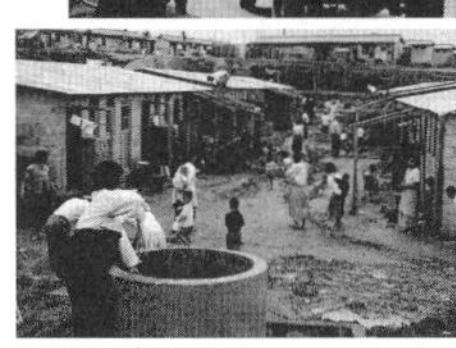

▲ 1962년 서울시 구로동 식수사업으로 우물을 마련했고 연립식 주택을 지어 주거환경을 개선했다.

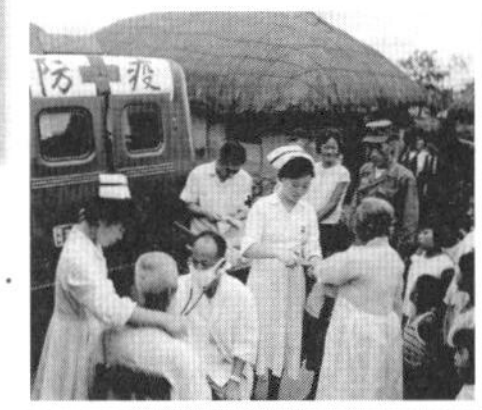

▲ 1961년 남원지구 장티푸스 방역반 활동

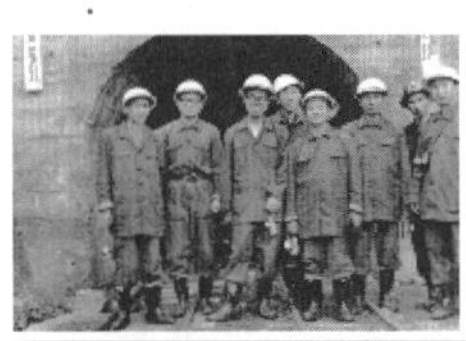

◀ 1960년대 장성광업소 작업환경 조사반

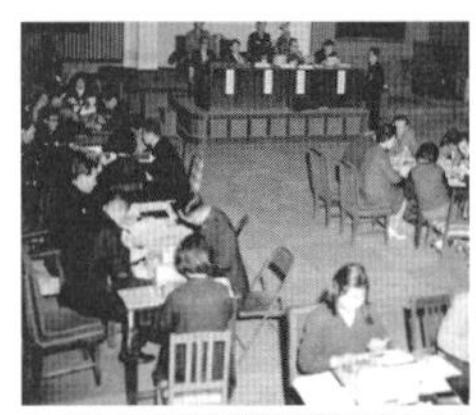

▲ 1963년 콜레라 방역 행정 훈련

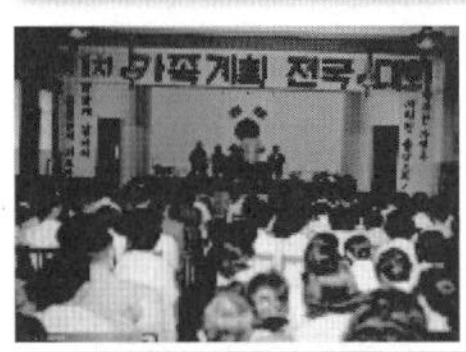

◀ 1963년 제1차 가족계획 전국대회

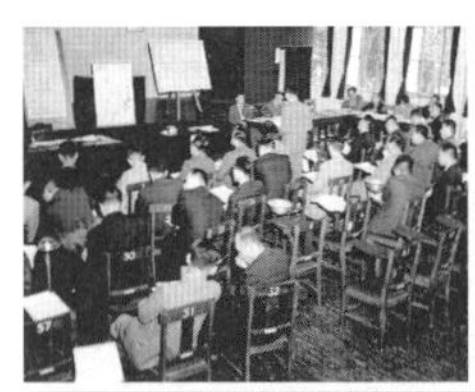

▲ 1963년 전국콜레라 방역대책회의

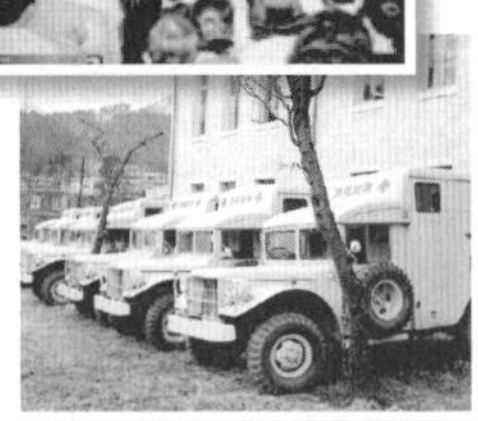

◀ 1965년 USOM 가족계획 이동진료차

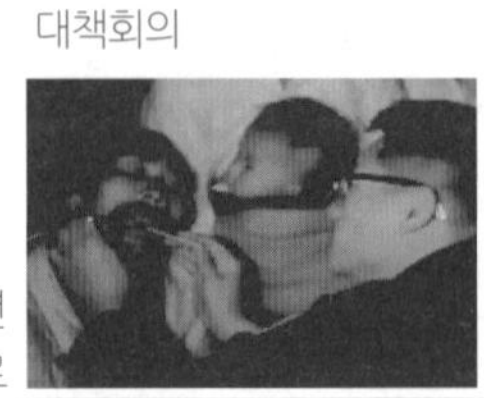

▶ 1962년 무의촌 진료

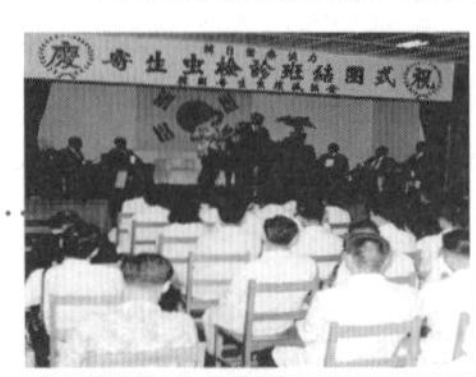

▲ 1969년 기생충 검진결단식

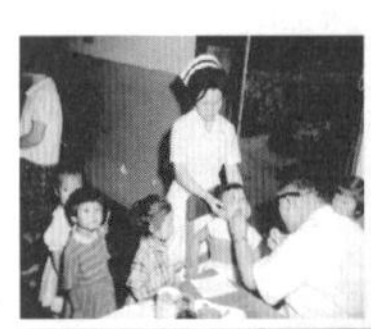

▶ 1963년 구강위생 주간행사

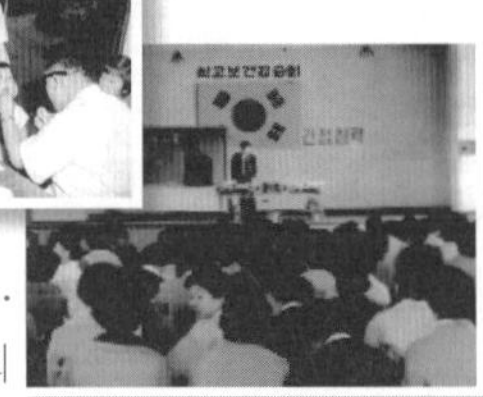

▶ 1962년 학교보건강습회

1970년대

인구

총 인구 약 32,241천 명

보건

- 1970 가족계획연구원 설립
- 1973 모자보건법 제정
- 1976 한국보건개발연구원 설립

복지

- 1977 교직원의료보험법 제정
- 1977 생활보호대상자 의료보호 실시
- 1979 공교 의료보험 실시

주요사업

가족계획사업, 예방접종사업, 급성전염병 예방, 결핵, 나병, 성병, 기생충박멸, 모자보건사업에 집중

- 1971~1972 지역의료보험 시범사업
- 1974~1976 보건지소 건물 신축
- 1976 마을건강사업 실시

법규/정책

- 1970 가족계획연구원법 제정
- 1973 모자보건법 제정
- 1975 한국보건개발연구원법 제정

조직

- 1972 국립가족계획연구소 설립
- 1971 가족계획연구원 설립
- 1976 한국보건개발연구원 설립

정치

- 1972 남북공동성명 발표
- 1972 유신헌법
- 1975 대통령 긴급조치 9호 발표
- 1979 최규하 대통령 취임

경제

1인당 국민소득 1,000달러

- 1970 새마을운동 시작
- 1973 1차 석유파동
- 1977 수출 100억 달러 달성
- 1979 2차 석유파동

사회/문화

- 1970 전태일 열사 분신
- 1979 YH사건
- 1979 10·26사건

▼ 1970년 콜레라 예방접종

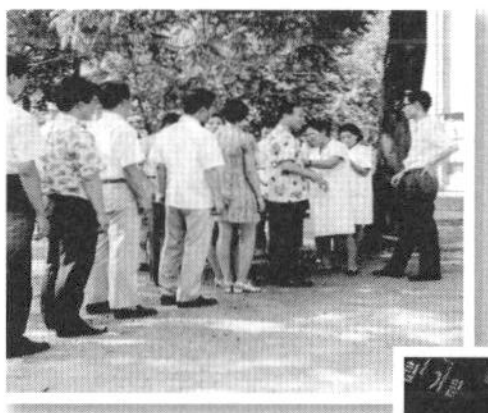

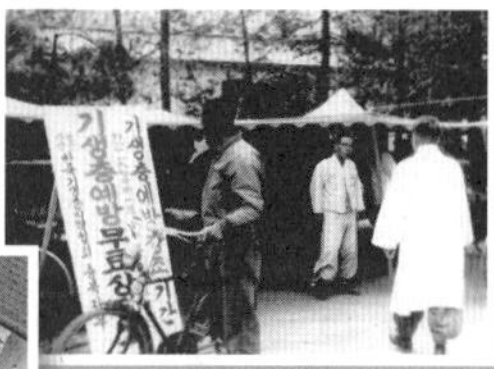

▲ 1970년 기생충 캠페인

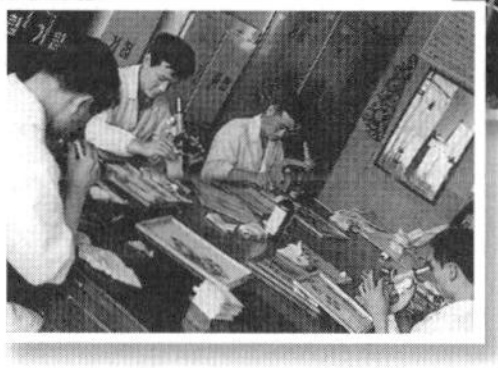

▲ 1970년대 기생충 검경 광경

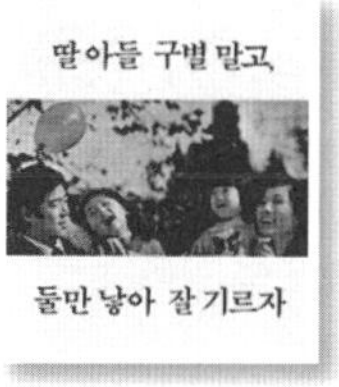

◀ 1970년대 가족계획 포스터

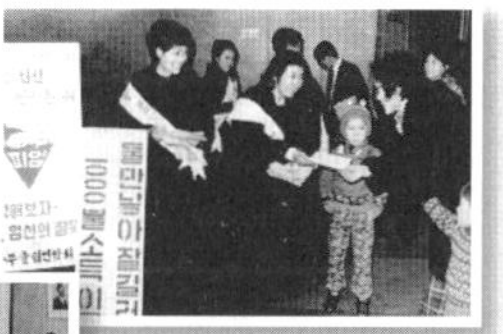

◀ 1973년 "1974년은 임신안하는 해" 캠페인

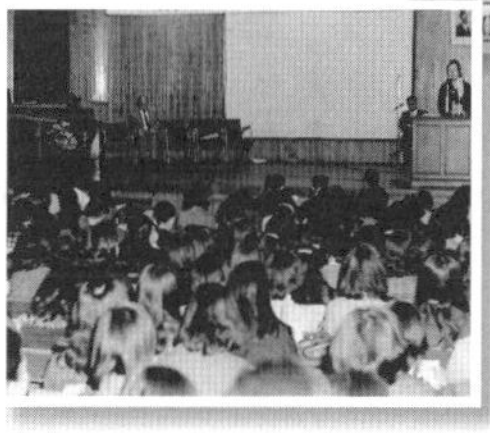

▲ 1972년 신생아 파상풍없애기

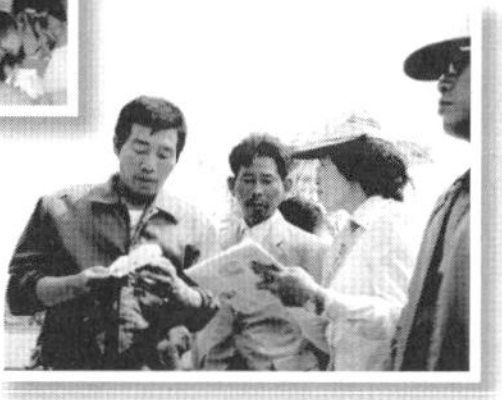

◀ 1977년 산아제한 계몽

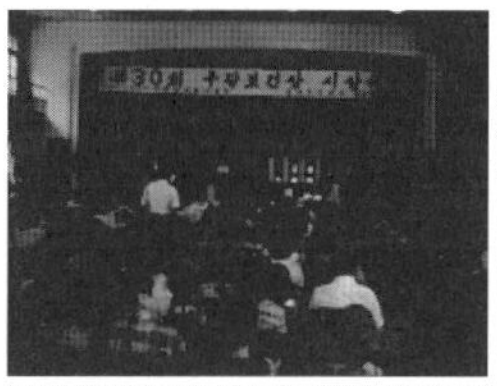

◀ 1975년 건치아동·건치미인 선발대회

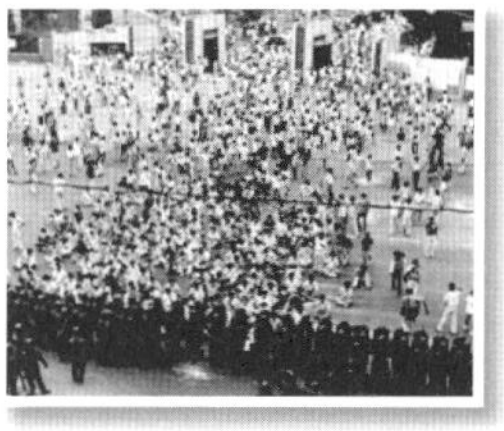

▶ 1970년 전태일 열사 분신 항의시위

1980년대

■ 인구

총 인구 약 38,124천 명

- 1981 인구증가억제대책 발표

■ 보건

- 1980 농어촌등보건의료를위한특별조치법 공포
- 1981 한국인구보건연구원 설립
- 1981 산업안전보건법 제정
- 1987 의료법 제정

■ 복지

- 1981 아동복리법→아동복지법 개정
- 1981 노인복지법 제정
- 1981 장애인복지법 제정
- 1988 국민연금 실시
- 1989 전국민의료보험 실시

■ 주요사업

진료기능 강화 및 무의촌 해소에 집중

- 1981~1982 수돗물불소화사업 일부지역 시행

■ 법규/정책

- 1980 농어촌등보건의료를위한특별조치법 공포
- 1981 산업안전보건법 제정
- 1986 모자보건법 개정
- 1987 의료법 개정
- 1987 후천성면역결핍증예방법 제정
- 1988 농어촌지역의료보험 실시

■ 조직

- 1981 국립보건연구원→국립보건원
- 1981 한국인구보건연구원 설립

■ 정치

- 1980 5·18 민주화운동
- 1980 전두환 대통령 취임
- 1988 노태우 대통령 취임

■ 경제

- 1981 수출 200억 달러 달성

■ 사회/문화

- 1982 프로야구 출범
- 1983 KBS 이산가족찾기 생방송
- 1986 서울아시안게임
- 1987 6월 민주항쟁
- 1988 서울올림픽

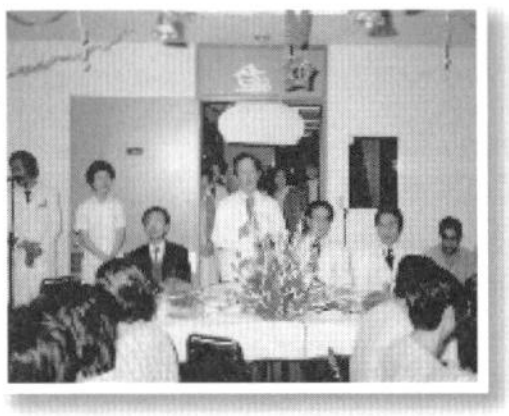

▲1981년 산재병원 진폐병동 크리스마스 행사 모습

▼1988년 제1회 세계금연의날 행사

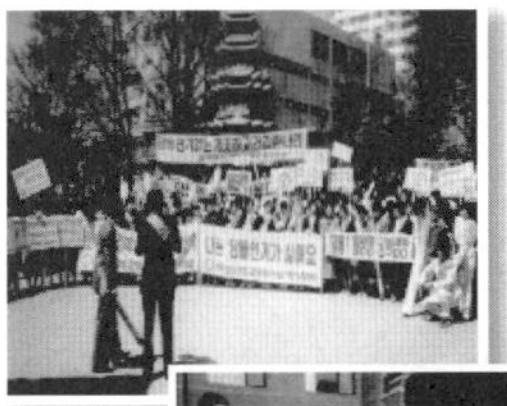

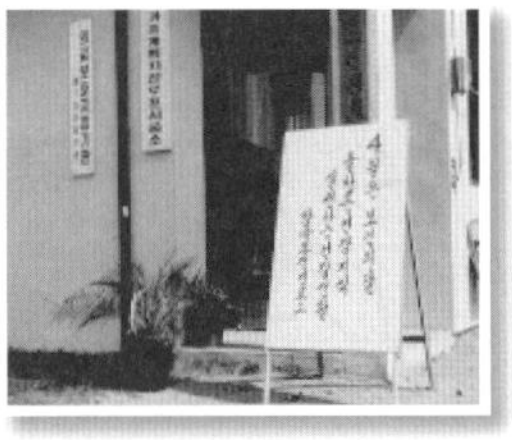

▲1980년대 가족계획 지정 루프시술기관

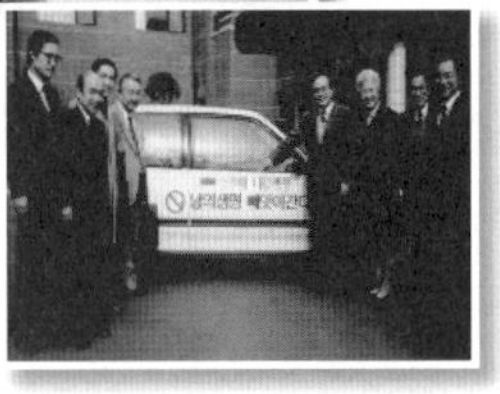

▲1988년 금연운동협의회

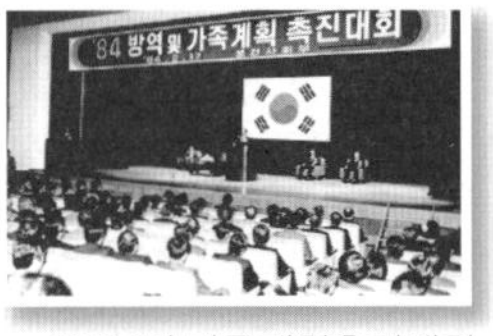

▲ 1984년 가족계획촉진대회

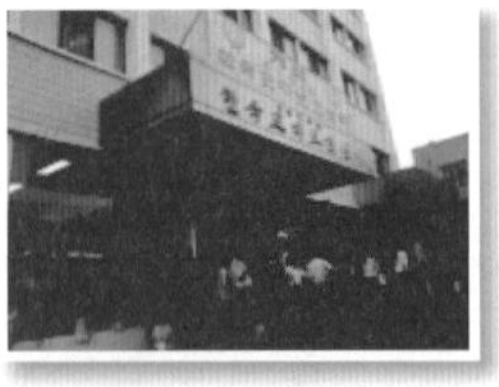

▲1985년 모자보건센터 개원 (순천향병원)

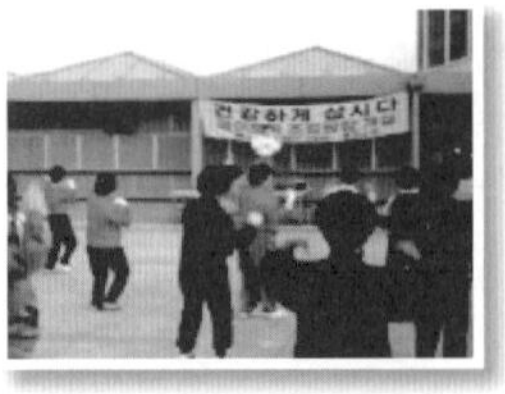

▲1989년 사회체육활성화 (아침운동하는 시민들)

1990년대

▼ 1996년 수원시정신보건센터

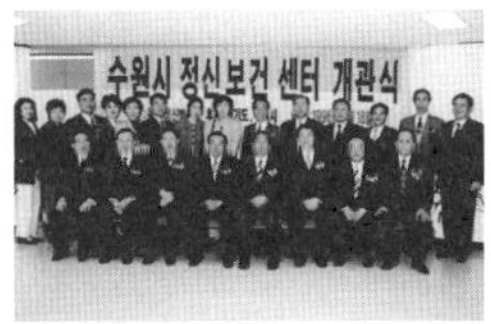

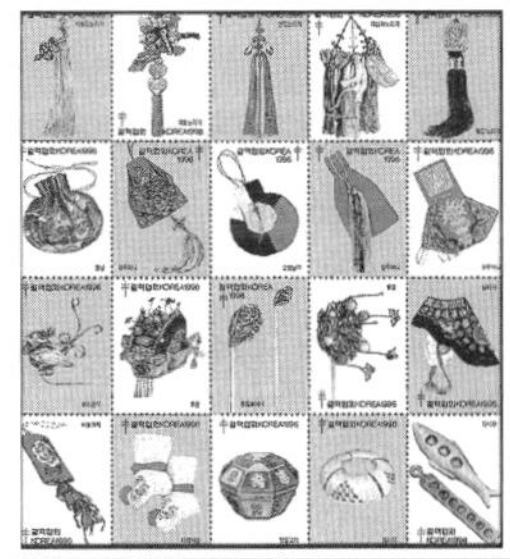

▲ 1990년대 크리스마스 실

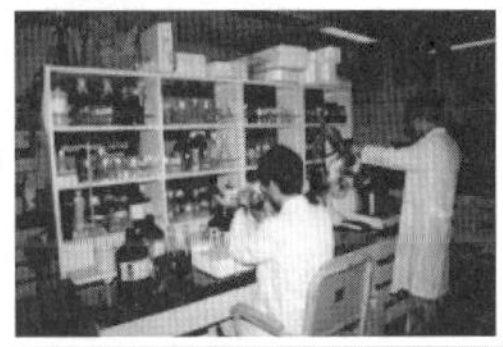

▲ 1992년 국립보건원 에이즈 퇴치실험실

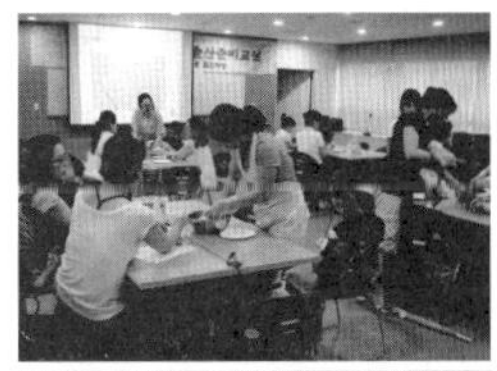

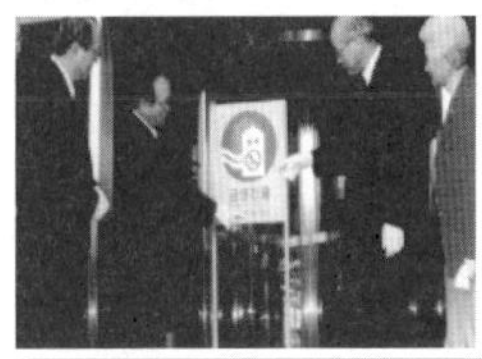

▲ 1999년 금연건물 선포식

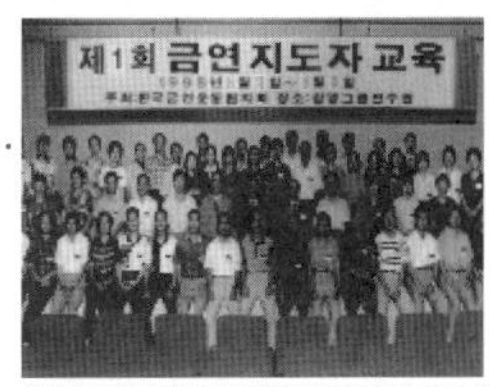

▲ 1998년 제1회 금연지도자 교육과정

인구

총 인구 42,869천 명

- 1996 인구억제정책 폐지

보건

- 1990 산업안전보건법 개정
- 1995 국민건강증진법, 정신보건법 제정
- 1995 지역보건법 개정
- 1997 국민건강증진기금 조성
- 1998 21세기 보건의료발전 종합계획 수립
- 1998 식품의약품안전청 승격 개편
- 2000 의약분업

복지

- 1991 영유아보육법 제정
- 1991 고령자고용촉진법 제정
- 1995 사회보장기본법 제정
- 1999 국민건강보험법 제정
- 2000 국민기초생활보장법 제정

주요사업

질병예방 위주의 건강증진사업 정착을 위한 만성퇴행성질환관리사업 시작

- 1990 장애인 의료비지원사업
- 1991 보건소 만성질환자 방문간호사업
- 1993 국민체육진흥 5개년계획
- 1994 지역영양사업 실시
- 1996 영유아예방접종사업
- 1996 경기도 정신보건사업 시작
- 1997 건강증진사업 15개 보건소 실시

법규/정책

- 1991 산업재해예방 6개년계획 시작
- 1995 국민건강증진법 제정·시행
- 1995 정신보건법 제정
- 1995 지역보건법 개정(구. 보건소법)
- 1996 암정복 10개년계획 수립
- 1997 국민건강증진기금 조성
- 1998 21세기보건의료발전종합계획 수립

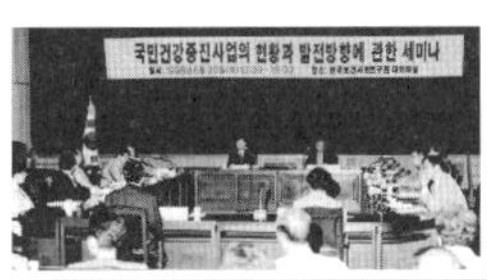

▲ 1998년 국민건강증진사업 현황과 발전방향 세미나

조직

- 1990 한국보건사회연구원 개편
- 1994 보건사회부→보건복지부로 개칭
- 1996 시·군·구별로 건강생활실천협의회 구성
- 1998 보건증진국 건강증진과 신설
- 1998 식품의약품안전청 승격 개편

정치

- 1993 김영삼 대통령 취임
- 1994 북한 김일성 사망
- 1998 김대중 대통령 취임

경제

1인당 국민소득 11,432달러

- 1993 금융실명제 실시
- 1996 경제협력개발기구(OECD) 가입
- 1997 IMF 구제금융 요청

사회/문화

- 1991 남북한 UN 동시가입
- 1993 대전 EXPO 개최
- 1995 지방자치제 전면 실시
- 1997 금모으기 운동

지역보건 60년 연대기

Community Health Chronicle 60" years

2000년대

■ 인구

총 인구 약 47,008천 명

- 2005 저출산·고령사회기본법 제정
- 2006 제1차 저출산·고령화사회 기본계획 수립

■ 보건

- 2000 구강보건법 제정
- 2002 국민건강증진종합계획 수립
- 2003 질병관리본부 출범
- 2003 전염병예방법 개정
- 2005 새국민건강증진종합계획 수립
- 2008 식품안전기본법 개정

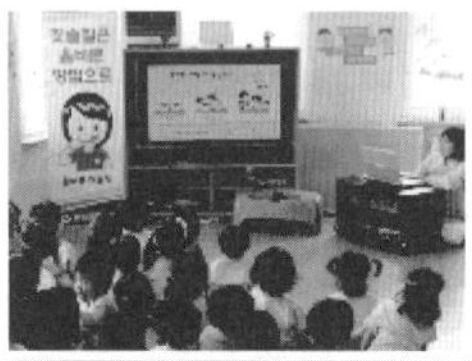

◀ 2010년 보건소 어린이구강보건교육

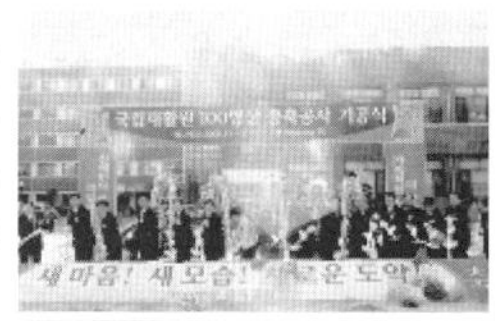

▶ 2008년 국립재활원 재활병원, 재활연구소 건립 기공식

■ 복지

- 2003 보험재정 완전통합
- 2004 건강가정기본법 제정
- 2005 긴급복지지원법 제정
- 2007 노인장기요양보험법 제정
- 2008 다문화가족지원법 제정
- 2009 휴먼뉴딜정책

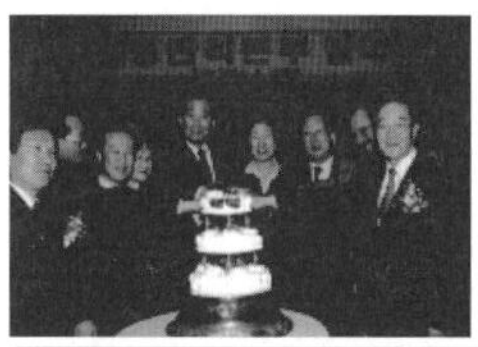

◀ 2004년 질병관리본부 발족

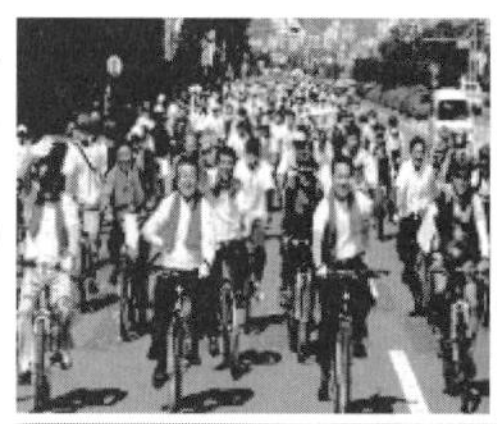

▶ 2007년 건강도시 창원 (자전거타기의 생활화)

■ 주요사업

- 2000 건강박람회 2000 개최
- 2000 국민구강건강실태 조사
- 2002 국가 암조기검진사업
- 2002 보건소 건강생활실천사업 일부 실시
- 2004 금연클리닉 시범사업 실시
- 2005 건강생활실천사업(금연, 절주, 운동, 영양) 전국 보건소 실시
- 2005 금연상담전화 시범 운영
- 2006 취약계층 임산부 및 영유아 보충영양관리시범사업 실시
- 2006 노인건강증진허브보건소 시범사업 실시
- 2006 보건소 비만클리닉 시범사업 실시
- 2008 보건소 건강증진사업→지역특화 건강행태개선사업으로 전환 실시

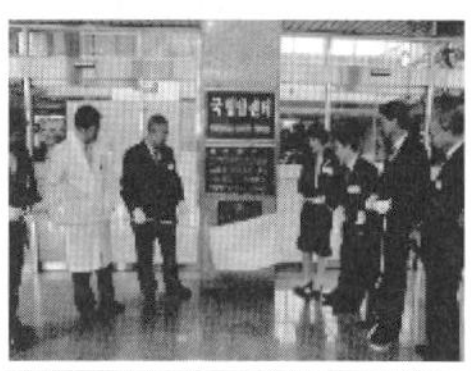

◀ 2000년 국립암센터 개원

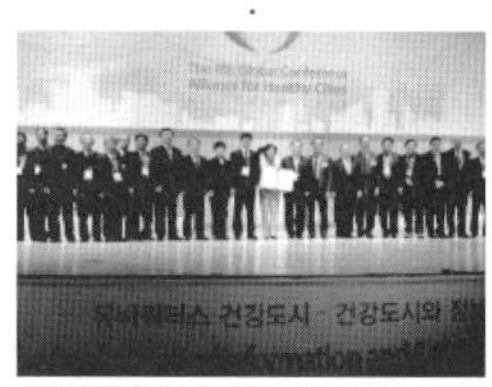

▶ 2010년 제4차 WHO건강도시연맹 국제대회 개최

■ 법규/정책

- 2000 구강보건법 제정
- 2001 국민영양사업 추진을 위한 식품별 영양성분자료 DB 구축
- 2002 1차 국민건강증진종합계획 수립
- 2002 2004 건강증진기금 조성규모 확대
- 2003 전염병예방법 개정
- 2003 예방중심의 평생국민건강관리체계 구축
- 2004 담배규제기본협약(FCTC) 비준
- 2005 2차 국민건강증진종합계획 수립
- 2006 암정복 2015(안) 수립
- 2008 식품안전기본법 제정

■ 조직

- 2003 질병관리본부 출범(구. 국립보건원)
- 2007 보건정책관→건강정책관
  건강정책팀→건강투자기획팀 명칭 변경
- 2008 보건복지부→보건복지가족부 명칭 변경
  건강정책관→건강정책국 명칭 변경
  건강투자기획팀→건강정책과 명칭 변경
- 2008 건강생활팀→건강증진과 명칭 변경
- 2009 건강증진과 폐지(건강증진국에서 수행)

■ 정치

- 2000 6·15 남북공동선언
- 2003 노무현 대통령 취임
- 2007 남북공동선언
- 2008 이명박 대통령 취임

■ 경제

1인당 국민소득 21,695달러

■ 사회/문화

- 2001 인천국제공항 개항
- 2002 한일월드컵

2010년대

인구

총 인구 약 48,875천 명

- 2010 제2차 저출산·고령화사회기본계획 수립

보건

- 2011 한국건강증진재단 출범

복지

- 2010 장애인연금제도 도입

주요사업

- 2010 건강박람회 개최
- 2011 보건소 건강생활실천통합서비스 실시
- 2011 흡연자 금연지원사업 실시

법규/정책

- 2011 3차 국민건강증진종합계획 수립

조직

- 2011 한국건강증진재단 출범

정치

- 2011 북한 김정일 사망

경제

1인당 국민소득 22,500달러

- 2011 한미 FTA 비준안 통과
- 2011 수출 5000억 달러 달성

사회/문화

- 2011 한류 열풍

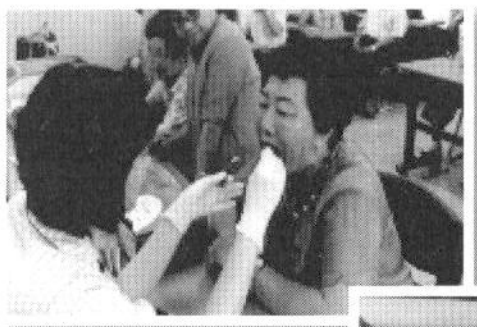

▲ 2011년 보건소 노인구강건강사업

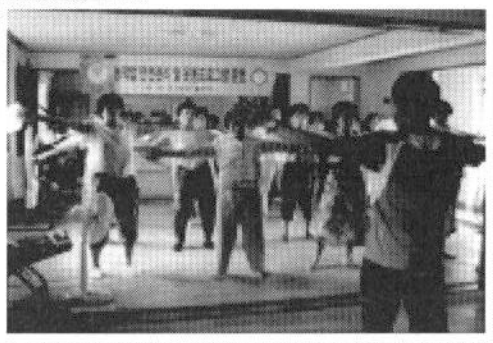

▲ 2011년 보건소 노인건강 운동 프로그램

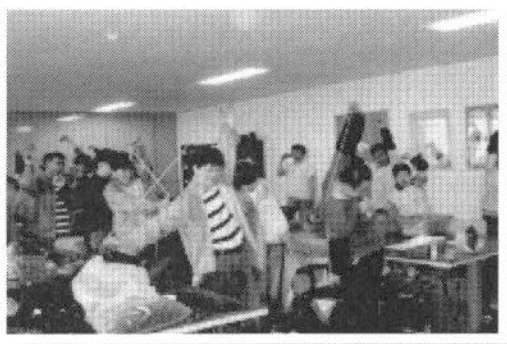

▲ 2011년 건강취약계층 맞춤형 방문건강관리

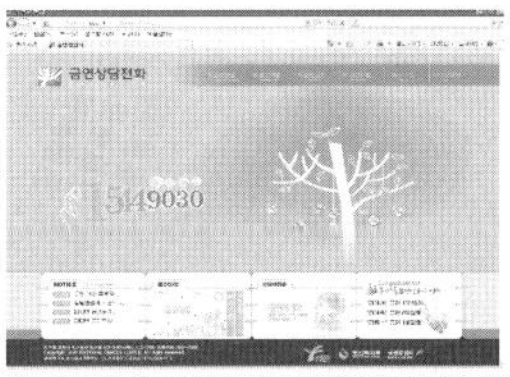

▲ 2011년 금연상담전화 운영

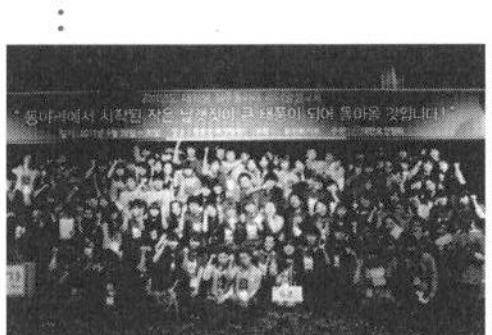

▲ 2011년 대학생절주동아리 리더양성교육

대한민국 지역보건을 생각하다

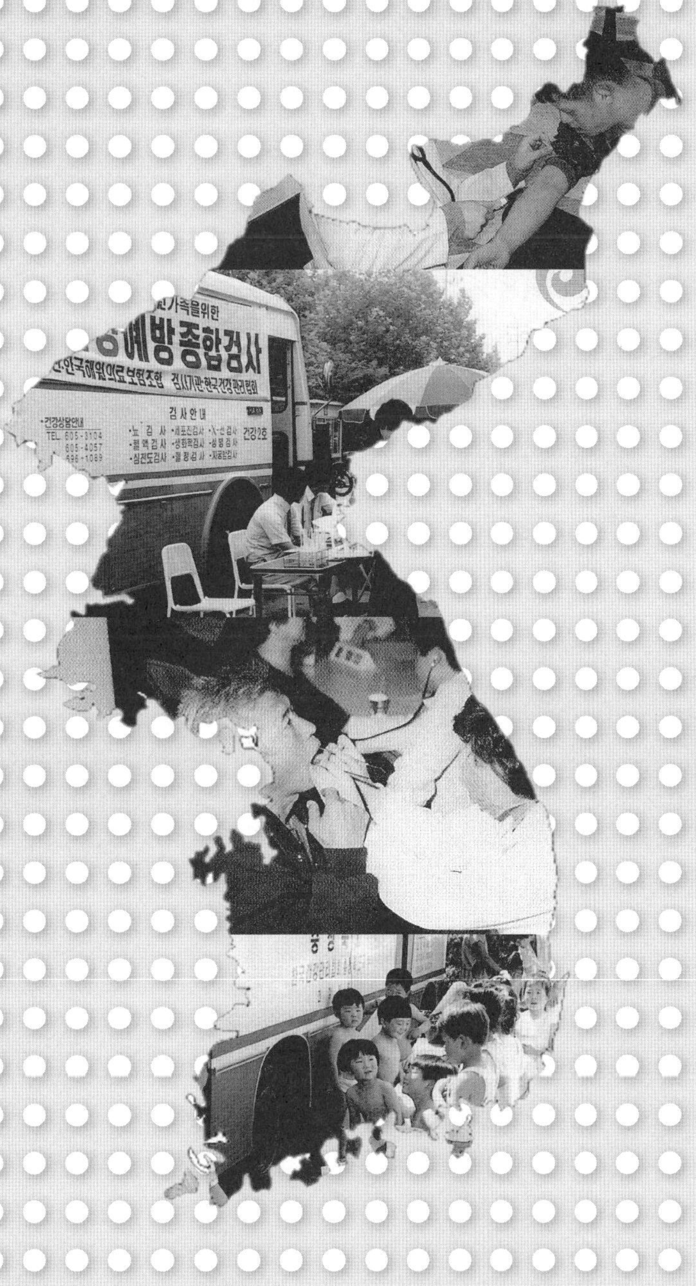

지역보건 60년의 역사 개관

문옥륜
다니엘병원 부천시노인전문병원장. 서울대 명예교수

1. 글머리에 - 지역보건 60년의 시대구분

왜 지역보건 60년인가?

혹자는 우리나라의 '400년 보건의료'를 말하고,[1] 혹자는 '250년보건의료'를 언급하며,[2] 흔히들 '서양의학 100년사'를 논하기도 하는데,[3] 여기서는 '1945년 광복 이후 서양의학이 도입된 이후 남한에서의 보건의료'에 국한하여 지역보건 60년사 내용으로 언급하기로 한다. 왜냐하면, 광복은 일제 강점기로부터 결별과 자주독립을 의미하는 것이고 우리의 제도를 바로 일으켜 세웠기 때문이며, 대한민국 북녘땅의 역사를 배제함으로써 남한의 보건의료사가 그 기술의 대상임을 분명히 할 수 있기 때문이다.

그리고 우리나라 지역보건의 출발점은 1950년에 제정된 국민의료법에 따라 1951년에 전국의 500여 개 보건진료소의 설치가 명기된 것을 기점으로 삼는 것이 합리적이다.[4] 그 후 1956년 보건소법이 법률 제406호로 공포되어 질병 예방과 공중보건 향상에 신기원을 수립하게 되었으며 이를 담당할 시·도립 보건소가 신설되었다. 따라서 여기서 말하는 지역보건 60년사는 1951년부터 이 지역보건사를 편찬하게 된 2011년까지의 60년간이 된다.

왜 시대구분이 중요한가?

역사 기술에서 언제나 어려운 것은 역사의 시대구분 작업이 아닌가 한다. 왜냐하면, 역사의 면면한 흐름에서 '매우 중요한 획' 또는 '한 시대를 다른 시대와 구분 짓는 매듭'을 찾는 일이 결코 쉬운 일일

1) 한의계 일부에서는 1613년 동의보감 이래로의 400년을 우리 보건의 역사로 언급하고 있다(고미숙, 2011).

2) 신동원, 250년 한국보건의 역사와 서울대 보건대학원의 50년, 2009.

3) 우리나라의 서양의학 도입 100년사는 광혜원이 설립된 1985년을 기점으로 계산하는 것이 일반적이다.

4) 비록 1945년의 광복이 모든 우리 제도의 출발점이기는 해도 정부는 1948년에 수립되었다. 지역보건 60년사에서는 보건기관의 탄생이라는 측면이 보다 강조되어야 할 것이다. 1951년에 국민의료법의 규정에 따라 보건진료소가 시작되었다. 물론, 국민의료법은 후에 의료법의 모체가 되었고 보건소법은 1956년에야 제정되었다.

수 없기 때문이다. 다시 말해, 이러한 '매듭'이나 '획'은 보는 사람에 따라서 차이가 생길 수밖에 없다. 이 차이는 역사를 보는 주체의 시각과 가치에 따라 생긴다. 그리고 시대구분이 역사적으로 유의해야 하고, 후세에 교훈적일수록 바람직하기 때문에 각별히 유의해서 구분지어야 할 것이다.

지역보건의 주체는 누구인가?

혹자는 지역주민을, 혹자는 지역보건인이나 보건행정담당자를 지역보건의 주체로 언급할 수 있겠는데, 여기서는 지역주민을 중심으로 기술된 자료를 구해 보기 어렵기 때문에 주로 지역보건인이나 보건행정가 또는 보건소의 시각에서 기술된 자료를 중심으로 전개하되 지역주민의 시각이 배제됨이 없도록 유념하였다. 광의로 볼 때 지역보건인이라 함은 지역보건의 발전을 위하여 헌신한 사람으로서 이 땅의 지역보건문제를 해결하기 위하여 많은 고민과 노력을 해오면서 시련과 좌절을 겪어본 이들을 의미하는데, 협의로는 지역의 보건기관에 근무하면서 주민보건의 향상에 헌신한 보건의료인을 지칭한다. 따라서, 지역보건이란 이들과 지역주민의 상호작용이 빚은 보건의료 산물로 이해할 수 있다.

지역보건 60년의 시대구분

역사는 면면한 시간흐름이다. 이 흐름에는 시작이 있고, 끝이 있기 마련이다. 우리의 것이라 할 수 있는 보건소의 탄생을 국민의료법(1950)이 규정한 보건기관으로 규정하면, 그 시작은 1945년의 광복 후 미 군정청 4년과 1950년의 한국전쟁으로 이어지며(이를 지역보건 60년사의 전사로 규정했다), 그 끝은 2011년의 현재로 연결된다.

국민의료법에 의해 보건진료소가 1951년 출현한 이후 2011년까지를 어떻게 시대 구분할 것인가? 지역보건 분야의 주요 기점으로는 전술한 바와 같이 1956년에 보건소법이 제정되어 시·도립보건소가 신설된 것과 1962년에는 제1차경제개발 5개년계획이 시작하면서 보건소법의 전면개정으로 시·군 보건소가 탄생한 것을 예시할 수 있다. 그 이후의 주요기점으로는 1995년에 보건소법이 지역보건법으로 개정된 것이 가장 두드러진다.

따라서 다음의 4개로 시대구분 할 수 있다.

①1951~1956 : 보건기관출범기(국민의료법)

②1956~1962 : 보건의료망구축기(보건소법, 예방보건사업기)

③1962~1996 : 지역보건개발기(경제개발5개년계획기, 통합보건의료사업기)

④1996~2011 : 지역보건계획수행기(지역보건법 시대)

2. 전사로서의 미군정기와 한국전쟁 전·후

1)미군정기

광복 이후 4년간의 미군점령사는 한국 현대사의 시작이요, 그 후의 한국전쟁과 경제개발은 한국현대사의 주요 내용이다. 미군정하에서는 예산과 인력의 측면에서 보건의료부문이 제1의 우선순위 항목이었으므로 보건의료가 최고의 관심영역이었던 시기였다. 잠정적으로 보건의료발전의 토대가 이루어진 셈이다. 우선 미군정은 법1호가 보건의료에 관한 것이었는데, 정무국 위생과를 폐지하고 위생국을 설치했으며 보건후생부를 독립 승격시켰다. 결과적으로 각종 의약품(DDT, 페니실린, 설파제 등)의 도입으로 급성 전염병에 의한 사망률이 급격하게 줄어들었으나, 남북분단과 좌우익 간의 대립은 미군정의 행정을 마비시켜 점차 보건사업의 효율적 수행이 어렵게 되었다.

미군정은 그 당시 한국에 널리 퍼져 있던 일본식 의료제도를 미국식으로 전환시키는 계기가 되었다. 즉, 보건소의 예방보건서비스를 강조하면서 치료서비스와의 단절을 초래했으며, 전문의를 병원이 아닌 지역사회에서 1차 의사로 근무하게 허용하여 일반의와 경쟁시킴으로써 결과적으로 훗날 일반의의 몰락을 초래하게 된다.[5] 한국의 보건소는 광복 이후에 미군정[6]이 실시되면서 태동하였다. 미군정은 1945년 9월 24일 미군정법 제1호를 공포한 후 종래 치료위주의 보건정책에서 예방보건사업위주로 방향 전환을 추진하였다. 이를 위하여 1946년 10월에는 서울에 시범보건소가 설립되었는데,[7] 이 기관이 1948년에는 국립중앙보건소로 승격되었다. 미군정하에서 보건소의 주된 역할은 보건요원 훈련이었으며 전국 거점 도시에 국립, 시·도립, 시립보건소 10개가 설립되었다.

〈표 1〉 미군정하의 보건소 설립현황

보건소	소재지	설립년월	해당 지역 인구
국립중앙 보건소	서 울	1946. 10	37,865
서울시립 보건소	서 울	1948. 3	45,581
용 산 보건소	서 울	1948. 3	55,000
충북도립 보건소	청 주	1948. 3	54,333
충남도립 보건소	대 전	1948. 3	54,810
전북도립 보건소	전 주	1948. 2	59 598
경북도립 보건소	대 구	1947. 10	52,031
부산시립 보건소	부 산	1948. 11	53,235
강원도립 보건소	춘 천	1947. 10	47,809
제주도립 보건소	제 주	1948. 3	50,000
계			609,129

그러나 1950년 6월 25일 한국전쟁이 발발하여 이 보건소의 시설 대부분이 파괴됨에 따라 1951년 1월에 국립중앙보건소는 경남도립보건소로 이동하여 한때 부산 시내 보건사업의 일익을 담당하였으나 서울 수복 후에 원 위치로 복귀하게 되었다. 미군정은 종래의 대일의존을 대미의존으로 전환시키면서[8] 미국식 의료체계를 이식하게 된다.

5) 즉 미국식 의료제도의 도입으로 인하여 예방과 치료서비스가 분리되는 전통이 뿌리를 내려, 오늘날 보는 바와 같이 보건소와 시·도립병원이 기능적으로 분리되는 체계를 구축하게 되었다. 한편, 전문의가 일선에서 1차의료를 담당하게 허용됨으로써 의료전달체계의 혼란을 잉태시켰고 종국적으로는 일반의/전과의(General practitioner)의 몰락을 재촉하는 결과를 초래하였다(문옥륜, 2011).

6) 1945년 8월 소련군이 북한으로 진격하였고, 일본의 8·15 무조건 항복 이후, 남한에는 건국준비위원회(건준)가 발족했으며 9월에는 하지 중장이 미군정을 실시하였다(조의설, 1961).

7) 미군정은 점령지의 취약한 공중보건 조건을 개선해야 한다는 인도주의적 차원의 이유와 미국식 의료제도를 이식하는 것이 전승국 미국의 지배 이데올로기를 확산시키는 데 유리했기 때문에 예방보건정책의 개혁에 착수하게 되는데, 이 이전에 이렇다 할 우리의 지방보건조직이나 공중보건제도의 뿌리가 없었기 때문에 이 개혁은 일사천리로 진행되어, 예방과 진료서비스가 분리된 이른바 이원적 의료체계를 정착시키게 되었다(문옥륜, 1994). 그러나, 미 군정하의 보건소는 비록 광복 이후에 설립되었지만, 지역보건보다 주로 보건요원 교육, 훈련을 담당하였고, 일제 강점기의 공의진료소와 마찬가지로 식민지 보건기관으로 또는 보건기관 형성의 전사체로 기록되지 우리의 원조 보건기관은 아닌 것으로 분류하였다. 1946년에 설립된 보건소를 '모범보건소'로 칭했는데(이종학, 1959, p.4), '시범보건소(model/demonstration health center)'가 더 정확한 표현인 듯하다.

8) 송광성, 미군점령4년사, 한울총서 85, 1993. pp.294-304.

2)한국전쟁 전·후

한국전쟁은 한국사회를 파국으로 유도했다. 1950년대는 전쟁고아를 비롯한 전쟁이재민의 구호와 장티푸스 등 급성전염병이 창궐한 시기로서 방역행정이 주축을 이루었다. 한국전쟁의 피해는 의료부문도 예외가 아니어서 보건의료 인적·물적 자원의 토대가 철저하게 파괴되었다.[9] 사립의료기관 3,155개 중 450개가 전파, 1,065개가 반파, 국공립종합병원 54개 중 10개가 전파, 36개가 반파되었다. 또 제약공장 159개 중 10개가 전파, 133개가 반파되었으며, 각종 연구시설 역시 161개가 전파, 361개가 반파되었다.[10] 장비 등 시설물 피해는 X-선 기계 144대를 비롯해 병원 내 약품이 거의 피탈되었으며, 시설피해액은 48억 7,933원에 달했다.[11]

이처럼 한국전쟁은 일제 강점기 건립된 시·도립병원을 위시한 보건의료자원과 사회기간시설을 대부분 파괴하였기 때문에 대규모 구호사업과 복구작업이 시작되었다. 그러나 전후 복구가 미국의 원조에 의존하게 됨에 따라 남한의 의학과 의료제도는 더욱 더 미국식으로 신속하게 경도/전환되기 시작했다.[12] 뿐만 아니라, 한국전쟁 이전에는 소화기계 질환이 만연했으나, 전쟁의 발발과 더불어 살모넬라증, 두창, 발진티푸스 발생이 끊이지 않았고, 홍역, 백일해 등 소아 전염병이 유행하여 인명의 손실이 막대하였다.[13]

이외에도, 유행성 출혈열과 간염 및 말라리아 재출현이 문제가 되었다. 1952년부터 1960년 시기에는 한센병 환자들이 전국에서 서울로 운집했으며, 부랑환자들이 서울의 거리를 메울 정도로 사회적 문제를 일으켰다.[14] 그 당시 추정된 나환자 수는 약 4만 5천 명이었고 등록해서 수용된 나병환자는 소록도 거주자 5,481명을 포함하여 13,307명에 불과하였다(주인호, 1951). 전쟁이 초래한 피난살이의 궁핍과 영양실조가 결핵의 온상이 되었으며, 발진티푸스 창궐을 가져왔다.

그 당시 정부는 약 130만 명의 결핵환자가 있다고 추정하였으며, 그 중 약 50만 명은 중증환자라고 했다.[15] 이러한 상황은 전후 상당기간까지 전염병관리 행정을 핵심 보건정책으로 붙잡아 두는 결과를 가져왔다. 그 당시의 전염병발생 보고자료에 의하면 천연두, 콜레라, 장티푸스, 말라리아, 세균성 이질, 발진티푸스, 일본 뇌염 등의 급성기 전염병이 주류를 이루고 있다.

그리고 전염병발생 보고체계가 가장 낫게 작동을 했다고 볼 수 있는 서울시의 주요사인 통계(1947)를 보면 폐렴과 결핵이 1,2위로 각각 20.2% 및 13.5%를, 소화기계인 위장 질병(8,8%)과 홍역(5.3%)으로 인한 사망이 그 뒤를 잇고 있어서, 주요 사인의 후진성을 엿볼 수 있다. 서울시 1세 미만 영아의 주요 사망원인(1947)으로는 역시 폐렴 31.1%로 1위, 위장관의 소화기계 질병 20.49%로 2위, 홍역, 뇌막염, 백일해의 순서였다. 그리고 세브란스병원 소아과 입원환자의 사망률은 20%(1942)에서 12%(1946)로 감소하고 있지만 여전히 높은 편이다.[16]

---

9) 동아일보(1953.6.18일자)의 보도에 한국전쟁 중 피살당한 의사가 58명, 납치된 의사가 17명, 간호사 300명 이상이 피살 또는 행방불명이 되었으며, 보건부 직원 15명이 피살되었다.

10) 최제창, 1996.

11) 신우성, 이우천, p.90.

12) 백병원 70년사, 2002. p.64.

13) 전종희, 질병-문화와 환경의 변수, 한국의료복지 100년, 동아연감, 1981.

14) 구도서, 보건사업과 나, 보건학과 나, 권이혁 외, 2008. p.29.

15) 김대규, 보건세계와 나, 보건학과 나, 권이혁 외, 2008. pp.65-66.

16) 당대 우리나라 최고수준의 대학병원 소아과에 입원한 아동의 사망률이 12~20%나 되었다는 사실을 기억해야 할 것이다. 그나마 동 사망률이 20%(1942), 14%(1943), 13%(1944), 25%(1945), 12%(1946)로 감소 추세를 보이고 있으며, 평균 사망률은 17%에 이르렀다(상동, p.62).

〈표 2〉 전국 전염병 발생보고통계(1946.1~1949.12)

질 병	1946	1947	1948	1949
세균성 이질	1,150	503	1,318	876
장티푸스	11,278	8,250	5,062	5,691
파라티푸스	65	97	173	159
천연두	20,810	182	1,197	10,085
발진티푸스	4,754	1,834	1,806	1,322
재귀열	130	314	260	380
성홍열	175	18	39	12
디프테리아	864	962	2,231	1,668
뇌수막염	446	99	164	139
콜레라	15,644*	36	-	-
일본 뇌염	16	24	2	5,611*
말라리아	7,854	49,185*	71,064*	
총 계	63,146	61,504	83,316	

* 각 질병의 유행성 발병시기임

자료 : In Ho Chu, Public Health Reports in Korea, 1951, p.59

〈표 3〉 서울시민의 주요 사망원인(1947)

질병	사망자 수	백분율
폐 렴	3,052	20.2
결 핵	2,039	13.5
위장병	1,334	8.8
홍 역	801	5.3
설사, 장염, 궤양	761	5.0
뇌막염	532	3.5
혈관성 뇌 질환	526	3.5
노 쇠	495	3.3
기타 장 질병	372	2.5
천 식	364	2.4
늑막염	340	2.2
신장염	311	2.1
백일해	310	2.0
기관지염	270	1.8
복막염	217	1.4
인플루엔자	66	0.4
단 독	35	0.2
장티푸스	12	0.1
기 타	3,299	21.8
총 계	15,136	100.0

자료 : 상동, p.61

〈표 4〉 서울시 1세 미만 아동의 주요 사망원인(1947)

사망원인	사망자수	백분율
폐 렴	1,908	31.1
위장염	668	10.9
설사, 장염, 궤양	578	9.5
홍 역	502	8.2
뇌막염	310	5.0
백일해	232	3.8
선천성 debility	180	2.9
비타민 결핍증	164	2.7
결 핵	112	1.8
기관지염	104	1.7
선천성 매독	98	1.6
패혈증	32	0.5
단 독	31	0.5
인플루엔자	28	0.5
기 타	1,161	18.9
총 계	6,142	100.0

자료 : 상동, p.62

3. 보건기관출범기(1951~1956)

광복 직후 우리나라의 사회적 혼란이 극심했다는 것은 이미 잘 알려져 있다. 1945년의 광복을 지역보건 60년사의 출발점으로 삼지 않은 것은 그럴 경우 1945~2005년까지가 60년사의 대상으로 되어 1945년의 광복 그 자체를 지역보건의 기점으로 삼아야 하는데, 광복은 국가재건의 의미가 크지만, 2005년 마냥 광복의 1945년도 지역보건사적 의미를 찾기가 어렵기 때문에 기점으로서 두 해가 다 부적합하다. 굳이 금번의 60년사를 1945~2005년의 60년사로 명명할 경우에는 2005년 이후 최근 6년의 현재를 포괄하기가 어렵다.[17] 그러므로 제목을 '지역보건 66년사'로 고쳐 1945~2011년으로 하든지, 아니면 일제나 미군정이 아닌 실제로 우리나라 정부가 보건진료소와 보건소를 설립하게 된 1951년의 국민의료법을 기점으로 할 때 지역보건사 편찬작업을 하는 금년까지가 정확하게 60년(1951~2011년)이 된다.

1)국민의료법과 보건기관

17) 물론 2005년이 지역 보건적으로 아주 특별한 획이 될 만한 해라면 66년사로 명명해도 좋겠지만, 대체로 100년 이하의 연대 구분에서는 60년사에서처럼 10년을 단위로 삼는 것이 보다 관례적인 듯하다.

한국전쟁 와중에서 1951년 9월 25일에 국민의료법이 제정·공포되었고,[18] 보건기관이 확충되기 시작하였다. 국민의료법은 동법 제5장의 공의제도 아래 '지방의 의료시설 또는 무의촌의 의료보급상 필요하다고 인정한 때에는 주무장관이 지방에 의사의 자격을 가진 자로서 공의를 배치할 수 있다(법 제46조)' 배치된 공의는 소관 지방행정지역 장의 지휘 감독을 받도록 되어 있다(법 제 47조).

공의는 전염병 예방과 치료, 국민보건의 증진과 환경위생의 개선, 풍토병의 조사와 박멸, 법의학에 관한 사항 등에 종사하였다(법 제 48조). 공의는 매월 2회 이상 관내지역을 순회진료 해야 했다(동 시행세칙 제39조). 당시의 보건소 업무는 한국전쟁 직후의 복구단계여서 급성전염병 관리와 전시에 버금가는 위기 상황에 대처하는 의료구호사업이 주를 이루었다. 방역행정이 중점사업이었고, 미국의 잉여 농산물 배분에 주력해야 했던 구호행정이 짝을 이루고 있었다. 국민의료법은 공의와 공의진료소라는 보건기관의 설치를 명한 첫 입법이 된다.

<표 5> 보건기관의 증가추세(1953~1993)

연 도	보 건 소	보 건 지 소	보건진료소	모자보건센터
1953	15	-	47	-
1955	16	-	515	-
1960	80	-	-	-
1965	189	-	-	-
1970	198	1,354	-	-
1975	198	1,338	-	-
1980	214	1,321	-	-
1985	225	1,303	2,000	-
1987	227	1,315	2,038	89
1989	249	1,315	2,038	87
1991	268	1,329	2,038	87
1993	269	1,324	2,042	87

자료 : 보건사회통계연보, 각 연도

'국민의료법'은 모두 10장 66조로 구성되었는데, 의료업자는 주무장관의 허가를 받아 의료기관을 개설(제30조)할 수 있도록 했다. 당시 법률안에서는 '의료인'이라는 표현 대신 '의료업자'로 쓰고 있었다. 의사, 치과의사, 한의사, 간호원(간호사를 당시에는 '간호원'으로 표기했다), 조산원, 보건원을 '의료업자'로 정의했다(제2조). 그런데 이 제정 법률안을 보면, 의료기관 개설과 관련하여 법 제31조에서 '의료업자(의료인)가 아닌 자(개인)'에게도 의료기관 개설권을 부여했다는 점이다. 다만 '영리 목적'이 아니어야 하며, 주무장관의 허가를 받아야 했다.

2)공공보건의료부문 지배시대

광복 이후 초창기의 우리나라 병상 자원의 분포를 보면 오늘날과는 현저한 차이가 있음을 볼 수 있다. <표 6>에서 해방 직후인 1949년의 경우를 보면 총 16,274병상 중에서 국·공립병상은 최소한

18) 우리나라 의료법은 1950년 「국민의료법」이라는 이름으로 태어났다. 한국전쟁 당시, 부산에서 열린 국회에서 의료법이 제정되었다. 당시 법 제1조에는 '국민보건 향상과 국민의료의 적정을 기하기 위함'을 목적으로 한다고 되어 있다. 그런데 일제 식민지로부터 벗어난 1945년, 그리고 정부가 수립되고 제헌국회가 열렸던 시점이 1948년 5월 31일이었던 점을 감안한다면, 의료법은 비교적 늦게 제정된 셈이다. 이를 통해 그동안 효력을 발휘하던 '조선의료령'을 대체하게 되었는데, '조선의료령'은 일제 강점기인 1944년 8월 21일 제정된 것으로 의료법과 같은 지위를 갖고 있었다(김창보, 2009).

78.2%를 차지하고 있어서 공공의료병상의 지배체제가 현저하다(public bed dominance). 이 비율은 우리나라 보건의료체계에서 오늘날의 민간병상이 차지하고 있는 비율과 유사하다. 무엇이 과거의 공공의료병상 지배체제에서 현재의 민간의료병상 지배체제로 전환하게 만들었을까? 건국 이후 자유경제체제를 선택했기 때문에 민간의료부문에서의 이윤추구 동기가 워낙 강했음을 알 수 있다. 이에 비하여 정부는 전후 복구와 국민의 기초 생활수요가 매우 컸기 때문에 보건의료부문은 아예 민간부문에 위탁한 꼴 마냥 국가의 투자우선 순위가 보건의료부문을 비껴가고 말았다. 그 결과 전 세계적으로 공공의료부문이 가장 취약한 국가가 되고 말았다.

<표 6> 병원형태별 병상수 분포(1949)

병원형태	국립병원	도립병원	반사립병원	선교병원	사립병원
나 병 원	9,050	-	-	-	-
종 합 병 원	962	1,943	718	245	2,416
결 핵 병 원	150	100	50	-	100
전염성병 원	120	300	-	20	-
정 신 병 원	-	100	-	-	-
총 계	10,282	2,443	768	265	2,516
비율(%)	(63.2)	(15.0)	(4,7)	(1.6)	(15.5)

Source: In Ho Chu, Public Health Reports in Korea(for the UN health staff), 1951, p.35

<표 7> 운영주체별 연도별 병상수(1960~1993)

연 도	국립(1)	공립(2)	국공립계 (1+2) (%)	법인	개인(%)	계(%)
1960	2,868	3,477	6,345(63.8)	-	3,616(36,3)	9,951(100.0)
1966	2,496	3,711	6,207(48.1)	-	6,684(51,9)	12,891(100.0)
1970	3,241	3,916	7,157(42.3)	-	9,381(56.7)	16,538(100.0)
1975	4,711	4,312	9,023(45.1)	-	10,966(54.9)	19,989(100.0)
1977	4,977	4,549	9,526(37.4)	-	15,939(62.6)	25,465(100.0)
1980	6,767	5,221	11,988(31.5)	-	26,108(68,5)	38,096(100.0)
1986	10,961	5,891	16,852(21.1)	40,226(50,3)	22,857(28.6)	79,935(100.0)
1990	12,644	6,973	19,617(19.7)	48,355(48.4)	31,851(31.9)	99,823(100.0)
1991	11,130	7,652	18,782(17.5)	65,319(60.9)	23,122(21.6)	107,233(100.0)
1992	12,241	8,599	20,840(18.1)	69,090(60,0)	25,258(21.9)	115,188(100.0)
1993	12,159	9,283	21,442(17.0)	76,604(60.7)	28,080(22.3)	126,126(100.0)

자료 : 백병원 70년사, 2002

<표 7>에서 보면 광복 이후 민간의료기관의 비율은 끊임없이 증가해왔음을 알 수 있다. 광복 후 21년째인 1966년에 민간의료부문의 병상이 절반 이상(51.9%)에 이르고 있다. 사회의료보험이 시작되었던 1977년에는 62.6%를 넘어서고 있으며 1980년에는 3분의 2 이상(68.5%)을 차지하였다. 의료법이나 의료보험제도가 민간의료부문의 이익을 담보해 주고 있기에 가능한 현상으로 이해된다.[19] 그리고 법인병원의 출현으로 공공병원의 비중은 더욱 크게 떨어지는데 1986년에는 21.1%에 불과하였다. 문제는 법인병원의 운영에 허점이 많은 것으로 알려져 있어서다.[20] 법인병원을 마치 개

---

19) 이 부분에 대해서는 전국민의료보험도입 시기에서 재론할 것이다.

20) 의료법인병원은 개인병원과 다를 바 없는 상업화된 병원으로 변질되었다. 의료법인에서 '의료업'보다 '부대사업'이 더 중요해지는 본말이 전도된 상황까지 우려되고 있다(김창보).

인병원처럼 운영하는 사례를 두고 일컫는 말이다. 보건의료 공공성을 강화하려면 의료법인 병원을 법의 취지에 맞게 개혁할 필요가 있음을 알 수 있다.

4. 보건의료망구축기(1956~1962)

1956년 보건소법이 제정되어 시·도립보건소가 신설된 이후, 1962년에 보건소법 전면개정으로 시·군 보건소가 탄생한 시기이다. 이 시기에는 보건소 조직체계를 갖추기 위하여 기구, 인력, 시설, 업무체계 등 설계에 치중했으며, 1960년대 초에 우리나라 191개 보건소와 1,354개의 보건지소의 대다수를 건립하고 중앙과 지방을 의료기능적으로 연결해서 전국 보건의료망을 구축한 시기이다.

1)지역보건행정조직의 구축

1960년대의 지방보건행정조직을 보면 지역별로 상당한 차이가 있다. 서울특별시, 부산직할시 및 각 도의 보건행정 주무국은 보건사회국이며, 그 산하에 보건과, 의약과(부산은 보건과와 위생과) 및 사회과가 있으며, 도단위 시범보건사업을 수행했던 충청남도에는 위의 과조직 이외 의약과와 모자보건과가 추가되어 있었다. 인구 규모나 면적이 작은 제주도에서는 총무국 내의 보건사회과에서 보건행정업무를 관장하였다. 지방보건행정조직의 주요 관장업무는 그 당시 보건사회부 각 과의 관장업무에 부합되는 내용으로서 중앙조직의 축소판이었다.

〈그림 1〉 지방보건행정의 조직도

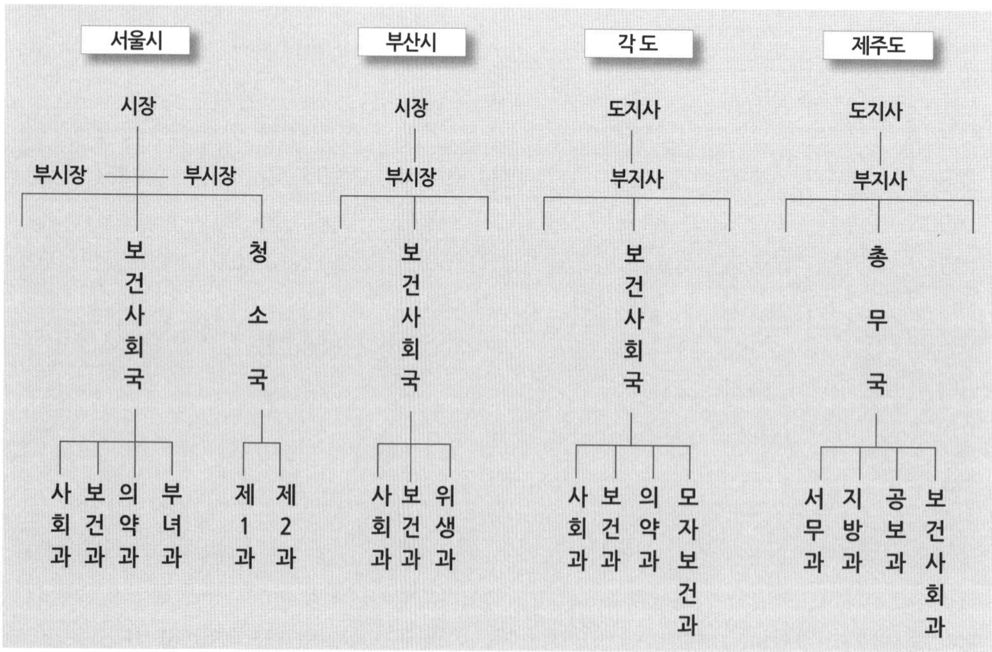

2)보건소 조직과 예산

1949년의 국립중앙보건소 직제에 따르면 보건과와 서무과의 2개 과로 구성되어 있다. 보건과 산하에 조제실, 구료담당, 구강위생, 통계담당, 방역, X-선, 보건검사, 환경위생, 보건교육, 보건간호, 성병관리, 결핵관리, 모자보건으로 되어 있고, 서무과에는 기록계, 경리계, 서무계로 되어 있다.[21)]

1960년대 중반의 서울특별시의 각 구보건소는 방역과(예방 제1계, 예방 제2계), 보건지도과(보건계, 지도계), 위생과(식품위생계, 환경위생계) 및 서무과(의약계, 서무계)의 4과 체제로 구성되어 있었다. 부산직할시와 대구시의 각 구보건소에는 사무장 밑에 예방계, 위생계 및 보건행정계의 3개 계조직으로 구성되어 있었다. 기타 각 시·군 보건소의 조직기구는 대체로 2개 내지 4개 계조직인데 일정하지 않다. 예를 들어, 춘천시보건소는 방역위생계, 모자보건계 및 서무의약계로 구성되어 있고, 수원시보건소는 방역계, 위생계, 의약계 및 보건행정계로 이루어져있다. 정읍과 김제보건소는 보건계와 서무계로, 달성군보건소는 예방계, 위생계 및 총무계로, 동래군보건소는 방역계, 위생계, 구료계, 외약계, 가족계획계로, 그리고 속초시보건소는 서무계만으로 구성되어 있다(서울대학교 보건대학원 국민보건연구소, 1966).

보건소예산은 각 보건소별로 더욱 큰 편차를 보이고 있다. 대체로 시·군예산에 대한 보건소 예산의 비율은 3~5%에 해당된다(표8 참조). 강원도의 19개 보건소 예산은 강원도 전체 예산의 4.6%였다. 한편, 각 시·도예산 중에서 보건비의 비율은 2.0~7.4%의 범위였는데, 이처럼 보건비의 시·도예산 비율의 범위는 보건비의 시·군예산 대비 비율의 차이보다 훨씬 더 심했다(표9 참조). 이러한 자료는 그 당시 보건행정을 위시한 국가의 예산행정이 계획(PLANNING)개념에 의하여 주도되고 있지 못함을 보여주고 있다.

〈표 8〉 일부 보건소 예산(사례)(1966) (단위: 원, %)

보건소 명칭	시·군 전 예산	보건소 예산	백분율
춘 천 시	110,355,590	5,892,900	3.4
속 초 시	54,860,020	4,958,400	7.6
김 제 군	170,100,200	4,432,181	4.1
대 덕 군	64,857,700	2,780,580	5.0
정 읍 군	129,300,000	6,152,000	4.8
강원도 19개 전체 보건소	1,228,400,500	57,106,800	4.6

자료 : 서울대 보건대학원, 행정개혁위원회 위탁 연구보고서, 1966. p.29

〈표 9〉 각 시·도의 보건비 예산의 비율(1966) (단위: 원, %)

시·도	총 예산	보건비	%
서울특별시			
부 산 시			
경 기 도			
강 원 도	1,616,655,740	32,341,600	2.0
충 청 북 도	902,581,700	66,836,500	7.4
충 청 남 도	1,362,064,100	65,253,900	4.8
전 라 북 도	1,128,927,600	46,042,800	4.1
진 라 님 도	1,619,734,000	99,247,200	5.1
경 상 북 도	1,858,047,810	119,279,200	6.3
경 상 남 도	4,363,279,561	95,259,500	2.2
제 주 도			

자료 : 싱동, P.27

21) 중앙보건소 직제(1949.7.14, 대통령령 제145호)를 보면 이 보건소는 지방보건소 요원을 훈련하고, 분야별 업무지원을 하는 중앙전문기관의 성격을 띠고 있음을 알 수 있다.

3)보건소의 업무

우리나라에서 보건소법이 처음 제정·공포된 것은 1956년 12월 13일이다. 법률 제406호로 제정된 이 법은 흔히들 구 보건소법이라고 부르는데, 지방보건조직의 근간이 되는 보건소의 설치와 운영에 대하여 규정하고 있다. 이 법은 도지사나 서울시장이 보건소를 설치하도록 규정해서 시·도립 보건소 직제를 만들게 되었으며, 1958년 6월에는 대통령령 제1378호로 보건소법 시행령을 공포하기에 이르렀다. 그리고 법 제2조(사업과 직권)에는 ① 전염병 예방과 기타 예방진료, ② 모자보건, ③ 학교보건, ④ 환경위생과 산업보건, ⑤ 보건통계, ⑥ 보건사상의 보급, ⑦ 지방의 공중보건 향상에 관한 사항을 관장하도록 하였다. 보건소는 서울특별시, 시·군에 두되, 특별시와 구와 시에는 인구 20만 명당 1개소의 보건소를, 각 군에 1개의 보건소를 두고, 필요시에는 보건지소를 둘 수 있었다. 소장은 의사 자격을 가진 자로 하였고, 도지사나 서울특별시장이 임명권을 가졌다. 그리고 소요경비는 지방비 부담으로 하되, 일부 국비지원이 가능하게 하였다.

그러나 1961년까지의 각종 보건의료관계 법령은 새로 제정된 법령과 일제 강점기의 구법이나 구한말의 규정까지도 원용해 왔다. 이와 같은 폐단을 시정하기 위하여 1961년 7월에는 법률 제 659호로 구법령 정리에 관한 특별조치법이 공포되었고, 이에 따라 1962년 9월 24일에는 법률 제1160호로 구보건소법을 전면적으로 개정하게 되었다. 이 법령의 주요내용은 보건소 운영주체를 종래의 시·도에서 시·군으로 이관하고, 보건소 업무를 보다 구체적으로 규정하는 데 있었다. 법 제4조는 보건소의 업무사항이 종래의 7개에서 13개로 확장된 내용을 담고 있다:

① 보건사상의 계몽에 관한 사항　　② 보건통계에 관한 사항
③ 영양의 개선과 식품위생에 관한 사항　④ 환경위생과 산업보건에 관한 사항
⑤ 학교보건과 구강위생에 관한 사항　⑥ 의료사업의 향상과 증진에 관한 사항
⑦ 보건에 관한 실험과 그 검사에 관한 사항
⑧ 결핵, 성병, 나병 등 전염과 기타 질병의 예방과 진료사항
⑨ 특수지방병의 연구에 관한 사항　⑩ 공의의 지도에 관한 사항
⑪ 의약에 대한 지도에 관한 사항　⑫ 모자보건과 가족계획에 관한 사항
⑬ 기타 국민보건의 향상과 증진에 관한 사항

1956년의 보건소법제정과 1962년의 보건소법 전면 개정이 있었던 이 시기는 한국사회가 보건소 조직의 터전을 굳혀가기 위한 몇 가지의 실험을 계속하고 있음을 보여 주고 있다. 즉 보건소의 설치 및 관장체계를 시·도로 할 것인지 아니면 시·군으로 할 것인지? 지방자치단체의 자치능력의 성숙과 재정력을 기다려 일단 시·도로 출발하였으나, 곧 시·군의 지자체로 이관하고 있다. 이는 주민의 건강증진을 지자체의 고유 행정업무로 보는 기본철학과도 잘 부합한다. 그리고 보건소를 순수하게 예방보건기관으로 자리매김했던 초창기 관행에서 통합적 보건의료를 포괄하는 방향으로 진행하기 위하여 보건소의 업무에 '의료사업의 향상과 증진에 관한 사항'을 추가하고 있다. 뿐만 아니라 보건소가 지역주민의 보건의료를 책임지는 중심으로서의 역할을 수행하기 위하여 업무를 보다 명확하게 규정함과 동시에 보건소 기능을 상당히 확충하고 있다. '보건에 대한 실험과 검사에 관한 사항'과 '의약의 지도에 관한 사항', '구강위생업무, '영양개선' 및 '공의의 지도에 관한 사항'과 '가족계획업무' 등을 예시할 수 있다.

4)보건소의 유형

보건소가 지역사회 주민을 대상으로 봉사하므로 관할지역이 너무 넓다든지, 주민이 많은 경우에는 그렇지 않은 지역에 비하여 인력과 시설과 장비 및 사업예산이 더 많이 소요될 수밖에 없다. 따라서 주민과 지리적 조건 등에 따라 보건소의 유형을 정해두면 보건사업의 수행과 평가에 큰 도움

을 받을 수 있다. 그 당시 전국의 189개 보건소를 구분해서 유형별 사업수행을 하려는 시도가 끊이지 않았다.[22] 일본에서는 지역 면적과 인구규모에 따라 도시형(U), 농촌형(R), 도농중간형(UR), 오·벽지형(L)을 분리하여 지원 운영하고 있었다.[23]

<표 10> 인구규모별 구·시·군 보건소의 분포현황(1966) (단위 : 개소, %)

인구 규모	구 보건소	시 보건소	군 보건소	계
25만 명 이상	9(4.7) (42.9)	3(1.6) (10.3)	6(3.2) (4.3)	18(9.5)
15~25만 명	9(4.7) (42,9)	3(1.6) (10.3)	44(23.3) (31.7)	56(29.6)
5~15만 명	3(1.6) (14.2)	23(12.1) (79.4)	87(46.3) (62.6)	113(59.8)
5만 명 이하	-		2(1.1) (1.4)	2(1.1)
계	21(11.1) (100.0)	29(15.3) (100.0)	139(73.6) (100.0)	
총 합 계	189(100.0)			

자료 : 상동, pp.293-295

인구분포에서는 5만 명 미만으로부터 25만 명 이상으로 5배의 차이가 있으며,[24] 면적으로는 50㎢ 미만으로부터 1,000㎢에 이르는 등 매우 다양하다. 이 당시 보건소의 60%는 5~15만 명의 인구규모를 가졌는데, 30%는 15~25만 명의 인구였다. 군 보건소의 46.3%가 5~15만 명 규모인데 비하여, 도시 보건소의 79.4%가 5~15만 명이고, 구 보건소의 86%가 인구가 15만 명 이상이었다.

<표 11> 면적별 구·시·군 보건소의 분포(1966) (단위 : 개소, %)

면 적	구 보건소	시 보건소	군 보건소	계
1,000㎢ 이상	-	-	15(10.8)	15(7.9)
1,000~750㎢	-	-	35(25.2)	35(18.5)
750~500㎢	-	-	46(33.1)	46(24.3)
500~250㎢	-	1((3.4)	39(28.1)	40(21.2)
250~100㎢	3(14.3)	5(17.2)	2(1.4)	10(5.3)
100~50㎢	2(9.5)	11(37.9)	2(1.4)	15(7.9)
50㎢ 이하	16((76.2)	12(41.4)	-	28(14.8)
계	21(100.0) (11.1)	29(100.0) (15.3)	139(100.0) (73.6)	189(100.0)

자료 : 상동, pp.293-295

구·시·군 면적별로 보면 울릉군과 옹진군을 제외한 모든 군은 100㎢ 이상의 면적을 가졌으며, 약 70%의 군 보건소는 면적이 500㎢ 이상이었다. 이에 비하여 구 보건소의 4분의 3 이상이 50㎢ 이하의 좁은 면적을 가졌다. 군 보건소의 면적은 구 보건소의 10배 이상이 된다. 이상과 같이 인구적

22) 이종학 소장은 1959년에 이미 지역실정에 비추어 그 규모에 따라 A형, B형, C형 보건소로 유형화하고, 건물의 크기(A형 250평, B형 150평, C형 100평)와 직무, 직원 수 등에 차이를 둘 것을 권고하고 있다(이종학, pp. 18-30). 그러나 공식적으로 보건소 유형을 분류한 문서를 찾기는 어렵지만, 무의촌 해소정책의 일환으로 오·벽지 보건소장 보내기 운동을 전개할 당시 '을류 보건소', '병지 보건소' 등의 분류는 흔히들 사용했었다.

23) 이 분류이외에도 일본에서는 도시형, 농촌형, 산촌형, 어촌형, 소외지역형 보건소로 나누기도 했다(서정미, 보건소 개론, 1986)

24) 실제로는 울릉군과 옹진군의 인구가 3만 명 이하이지만, 전남 무안군은 인구가 30만 명 이상으로 10배 이상의 큰 차이가 있었다.

으로 10배 이상, 지리적으로도 10배 이상의 차이가 생기는 특성을 고려하지 않을 때 인력, 시설, 장비, 예산의 적정 배분을 도모하기 어려울 수밖에 없게 될 것이 뻔하다.

서울의 중구 보건소는 인구 17.5만 명 미만의 인구규모에 면적이 50㎢ 밖에 안 되지만, 성동구, 성북구, 영등포구는 100~250㎢의 면적에 속하며 인구 30만 명 이상이어서 상호간의 차이가 심하다. 그러므로 보건직 요원의 정원 수나 예산을 일률적으로 정하는 것은 무리임을 알 수 있다. 마땅히 인구 1인당 또는 단위면적당 기준치를 정한 후, 이를 합리적으로 조정하는 접근방식이 필요하다.

1966년 서울대 보건대학원 연구진의 보건소 유형분류 제안은 다음과 같다. 우선 면적을 기준으로 250㎢ 이하를 갑류, 250~750㎢ 를 을류, 750㎢ 이상을 병류로 하고, 갑·을·병류 보건소를 다시 인구수에 따라 구분하여, 10만 명 이하를 I형, 10~20만 명을 II형, 20~30만 명을 III형, 30만 명 이상을 IV형으로 세분한다. 예를 들면, 전남 무안군 보건소는 병류 IV형, 동대문구보건소는 갑류 IV형, 충남 대덕군보건소는 을류 II형이 된다.[25]

<표 12>1966년도 행개위에 제출된 보건소 분류(안)

보건소 유형 (인구/면적)	갑 류 (250㎢ 이하)	을 류 (250-750㎢)	병 류 (750㎢ 이상)	계
I형 (10만 명 이하)	**갑I(23)** 의정부, 춘천, 원주, 강릉, 속초, 천안, 충주, 여수, 순천, 이리, 포항, 경주, 김천, 안동, 충무, 진해, 삼천포, 울산, 옹진, 부평, 울릉, 동래, 통영	**을 I(18)** 제주, 고양, 광주, 김포, 철원, 양구, 고성, 양양, 진천, 무주, 장수, 구례, 광양, 진도, 양산, 사천, 군위, 고령	**병 I(13)** 연천, 가평, 춘성, 횡성, 군위, 평창, 정선, 화천, 인제, 단양, 청송, 영양	54
II형 (10-20만 명)	**갑 II(15)** 서울 중구, 부산 중구, 영도구, 동래구, 대구 중·서·남·북구 수원, 목포, 진주, 마산, 군산, 제천	**을 II(61)** 여주, 평택, 시흥, 파주, 이천, 용인, 안성, 강화, 보은, 옥천, 음성, 금산, 대덕, 연기, 부여, 금천, 보령, 청양, 홍성, 예산, 아산, 천원, 당진, 임실, 순창, 고창, 부안, 옥구, 광산, 담양, 곡성, 연천, 보성, 장흥, 강진, 영암, 함평, 영광, 장성, 완도, 달성, 영덕, 경산, 청도, 성주, 칠곡, 선산, 예천, 영주, 진양, 의령, 함안, 창녕, 창원, 거제, 고성, 남해, 계동, 함양	**병 II (26)** 양주, 화성, 포천, 양평, 홍천, 명주, 보령, 영동, 괴산, 중원, 제천, 안동, 영천, 봉화, 금릉, 문경, 울진, 완주, 승주, 화순, 남원 울주, 산청, 거창, 합천, 남제주군	102
III형 (20-30만 명)	**갑 III(6)** 서울 종로구, 용산구, 마포구, 부산 서구, 동구 전주	**을 III(7)** 논산, 정읍, 김제, 익산, 고흥, 나주, 김해	**병 III(10)** 삼척, 공주, 서산, 청원, 의성, 영일, 월성, 상주, 해남, 밀양	23
IV형 (30만 명 이상)	**갑 IV(9)** 서울 동대문구, 성동구, 성북구, 서대문구, 영등포구, 광주 부산진구, 인천, 대전,	**을 IV**	**병 IV(1)** 무안	10
계	53	86	50	189

자료 : 상동, pp.300-301

---

25) 동 보고서, pp.299-302 참조

<표 13> 분류결과 요약(1966)

	갑류 (250㎢ 이하)	을류 (250~750㎢)	병류 (750㎢ 이상)	계
I형 (10만 명 이하)	23(42.6) (43.4)	18(33.3) (20.9)	13(24.1) (26)	54(100.0) (28.6)
II형 (10만~20만 명)	15(14.7) (28.3)	61(59.8) (70.9)	26((2.5) (52)	102(100.0) (54.0)
III형 (20만~30만 명)	6(26.1) (11.3)	7(30.4) (8.1)	10(43.5) (20)	23(100.0) (12.2)
IV형 (30만~40만 명)	9((90) (17.0)	-	1(10) (2)	10(100) (5.3)
계	53(28.0) (100.0)	86(45.5) (100.0)	50(26.5) (100)	189(100.0) (100.0)

전국의 189개 보건소는 을류(250~750㎢)가 45.5%로 가장 많았고, 갑류와 병류는 27~28% 수준이었다. 을류 가운데는 II형이 70.9%로 가장 많았다. 갑류는 도시형보건소가 대부분을 차지했고, 병류는 전부 다 군보건소였다. 구보건소는 주로 갑류 III-IV형에 속했다. 한편, 시보건소는 주로 갑류 I형 및 II형에 위치했다. 이 분류가 사용한 면적기준은 50~60년이 경과한 오늘날에도 유의할 수 있지만, 인구는 5만 명 이하(I형), 5만~15만 명(II형), 15만~30만 명(III형), 30만 명 이상(IV형) 등으로 조정할 필요가 있다.

5)보건소 인력

한국전쟁 후 정부는 전국적으로 국민의 재산과 인명피해가 극심했지만 의료시설이 부족하므로 각지의 개원의를 동원하여 보건진료소를 창설하여 520개소에 이르렀다. 미국의 원조로 한국민사원조처(Korea Civil Assistant Command)가 보건진료소의 운영에 소요되는 구호약품과 위생재료를 공급하였다. 그러나 예방접종과 구료사업 이외에는 소정의 효과를 거두지 못했는데, 그 주된 원인은 전문인력과 시설과 예산부족 탓이었다. 그 당시 국제연합한국재건단은 보건지소를 보건소로 격상하고, 중앙보건소에서는 순회지도반을 조직하여 출장 지도할 것을 권고하였다. 동시에 군 보건소마다 보건의 1명, 보조의사 1명(치료와 학교보건사업의 담당), 보건간호원 1명, 간호원 10명~12명, 위생관 5~6명으로 스탭집을 갖추라고 건의하였다.

전술한 중앙보건소는 시범보건소이고 훈련기능을 수행해야 할 중앙기관이어서 직원이 정원 15명에 촉탁 30.5명으로 도합 45.5명이나 되었다. 그러나, 1959년 당시에 지방보건소는 50개였는데, 정원 5명에 400만 원 미만의 예산이 책정되어 있었을 뿐이었다.[26] 1959년에 이종학 소장이 제안한 보건소유형별 직제와 인력은 다음과 같다. A급 보건소 78.5명, B형 보건소 33명, C형 보건소 19명이 필요한 것으로 제안하였다. 1959년도의 A형 보건소 소요인력 78.5명은 10년 전인 1949년의 국립중앙보건소의 45.5명보다 33명 증가이며, B형의 33명은 그것보다 12.5명 적다.

---

26) 수세식 화장실과 보일러 시설을 갖춘 150평 규모의 A형 보건소가 그 당시 농촌의 초가 3간과 너무도 어울리지 않으며, 관리 인력이 너무 많이 소요되고, 이 넓은 공간을 어떻게 활용할 것인지를 생각해보니 급성전염병이 발생해도 태반의 지방에는 입원할 병실이 없으므로 입원실로 사용하고, 점차 예방보건사업이 확장되면, 원래 목적대로 활용할 수 있을 것이다(이종학, p.28).

<표 14> 보건소 유형별 직제 및 적정인력(1959)

	보건소 유형		
	A형	B형	C형
특징	대도시형 보건소 (250평 규모)	중 정도의 문화시설과 경제여건이 조성된 지역 (150평 규모)	경제상태가 열악한 군 지역의 보건소 (100평 규모)
직제	보건행정과, 보건과, 역학과, 위생과, 보건간호과, 위생검사실 총 78.5명	총무과, 방역과, 모자보건과, 위생과, X선실, 조제실, 위생검사실 총 33명	서무과, 보건과, 위생과, 총계:19명
소요 인력	소장 : 1명(기감), 보건행정과 : 22명(과장-기정1, 사무관1, 주사2, 서기5, 타자수2, 운전수2, 노무3, 기좌1, 기사2, 기원2, 사환1) 보건과 :18.5명(소아/산부인과2, 치과0.5, 의사1, 보건간호7, 간호2, 보건부1, 타자수1, 기좌1, 약사1, 기원1, 사회사업1) 역학과 : 18명(보건의1, 결핵의1, 보건간호8, 간호1, 기좌1, 기사2, 기원2, 성병의0.5, 역학의0.5, 방역1) 위생과 : 16명(과장-기정1, 기좌1, 기사7, 수의1, 기원2, 노무3, 서기1) 위생검사과 : 3명(기좌 1. 기사2)	소장 : 1명(기정) 보건간호원장1 총무과 : 8명(사무관1, 주사2, 서기2, 노무3) 방역과 : 11명(역학의1, 결핵의1, X선기사1, 검사실1, 보건간호3, 간호1, 기원3) 모자보건과 : 4명(소아/산부인과1, 보건간호2, 간호1) 위생과 : 6명(환경, 식품위생, 기업체감찰에 기좌1, 기사3, 노무2) 조제실 : 2명(약사1, 기원1)	소장 : 1명(기좌1보건의) 서무과 : 4명(주사1, 서기1, 노무원2) 보건과 : 11명(기좌1, 보건간호원, 간호원1, X선기사1, 기원2, 검사실기사1, 약사1) 위생과 : 3명(기사1, 기원2)

자료 : 이종학, 1959, pp.18-29

6)보건소장 전결규정

보건소법 제4조에 규정된 13가지 업무별로 전결규정 내용을 보면 관할권의 비중에 큰 차이가 있다. 예를 들면, 위생 및 의약업무의 비중이 증가하고 있으나 보건사상의 계몽, 보건통계, 학교보건과 구강위생, 보건검사, 모자보건 등에는 그 비중이 낮았다. 그리고 위생과 의약업소에 대한 감독권과 주요 보건업무에 관한 전결권은 보건소장 권한 외로서, 시장과 군수에게 그 권한을 부여하고 있다. 사무장을 두고 있는 부산시, 대구시의 구 보건소에서는 주요 보건기술업무가 사무장의 전결사항으로 되어 있다. 보건기술업무의 최종의사 결정자가 보건소장이 아니고 일반행정 전문가인 시장, 군수 또는 사무장에게 귀결되어 있는 것은 보건소장을 무력화시킴으로써 기술행정의 특징을 못 살리고 있음을 의미한다.

1966년 행정개혁위원회 위탁 조사연구보고서는 다음과 같은 조심스런 결론을 내리고 있다.

1) 보건소 업무 전반에 걸쳐 보건소장의 전결로서 처리되도록 보건소장 전결규정이 개정되어야 하며, 본 규정은 일정한 기준하에 전국적으로 통일성을 기하도록 하여야 한다.

2) 보건소장 전결규정은 보건소법 시행령 및 시행세칙에서 규정토록 하고, 동 시행령은 대통령령으로, 동 시행세칙은 보건사회부령으로 정하도록 한다.

3) 보건소장 전결규정에 대한 구체적인 내용은 관계인사들에 의하여 좀 더 검토되어야 한다.

7)보건소 조직기구의 편차

보건소 업무를 통괄하는 1966년도 보건소 조직기구를 보면 <표 15>에서 보듯이 그 기구의 규모와 명칭에서 매우 변이가 심하다. 전국에서 서울시 보건소에서만 과 조직을 가지고 있으며, 서울을 제외한 전국의 모든 보건소는 전부 계조직으로 구성되어 있다. 기구의 수를 보면, 서울(구)의 8개계에서부터 강원도(춘성, 속초)의 1개계에 이르기까지 다양하며, 20개의 상이한 계 명칭을 찾아볼 수 있다. 지소의 수에도 충남(대전 3개, 대덕 1개)에만 지소가 있는 등 그 차이가 크다. 이와 같은 현상이 나타난 것은 보건소법 제11조(시행령)에 의하여 보건소법에 정하는 것 외에 보건소 및 그 지소의 설치와 운영에 관하여 필요한 사항은 당해 지방자치단체의 조례로서 정하도록 되어 있기 때문이다. 즉 시·군·구에서 임의로 조례를 정하도록 되어 있어서 차이가 불가피하다.

<표 15> 전국 보건소 기구의 비교(1966.9)

조직	부서명칭	서울	부산	경기		강원		충북		충남		전남		경북		경남		제주	
		각구	각구	수원	고양	춘천	속초	청주	보은	대전	대덕	광주	고흥	대구	달성	진주	동래	시	남군
과	방역	o																	
과	보건지도	o																	
과	위생	o																	
과	서무	o																	
사무장			o							o		o		o					
계	방역			o	o			o				o					o		
계	방역위생					o													
계	예방1	o																	
계	예방2	o																	
계	예방		o											o	o	o			
계	보건	o								o	o		o					o	o
계	보건지도							o	o										
계	지도	o																	
계	모자보건					o													
계	간호조산									o	o								
계	가족계획											o					o		o
계	위생		o	o	o			o	o		o			o	o	o	o	o	
계	식품위생	o																	
계	환경위생	o								o									
계	구료																o		
계	의약	o		o													o		
계	서무의약					o													
계	보건행정		o	o	o									o		o			
계	총무														o				
계	서무	o				o		o	o	o	o	o	o					o	o
지소										3	1					2			
총계(계의 합)		8	3	4	3	1	4	4	3	5	3	3	3	3	3	3	5	3	3

자료 : 상동, p.327

해방 후 언론매체를 통해 본 주요 보건의료기사는 다음의 <표 16>과 같다.

〈표 16〉 해방 후 언론매체를 통해 본 주요 보건의료기사(1945~1985)

시기	질병유행, 보건의료 사건 등	대응수단(법, 조직, 사업 등)
1945.9.24		미군정에 '위생국' 설치
1946.3.29		보건후생국을 '보건후생부'로 승격
6.2	부산에서 콜레라 창궐/전국 전파 (전국에서 9월말까지11,000명 사망)	
1948.8.15		보건후생부를 '보건국'으로 격하
1949.6.4		'보건부' 독립(구영숙 장관)
8.17		WHO가입
1951.2.18		부산시 '전시연합대학' 개설
9.25		국민의료법 제정(10장66조 부칙)
1954.4		전염병예방법 제정
1955.2.17		보건부와 사회부통합 : 보건사회부 발족
4.		부산의과대학 신설
1957.5	소아마비 : 14만 명, 결핵 : 80만 명	
1958.8.15	뇌염 유행 : 국교 휴교령 (30일 현재 635명 사망 / 3,230명 발병)	
1960.2.24	간절제수술 성공(장기려/부산대)	
1961.5	정부 : 간디스토마환자 추계(600만 명)	1961.8.24(의사동원령:국민의료법17조)
1962.3.20		의료법 제정(12장 70조 부칙)
1963.9.21	부산 콜레라 10명 사망 / 68명 발병	
12.17		의료보험법(10장 45조 부칙) 제정
1965.6.15	보사부 : 감천발전소-공해방지법제1호 발동	
1966.8.19	뇌염 발병(10.9까지 921명 사망)	
1967.1.16		결핵예방법공포
8	기생충감염률 : 80%가 11종 감염	
1968.5.13	부산청십자의료보험조합법인 인가	WHO 한국에 '아시아뇌염연구소' 설치
1970.8.12 11.3	전국 콜레라 방역령 / 창녕 교통차단/ 반경100km : 지역의사동원령 80일 만에 통행해제	
11.6		보사부 : 첫 국민영양조사 실시
1976.9.14	저소득층 국민의료시혜 확대방안 1977년부터 실시 (의료보호제도 실시, 210만 명, 의료보호수가 확정)	
1980. 1.8		심신장애자 조사(장애율 2.9%)
1981. 7.24		보사부, 국민건강생활 수칙 5개 제정
1985. 6.28	국내서 첫 후천성면역결핍증(AIDS) 환자 첫 발견(주한 미국인)	

자료 : 보건신문사, 보건연감, 1987
조선일보, 격동기의 조선일보 명사설집, 1987

8)보건의료망 체계화

보건소 신·개축(1953년 15개소, 1959년 68개소, 1960년 80개소)과 보건진료소(1953년 49개소, 1958년 499개소)를 개설하여 중앙의 보건사회부와 국립의료원과 일선 보건소/진료소를 연결하는 보건의료망 체계화의 기틀을 열었다. 그러나 정부의 빈약한 재정으로 인하여, 보건의료체계에 대한 공공투자가 미약했기 때문에, 진료기능은 주로 개원의에게 의존하게 되었으며, 그들의 재산축적은 곧 국가의료자원 확충으로 나타나 자유방임형에 가까운 민간의료체계의 원형을 이루게 된다.[27] 1958년 10월에 스칸디나비아 3개국이 인력과 기술지원하는 국립중앙의료원 신축 건물이 낙성식을 가졌고, 동년 11월에는 서울 중구 을지로 6가 옛 경성부민병원 자리에 현대식 장비를 갖춘 250병상 규모의 국립의료원이 개설되었다. 이 병원은 중견의료인 양성기관의 역할을 수행했는데, 진료수준이 높았고 모범적인 병원관리로 우리나라의 진료수준을 한걸음 더 높이는데 기여하게 된다.[28] 나아가 국립의료원은 국가의료체계에서 3차 공공의료기관의 정점으로서 기능을 수행해 왔다.[29]

5. 지역보건의료개발기(1962~1996)

새 역사의 물결은 1960년의 4.19 학생의거로 점화되었으나, 민주화의 꽃을 피우지 못한 체 5.16 군사혁명으로 이어졌다. 5.16 군사혁명은 광복 이래로의 사회적 혼란과 경제적 후진성을 탈피하고 도탄에 빠진 국민의 의식주 문제를 해결하기 위하여 경제개발 5개년계획을 정책수단으로 내세웠다. 보건의료부문이 국가 경제개발계획의 한 부문으로 참가하게 되었고, 지역보건사업이 민간부문과 공공부문에서 공히 점화되었다.

각 대학은 농어촌지역에서 시범보건사업을 시작하였고, 새마을운동과 의료청십자운동이 전국에서 진행되었으며, 지역보건개발이 사회개발의 기치 아래 둥지를 텄다. 지역보건개발기가 꽃을 피운 것이다.

보릿고개를 아시나요?

우리나라 장년층은 보릿고개를 기억한다. 그 당시 절량농가가 태반이었던 우리네 농촌 주민들은 나무껍질을 찾아 뒷산을 헤맸고, 어린 아이들은 풀뿌리를 캐려고 논두렁 밭두렁을 샅샅이 뒤졌다. 쌀 수출국이었던 우리나라는 일제의 양곡수탈이 종식된 8·15해방 후부터는 쌀이 남아돌아가야 순리에 맞는 일이지만, 오히려 부족현상만 되풀이되었다. (중략) 쌀 공출제가 없어진 반사작용

---

27) 보건사회부, 보건사회, 1981. p.77.(지방조직은 보건소 191개소, 보건지소 1,354개소를 신·증설하였고, 1962년부터 전국 읍면리에 가족계획요원, 결핵관리요원, 모자보건요원을 배치, 보건의료망 형태를 제대로 갖추게 된다.)

28) 전 국립병원장 박찬무 원장에 의하면 그 당시의 국립의료원은 아시아에서는 일본의 게이오 대학병원에 버금가는 의료수준이었다. 신경외과가 처음으로 개설되었고, 임상병리과가 처음 분리 독립했으며, Simens의 고급 X선기구가 국내 첫 도입되었다.

29) 일부 국립대병원에서 의료보호환자에 대한 3차 의료기관 역할을 수행하지 않았기 때문에 국립의료원이 3차 또는 4차 지정공공의료기관의 역할을 수행해 왔다. 그러나 10년간의 북구 3국이 한시적 운영 후 한국 정부에 이양이 된 때부터 국립의료원은 쇠락의 길로 들어서게 된다. 이런 국제적 수준의 병원을 자체로 운영해본 경험이 없었을 뿐더러, 보건복지부의 부족한 예산과 정부 내에서의 낮은 기관지위 때문에 이런 수준의 병원을 키울 여력이 없었다는 것이 중평이다. 다시 말해서, 신규 투자가 제한되는 상황에서 높은 관료주의의 벽 앞에 국립의료원의 자율적 운영은 매몰될 수밖에 없었다는 이야기가 된다.

에 의한 식량낭비 등으로 말미암아 보릿고개는 연례행사가 되었다.[30] 우리나라의 힘겨웠던 보릿고개의 다급한 불을 꺼준 것은 미국의 대한원조의 한 형태로 나타난 양여농산물의 도입이었다. 그리고 1962년 2월 15일 발표된 3조 2천억 원을 투자하여 연 경제성장률을 7.1로 잡은 제1차 경제개발 5개년계획의 추진을 바탕으로 나라살림의 안정기틀을 잡아 나갔다. 비록 양여농산물의 도입과 경제개발계획의 추진으로 나태심, 의타심, 그리고 소득불균형이라는 지적도 없지 않았으나, 세계 인류역사의 무대에서 낙오되지 않고 지탱해 나올 수 있었던 동기를 부여해 주는 데는 그 나름으로 큰 역할을 수행했다고 볼 수 있다.[31] 가난을 벗어나려는 움직임을 이어가게 지원한 셈이 된다. 가난으로 인한 배고픔에 처절한 투쟁을 해나와야 했던 상황에서 'GNP'[32]라는 용어가 혜성처럼 나타나서 우리 모두에게 목표를 준 셈이고, 그것은 제1차 경제개발5개년계획을 수행하면서 '1인당 국민총생산'(GNP/capita)이라는 용어로 보다 구체화되었고 다 같이 이루어야 할 하나의 중요한 목표로서 인구에 널리 회자되기 시작했다.

> *끝없는 겨울*
> *밑모를 어둠*
> *못 견디겠네 이 서러운 세월*
> *못 견디겠네*
> *못 견디겠네*
> *이 기나긴 가난*
> *못 견디겠네 이 차디찬 세상*
> *더는 못 견디겠네*
> *못 견디겠네, 이젠 정말 못 견디겠어, 못 견디겠어,*
> *못 견디겠어, 마음이 추워, 마음이 추워, 못 견디겠네*
> *허기지고 괴롭고 마음이 허전해서 허전해서 이제 더는 못 견디겠네*
>
> (김지하, 1984)

이러한 '못 견딤의 몸부림' 속에서 소위 선진세계에서나 어울릴 'GNP'라는 용어가 등장함으로 해서 우리나라 경제구조의 모양이 새 모습으로 바뀌는 전환점을 맞게 된 것이다. 1961년 당시의 우리나라 1인당 GNP는 미화 82불에 불과하였다. 이와 같은 빈약한 경제적 처지가 우리의 국제적 위치를 보여주었고 자각하게 하여 우리를 뭉치게 하는 계기가 되었을 수 있었을 것이다.[33]

가난 극복을 위한 경제개발계획

근대사회로 접어드는 길목에서 바로 식민지화됨으로써 민족자본의 축적과 근대적 기술의 주체적

---

30) 그때 그 시절 우리네의 봄은 추운 겨울보다 더 을씨년스럽고 모진 계절이었다. 봄이 오기도 전에 식량은 거덜이 나고, 보리이삭을 내밀 때쯤이면 소위 보릿고개로 일컬어지는 춘궁기가 어김없이 찾아와 나물을 뜯어 연명하거나 아예 끼니를 거르기가 일쑤였던 그 시절(문희갑, 1987), 절망과 체념 속에서 울며 한숨짓던 그런 시절을 우리 겨레는 피부로 느끼며 살아야 했다.

31) 힘겨웠던 보릿고개, 시커먼 깡 보리밥도 감지덕지 해야 하던 때, 쌀 한 톨이 그리워 그리워 명절이 그토록 반가웠던 그 시절에도 가난을 벗으려는 몸부림이 있었으니, 일종의 '공동 대처 방안'을 모색하는 일이 그것이다. '공동의 노력'으로 사회· 경제적 문제를 해결하려고 하는 공동체, 현대적 의미로는 '사회복지체제'를 이루어 왔다(부산청십자, 1989).

32) 1960년 이전에는 사람들의 입에 잘 오르내리지 않던 국민총생산(Gross National Product, GNP) 이라는 경제학의 용어가 이 시대를 풍미하기 시작하였다. 경제학에서는 "일정기간 동안에 한 나라의 정상적 거주자가 생산활동의 결과로 얻는 최종생산물의 합계 또는 순 부가가치의 합계"를 말한다.

33) 당시의 환율이 130 대 1이었으니 미화 82불은 원화 1만 6백60 원에 해당한다. 5인 가족을 평균으로 하면 1가구당 연간 GNP는 약 5만 3천3백 원인 셈이다.

수용에 모두 실패하였고, 민족자산의 대부분이 적산화(敵産化)된 상태에서 해방을 맞아야 했으므로 해방 후 경제부문 당면과제는 식민지시대의 경제적 유제(遺制)를 민주적 방향으로 처리하여 자립경제 체계를 이루어 나가는 것이었다(강만길, 1984). "민생고의 시급한 해결과 국가자주경제의 재건에 총력경주"를 내걸었던 5·16 군사혁명의 주체 세력이 경제개발 5개년계획을 추진한 것은[34] 바로 이 자립경제 기반을 구축하기 위한 시도가 된다. 21세기를 준비하면서 역사의 긴 눈에서 보면 20세기(1900~2000)를 편의상 1900~1960년까지를 우리 국가개발에서 고난과 정체기로, 1960~1980년까지를 경제성장을 중심으로 한 기반구축기로, 1980~2000년을 선진사회 실현기로 볼 수 있다(한국개발원, 1987).

1)1차 경제개발5개년계획기(1962~1966)

한국전쟁 이후 우리나라 경제는 연평균 약 4.7%의 성장 실적을 기록하여 왔다. 이와 같은 성장률은 연간 약 2.9%에 달하는 높은 인구증가율을 감안하고서라도 전란 후의 기아를 구제하고 전쟁재해로 인한 황폐로부터의 부흥을 이룩하는데 필요한 수요를 메워 주었다. 성장의 발자취를 산업별로 보면 제1차산업은 주로 천후조건의 호조와 원조로 도입된 화학비료에 힘입은 농업생산의 증가로 연평균 3.2%의 성장을 보였다. 제2차산업은 전후의 급증하는 부흥수요와 이를 뒷받침하는 미국을 비롯한 국제연합 등의 많은 원조물자의 공급 특히 원료공급의 증대를 통하여 연평균 12.2%의 고도성장을 지속하였다.[35] 제3차산업은 여러 공익시설의 복구와 원조물자의 도입으로 인한 국내교역량의 증가를 반영하는 상업 및 서비스업의 성장으로 연 평균 3.3%의 성장실적을 나타내었다(제1차 경제개발 5개년계획 pp.11~12). 즉 2차산업의 구성비가 전쟁 직후의 12.7%에서 1960년에는 20.5%로 대폭 증가하는 반면 동기간 중에 1차산업은 42.3%에서 38.2%로 각각 저하하였다.

<표 17> 국민총생산의 성장과 구성비 (1955년 불변가격기준)

	제1차산업		제2차산업		제3차산업		국민총생산	
	성장률	구성비	성장률	구성비	성장률	구성비	성장률	구성비
1953	-	42.3	-	12.7	-	45.0	-	100.0
1954	6.1	42.7	16.0	14.0	1.2	43.7	5.2	100.0
1955	3.0	42.3	13.1	15.2	2.1	42.5	4.0	100.0
1956	-5.9	39.7	12.2	17.0	2.1	43.3	0.3	100.0
1957	8.7	39.7	17.0	18.3	5.3	42.0	8.7	100.0
1958	7.4	39.9	8.9	18.7	5.6	41.4	7.0	100.0
1959	1.4	38.5	13.3	20.0	5.3	41.5	5.2	100.0
1960	1.7	38.2	4.8	20.5	1.8	41.3	2.3	100.0
연평균 증가율	3.2		12.2		3.3		4.7	

자료 : 제1차 경제개발 5개년계획, 1962, p.12

34) 5·16 군사혁명이 발발한 1961년이 준비의 해이고, 실제 계획은 1962년부터 5년간씩 추진되었다. 역사의 영속성이라는 측면에서 보면 군사정부 이전부터 계획되어 온 경제개발의 뿌리를 찾아볼 수 있다. 즉, 1950년대 말 산업개발위원회에서 마련한 경제개발 3개년계획(1960~1962)으로 거슬러 올라갈 수 있다. 이 3개년 계획은 '4·19' 및 '5·16'으로 이어지는 역사적 회오리 속에서 그 모습이 변화될 수밖에 없었다. '4·19' 이후 민주당 정부에 의해 그것은 5개년계획으로 탈바꿈되고, 다시 '5·16' 군사정부에 의해 1962~1966년을 계획기간으로 하는 제1차 경제개발 5개년계획으로 다시 모습이 바뀌게 된다(부산청십자, 청십자통감,1968. pp.90-91).

35) 우리 경제의 성장이 21세기 초반까지 면면히 잘 이어져 온 것은 1960년대의 제2차 산업을 중심으로 하는 물자생산력과 가공무역의 전통이 잘 전승된 탓이라는 생각을 떨쳐버릴 수가 없다.

제1차 경제개발 5개년계획에서 보건의료부문에 대한 기술은 아주 미미하다. 10개 부문 중 9번째인 기타서비스업[36]에 교육문화, 보건사회, 공보, 상하수도 및 원자력사업 등으로 자리를 정했다. 제1차 5개년경제개발계획의 계획기조는 개발연대의 시작과 제도적 기반정비이고, 전략은 ① 사회간접자본의 투자, ② 기초산업 육성, ③ 소비재 수입대체였으며, 보건의료부문의 주요내용은 ① 의료인의 도시집중 방지와 6,000개 무의면 해소, ② 의약품의 국내생산 장려, ③ 가족계획 장려였다.

(1)의사동원령

전국의 6,000개 무의촌을 해소하기 위하여 1면1의사 방침을 확립하여 지역보건 향상을 도모하였다.[37] 당시 무의촌 해소문제는 너무도 절실한 보건정책의 핵심과제였다. 실제로 1961년에는 국민의료법 17조에 의거하여 우리나라 초유의 의사동원령을 발동하였다. 의사 중에서 병역불이행자를 동년 9월 18일부터 무의면에 강제근무토록 하는 지시를 실행하였다. 그러나 강제동원이라는 수단으로 징발된 의사들의 반발과 부작용이 워낙 커서 소기의 목적을 달성하지 못하였다.[38] 그러나 광복이래로 당시까지 이 정책처럼 당국의 위력과 의사의 반발이 적나라하게 표출된 것은 찾아보기 어렵다. 우리나라 지역보건사에서 빠뜨릴 수 없는 소중한 경험이 된다.

(2)의약품 국내생산 장려

의약품의 국내생산 장려 역시 만연해 있는 각종 전염병을 퇴치하기 위한 우선순위 사업이었다. 이 조치는 결과적으로 국내제약산업 육성이라는 시위를 당기게 한 셈이다.[39] Flagyl(metronidazole)과 Tiberal(nitronidazole), Fasgyn(Tinidazole) 등의 제재가 수입되어 질 트리코모나스와 대장 아메바증에 유효하게 쓰이기 시작했고, 지속성 설파(sulfa)제의 도입도 이때다. 국내 병원 소아과에 건강아상담 클리닉(Well Baby Clinic)이 설립되어 영유아보건과 영양지식을 보급할 수 있게 되었다.

(3)가족계획사업 실시

제1차 5개년계획의 하이라이트는 가족계획의 장려에 관한 사항이다. 이 사업은 인구조절이 1차적 목표이지만, 모성보건/모자보건의 의미도 못지않게 크다. 인구조절은 1962년도부터 군사혁명정부가 가난을 극복하기 위한 시책의 하나로 이를 채택하게 되었다. 즉 국가경제발전의 기본요건의 하나로 인구조절사업이 채택되면서 가족계획사업이 점화되었고 예산상의 투입으로 볼 때 한동안 가장 우선순위가 높은 보건사업이 되었다.

사업실적을 보면 1962~1965(4년간)에 정관수술자가 62,244명, 루우프시술자 345,434명이었고, 1965년도에는 월평균 36만 명에게 가족계획 상담을 하였으며, 월평균 49만 명에게 가족계획 계몽을 하였다. 실제로 월평균 약 190만 가구가 보건소체계를 통하여 가족계획기구와 약제를 공급받았

36) 기타서비스업 부문은 사회 및 기업서비스업과 개인서비스업, 그리고 오락업 등의 3분야로 구분되는데, 보건의료는 사회 및 기업서비스업에 속하는 5개 영역 중의 하나로 분류되어 있다.

37) 이처럼 광복 이후 보건의료부문의 최대난제가 무의촌 해소였으며, 보건부문계획의 핵심이 지역보건의 향상이었고, 제1차 보건의료부문계획이 지역보건에서 출발하고 있음을 눈여겨 볼 필요가 있다.

38) 비록 성공하지 못했지만 의사 강제동원령이 우리나라 무의면 문제의 중요성을 사회적 이슈로 부각시키는데 큰 기여를 했음은 물론 의료계에도 이 문제의 중요성을 각인시켰음을 부인하기 어렵다.

39) 한국제약협회는 1962년에 경제기획원으로 22번의 정책건의서를 제출했는데, 그 대부분이 '국산의약품 유사 외래의약품 수입금지' 또는 '제약원료 구매조치 유보해제', '일반제약 도입용 안정기금 배정요청'에 관한 것이다. 1963년에도 이러한 요청이 계속되는데 '제약원료에 대한 적정관세율 적용' 또는 '일부 제약원료 관세율 인하" 등이 추가되고 있다(한국제약협회,1996.10).

다. 가족계획요원(1965년 말 현재) 이 전국의 읍·면·동에 1,473명을 포함하여 2,216명이 배치되었다.[40] 중앙에는 대한가족계획협회가 전국적 조직망을 가지고 외원, 국고보조, 회비 등의 예산으로 요원교육훈련과 계몽교육사업, 특수보급사업(이동계몽시술사업, 시범사업, 가족계획클리닉), 조사연구사업, 공보선전사업 등을 수행하였다.

이에 비해서 모자보건사업은 가족계획사업에 비하여 인력과 예산의 측면에서 격차가 컸다. 1965년도의 모자보건실적은 영유아/임산부의 건강상담건수가 412,901건/100,348건이고, 조산건수는 3,342건, 가정방문건수(영유아/임산부)가 68,311회/28,128회였다. 이 당시는 분만의 대부분(90~95%)이 비위생적인 가정분만이었다.

(4)임의의료보험 실시

턱없이 높은 병원 문턱을 낮추기 위한 시도가 시작되었다. 1963년에 의료보험법이 법률 제1623호로 제정되었고, 1965년에 나주의 호남비료공장 직원을 대상으로 시범사업(나주의료보험조합)이 실시되었다. 1966년에는 경북 문경의 봉명광업의료보험조합이 설립되었고, 1969년에 부산청십자의료보험조합, 1973년에 대한석유공사의료보험조합과 옥구청십자의료보험조합이 설립되었다. 1974년에는 춘성의료보험조합과 거제청십자조합 및 백령적십자의료보험조합, 1975년에는 영동의료보험조합과 증평메리놀의료보험조합과 대구에서 협성의료보험조합 그리고 1977년에 서산에 삼화의료보험조합이 설립되었다.[41]

4개의 직장조합과 8개의 지역조합이 12년간 임의보험을 실시해서 약 6만 2천 명의 가입자를 기록했으나, 국고 지원에도 불구하고 임의탈퇴자가 속출했고, 보험재정 부실로 이어져 더 이상의 확대가 어려운 상황에서 1977년 7월에는 강제적용형 의료보험이 실시되어 훗날 이에 합병 또는 전환되었다. 춘성군의료보험조합의 경우처럼 일부 임의의료보험은 보건지소와 보건소를 중심으로 사업이 전개되어 지역보건의료서비스의 재원조달에 관한 시범사업의 성격을 띠었고, 기존의 예방보건서비스에 치료서비스를 연결하는 포괄적 보건의료서비스의 시범사업이기도 했다(서울대보건대학원, 1980, 2009).

2)2차 경제개발5개년계획기(1967~1971)

제1차 경제개발5개년계획이 시작된 1962년부터 1965년에 이르는 4년 동안에 우리나라의 경제는 모든 부문에서 지속적이고 급속한 성장과 확장을 가져왔다. 그 가운데서도 산업생산과 수출부문이 가장 두드러졌다. 장기 개발의 관점에서 중요한 농업과 사회간접자본도 꾸준히 개선이 이루어졌다. 생산능력의 확장, 기존 시설의 효율적인 활용, 산업개발 및 영농방법의 개선 등이 성장에 크게 기여하였다.

---

40) 1965년 말에 보건복지부(기획, 운영) 9명, 각 시도 가족계획 전담지도원 11명, 보건소 가족계획지도원 723명, 읍면 가족계획계몽원 1,473명이 종사하였다. 이처럼 가족계획요원과 모자보건요원과 결핵요원이 보건소와 지소에 근무하면서 전국 보건망이 구축되었다. 여기에다 보건진료소 요원(보건진료원)의 참여는 1980년대 초반에 가서야 이루어진다.

41) 일부에서는 임의의료보험사업을 청십자의료보험사업 또는 청십자의료보험운동이라고 부른다. 세 개의 의료보험조합 명칭에 '청십자'가 들어가 있기 때문이다. 부산청십자가 이 운동의 기원이었으므로 부산청십자 측의 문헌들이 이 표현을 고수하고 있다.

<표 18> 경제성장의 제 지표(1962~1965) (단위 : %)

	국민총생산	산업생산	수출	전국 총도매물가	투자율_1/
1962	4.1	16.8	34.1	9.4	12.4
1963	9.3	13.2	58.3	20.6	18.1
1964	8.9	8.0	37.2	34.7	13.5
1965	8.9	17.7	47.0	10.0	12.7 _2/
평 균 (1962~1965)	7.6	13.9	44.2	18.7	14.2
평 균 (1964~1965)	5.9	13.9	18.6	21.0	12.6

_1/ 국민총생산에 대한 투자
_2/한국은행의 잠정추계를 기초로 하여 계획작성 목적으로 일부 조정
자료 : 대한민국정부, 제2차 경제개발 5개년계획

제2차경제개발 5개년계획은 1차산업(농업, 임업, 수산업), 2차산업(광업, 제조업, 중소기업), 3차산업(전력, 교통, 통신, 주택, 토목/기타건설, 교육, 보건 및 과학기술진흥과 인력개발)으로 구분되어 있다. 보건은 제3차 서비스산업의 9가지 중 7번째이다.

국민생활이 향상되고, 문화수준이 높아감에 따라 보건의 중요성이 점차 커가고 있다.[42] 보건의 향상은 사회의 복지 후생을 증진하며, 사회의 활동의욕을 고취시켜 우수한 노동력을 확보하게 한다. 결핵, 이질, 발진티푸스, 디프테리아, 장염 등과 같은 전염병관리사업 등은 별로 향상되지 않았다. 그리고 위생시설의 확충, 광범위한 가족계획을 통한 인구문제의 해결, 전체적인 보건의료망의 확충 등 해결해야 할 문제들이 남아 있다.

제2차 5개년계획의 계획기조는 공업화를 통한 고도성장의 실현이다. 계획의 기조는 소비재 수출증대, 중간재 수입대체 및 사회간접자본의 확충을 통한 고도성장 도모이다. 보건의료계획의 내용은 ① 결핵을 위시한 질병의 예방과 관리, ②모자보건의 향상, ③보건의료망의 확충으로 되어 있다. 보건의료망 구축과 관련하여 이 시기에는 보건재원조달에 관한 노력이 크게 경주된 시기이다.

(1)질병의 예방과 관리

결핵이 인력개발에 미치는 영향은 지대하다. 그러므로 2차 5개년계획기간에는 보건소를 중심으로 결핵예방과 관리에 역점을 주는 동시에 아직도 호발하는 성병, 발진티푸스, 디프테리아, 뇌염 등의 전염병 발생을 관리하도록 했다. 즉 결핵과 성병의 건강상담과 집단검진 및 치료, 기생충증관리 그리고 예방접종(종두, 장티푸스, 발진티푸스, 콜레라, 백일해, 디프테리아, D.P.T., 소아마비, 기타), 각종 검사(세균, 혈청, 튜버크린, 수질, 식품, X-선), 정호, 하수 및 변소개량, 오물처리, 각종 소독작업(정호, 건물, 도로, 하수구, 인체), 구서작업 등이고, 보건소를 통한 결핵예방접종, 제1종 전염병환자 격리수용 치료, 결핵 및 나병환자 격리치료 등으로 되어 있다. 다음의 표들을 보면, 그 당시 보건소는 방역업무와 각종 검사업무 그리고 환경위생 및 소독업무로 매우 분주했음을 알 수 있다. 소독업무와 같이 D.D.V.P 분무의 지극히 가시적이고 소란스런 업무에서부터 보건소 시험실에서 실시하는 각종 전염성 질병관련 세균검사와 학교나 길거리 또는 가가호호 방문을 통해서 실시하는 예방접종업무 그리고 영세민에 대한 진료업무의 수행과 요식업점이나 숙박·이·미용업소에 대

42) 자원의 제약으로 인하여, 제1차 경제개발 5개년계획에서는 보건에 대한 충분한 설명을 하지 못하였다는 것을 인정하면서도 여전히 차지하는 설명의 비중은 매우 낮았다.

한 인허가 및 취체역 기능에 이르기까지 실로 그 기능이 매우 다양하였다.

<표 19> 1965년도 보건소 방역사업실적

사업	질병	서울	부산	9개 도	계
건강상담	결핵	265,757	62,053	485,491	813,301
	성병	78,735	1,164	42,576	122,475
집단검진	결핵	214,049	29,022	296,400	539,471
	성병	128,528	4,018	145,312	277,858
환자치료	결핵	328,628	184,565	1,826,576	2,339,769
	성병	46,475	1,520	90,684	138,679
	기생충	-	11,086	134,520	145,606
가정방문 지 도	결핵	9,668	3,794	25,082	38,544
	성병	712	-	1,288	2,000
각 종 예방접종	종두	84,383	27,128	1,922357	2,033,868
	장파라티푸스	715,931	251,611	5,261,988	6,229,530
	발진티푸스	-	-	481,839	481,839
	콜레라	626,361	224,208		1,740,058
	백일해	-	4,518	10,636	15,154
	디프테리아	-	1,699	53,096	54,795
	D.P.T.	92,196	14,596	591,966	699,358
	소아마비 (경구)	307,275	-	856,789	1,164,064
기 타		214,928	-	824,056	1,038,984

자료 : 서울대 보건대학원, 행정개혁위원회 위탁조사, 1966. p.35

<표 20> 전국 보건소 검사업무실적(1965)

사업	질병	서울	부산	9개 도	계
세균학적 검사	급성전염병 병균	119,545	2,134	37,265	158,944
	결핵	37,838	9,065	129,256	176,159
	성병 (임질 포함)	109,621	7,076	139,121	255,818
	기생충증 및 원충	30,801	2,296	357,050	390,147
혈청학적 검사		29,773	323	16,295	46,391
투벨크린 반응 검사		60,487	20,511	385,927	466,925
수질 검사		571	14	27,155	27,740
식품위생검사		-	56	7,262	7,318
X-선 검사	투시	18	-	2,127	2,145
	간접촬영	257,302	103,202	389,717	750,221
	직접촬영	5,256	3,606	34,409	43,271

자료 : 상동, p.37

<표 21> 전국보건소 환경위생 및 소독업무 실적(1965)

사 업		서울	부산	9개도	계
정호 개량 및 청소		10,393	7,190	287,737	305,320
하수도 개량 및 청소		1,535	146	550,197	551,878
오물 처리		1,763	2,170	1,497,761	1,501,694
건물소독	개소	131,750	16,200	615,691	763,641
	면적(m^2)	5,925,845	1,285,853	200,559,289	207,770,987
도로 및 하수구 소독	개소	13,617	6,739	482,480	502,836
	면적(m^2)	2,625,364	624,438	7,116,003	10,365,805
인체 소독		413,212	54,972	565,325	1,033,609
구서 소독		246,296	118,726	3,138,421	3,503.443
정호 소독		74,443	58,112	1,493,086	1,625,641

자료 : 상동, p.38

<표 22> 보건소 결핵 예방접종업무(1965)

시·도	보건소접종		학교접종	
	튜벨크린반응검사	B.C.G접종	튜벨크린반응검사	B.C.G접종
서 울	64,477	33,339	156,052	84,238
부 산	44,680	28,267	55,348	31,424
경 기	85,287	59,227	62,415	35,966
강 원	53,090	38,217	134,627	67,595
충 북	45,512	34,091	94,108	58,862
충 남	70,469	51,465	158,493	104,763
전 북	53,808	39,382	141,167	77,098
전 남	78,613	53,026	131,065	88,401
경 북	102,397	71,328	186,471	121,010
경 남	60,151	42,038	173,045	117,679
제 주	13,700	8,804	6,338	4,275
계	672,184	459,184	1,299,129	791,311

자료 : 상동, p.39

이러한 다양한 기능의 수행은 주민들이 보건소를 위생방역당국으로 인식하게 함과 동시에 영세민 진료기관 또는 대민보건 감독기관 등으로 매우 복합적 이미지를 주게 하고 있다. 즉 주민의 건강증진을 도모하는 건강서비스 제공 및 유도/촉진하는 기관으로서보다 전염병관리 및 위생검열기관으로서의 규제적 이미지가 매우 강한데, 이는 그동안 보건소가 시대적 요구를 충족시키고자 일선에서 보건서비스를 개발 및 제공하다 얻게 된 이력과도 같은 것이다. 이 모든 것을 보건소의 참 모습으로 받아들일 수 있을 것이다. 그리고 이러한 노력의 결과가 가져온 과실이 오늘날의 낮은 영유아 사망률이고, 국민평균수명이 선진국 수준에 진입한 것이 될 것이다.[43]

43) 지역보건기관으로서 보건소의 공적을 엄밀하게 평가해야 할 시기가 도래했다고 본다. 지난 반세기 동안 보건소는 주민들에게 무엇인가? 무엇을 했는가? 이러한 질문에 옳게 대답할 수 있어야 내일의 보건소가 나아갈 방향을 정확하게 가늠할 수 있을 것이다. 그동안 보건소는 주민의 보건사상 내지 건강의식의 고취를 통하여 주민의 건강수준 향상에 크게 기여해 왔다. 위의 <표 22>에서 보면, 누가 보건소 기능을 평가하든지 간에 보건소는 주어진 업무 수행을 통하여 우리를 '기생충 왕국에서 탈출하게 한 것'과 '가족계획을 통하여 소자녀 규범을 정착 시켰으며', '결핵관리를 통하여 결핵박멸의 가능성'을 보여 준 것을 빠뜨릴 수 없을 것이다. 그러므로 이 세 가지 업무에 종사했던, 즉 보건소와 지소와 진료소에 근무했던 수천 명의 보건요원(가족계획요원, 결핵요원, 모자보건요원)과 보건소 검사실요원들에게 1차적인 공적이 주어져야 할 것으로 본다.

<표 23> 제1종 전염병 환자 발생 및 사망자 수(1965)

질병	발생/사망	서울	부산	9개 도	계
이 질	발생	33		322	355
	사망	5		4	9
장티푸스	발생	308	325	3,127	3,760
	사망	41	10	43	94
파라티푸스	발생	1	6	15	22
	사망		1		1
발진티푸스	발생		2	21	23
	사망				
성홍열	발생	1			1
	사망				
디프테리아	발생	769	3	307	1,079
	사망	53	1	63	117
유행성 뇌척수막염	발생	18	2	4	24
	사망	8			8
일본뇌염(2종)	발생	245	10	497	752
	사망	88	2	194	284

자료 : 상동, p.40

(2)모자보건의 향상

가족계획의 실시가 없는 상황에서 1인당 국민소득의 증가를 도모하기 어렵기 때문에, 이 기간 동안의 가족계획의 주목적은 인구증가율을 1965년의 2.7%로부터 1971년의 2.0%로 둔화시키는 데 있었다. 그러나 가족계획사업은 출생 전·후관리 및 산아보호를 포함하는 모자보건을 철저히 함으로써 그 효과를 촉진할 수 있다. 모성사망의 주요원인은 임신중독증이 41%로 가장 높고, 출혈이 23%, 감염이 13%, 기타가 23%로 되어 있으며, 영아사망의 원인은 경련이 25%로 가장 높으며, 다음은 위장염, 폐렴, 기관지염, 홍역, 영양실조, 기타로 되어 있어서 대부분 건전한 모자보건사업의 추진을 통하여 예방 가능한 질병들이다(박형종, 1962). 정부에서는 유자격 모자보건요원에 의한 안전분만 개조사업을 전국적으로 전개하기 위하여 2차 경제개발 5개년계획기간인 1967년도부터 읍·면에 415명의 조산원을 배치하고, 요원에 의한 직접분만개조와 분만셑을 이용한 분만지도를 실시하여, 1969년 11월까지 2년 11개월 동안에 약 11만 건의 분만을 직·간접으로 개조하였다. 1969년도 총분만 대비 분만개조 비율은 11월 현재로 11.2%였다. 모자보건사업은 요원과 지역사회간의 협조에 의하여 좌우될 수 있으므로, 지역보건개발 사업의 일환으로 추진되어야 소기의 효과를 거양할 수 있다.

<표 24> 모자보건요원에 의한 안전분만개조사업 실적(1967~1969.11)

연도	직접분만개조 목표	실 적	직접분만개조 비율	분만셑 공급
1967	9,120	4,222	46.2	2,118
1968	27,120	18,938	69.8	15,689
1969	32,000	68,147	80.1	-
계	68,240	91,307	74.7	-

자료 : 제3차 경제개발 5개년계획, 보건부문, 1969. p.101

3)3차 경제개발5개년계획기(1972~1976)

국민소득이 향상되고 경제가 안정되면서 문화생활에의 갈구가 증대하는 것은 피치못할 일이다. 험준한 보릿고개를 넘고 나서 마주친 '병원의 높은 문턱'이 서민을 울리는 공적 제1호가 아니었을까? 무엇보다도 보건의료개발이 시급했다. 산업화에 따른 도시개발이 진행하면서 이농현상과 농촌의 피폐가 수반되었고, 소득불균형이 커지고 빈곤계층 확대로 인해 이의 해소를 위한 조치가 필요하게 되었다. 이른바 사회개발에 대한 구상이 그것이다.[44] 이 시기에는 1970년대 초에 시작된 각 대학의 지역사회시범보건사업이 활짝 꽃핀 시기이기도 하다. 3차경제개발 5개년계획 기조는 산업구조의 고도화와 안정적 균형성장에 있으며, 이를 위하여 농어촌 경제개발을 촉진하며 중화학공업을 건설하고, 중간재 및 시설재의 수출을 실현하도록 계획하였다. 보건부문계획으로는 1)보건의료시설 확대와 요원 확보(보건지소 의사 확보), 2)질병예방 및 관리강화, 3)모자보건 향상으로 되어 있다. 목표년도인 1986년에는 평균수명은 10세 연장되고, 조사망률은 9에서 6으로, 영아사망률은 60에서 20으로 개선되도록 건강지표를 설정하였으며, 분만개조율을 16.5%(1966)에서 86%로 끌어올리는 것으로 하였다. 그리고 연간 유병일수를 44일에서 22일로 급격하게 향상시키도록 책정하였다.

<표 25> 주요 보건지표(1968~1986)

보건지표	1968	1986**
평균수명(세)	62*	72
조사망률(인구 1,000명당)	9**	6
영아사망률(출생아1,000명당)	60**	20
분만개조율(%)	16.5	86
결핵사망률(인구 10만 명당)	66**	10
모성사망률(출생아1,000명당)	1.1**	0.4
유병일수	44	22
치료일수	12.3	17.8

자료 : *경제기획원 **보사부

(1)전국보건망 확충 강화

전국의 무의면은 1968년에 573개소로 전체 읍·면의 39.1%로 집계되어 있다. 이농추세가 계속되고 있어서 농촌지역 보건소는 현재 수준 이상으로 증설할 필요가 없다(보건소당 평균인구 수는 14만 3천 명임). 농촌인구 14만 3천 명당 1개의 보건소와 1만 3천 명당 1개의 보건지소를 설치함으로써 관할구역 내에서 각종 보건사업을 수행할 수 있을 것이다. 그러나 급격한 도시화로 인하여 1986년에 인구 20만 명당 1개소의 비율로 계산하면 132개소의 도시지역 보건소의 확충이 추가로 필요한데 이를 충원할 보건의료 인력자원의 충원에 대하여는 말이 없고, 다만 "도시보건소의 식품 및 환경위생, 공해업무 등의 업무량을 고려하여 요원 수를 증원토록 한다"라고만 되어 있다(3차 경제개발 5개년계획, p.245-246). 하지만 1976년에는 보건소법 시행령을 개정하여 모든 시·군 및 서울·부산의 구마다 1개의 보건소를 설치하되, 인구가 20만 명을 넘는 경우 초과인구 10만 명당 1개소를 추가하는 보건소 설치기준을 마련하였다.

44) UN에서는 1950년대 중기부터 경제개발의 충격에서 벗어나기 위하여 사회개발 구상을 발표한 바 있다. 1959년 UN의 권고에 따르면, 사회개발의 내용은 다음과 같다 : 1)보건계획, 2)영양계획, 3)주택 및 환경계획, 4)노동계획, 5)교육계획, 6)사회보장계획, 7)보호재활교육, 8)공공행정과 사회개발, 9) 사회계획과 사회조사, 10)농촌개발계획, 11)지역사회개발사업, 12)급속한 도시화와 그 대책(United Nations: Social Development Planning Report,1959)

〈표 26〉 농촌지역의 개원의 분포현황(1968)

구분	수	%
읍·면수	1,467	100.0
유의면	894	60.9
개원의	306	20.9
공의	588	40.1
무의면	573	39.1

자료 : 보건사회부, 1968 종합심사분석 보고서, p.248

〈표 27〉 시부 보건소 확충계획(1968~1986)

시부 보건소	1968	1969~1971	1972~1976	1977~1981	1982~1986
신 설	-	25	25	30	-
누 계	52	77	102	132	132

자료 : 보건사회부 사회개발보건반, 제3차 경제개발 5개년계획(보건부문:1972~1976), 1969, p.245

(2)한국보건개발연구원의 발족(1976~1981)

제3차 경제개발 5개년계획기에서 가장 괄목할 사건은 1976년의 한국보건개발연구원 설립이 아닌가 한다. 그동안 국민들에게 턱없이 높기만 했던 병원의 문턱을 깨뜨리기 위하여 '양질의 저렴한 의료(low cost high quality care)'를 개발하기 위한 국책연구원이 필요했던 것이다. 이에 한국 정부와 USAID는 보건개발을 위한 독립적인 비영리연구기관을 설립하여 시범사업을 실시하도록 하는 보건기획사업협정을 1974년 6월에 체결하였다. 이 사업을 추진하기 위한 미화 500만 불의 차관계약이 성립했는데 이것은 바로 우리 몸에 알맞는 지역보건서비스 개발을 내용으로 하는 차관이었다.[45] 1975년 12월 한국보건개발연구원법이 제정되었고, 1976년 4월에 동 시행령이 공포됨으로써 드디어 한국보건개발연구원(Korea Health Development Institute, KHDI)이 발족하게 되었다(초대 원장: 박형종 교수). 한국보건개발연구원의 기능은 한국보건개발연구원법 제6조에 나와 있다 : ① 국민보건에 관한 제도의 발전을 위한 조사 연구, ② 합리적인 의료제공체계에 대한 조사 연구 및 평가, ③ 종합보건의료 시범사업의 실시 및 평가, ④ 장단기 보건의료의 수요 조사, ⑤ 지역사회주민의 건강유지 및 향상을 위한 지원, ⑥ 종합 시범의료시범사업에 종사하는 자의 교육 및 훈련, ⑦ 국내의 연구기관과의 정보교환/공동연구 및 이에 대한 지원, ⑧ 국가로부터 위촉된 보건의료에 관한 조사 연구 사업으로 되어 있다. 그리고 KHDI를 지도하고 정책 결정을 조정할 보건정책협의회가 구성되었으며,[46] 동 협의회를 보좌하고 KHDI 사업을 외부평가할 사무국 성격의 보건기획단을 한국개발원(Korea Development Institute, KDI)에 두었다. 그 후 KHDI는 정부 방침에 따라 가족계획연구원과 통합하여 1981년에 한국인구보건연구원(Korea Institute for Population and Health, KIPH)으로 개편되었다가,[47] 다시 1989년에 한국보건사회연구원(Korea Institute for Health and Social Affairs, KIHASA)으로 개칭되어 오늘에 이르고 있다. KHDI가 수행한 사업이 바로 마을건강사업이다.

---

45) 이 사업의 최종 목적은 한국인이 감당할 수 있는 자원으로써 저소득 국민들에게 기본적인 건강의 증진, 예방, 치료 등의 보건서비스를 효과적으로 줄 수 있는 방법을 개발하고 제도화하는 것이었다.

46) 동법 제22조에 의하여 설치된 보건정책협의회 기능은 동법 시행령 12조에 다음과 같이 규정되었다 : ① 종합보건개발계획의 기본방향 및 그 목표에 관한 사항, ② 보건 및 의료제공체계의 설립과 조정에 관한 사항, ③ 종합보건의 시범사업계획의 수립 및 평가에 관한 사항, ④ 연구원의 연도별 예산, 결산 및 사업계획에 관한 사항, ⑤ 연구원의 정관에 관한 사항, ⑥ 연구원의 원장 및 감사 임명에 관한 사항, ⑦ 기타 보건 및 의료에 관한 주요 정책 사항이었다.

47) 한국보건개발연구원이 다른 기관과 통합되어 KHDI라는 이름이 사라졌을 때 가장 슬퍼한 사람은 그 당시 세계보건기구의 수장이었던 덴마크인 Dr. Mahler였다. "한국에서는 전 세계적으로 유일한 '보건개발' 국책연구기관을 없애버렸어!" 이는 WHO 서태평양지구 한상태 전 사무처장의 회고이다.

(3)마을건강사업

KHDI는 강원도 홍천군, 전북의 옥구군, 경북의 군위군의 3개군을 대상으로 하는 종합적 보건의료 전달체계 사업으로서 마을건강사업을 실시하였다.[48] 병원중심의 사업으로는 마을건강사업의 목적을 달성하기 어렵기 때문에 이 사업운영의 경험을 살려 다음의 세 가지 계획을 수립하였다. 이들은 바로 제4차 5개년경제개발계획(1977~1981)의 주요부문으로 포함되었다. ① 3단계 보건의료서비스 전달체계 도입,[49] ② 중간층의 보건요원인 보건진료원(community health practitioner, CHP)의 개발, 훈련 및 활용, ③ 농어촌지역 의료보험 확대 실시. 이 시기에는 마을건강원과 보건진료원이라는 새로운 보건인력개발에 주력하였다. 마을 건강원은 주민 중에서 지역사회참여의 일환으로 일하는 보건봉사원으로서 보건진료소당 5~10명의 마을건강원이 지역주민의 건강문제에 관한 자료수집과 연락 및 간단한 보건교육 활동을 수행하였다.

(4)정신보건사업

국립정신병원(360병상 규모)을 제외하고 정신보건서비스를 전개하지 못했던 상황을 감안하여, 국·공립종합병원에 정신신경증 환자치료를 위한 진료소를 설치하고, 보건소 부설 이동정신보건진료소를 설치·운영하며, 후자는 주민과 학교 교원의 정신보건계몽, 환자의 거택치료기능을 갖는다. 또한 문제아, 청소년 범죄예방 및 정신건강증진을 위하여 학교와 보건소간 밀접한 관계를 유지토록 한다.

<표 28> 연도별 정신보건사업계획(1968~1986) (단위 : 개, 1,000원)

	1968	1972	1973	1974	1975	1976	1981	1986
병상 설치운영(개) 사업비	(360)	(560)	(560)	(560)	(760)	(760)	(1,000)	(1,000)
	56,721	112,400	112,400	112,400	152,000	152,000	국책 연구기관 200,000	200,000
진료소 설치운영(개) 사업비	-	(1)	(2)	(3)	(4)	(5)	(10)	(15)
	-	10,000	20,000	30,000	40,000	50,000	100,000	150,000
계	56,721	122,400	132,000	142,000	192,000	202,000	300,000	350,000

자료 : 3차 경제개발 5개년계획, 1969. p.256

(5)의학적 재활사업

일반적으로 재활은 사회복지시책의 하나로서 정신박약자와 신체불구자를 위한 수용시설을 운영하고 있으나, 의학적 재활은 이와는 다르다. 의학적 재활은 질병 또는 상해 후유증을 조기에 발견

48) 1976년 4월에서 1980년 까지 4년 9개월간 추진하면서 본 사업의 중점을 다음의 다섯 가지에 두었다 : ① 기존 보건의료서비스 전달체계의 재편성 및 보완, ② 중간층의 보건요원인 보건진료원(community health practitioner, CHP)의 개발, 훈련 및 활용, ③ 지역사회의 참여, ④ 재원조달기구의 설치, ⑤경영정보체계의 개발 및 운영

49) 이 당시에는 면단위를 1차, 군단위를 2차 그리고 시·도단위를 3차로 하는 주로 지역단위의 구분을 의미하였다(김진순 외, 1986). 그러나 시범사업에서의 3단계는 부락(1천~3천 명)에서 마을건강원이 일하는 마을건강상담소가 1단계, 보건진료원이 수개 리(인구 2천~3천 명)의 보건진료지소가 2단계, 의사가 면단위(1만~3만 명)에서 일하는 보건진료소가 3단계여서 전국적으로 통용되는 1,2,3차와는 의미가 달랐다. 시범지역보건의료체계의 소체계 내지, 하부보건의료체계로 이해할 수 있을 것이다. 물론 홍천, 옥구, 군위 세 곳은 지역 특성에 따라 약간의 변이를 보이고 있다(한국보건사회연구원 40년사, pp.181-184).

함으로써 불구의 방지 또는 불구의 정도를 약화시켜 사회에 복귀시키는 것을 목적으로 한다.[50] 이와 함께 이 사업의 추진을 담당할 재활 훈련을 이수한 요원(의사/간호사, 물리/작업치료사)과 예산의 확보가 급선무이다.

〈표 29〉 연도별 의학적 재활사업비(1968~986) (단위 : 1,000원)

	1968	1972	1973	1974	1975	1976	1981	1986
병원 운영	-	-	-	-	-	-	50,000	100,000
잔료소 운영	-	10,000	10,000	20,000	20,000	30,000	50,000	100,000
계	-	10,000	10,000	20,000	20,000	30,000	100,000	200,000

자료 : 상동, p.257

(6)구강보건사업

세계보건기구에서 권장하는 프로토콜에 의거하여 구강보건사업의 과학적 근거를 역학조사로써 확보한 후, 지역사회에서 유병률이 가장 높은 구강보건사업을 충치예방사업부터 시작하여, 불소도포사업, 상수도불소화사업, 보건소 치과증설사업에 이르기까지 셉단위 체계적 접근을 시도하였다.

〈표 30〉 구강보건사업(1971~1975)

<table>
<tr><th>사업</th><th>구분</th><th colspan="2">1971</th><th colspan="2">1972</th><th colspan="2">1973</th><th colspan="2">1974</th><th colspan="2">1975</th></tr>
<tr><td rowspan="3">역학조사</td><td rowspan="2">조사지역</td><td colspan="2">음료수 불소화 지역</td><td colspan="2">온천지역</td><td colspan="2">음료수불소화 지역</td><td colspan="2">어촌지역</td><td colspan="2"></td></tr>
<tr><td colspan="2"></td><td colspan="2">농촌지역</td><td colspan="2"></td><td colspan="2"></td><td colspan="2"></td></tr>
<tr><td>분석</td><td colspan="2"></td><td colspan="2">1971년 자료 집계</td><td colspan="2">1972년 자료집계</td><td colspan="2">1973년 자료집계</td><td colspan="2">1974년 자료집계</td></tr>
<tr><td rowspan="2">충치예방 사업</td><td>예상인원</td><td colspan="2">200,000</td><td colspan="2">300,000</td><td colspan="2">350,000</td><td colspan="2">800,000</td><td colspan="2">1,000,000</td></tr>
<tr><td>실시지역</td><td colspan="2">40개소</td><td colspan="2">60개소</td><td colspan="2">70개소</td><td colspan="2">160개소</td><td colspan="2">200개소</td></tr>
<tr><td rowspan="5">상수도 음료수 불소화</td><td>1일실시 음료수</td><td colspan="2"></td><td colspan="2">5,000톤</td><td colspan="2">225,000톤</td><td colspan="2">425,000톤</td><td colspan="2">595,000톤</td></tr>
<tr><td rowspan="4">대상지역</td><td colspan="2" rowspan="4">음료수불소화 역학조사 (지역)</td><td colspan="2" rowspan="4">음료수불소화 시험지역</td><td colspan="2">불광</td><td colspan="2">불광</td><td colspan="2">불광</td></tr>
<tr><td colspan="2">구의</td><td colspan="2">구의</td><td colspan="2">구의</td></tr>
<tr><td colspan="2">수원시</td><td colspan="2">뚝도</td><td colspan="2">뚝도</td></tr>
<tr><td colspan="2"></td><td colspan="2"></td><td colspan="2">노량진</td></tr>
<tr><th rowspan="2"></th><th rowspan="2">구분</th><th colspan="2">1971</th><th colspan="2">1972</th><th colspan="2">1973</th><th colspan="2">1974</th><th colspan="2">1975</th></tr>
<tr><th>양</th><th>예산</th><th>양</th><th>예산</th><th>양</th><th>예산</th><th>양</th><th>예산</th><th>양</th><th>예산</th></tr>
<tr><td rowspan="4">보건소 치과 증설계획</td><td>증축(백만 원)</td><td>20</td><td>2,230</td><td>20</td><td>2,230</td><td>20</td><td>2,230</td><td>20</td><td>2,230</td><td>24</td><td>2,676</td></tr>
<tr><td>치의인건비</td><td>70</td><td>9,336</td><td>70</td><td>9,336</td><td>148</td><td>19,740</td><td>168</td><td>22,407</td><td>192</td><td>25,075</td></tr>
<tr><td>유니치아</td><td>20</td><td>5,000</td><td>20</td><td>5,000</td><td>20</td><td>5,000</td><td>20</td><td>5,000</td><td>24</td><td>6,000</td></tr>
<tr><td>치료기구</td><td>20</td><td>2,000</td><td>20</td><td>2,000</td><td>20</td><td>2,000</td><td>20</td><td>2,000</td><td>20</td><td>2,000</td></tr>
<tr><td></td><td>계</td><td colspan="2"></td><td colspan="2"></td><td colspan="2"></td><td colspan="2"></td><td colspan="2"></td></tr>
</table>

자료 : 상동, p.265-271

(7)지역사회시범보건사업

우리나라의 시범보건사업의 역사는 오래다. 1960년대 후반에 출현해서, 1970년대 초기에 각 대학의 시범보건사업으로 활성화되었다. 1978년의 알마·아타선언(Alma Ata Declaration)이후 보편화되

50) 의학적 재활사업은 의학적, 직업적, 사회적 제 조치를 요하는 복합적 사업이라 하겠다. 구체적인 사업계획은 앞으로 세우기로 하고 우선 기초자료 수집 분석 등을 위한 예산부터 수립해 두었다. 이러한 과정에서 정신보건·의학적 재활·구강사업의 계획 수립이라는 기획개념을 엿볼 수 있다.

기 시작한 1차보건의료(primary health care, PHC)개념[51]을 바탕으로 농어촌 주민을 위한 기본적/기초보건서비스의 구축이 시도되었다. 본격적인 시작은 거제보건사업이 효시로 되어 있다.

가)거제 지역사회보건사업(1969~)

미국인 외과의사요 선교사인 Dr. John Sibley가 세계기독교연합회(World Council of Church)와 서독재단의 지원을 받아 1969년 경남 거제도 하청면 실전리서 지역사회보건사업을 전개했다. 인구 3만 명을 대상으로 모자보건, 가족계획, 결핵관리, 학교보건 및 진료사업의 포괄적 건강관리사업을 전개했는데, Dr. Sibley는 "현재 우리 기독교인들이 세계적으로 벌이고 있는 의료사업의 90%는 치료혜택을 받지 못하고 있는 환자들 중 90%에게는 필요도 없는 너무 고도화한 전문의료기술에 의한 사업이 아닐까?"라는 기본 철학을 가지고 사업에 임했다. 그리고 그는 거제출신 마을파견보조원들이 보건교육과 예방활동, 그리고 제한된 범위 내에서 간단한 진료를 수행할 수 있다는 것을 성공적으로 보여주었다. 1974년의 사업평가에 의하면 2차 보건시설의 부재로 환자 이송에 어려움이 있었고, 보건소나 정부기관과의 협조가 원활하지 못했던 것으로 알려졌지만, 이 지역 출신 간호보조원(지금의 간호조무사)들이 거제지역 보건의료수요의 약 60%를 감당할 수 있다는 것을 실증해냈다. 또한 거제보건사업은 우리나라 초유의 대규모 시범보건사업으로서 전국의 지역사회보건 연구자들의 견학코스였으며, 이 사업이 다음에 올 유사한 다른 사업의 좋은 길잡이 역할을 수행했음을 인정해야 할 것이다.

나)전주예수병원 지역사회보건사업(1970~)

병원 중심의 의료만으로 과연 지역사회 주민에 대한 건강관리의 목적을 달성할 수 있겠는가하는 논의와 더불어 예수병원이 전북 완주군 소양면에서 1975년까지 시범사업을 실시하였다.[52] 윌슨선교사는 첫해 사업을 마감하면서 이 사업의 명칭을 '지역사회보건'으로 바꿀 것을 제안하면서 다음과 같이 기록했다. "한국 속담에 '등잔 밑이 어둡다'라는 말이 있다. 예수병원은 한국에서 제일 훌륭한 병원 중 하나로 알려져 전국에서 환자들이 찾아왔다. 그러나 예수병원이라는 등잔 밑에 사는 가난한 사람들은…심지어 우리병원 직원가족 등이나…예수병원에서 치료를 받고 싶어도 치료비를 감당할 수 없는 경우가 종종 있었다. 심지어 우리 선교부 운전사도 아기가 아파서 2주 동안 한의사 치료를 받다가 낫지 않자 예수병원에 왔는데 심한 결핵성 뇌막염에 걸려 있었다. 어린애의 할아버지가 중증결핵에 걸려 있다는 것을 이때서야 발견하게 되었다(예수병원 100년사, 1998. p.191).

1976년부터 1981년까지는 완주군 용진면에서 1차 보건의료를, 1982년부터는 완주군 북부 산간지대인 고산지역 5개면에서 인구 약 4만 명을 대상으로 종합보건의료사업을 실시하였다. 특히 이 사업은 지역 내 자생조직이 그들의 자원과 창의성을 통하여 지역의 보건문제를 책임지도록 하자는 것과 기독교정신에 입각하여 만인평등사상을 실현하자는 것을 내세우고 있다. 따라서 마을건강원, 보건간호원, 보건진료원, 가정의에게 훈련을 실시하여 의료기관의 모든 임상의들이 전체 지역사회 의료수요에 부응할 수 있도록 재훈련하자는 이상을 앞세우고 있다. 예수병원이 아니고서는 감히 시도조차 하기 어려운 주제를 아젠다화한 것이다. 임상의들의 의학기술지상주의적 사고에다 지역사회보건학의 이념을 덧칠이라도 하기가 결코 쉬운 일이 아니지 않는가! 그들은 모성보건과 영유아관리, 가족계획, 고혈압관리, 보건교육, 주택환경관리 같은 예방보건활동을 열심히 하였고, 진료

51) 흔히 1차보건의료접근법(primary health care approach)은 영양의 향상, 안전수 공급, 모자보건과 가족계획, 전염병관리 및 예방접종, 풍토병관리, 보건교육 흔한 질병/외상 치료, 필수 의약품 비치를 기본으로 하고 있다

52) Dr. Sibley에 영향을 받은 Dr. John Knox Wilson이 지역 출신 건강요원 1명, 공중보건간호사 2명과 예수병원 진료팀이 보건소와 지역 약국의 도움을 받아 정부가 지정해 준 무의면인 소양면과 동상면(공중보건의 파견 후 중단했음)에서 시작했는데, 한 부락을 매월 2회 방문해서 공중보건, 모성보건, 가족계획, 영유아보건, 성인병 치료사업 등을 실시하였다. 지역보건사업 첫 해에 34명의 결핵환자를 예수병원에 보내 치료받게 했다(설대위, 제15장. 가난한 자들은 항상 너희와 함께 있느니라, 1998).

활동과 지역사회참여를 수행하면서 마을, 보건진료소, 보건지소, 고산의원[53](예수병원의 분원)에서 각자 역할 분담하여 실시했는데 여기에는 이 지역사회에 대한 예수병원의 절대적인 뒷받침과 이에 대한 주민의 신뢰와 예방의학도 김기순의 헌신이 한데 어우러져 있었음을 잘 알고 있다.

다)춘성군 지역사회보건사업(1971~)

그 당시 전국에서 유일하게 의과대학이 없던 강원도에 서울대학교보건대학원이 시범사업의 둥지를 텄다.[54] 대학원생들의 교육훈련을 위하여, 지역사회보건문제를 연구하기위하여, 그리고 모범적인 지역보건의료체계를 개발하기위하여 차이나 메디컬 보드의 지원금으로 이 시범사업이 1971년에 출발하였다. 1973년까지는 신동면 동내지역(1,312가구, 7,041명)이 사업대상이었으나, 그 후 계속 확대되어 1984년에는 춘성군 8개면 전역과 춘천시의 일부를 포함하는 광역이 되어 47,770가구에 221,765명을 포괄하였다. 사업이 확대되면서 단과대학사업에서 서울대학교 사업으로 발전하여, 강원도지사와 서울대총장간에 '서울대학교-강원도 시범보건사업'으로 협약이 체결되었다. 처음에는 예방보건사업으로 출발하였으나, 주민들이 의료를 갈구하기에 보건지소에서 시작한 진료소가 춘천시에 중앙진료소로 확대되었다.

사업의 확장은 이 지역이 도농을 아우르는 임의지역의료보험의 사업지역으로 가입자가 약 3만 5천 명을 넘는 춘천지역의료보험조합을 가졌기 때문이었다. 예방보건사업중에서는 변소개량사업과 부엌개량사업이 주민들의 참여로 전 지역으로 확대되었고, 간이상수도사업도 강원도의 지원을 받아 크게 확대되어 주민들의 건강증진에 기여하였다, 이미니회와 새마을부녀회가 활성화되어 지역개발의 견인차가 되었고, 모자보건, 가족계획, 질병관리 및 보고체계의 한가운데 위치하였다. 실명예방사업과 각종질병에 관한 연구사업도 진행되었고, 교육훈련 사업장으로도 널리 활용되었으나, 지역의료보험이 확대되고 관내 의료기관, 각 단체 및 시·군·도청과의 관계가 중요해지면서 의료보험업무가 방대해지게 되어 다른 사업에 열중할 여력이 줄어들게 되었고, 오히려 시범사업은 위축의 길로 들어서게 되었다. 1989년 전국민의료보험이 실시되어 춘천의료보험은 해산하고 사회보험이 이를 승계하는 모양이 되었다. 지금도 이 시범사업을 하던 건물은 기숙사로 활용되고 있지만, 이제는 시범사업이 막을 내렸다. 시범사업 이후 십여 년을 회고해보면 시범사업은 출발이 무척 어렵지만 끝마무리 역시 어렵고 못지않게 중요하다는 것을 다시 한 번 일깨웠다.

라)수동면 지역사회보건사업(1972~)

대체로 우리나라 대규모 시범보건사업이 선교사나 외원 등에 의존해서 출발하거나 또는 출발에서 완료시점까지 전적으로 외원이나 연구비 등에 의존하는 것이 상례이지만, 수동면 사업은 예외였다.[55] 이화여자대학교 의과대학이 무의면이었던 수동면 주민들의 요청을 감안해서 1972년 3월부터 사업을 실시하였다. 순수하게 주민조직을 통해 재원을 조달하기 위하여 지역사회개발보건회가 조직되었고, 이화여자대학교에서는 보건의원을 1972년 5월 개설했는데 이 조직이 시범사업의 사무소 성격을 가졌으며 동시에 남양주군 수동면 보건지소로서의 기능을 부여받아 정부조직으로 편입

---

53) 고산에 있는 고산의원은 1981년에 예수병원 등이 약 2억 원(이중 75%는 독일의 EZE가 원조했음)을 투자하여 10병상을 가진 분원으로 세운 것인데, 이 시설 건립 이후에는 간단한 병리검사나 X선 촬영 또는 간단한 치료를 위하여 전주까지 나가야 했던 주민들의 불편과 수고를 크게 줄여주었다.

54) 왜 서울대 보건대학원의 시범사업이 하필이면 강원도 춘성군에서인가? 그 당시 전국에서 강원도에만 유일하게 의과대학이 없었다. 그리고 춘성군은 무의면일뿐더러 무약사군이기도 하였다. 서울에서 약 100km 떨어져 있지만 서울서 가장 가까운 강원도의 초입에 위치해 있다. 지리적으로 산악지대이면서 오지가 많은데도, 한림의대가 1982년에, 강원의대는 1995년에야 설립되었으니, 1971년 강원도는 시범사업을 해볼 만한 여건을 잘 갖춘 셈이다. 당시. 강원도 보건과장이 서울대 치과대학 출신이었으니 그 분의 강력한 천거와도 관계가 있었을 것으로 짐작할 수 있다.

55) 수동면 시범사업을 주도했던 이화여자대학교의 구연철 교수나 이 사업을 이어 받았던 위자형 교수는 이 점에 대한 프라이드가 매우 강했다. "우리는 순수 국산이야!"

이 되었다. 수동면은 1984년 10월 현재 7개리 22개 자연부락에 1,133가구, 4,904명이 거주하고 있다. 부락에서 선출된 1명씩 주부 22명을 훈련해서 마을보건원으로 선임하여 각자 자기부락의 보건향상에 매진하도록 하였다. 이들은 지역보건의 기본개념을 익힌 후, 가정응급처치에 관한 요령을 배워서 주민과 보건요원간의 교량역할을 하도록 하였다. 수동면 지역사회개발 보건위원회는 면내의 각 이장, 마을부녀회장, 각 기관장으로 구성되었고, 면 내 전 세대를 회원으로 한 의료공제조합의 성격을 띘다. 회비는 480원(1974), 900원(1985)으로 회원에게 기본서비스를 제공하였다.

마)용인군 다목적 일선 보건요원 개발사업(1972~1977)

보건사회부는 효율적이고 효과적이며 경제적으로 부담할 수 있는 보건의료전달체계를 개발하기 위하여 다목적 보건요원화 사업을 용인군에서 5년간 실시하였다. 이 사업은 WHO와 UNICEF의 원조로 이루어졌으며, 수행목적은 다음과 같다. ① 모든 주민이 지리적으로 접근 가능하고 경제적으로 감당할 수 있는 지역보건의료전달체계 개발, ② 민간보험의료기관 및 인력의 적극적 활용, ③ 지역사회 참여 장려, ④ 국가보건계획과 정책에 합치되는 지역보건의료전달체계 개발, ⑤ 지역사회의 필요에 적응하는 융통성 있는 체계의 개발 등. 궁극적으로 이 사업은 일선 보건요원의 기능을 종래의 단일 목적 사업 수행에서 통합 목적 또는 다목적으로 변경 수행하도록 하였다. 그 결과, 보건소에 보건간호과가 설치되었으며, 각 읍·면에 설치되었던 모자보건, 가족계획 및 결핵관리 요원 등의 단일 목적 인력의 기능을 통합하여 다목적 요원이 상기 세 가지 활동을 전부 할 수 있도록 하였다.[56]

바)강화 지역사회보건사업(1974~)

연세대학교 의과대학 예방의학교실이 과거 경기도 고양군보건소(1958) 및 연희(1973)도시지역 시범사업 경험을 토대로 1974년 강화도 2개면(선원면, 내가면)에서 시범사업을 시작하였다. 1979년에는 불온면을 추가하여 3개면 약 15,700명을 대상으로 농촌지역 보건문제를 해결하고, 연세대 의대생과 간호대학생의 지역사회보건 현장 실습을 위하여 개발되었다. 마을(행정리)단위의 마을보건소(Village Health Post)나 가정건강요원의 집에서 임산부, 산모, 미취학아동, 가임부, 결핵환자에 대하여 필요한 서비스를 제공하였다. 그리고 보건지소의 활성화를 통하여 모자보건, 가족계획 등의 1차 보건의료서비스에 역점을 두어 면단위 시범사업의 한 전형을 이루었다.[57] 한편, 1차 보건의료사업이 정착되어가자 관내에서는 2차 보건의료에 대한 요구가 표출되어, 1981년에 50병상의 병원을 설립하였다. 그리고 주민의 요구에 따라 소규모 임의의료보험조합이 운영되었으나 병원설립 이후에는 1982년 7월부터 옥구군과 군위군과 함께 정부가 지원하는 제1차 강제적용형 지역의료보험사업의 3개 시범사업의 하나가 되었다. 이러한 강제적용형 시범지역의료보험사업으로의 전환에 저항했던 강화지역 어느 지방유지의 보험료 납부 거부이야기는 이제 전설이 되었다.[58]

사)여주 지역사회보건사업(1982~)

고려대학교는 농어민, 도시영세민, 영세근로자의 건강 향상을 목적으로 경기도 여주, 서울 구로 및

56) 다목적요원화 사업은 찬반 논란이 많았지만 요원들의 일에 대한 흥미를 불러일으켰으며, 보건요원으로서 기술보유자 의식을 심어줌으로써 직업만족도 향상에 기여하였다. 그러나 초창기에는 관성에 의하여 종래 해오던 사업만 주로 행하려는 경향을 보여 이에 대한 계몽과 지도 및 감독이 필요하였다.

57) 이 사업 초기에 학생교육을 위한 기숙사 건축, 가정건강요원 선발 및 교육, 마을보건소 운영, 보건지소 신축과 장비구입은 독일 해외중앙선교부(EZE)와 미국 연합재단(United Board)의 재원지원을 받았다. 그러므로 강화모형의 가정건강요원은 다른 지역과 달리 약간의 보수가 지급되었는데 이 점이 본 사업의 강점이면서 동시에 치명적 약점이기도 하였다. 다른 지역의 시범사업 모형에서는 유보수 마을건강원에 대한 엄두를 내지 못할 경제적 여건이었다.

58) 이 지역의 유력한 어느 이장님이 자기 의사와 관계없이 왜 강제로 보험료를 내야 하느냐고 상당기간을 시민으로서 보험료 저항했다가, 지방유력인사들의 연이은 설득용 줄방문에 강화지역보험의 마지막 가입자로 등록하면서 "바쁜 유지분들의 시간을 더 뺏어서는 안 되겠기에 가입은 하지만, 결코 내 주장을 굽히는 것은 아니다."라고 했다(이 사업을 진두지휘했던 연세대 김일순 교수와의 그 당시 대화를 회고하면서).

반월공단지역에 서독재건은행(K.F.W) 차관에 의한 지역사회병원을 1979년 9월 설립하였으며, 이에 따라 여주군 점동면을 시범지역으로 선정, 지역사회보건사업을 1982년부터 착수하였다. 이 사업은 고려대 부속 신설 여주병원을 비롯, 기존 지역사회자원을 최대한 활용하며 리더를 효과적으로 연결함으로써 지역사회병원을 중심으로 보건의료 전달체계모형을 개발하였다. 사업 기간은 1982년 10월부터 1986년 9월까지의 4년간이며 독일측은 이 사업을 위하여 145만 DM을 지원하였다.

아)음성 지역사회보건사업(1985~)

순천향대학은 의료취약지역 중 하나인 충북 음성군에 서독재건은행 차관으로 순천향 음성병원을 건립, 1984년 4월에 개원하였다. 이와 관련하여 동 대학의 인구 및 지역사회의학연구소(소장: 방 숙 교수)는 음성지역 내의 1차 보건의료자원과 동 병원의 2차 기능을 연결하는 지역의료전달체계의 모형 개발을 위해 독일정부 기술원조처(GTZ)의 지원을 받아 1983년 11월부터 준비하여, 85년 1월에 활동을 개시하였다. 이 사업은 이미 실시되어 온 각 시범사업의 경험을 검토하여 정부의 미래 보건의료정책에 도움을 줄 목적으로 수행되었다. 특히 의료공급자와 수혜자 양측의 접근방법을 모색하는 데 주력하였다. 이를 위하여 1985년 4월 대학 및 관계전문가 간담회를 개최하여 자문을 받았으며, 8월에는 음성지역보건사업 모델 개발을 목적으로 하는 세미나(1차보건 접근을 통한 지역보건사업의 개발전략)를 개최하였다. 이 사업의 특징은 모자보건과 가족보건사업의 통합을 시도하고 있으며, 건강진단을 통한 잠재된 질병의 조기발견과 적절한 치료를 시도하고 있다는 것이 된다.

4)4차 경제개발5개년계획기(1977~1981)

제4차 5개년계획은 경제개발보다 사회개발이 계획기조의 정면으로 나선 시기이다. 그 동안 3차에 걸친 성공적인 경제개발계획의 추진으로 고도 경제성장을 이루었음에도 불구하고, 계층간 소득 격차가 심화되고 보건의료 인력과 시설의 도시 집중도가 격심해졌으며, 기생충 감염률과 결핵 유병률은 여전히 높았다. 이러한 상황을 극복하기 위하여 4차 계획에서는 그 기조로서 "착실한 성장과 사회 개발"을 설정하였고, 보건부문에도 성장과 능률과 형평의 조화를 도모하기 위하여 다음 다섯 가지의 보건부문 중점 목표를 수립하였다. ① 저렴한 보건의료제도의 개발, ② 공중보건사업의 강화, ③ 보건인력 양성 제도의 개선, ④ 의료보험제도의 수립 실시, ⑤ 공적 부조의 충실화.

(1)보건개발의 기치

저렴한 보건의료제도 개발은 보건의료의 사회적 가치를 인정하는 지점에서 출발하는데, 이러한 가치를 뒷받침하기 위하여 의사 이외 보건진료원 개발,[59] 농어촌 의료보험제도 개발에서 직장의료보험으로 이어지는 지역보건의료재원조달 방식의 개발과 의료인력개발을 위시한 보건자원개발이 이루어지게 된다. 이같은 목적을 달성하기 위하여, 4차 5개년 경제사회발전계획에서는 ① 보건의

59) '보건진료원'은 농어촌 등 보건의료를 위한 특별조치법 제19조의 규정에 의한 의료행위를 하기 위하여 보건진료소에 근무하는 자를 말한다. 보건진료원은 간호사·조산사 기타 대통령령이 정하는 자격을 가진 자로서 보건복지가족부장관이 실시하는 24주 이상 직무교육을 받은 자이어야 한다(한국보건복지인력개발원, 2011.1.30). 이러한 의료보조인력을 배치할 경우 향후 무면허 의료행위문제가 대두할 수 있으므로, 누구를 의료보조원으로 할 것인가가 관심의 초점이 된다. 우여곡절 끝에 간호사를 보건진료원으로 개발 활용하기에 이른다. 실제 이들은 의료법 제25조 제2항에 근거(의료법 제 27조의 규정에 불구하고), 근무지역으로 지정받은 의료취약지구나 시범사업지역에서 대통령령이 정하는 의료행위를 할 수 있다. 주된 역할은 4가지로 설정되었다 : ① 건강증진 및 유지관리기능, ② 지역사회자원 동원 및 활용기능, ③ 지도· 감독기능, ④ 행정관리기능이었다. 이중 건강증진 및 유지관리기능은 다음의 12가지 활동으로 세분되었다: 모성건강관리, 영유아 건강관리, 가족계획관리, 영양관리, 보건교육, 1차보건의료, 환자의 조기발견·등록·추구관리, 환자 이송·치료, 만성질병관리, 환경위생, 정신건강관리, 치아건강, 재활, 학교보건 등이었다.

료 기반 확충, ② 공중보건의 관리 강화, ③ 생활환경 보존 및 개선 정책 수단을 동원, 총체적으로 제도적 개선을 시도하고 있다.

<표 31> 4차 5개년계획의 주요 계량 목표

	단 위	1975	1981
1. 진료서비스의 확대			
1) 병·의원 이용률	%	31.3	50
2) 시·도립병원 병상이용률	%	45	80
3) 의사의 도시집중도	%	86	75
4) 시설의 도시집중도	%	87	75
2. 전염병 이환율의 감소			
1) 급성전염병 발생률	인구 10만 명당 발생 수	44.7	20
2) 기생충감염률(전인구 대비)	%	44	15
3) 결핵유병률	%	3.3	1.5
3. 모자보건 및 국민영양의 향상			
1) 영유아사망률	천 명당	38	20
2) 모성사망률	출산 일만 건당	5.6	3.0
3) 열량 섭취량	성인 일인 당(Kcal)	2,567	2,630
4) 단백질 섭취량	성인 일인 당(g)	75	87
5) 동물성 단백질	성인 일인 당(g)	14	31
4. 생활환경의 개선			
1) 농촌시설급수율	%	41	100
2) 분뇨처리율(35개시)	%	29.5	100
3) 수질오염도(BOD)	ppm	4.4	6.0
4) 대기오염도(SO_2)	ppm	0.049	0.05

자료 : 4차 5개년계획 보건부문, 1976. p.24

(2)민간병원의 증가

공공부문 병상이 총 병상의 78.2%(1949)에서 절반 이하(48.1%)로 떨어지기 시작한 1966년 이후 4차 5개년계획 시작년도인 1977년에는 37.4%로 감소하는데, 이같은 민간병상의 증가는 1975년 의료법개정으로 의사가 의원, 병원, 종합병원을 세울 수 있게 허용함으로써 병원급 의료기관의 '개인병원화' 즉 '상업화된 병원'을 허용하게 되었다.[60] 여기에 1977년부터 실시된 사회건강보험으로 인하여 의료수요가 폭발, 이른바 병상자원의 민간부문 절대 우위시대를 열게 되었다. 1977년의 62.6%에서 1989년 이후 전국민건강보험시대에는 80%를 웃도는 수준에 이르게 되며, 병원설립주체가 정부 각 부처로 분산되어 보건복지부 관할을 벗어남으로써, 보건복지부의 보건정책 추진력이 그만큼 훼손되는 결과를 가져왔다. 이러한 민간병원 증가는 우리나라 보건의료체계를 민간의료부문의 지배체제하에 놓는 결과를 가져오게 된다.[61] 사회보험 도입 이후 보험료를 납부하고도 치

---

60) 1973년 개정 이유는 "의원은 의료인만이 개설하도록 하고, 병원은 의료법인만이 개설하도록" 하기 위함이었다. 1975년 12월 31일 개정에서는 의사는 의원, 병원, 종합병원을 세울 수 있고, 치과의사는 치과의원과 치과병원, 한의사는 한의원과 한방병원, 조산원은 조산소만 개설할 수 있다는 것으로 바뀌었다(제30조). 또 병원은 의료법인 이외 '민법 또는 특별법에 의해 설립된 비영리법인', '정부투자기관예산회계법의 규정에 의한 정부투자기관'으로까지 설립주체가 확대되었다. 이로써 학교법인, 사회복지법인 등 민법상 비영리법인들도 의료기관을 세울 수 있게 되었다.

61) 이러한 근본적 원인에 대한 처방이 없이 해마다 되풀이되고 있는 '공공의료의 강화'란 공염불에 그칠 가능성이 농후하다. 의료법의 개정에 대한 심도 있는 연구와 사회 공감대의 형성이 필요하다.

료받을 수 있는 의료기관이 주변에 없는 사태를 예방코자 1978년 해외경제협력기금(OECF)과 독일(KFW)의 차관을 도입, 공단지역 및 의료취약지구 민간병원건립 사업을 대대적으로 전개하였다. 독일차관 2,500만 DM으로 병원 15개, 1,660~1,760병상 건설이 지지 및 건의되었다.[62] 도시지역에 병상의 85%가 집중되어 있으며, 의원병상의 77%가 도시에 편중되어 있다. 그리고 1975년 현재 의원의 병상 수가 병원병상 수보다 더 많은 것은 우리나라 의료체계의 특성이 그대로 드러난 것이다. 소규모 의원에서 출발하여 개인의 재산증식수단으로 병상을 증가시킨 결과가 병원급 의료기관의 출현으로 전환하는데 20~30년 또는 그 이상의 세월이 필요한 것이다. 1975년 의료법 개정은 개인에게 병원소유를 허락함으로써 이러한 과정을 담보해주는 결과를 초래하여 의료법인만이 병원을 운영할 수 있도록 한 1973년도의 법개정 취지를 백지화시키고 있다. 공공의료의 강화라는 정책이 성공하기 위해서는 반드시 넘어야 할 벽이 바로 의료법인병원 관련사항이 된다.

〈표 32〉 도농 지역별 병상분포(1975)

	인구(천 명)	총계(개)	병 원			의 원	조산원
			계	국·공립	사립		
도시	17,076	40,582	20,106	8,937	11,159	19,943	394
%	(48.4)	(84,8)	(94,4)	(90.8)	(97.6)	(77.0)	(76.9)
농촌	18,205	7,230	1,183	908	275	5,956	91
%	(51.6)	(15.2)	(5.6)	(9,2)	(2.4)	(23.0)	(23.1)
계	35,281	47,582	21,289	9,855	11,434	25,889	394

자료 : 상동, p.27

62) 1977년의 경우 인구 1,000명당 1.6개(의원병상 포함)병상으로는 급속한 경제성장과 의료보험 실시에 따른 의료수요의 팽창을 충족시키기 어려웠기 때문에 서독 차관 등 정책금융을 민간에 알선하여 추후 병상부족사태에 대처하고 있다. 이 연구는 서독 Mediplan의 자문 아래 국내 연구진이 공동으로 수행하였다(한국보건개발연구원, 1979).

<의료보호진료권별 병상건립 우선순위와 정부의 병원건립계획 비교>

정부 우선순위	진료권	기존가능 병상수	추정부족 병상수	38당초 설립예정지	계획 병상수	본 연구 건의	
						최종설립지	병상수
1	서울	8,422	10,603	구로	100	구로	250
4	수원	738	3,094	반월	170	반월	100
8	대전	616	1,731	대전	150	대전	150
9	전주	765	1,518	진안	50	진안	50
10	울산	248	1,506	울산	100	울산으로 통합	250
				온산	100		
11	청주	327	1,396	청주	80	청주	150
				괴산	80	음성	80
12	진주	342	1,192	하동	80	하동	50
				의령	50	의령	50
14	목포	377	1,137	목포	80	목포	80
17	공주	82	896	논산	80	논산	100
18	충주	194	885	제천	80	계획 취소	
19	포항	342	854	포항	150	포항	100
22	여수	54	811	여천	150	여천	100
23	원주	273	778	원주	100	계획 취소	연대원주분교
				평창	80	계획 취소	
38	이천	57	341	여주	50	여주	50
44	영광	15	292	함평	80	영광	100
계					1,810		1,730

(3)보건소 및 보건지소의 확충

보건기관의 기능을 확충하기 위하여 예방보건활동의 질적 수준을 강화함과 동시에 진료기능을 강화하고, 검사기능을 강화해서 예방 및 진료서비스를 지원하며, 보건통계업무 강화로 보건서비스의 과학화를 촉진한다. 그리고 보건소의 환자 이송능력을 증강하여 환자이송체계의 효과를 제고한다. 보건소장과 보건직 공무원의 국가공무원화로 사기를 진작하고 임시직공무원을 장기적으로 정규직화하는 합리적 인력관리제도를 수립하며, 보건소요원의 정원에 대한 지역별, 규모별 적정 기준을 수립한다. 그리고 보건지소 조직을 강화하여 지역사회에의 보건활동 침투를 촉진한다(4차 5개년계획, p.32). 이 계획 작성 당시의 인력관리제도의 이상은 매우 훌륭했지만, 현실적인 문제로서의 보건소 요원과 지소 요원들의 부족은 매우 심각하였다. 보건소요원의 정원 7,446명 중 현원은 6,180명으로 1,266명(17.0%)이 부족하였다. 보건지소의 경우에는 보건소보다 부족현상이 훨씬 더욱 심각해서 2배 이상 부족하였다. 즉, 계획인원의 35.6%인 2,375명이 부족하였다. 소요인력별로 보면 보건행정직 요원은 한 명도 확보하지 못했으며,[63] 의사는 696명(52.1%)이 부족하였다. 모자보건요원은 343명(25.7%)이 부족하지만, 가족계획요원과 결핵관리요원은 전혀 부족하지 않았다. 진료업무는 의사가 없으면 할 수 없기 때문에 보건소와 지소에서의 의사의 부족은 치명적인데, 약 700명의 의사가 공석이었던 셈이다.

<표 33> 보건소 요원의 정원과 현원 (단위 : 명)

	갑 형* (24개소)	을 형** (36개소)	병 형*** (138개)	계
정 원	1,920	1,800	3,726	7,446(100.0)
현 원	1,426	1,602	3,152	6,180(83.0)
부 족	494	198	574	1,266(17.0)

* : 구·시 인구 20만 명 이상 ** : 구·시 인구 20만 명 이하

자료 : 상동, p.32

<표 34> 보건지소 요원의 정원과 현원 (단위 : 명, %)

	계 획	확 보	부 족
의사(촉탁의 포함)	1,336	640	696(52.1%)
모자보건요원	1,336	993	343(25.7%)
가족계획요원	1,336	1,336	-
결핵관리요원	1,336	1,336	-
보건행정요원	1,336	-	1,336(100%)
계	6,680	4,305	2,375(35.6%)

자료 : 상동, p.33

(4)시·도립병원의 운영 개선

시·도립병원의 병상이용률은 매우 저조하였다. 그 당시 우리나라 전체병상이용률이 1974년에 58%였는데, 정신병원·결핵병원 등의 특수병원과 의과대학 부속병원을 제외한 국·공립병원의 2/3 이상이 40%에 미달하고 있어 이의 시급한 개선이 요청되고 있다. 즉 보건소, 보건지소, 그리고 시·

63) 보건지소는 독립된 보건행정기관이지만, 지소의 행정업무를 담당할 행정요원은 단 1인도 확보하지 못한 특별한 조직이다. 3인의 보건기술직 요원이 행정업무를 분담 또는 각자 알아서 수행하고 있다. 이러한 사태는 지소요원을 보건지소에 두지 않고, 읍·면사무소에서 근무하게 해서 읍·면의 행정업무를 담당하게 하는 원인이 되기도 한다.

도립병원 등 모든 공공보건의료시설이 저효율의 늪에 빠져서 총체적 부실경영 상태였음을 알 수 있다.

시·도립병원의 운영 개선을 위하여 보수의 현실화와 인사행정의 합리화로 유능한 인력을 확보하는 것이 가장 시급한 과제이다. 의료장비 점검과 보수가 효율적으로 진행되어서 유휴장비일수를 최소화하며, 환자이송체계를 정비하여 진료체계를 확립하는 것이 필요하다. 의료보험 및 산재환자를 적극 유치해서 경영에 도움을 받도록 해야 할 것이다. 그리고 수련의 인력의 효율적 활용과 시·도립병원 우선배치로 의사확보의 어려움을 해소시켜야 할 것이다(4차 5개년경제개발, 보건 및 사회보장부문계획, p.34).

국무총리 행정조정실이 1981년 대통령 지시에 따라 시·도립병원의 운영방안을 모색하다가 시·도립병원뿐만 아니라 공공의료제도 전체에 문제가 있음을 파악하고, 국립대학병원, 시·도립병원, 보건소를 포함한 공공의료 전반의 개선점을 마련하여 발표한 바 있다.[64] 여기에는 보건복지부장관을 위원장으로 하고 경제기획원 차관, 내무부 차관 및 위원장이 임명하는 전문가 5인 이내로 공공의료중앙심의회를 구성하고, 다음의 구속력을 가지는 기능을 부여하였다. ① 부처간의 의견 조정, ② 공공의료시설의 투자계획 수립, ③ 의료인력 수급대책 수립 및 의학계 교육기관의 신설, 정원 조정, ④ 공공의료시설의 운영감독 및 사업평가.

<표 35> 일반 국·공립병원의 병상이용률 (의대부속병원 제외)

병상이용률	병원수	구성비(%)
20% 미만	14	32
20~30%	14	32
30~50%	6	14
50~70%	6	14
70% 이상	4	8
계	46	100

자료 : 상동, p.29

이 당시의 국민의료비 자료를 보면, 공공부문지출은 16~18%에서 11~13%로 줄어들고 있으며, 민간부문의 지출이 82~90% 수준으로 증가하고 있는데, 민간의료부문의 괄목한 성장을 여기서도 볼 수 있다. 국민총생산(GNP)에 대한 국민총의료비(NHE)의 비율은 2.5%(1970)에서 2.8%(1974)로 증가하고 있다. 1인당 국민의료비는 연간 2,055원(1970)에서 5,726원(1974)으로 가파르게 증가하고 있으며, 그동안 국민총의료비도 646억 원에서 1,916억 원으로 3배 증가하였다. 이와 같은 비용 증가의 일부분은 보건소, 지소 및 시·도립병원의 신·증축 그리고 장비구입비에 의한 것이다.[65]

64) 이 위원회가 언급하고 있는 지역보건의 과제는 ① 의료시설에 관한 공공투자의 강화, ② 의료인력의 적정배치, ③ 공공의료공급의 확대로 의료수가 상승억제 유도, 등등이었다. 국무총리행정조정실에서 확정공포된 최종안은 다음과 같았다: 1) 국립대학병원은 모두 특수법인화하여 경영의 탄력성을 부여하고, 시·도립병원 과의 연계를 강화하여 학생실습시설의 확대 및 인력·기술 지원을 통한 지역중심 병원으로 육성 발전시킨다. 2) 시·도립병원 위치하고 있는 지역상황과 병원특성에 따라 전남뇌병원과 목포결핵병원은 국립병원으로 전환하고, 서울시가 운영하는 3개 특수병원(서대문병원, 정신병원, 아동병원)은 서울시가 직영토록 하며, 인천시립병원과 수원시립병원은 민간에 불하하고 그 재원으로 재투자하며, 2개의 군립병원 중에서 울진군립병원은 군보건소와 통합운영하고, 울릉군립병원은 포항에 있는 동해의료원의 분원으로 운영키로 했다. 동시에 34개 시·도립병원은 지방공사형태로 모두 개별법인화시키고, 필요한 인력을 대학병원에서 지원키로 하였다. 아주 강력한 처방이 내려와서 향후의 지역보건에 큰 영향을 끼치게 되었다.

65) 4차 5개년계획기에 보건소 신축 2개소, 보건지소 신축 308개소, 증축 500개소를 실시할 계획이며 동 기간에 보건소 장비 5,373점을, 보건지소 장비 21,740점을 구입하며, 시·도립병원의 신축 6개소, 보수 및 개축 2,640개 병상, 장비보강 44개소를 실시하도록 정해져 있으며, 정신병상 400병상, 결핵병상도 380병상을 건립하도록 계획되어 있다.

<표 36> 국민 총 보건의료비지출(1970~1974) (단위: 억 원)

	1970	1971	1972	1973	1974
공공부문지출	106	147	165	183	214
(%)	(16.4)	(18.2)	(15.4)	(13.8)	(11.2)
민간부문지출	540	657	908	1,127	1,712
(%)	(83.6)	(81.8)	(84.6)	(86.2)	(89.8)
총 지 출	646	806	1,073	1,308	1,916
(%)	(100)	(100)	(100)	(100)	(100)
GNP	25,893	31,516	38,600	49,287	67,791
인구수(천 명)	31,435	31,828	38,600	49,287	67,791
NHE/GNP(%)	2.5	2.6	2.8	2.7	2.8
1인당 보건의료비(원)	2,055	2,532	2,316	3,915	5,726

자료 : 상동, p.30

(5)의료보장제도의 원년

4차 5개년계획은 1977년부터 시작되는데 이 해는 우리나라 의료보장제도가 법적 구속력을 행사한 원년이 된다. 의료보호제도와 의료보험제도의 강제적용이 그것인데, 1977년 1월부터 저소득, 빈곤계층을 대상으로 의료혜택을 확대하였다.[66] 이는 일반국민에 대하여 의료보험을 강제적용하기 6개월 이전의 일이다. 1979년 이전의 의료보호는 생활보호법을 토대로 한 구료사업적 성격을 지닌 반면, 1979년 이후에는 의료보호법에 의한 사회보장제도의 하나로 발전하였다.

1970년대 우리나라의 정치경제상황은 유신체제와 중화학공업화 전략으로 요약할 수 있다. 유신체제는 1960년대 급격한 수출지향 성장정책의 결과로 비롯된 1970년대 초 경제위기와 박정희 정권의 정치적 정당성의 쇠퇴, 그리고 변화하는 국가안보체제에 대한 대응으로서 나타난 것이다.…*당시 생활보호에 의한 의료보호는 생활보호대상자를 대상으로 주로 국공립의료기관에서 무료진료를 실시하여 왔으나, 진료의 내용이 빈약하여 의료보장으로서의 실효를 거둘 수 없었다.*…1970년대에는 의료와 관련된 사회문제가 빈발하였다. 특히 입원보증금이나 치료비문제로 위독한 환자가 치료를 제대로 못 받게 되는 불상사가 자주 일어났고, 1976년 5월에는 의료부조리 문제로 병원장이 16명이나 구속되는 사건이 일어났다. 이러한 상황에서 1976년 6월 16일에는 대통령이 '저소득층에 대한 의료혜택'을 지시했고, 동년 6월 16일에는 남덕우 부총리가 4차 경제개발 5개년계획을 확정, 발표하면서 사회개발에도 역점을 두어야 한다고 말했다(한국의료급여 30년사, 2008).

<표 37> 공적 부조로서의 의료보호제도의 적용 확대 (단위 : 천 명)

	1975		1977		1981	
	적용인원	적용률(%)	적용인원	적용률(%)	적용인원	적용률(%)
전인구	35,281	-	36,436	-	38,807	-
생계보호	381	1.0	415	1.1	435	1.1
재택	333	0.9	364	1.0	387	1.0
수용	51	0.1	51	0.1	48	0.1
의료보호	381	1.0	2,095	5.7	2,092	5.4
거택	333	0.9	2,044	5.6	2,044	5.3
수용	51	0.1	51	0.1	48	0.1

66) 1976년 9월에 "의료시혜확대방안"이 마련되고, 1977년 1월 4일 "의료보호에 관한 규칙"이 보사부령으로 정해졌다. 동년 12월 31일에는 "의료보호법"이 제정·공포되었다. 그 후 1978년 5월23일 동 시행령(대통령령 제9029호)과 동년 9월 1일 시행규칙(보사부령 제606호)이 공포되어 1979년 1월 법적 근거를 갖추었다.

의료보호 적용 첫 해인 1977년에 209만 5천명을 사업대상으로 했는데, 이는 전체 인구의 5.8%였으며, 1981년에는 3종 일부자부담제도를 도입하여 152만 9천 명이 추가된 373만 명으로 대상자 수가 전체 인구의 약 10%에 달하였다.[67] 2000년 이래로 의료급여대상자의 수가 2002년의 1백42만 명(2.98%)에서 2008년의 1백82만 3천 명(3.78%)수준인 것과 비교할 때 큰 차이를 발견할 수 있다. 현재는 재정상태를 고려하여 초창기의 의료보호대상자 중에서 주로 차상위계층을 제외시켰음을 알 수 있다. 사회보험의 깃발을 올린 1977년도에 의료보험의 적용대상자는 하루아침에 3백93만 명으로 증가하였고, 불과 4년 후인 1981년에는 10,162천 명(총 인구의 26.2%)에 도달함으로써 그 확장의 세력이 일찍이 12년 동안의 임의보험에서 경험한 것과는 격세지감이 있었다. 이러한 추세가 계속되어, 1977년에 사회보험이 출발한 지 정확히 12년 만인 1989년에 전체인구에서 의료급여대상자를 제외한 약 4,600만 명을 전부 포괄함으로써 전국민건강보험 시대의 막을 연 것이다. 인류사회의 사회보장사에서 사회의료보험을 시작한지 12년 만에 전 국민에게 보편적 적용을 이룬 사례는 아직까지 대한민국을 제외하고는 찾아볼 수 없다.[68]

<표 38> 사회보험으로서의 의료보험 적용률 (단위 : 천 명)

	1975		1977		1981		1977 ~1981 평균증가율
	적용인원	적용률 (%)	적용인원	적용률 (%)	적용인원	적용률 (%)	
진인구	35,281	12.5	36,436	23.3	38,807	68.5	-
1.의료보험	60	0.2	3,935	10.8	10,162	26.2	26.7
2.연금보험	-	-	-	-	11,096	28.6	26.7
3.산재보험	1,830	5.2	1,930	5.4	2,600	6.7	7.7
4. 특수직역 조합보험	2,512	7.1	2,616	7.2	2,820	7.3	1.9

* 적용률은 전인구 대비, 적용인원은 부양가족을 포함함. 단, 산재보험은 피보험자수임.

(6)보건간호사 양성

4년제 학사간호사들은 특수 보건간호학과정을 이수하지 않아도 보건간호사 자격이 자동으로 부여되지만, 그 당시 한국엔 3년제 간호전문대학이 압도적으로 많지만 3년제 졸업생이 보건간호사 자격을 얻자면 서울대학교 보건대학원에서 실시하는 1년제 보건간호이수과정(Certificate in Public Health Nursing, CPHN)을 수료해야 한다고 의료법의 의료업자 종별에서 명시하고 있다.[69] 이 보건간호사 자격증은 공무원이 되고자 하는 간호사들의 보건소 근무를 위한 보증수표였던 셈이다. 이 과정은 점차 학사학위과정으로 대체되면서 1992년 2월을 마지막으로 막을 내렸으나, 약 1,000명의 본 과정 졸업생들이 우리나라 지역보건의 현장을 계속 지켜 왔다(서울대학교 보건대학원사 1959~1995, 1996, pp.256-262).

---

67) 이러한 자료는 현재의 의료급여대상자 3.3~3.5% 수준과는 큰 대조가 된다

68) 사회보험제도를 최초로 창안해 낸 것을 독일인들은 그들의 인류사회에 대한 가장 큰 기여 중의 하나로 여긴다. 그러나 우리가 최단기간에 전국민건강보험을 이루어 낸 것은 독일인들의 업적에는 못 미치더라도 모든 국민에 대한 봉사의 시기를 가장 앞당겼다는 점에서 상당한 의미를 찾아볼 수 있다. 특히, 개발도상국가 지도자들이 한국의 건강보험 발전과정에 관심이 많은 이유 중의 하나가 바로 건강보장제도의 보편적 인구적용에 소요되는 기간이 최소라는 점이 된다.

69) 서울대학교 보건대학원의 보건간호이수과정은 이 분야에서 유일했기 때문에 3년제 간호학교 졸업자에게 상당히 인기가 있었다(이경식, 2008). 이 과정은 원래 1967년 초부터 WHO 보건간호자문관의 기술적 지원과 UNICEF의 재정지원을 받아 실시해오다 1971년부터는 서울대학교 보건대학원이 자체적으로 실시하였다.

(7)의과대학의 증설

의사인력은 모든 보건의료인력 중에서 가장 핵심인력이다. 1950년까지 우리나라의 의과대학은 경북의대, 고려대 의대(당시 경성여자의대, 수도의대, 또는 우석의대), 서울의대, 연세의대, 이화의대 및 전남의대 6개소에 불과하였다. 그 후, 20년 동안(1951~1971) 8개 의대가 추가되어 모두 14개 의대로 매우 서서히 증가하였다.[70] 그러나 4차 5개년계획기간 중에만 5개 의대(연세대 의대:1977년, 순천향의대:1978년, 그리고 계명의대, 영남의대, 인제의대:1979년)가 설립되었고, 1981~1985년에 5개 의대(경상의대, 고신의대, 원광의대, 인하의대, 한림의대)가, 1986~1990년에 7개 의대(건국의대, 단국의대, 동국의대, 동아의대, 아주의대, 울산의대, 충북의대), 1991~1995년에 5개 의대(대구효성가톨릭의대, 강원의대, 건양의대, 관동의대, 서남의대), 1996~2000년에 5개 의대(제주의대, 을지의대, 성균관의대, 포천중문의대, 가천의대)가 설립되어 4차 5개년계획 이후 약 20년 사이에 전체 의과대학 수의 66%에 해당하는 27개 의대가 증가하였다.[71]

<표 39> 개설년도별 의과대학 수 (단위 : 개소)

연도	개설 의과대학	개설 의과대학수			총 의과대학수
		국립	사립	소계	
~1950	경북의대, 고려의대, 서울의대, 연세의대, 이화의대, 전남의대	3	3	6	6
1951~1955	가톨릭의대, 부산의대	1	1	2	8
1956~1960	-	0	0	0	8
1961~1965	경희의대	0	1	1	9
1966~1970	전북의대, 조선의대, 충남의대, 한양의대	2	2	4	13
1971~1975	중앙의대	0	1	1	14
1976~1980	계명의대, 순천향의대, 연세원주의대, 영남의대, 인제의대	0	5	5	19
1981~1985	경상의대, 고신의대, 원광의대, 인하의대, 한림의대	1	4	5	24
1986~1990	건국의대, 단국의대, 동국의대, 동아의대, 아주의대, 울산의대, 충북의대	1	6	7	31
1991~1995	대구효성가톨릭의대, 강원의대, 건양의대, 관동의대, 서남의대	1	4	5	36
1996~1997	제주의대, 을지의대, 성균관의대, 포천중문의대	1	3	4	40
1998	가천의대	0	1	1	41
계		10	31	41	

1998년의 가천의대를 마지막으로 지난 10여 년 동안 1개의 의대도 더 설립된 바 없다. 현재 전국에는 41개의 의과대학(사립의대 31개와 국립의대 10개)에서 매년 3,272명의 의사가 의대를 졸업

70) 1951~1955년에 가톨릭의대와 부산의대, 1965년에 경희의대가 설립되었고, 1966~1970년에 전북의대, 조선의대, 충남의대 및 한양의대가, 1971년에 중앙의대가 설립되었다.

71) 이처럼 의대가 증가하자 대한의사회는 교육부가 의대 증설시 보건복지부와의 부처협의를 반드시 거치도록 함으로써 의대 증설에 족쇄가 채워졌다.

하고 있지만,[72] 의사부족사태는 당분간 계속될 전망이고, 간호사의 부족은 훨씬 더 심각한 문제로 대두되고 있다.

5)5차 경제개발5개년계획기(1982~1986)

제5공화국에서는 1970년대 말의 정치·경제·사회의 혼란과 무질서를 씻어버리고 안정 성장 토대를 마련함으로써 새로운 도약의 기틀을 다져왔다. 당초 제5차 경제사회개발 5개년계획의 주요 목표가 앞당겨 달성됨에 따라 이를 반영하는 새로운 수정계획을 수립한 시기이기도 하다. 5차 계획의 기조는 "선진국형 경제구조와 사회개발의 본격화"였다. 자력 성장의 기반을 구축하고, 기술 주도의 산업 발전으로 선진국가와의 기술 및 경쟁력 격차를 축소하며, 국민 편익 및 사회간접자본시설의 규형 확대로 국민생활의 질적 향상을 도모하도록 개발 전략을 수립하였다. 보건의료 부문의 개발 전략은 다음의 다섯 가지이다:

① 보건의료체계의 확립과 의료자원의 확충
② 일차보건의료의 강화
③ 공중보건관리의 강화
④ 의료보험제도 정착 기반 조성
⑤ 저소득사 사립 시원 상화

(1)1980년대 한국의 사회경제 및 보건의료 상황

의료보호와 직장보험의 실시로 사회보장의료가 확장되기 시작하면서 최저수준의 비용으로 양질의 의료를 어떻게 보장할 것인가가 초미의 관심사로 떠올랐다. 낮은 보험료로 비교적 후한 급여를 재빨리 확대해나가고 있는데, 이것이 바로 보건의료시범사업을 통해서 그토록 찾고 있던 저렴한 의료의 한 원형일 수 있는 것이다. 만약 1980년대 말까지 전국민건강보험이 약속한대로 적용 확대에 성공한다면, 정부가 내건 사회개발의 순풍을 보건의료서비스가 리드해 나 갈수 있지 않을 것인지 하는 기대를 많은 국민들이 가지게 되었다. 1980년대에 들어서면서 한국의 경제발전에 대한 칭찬 못지않게 보건의료개발에 대한 칭찬이 늘어가는데 아래 표에서 보듯이 한국은 경제개발이 재빠르면서 신체충실지수(PQLI) 상의 차이가 많이 감소한 대표적인 국가가 된다.

<표 40> 생활수준의 새로운 측정방법(1981)

GNP와 PQLI 상의 과거 실적	범 례
1인당 GNP성장 3% 이상이면서 PQLI 차이 감소 3% 이상인 나라	한국: GNP 성장률 6.9% PQLI 차이 감소 : 6.8%
1인당 GNP성장률이 낮으면서, PQLI 차이 감소가 큰 나라	스리랑카 : GNP성장률 1.7% PQLI 차이 감소 : 3.5%
1인당 GNP성장률이 높으면서, PQLI 차이 감소가 작은 나라	브라질: GNP 성장률 4.2% PQLI 차이 감소 : 0.8%
1인당 GNP성장률이 낮으면서, PQLI 차이 감소도 작은 나라	인도:GNP 성장률 1.6% PQLI 차이 감소 : 1.4%

자료 : James P. Grant, 1981. p.375

72) 1996년 현재, 의대 재학생은 남학생 13,770명과 여학생 4,009명 도합 17,779명이다. 그러나 인구 1,000명당 의사수에서 대한민국은 1.6명으로서, OECD 평균치 3.0명의 절반을 겨우 넘기고 있을 뿐이다. 의사 부족현상이 계속될 전망이다.

〈표 41〉 1980년 한국의 사회경제 및 보건의료상황

구분			통계	비고
주요 경제 지표	국내총생산(명목 GDP)		638	(단위 : 억 달러)
	1인당 국민소득(명목 GNI)		1,645	(단위 : 달러)
	경제성장률		-1.5	(단위 : %)
	쌀 생산량		3,550	(단위 : 1,000M/T)
	도로 포장률		33.2	(단위 : %)
	자동차 보유		527,729	(단위 : 대)
	주택보급률		71.2	(단위 : %)
	취학진학률	초등	97.7	(단위 : %)
		중등	95.8	
		고등	84.5	
		대학교	22.6	
주요 보건 사회 지표	총인구		38,124	(단위 : 천 명)
	인구증가율		16.7	(단위 : 인구 1,000명당)
	인구밀도		378	(단위 : 명/㎢)
	노령화지수		11.2	
	의료보험 수혜율		24.0	(단위 : %) 서울 52.0%, 충남북, 전남북 12~13%
	평균수명(남자, 여자)		62.7 / 69.1	(단위 : 세) 1979년 기준
	조출생률		23.4	(단위 : 인구 1,000명당)
	조사망률		6.7	(단위 : 인구 1,000명당)
	영아사망률		32.0	(단위 : 출생 1,000명당)
	모성사망률		4.2	(단위 : 출생 10,000명당)
	의사 1인당 인구		1,493	(단위 : 명) 한의사 포함
	치과의사 1인당 인구		3,620	(단위 : 명)
	간호사 1인당 인구		376	(단위 : 명) 간호보조원 포함
	약사 1인당 인구		1,568	(단위 : 명)
	병원		341	(단위 : 개소) 종합병원, 병원, 치과병원, 한방병원 및 특수병원(결핵, 나)을 포함한 것임
	의원		11,293	(단위 : 개소) 의원, 치과의원, 한의원을 포함한 것임
	병상		38,096 (65,036)	(단위 : 개) ( )안의 수치는 의원(의원, 치과의원, 한의원)을 포함한 것임
	인구 10만 명당 병상수		99.7	(단위 : 개)

* 출처 : 1)한국은행 경제통계시스템 http://ecos.bok.or.kr/ 2)보건사회부(1981), 1981년 보건사회통계연보

1980년대 한국의 인구는 38,124천 명이며 인구증가율은 천 명당 15.7명이고, 노령화지수는 11.2였다. 1인당 국민소득은 1,645달러이며 의료보험수혜율은 평균 24%로서 서울을 제외한 지역의 의료보험수혜율은 약 12%로 매우 저조하였다. 영유아사망률은 출생아 1천 명당 32로 높은 편이었고, 모성사망률도 출생아 1만 명당 4.2였다. 이러한 보건의료상황에서 저소득계층을 위한 필수보

건의료서비스 전달체계의 경제적 형평성을 보완할 필요가 있었다. 그 당시 농어촌의 의료접근도가 낮았으며, 의사 1인당 인구 1,493명(한의사 포함), 간호사 1인당 인구가 376명(간호조무사 포함) 등 보건의료인력이 매우 부족하였다. 인구 10만 명당 병상수도 99.7로 1차 보건의료를 제공하기에 매우 부족하였는데, 그나마도 전체병상의 36%가 서울에 편재해 있고, 민간의료기관이 많아서 농어촌 오·벽지 지역의 경우 공공기관 중심의 필수의료서비스 전달체계의 수립이 요구되었다(한국보건복지인력개발원, pp.8-10).

(2)민간단체의 보건진료원양성 지원

대한간호협회에서는 정부의 경제개발계획과 간호사를 활용한 1차 보건의료사업의 정책화를 결합한 "제4차 경제개발 5개년계획과 지역사회의 건강사업계획안"을 마련하였다. 여기에는 5가지의 원칙을 강조하고 있는데 인용할 만하다: ① 고가의 의료사업이 아니라 건강사업을 기대한다 ② 건강산업은 국가의 시혜가 아니라 국민이 마땅히 누려야 할 권리이다. ③ 건강사업은 시술을 받는 자 측에서 볼 때, 있는 자만이 구입할 수 있는 특권층 상품이 아니다. ④ 건강사업은 병의 유무와 관계없이 개인, 가족, 지역사회가 중심이 되어 스스로 얻는 것이다. ⑤ 건강사업은 많은 타 영역의 훈련을 받은 인력들이 공동의 목적을 가지고 한 팀이 되어 제공해야 한다. 보건진료원의 양성과 이 제도의 정착을 위한 대한간호협회의 노력은 괄목할 만하였으며, 이러한 노력은 대한의학협회와의 분쟁의 씨앗으로 남게 되었나.[73]

(3)공중보건의

5차 5개년 경제개발계획기간 동안에 가장 두드러지는 업적은 광복 이래로의 숙원사업이었던, 무의촌을 해소한 것이 된다. 이를 위하여 민간단체(예 : 대한의사회 등)와 공공부문의 '오·벽지 보건소장 보내기 운동' 등 온갖 활동이 활발하게 이루어졌지만, 무의면을 해소시킨 수훈은 1980년에 제정된 '농어촌등보건의료를위한특별조치법'[74]에게로 돌아갔다. 즉, 1981년부터 보건지소에 공중보건의[75]가 배치되기 시작하여, 1983년에는 김정례 장관이 전국의 무의면 완전 해소를 천명하기에 이르렀다. 이러한 난제의 해결에는 보건정책수단으로서의 입법조치의 위력이 컸는데, 구체적으로는 공중보건의제도와 보건진료원제도가 만들어 낸 새로운 형태의 보건인력, 즉 공중보건의와 보건진료원의 투입이 핵심 역할을 수행하였다. 보건진료소는 의사가 배치되어 있지 않고, 계속해서 의사의 배치가 어려울 것으로 예상되는 의료취약지역 안에서 보건진료원으로 하여금 한정된 의료행위를 허용하기 위해서 시장, 군수가 설치 운영하는 보건의료시설이므로 공중보건의는 주로 보건지소와 보건소, 국립보건의료기관 및 시·도립병원에 근무를 하게 되는데 이들의 자질 향상이 사회적 관심을 받기 시작한 것도 이즈음이 된다.

(4)의료보장인구의 확대

5차 5개년계획기간 중 의료보장인구는 꾸준히 증가하여 1986년 말에는 총 인구의 56.9%에 해당

---

73) 오·벽지에 보건원진료원 제도가 정착하자 이들과 주로 한지의사들과의 갈등이 야기되어 대한의사협회가 보건진료원 제도를 마치 부정의료업자인양 매도하는 경향이 의사협회의 총회 등에서 발생하였다.

74) '농어촌등보건의료를위한특별조치법'(농특법)은 농어촌 등 보건의료취약지구의 주민 등에게 보건의료를 효율적으로 제공함으로써 국민의 의료균점과 보건향상에 이바지하기 위해 제정한 법률이다. 이 법에 의거 보건진료원과 공중보건의가 활동하게 된다.

75) '공중보건의'라 함은 공중보건업무에 종사하기 위하여 병역법 제34조 제1항의 규정에 의하여 공중보건의사에 편입된 의사·치과의사·한의사로서 보건복지부장관으로부터 공중보건에 종사할 것을 명령 받은 자를 말한다.

하는 23,643천 명이 적용자였다. 의료보험은 직장가입자, 공무원·사립교원 등 임금소득자 대부분이 포함되었으며, 농·어민 등 자영자 1,739천 명이 의료보험 적용을 받았다. 한편, 의료보호제도는 1985년까지는 생활보호대상자와 유사한 자에게만 그 혜택이 주어졌으나, 1986년부터 의료부조제도를 실시하여 보험료를 부담할 수 없는 국민들을 국가부담으로 의료보장에 포함시키게 된다.

<표 42> 5차 5개년계획기간 중 의료보장인구 확대규모 (단위 : 천 명, %)

구분	1981		1986		증감	
	인구	적용률	인구	적용률	인구	적용률
총 인 구	38,723		41,569		2,846	
의료보장인구	15,735	40.6	23,642	56.9	7,907	16.3
-의 료 보 험	12,007	31.0	19,256	46.4	7,249	15.4
-의료보호·부조	3,728	9.6	4,386	10.5	858	0.9

자료 : 6차 경제사회발전 5개년계획, 보건사회부문계획, 1987~1991, 1987. p.112

(5)지역의료보험 시범사업 운영

정부는 1981년 7월부터 전국민의료보장의 시기를 앞당기기 위하여 홍천, 옥구 등 6개 시·군에서 시범사업을 실시하였다. 초창기에는 지역의료보험에 대한 인식이 부족하여 보험료납부가 저조하였고 적자가 누적되었으나, 꾸준한 계몽과 운영개선으로 1986년에는 5개 지역에서 재정흑자를 기록하여 정착단계에 들어갔다. 1983년의 재정자립도가 75%였으나, 주민들이 자율적으로 보험료를 매년 인상하여 1985년에는 89.5%로 향상되었고, 1986년에는 보험료부과액이 보험급여액의 106.8%에 달하게 되어 부과된 보험료만 잘 징수하면 지역보험의 자립이 가능하다는 예측이 가능해졌으며, 보험료부과 내용면에서도 초창기 3~7등급 구분을 7~15등급으로 확대하여[76] 저소득가구의 보험료부담이 경감되도록 보완하였다.

<표 43> 지역보험 시범사업의 재정자립도 (단위 : 원, %)

	1982	1983	1984	1985	1986
1인당 월 급여비(A)	711	996	1,339	1,450	1,524
월보험료 부과액(B)	615	747	978	1,298	1,628
B/A(%)	86.5	75.0	73.0	89.5	106.8

<표 44> 지역보험 시범사업의 적자규모 (단위 : 백만 원)

	1982	1983	1984	1985	1986
계	-825	-2,035	-2,370	-1,473	-28
5개 군	-627	-1,187	-1,368	-720	199
목포	-198	-848	-1,002	-753	-227

자료 : 상동, p.114

76) 이처럼 지역의료보험료의 등급세분화 정책은 재정자립을 위한 보험료 인상대책의 일환인 바, 이는 모든 농민을 단일 등급으로 묶은 대만과는 반대의 접근책이 된다. 즉 대만의 의료보험 국고지원 비율이 우리나라 그것(총 지역보험재정의 17~18% 수준임)의 약 2배나 되기 때문에 생기는 차이이기도 하다. 아무튼 우리의 지역보험료 부담방식이 능력비례원칙을 정확하게 지키려는 것은 옳지만, 대만보다 훨씬 더 복잡성을 띄게 되는 것은 피치 못할 일이 된다. 두 마리의 토끼를 다 잡을 수 없다면 과연 어떤 것을 잡을 것인가? 이것이 2011년 우리나라가 또다시 당면한 지역보건의료의 정책과제가 되고 있다.

(6)서양의학도입 100주년 후 의료현실

1985년은 서양의학 도입 100주년이 되는 해이다. 상당한 진통 끝에 1985년 2월에 가정의학과 전문의제도가 신설되어 23번째 전문과목으로 제도화되었다.[77] 가정의학이 전문의로 인정됨으로써 일반의들의 진료수준 향상에 도움이 되었다는 것이 일반적인 평가이지만, 가정주치의제도의 도입문제와 아울러 의료전달체계의 문제는 아직도 논란이 계속되고 있다.

한국사회의 전반적인 민주화물결이 의료계에도 노사문제의 격화로 파급되어 한동안 진통이 따를 수밖에 없었다. 1985년 <소비자문제를 연구하는 시민의 모임>에서 '환자의 권리 선언'을 주장하게 되어 사회적 파문이 컸다. 이는 결국 지역 의료서비스 현장에서 환자의 권리의식의 부상과 환자제일주의(Patient First)원칙의 보편화로 이어지는 계기가 되고 있다.

우리의 지독한 남아선호사상이 빚은 태아 성감별행위가 큰 사회적 문제로 부각된 것도 이즈음의 일이다. 서울특별시의사회가 "우리는 의사의 윤리에 반하는 초유파 진단으로 성감별을 하지 아니한다."고 결의문을 1986년 3월 22일 발표한 것은 물론이다(서울특별시의사회 80년사, 1915~1995, p.230). 그러나 보건복지부가 무거운 벌금체형 벌칙조항을 신설하는 의료법개정안을 1986년 7월에 입법예고하자 전국의 의료계가 들끓었다. 그러나 이러한 얼룩진 시대상황은 86·88 국가행사를 대비하는 여론의 물결에 솔선수범이라는 이름으로 정리가 되고 말았다.

세계적으로 맹위를 떨치던 인간면역바이러스(HIV)가 한국에 상륙하게 된 것을 알게 된 것도 1985년이다. 첫 HIV 감염자가 국내에서 발견되었고 이에 대처하기 위한 한국에이즈퇴치연맹 등의 민간단체가 결성되었다. 대체로 이성간 성감염이 주류를 이루는 가운데, 혈액제제를 통한 감염과 수혈감염 및 동성애 감염이 일부를 이루고 있는데, 국제화, 여행자유화, 성규범의 변화 등으로 인하여 꾸준히 확산되고 있지만 우려할 정도는 아닌 것으로 판단된다. 우리 정부의 1985년 6월에 수입혈액제제의 통관 예정보고서에 에이즈검사 음성확인서 첨부를 의무화하였다. 그리고 면역효소법에 의한 에이즈항체검사를 보편화하였고, 1987년 3월에는 에이즈대책위원회가 구성되었다. 1987년 11월에 "후천성면역결핍증예방법"이 공포되었다(김문식, 1999). 환자를 보건소에 등록시켜 무료로 치료제를 공급하고 있으며, 익명검사를 적극적으로 활성화하고 있다. 치료제의 개발로 인하여 HIV-AIDS는 이미 만성병화했는데도 이들 환자에 대한 사회적 편견과 차별의 만연 그리고 이들 환자에 대한 인권보호가 취약한 것이 우리의 현실이다.

서양의학 도입 100년 이후의 가장 큰 변화는 급성감염병시대에서 만성퇴행성질병시대로의 진입이며, 대가족제도에서 핵가족시대의 소자녀규범이 뿌리를 내리게 되었다. 다산다사의 시대가 소산소사의 시대로 바뀌었다.

각종 보건지표가 가장 후미의 개발도상국가에서 시작하여 OECD국가의 그것을 뛰어 넘는 선진지표보유국가로 탈바꿈되었다. 아직 지구상에서 ODA수원국가에서 ODA지원국가로 바뀐 나라는 우리나라뿐인 것으로 알려지고 있다. 보건의료부문을 보면 우리나라 의료의 민간부문에 의존한 발전을 들 수 있다. 그동안 공공의료부문은 제자리걸음이거나 상대적 위축을 당해왔다. 이는 시장경제하에서 나타난 현실인데, 시장경제를 추구하고 있는 나라가 숱하게 많은데도 한국같은 현상을 보이는 국가를 찾아보기 어려우니 대한민국 정부는 반성해볼 일이다.

---

77) 일반의 제도가 체계화되어 있지 않은 상황에서 가정의학을 전문진료과목으로 인정하는 데 따른 반발이 매우 컸다. 요지는 가정의학이라는 인체의 모든 부위를 진료대상으로 하는 '전과목 전문의'가 가능한가? 이것은 기존 전문의제도를 부정하는 것이라는 주장에서부터 일반의-전문의의 현행 2층제를 일반의-가정의-전문의의 3층제로 만들어 의료전달체계의 혼란을 가져올 것이라는 주장에 이르기까지 다양하였다. 그러나 가족을 단위로 하는 새로운 단위의 의학이라는 점과 현실적으로 많은 의학도가 대학에서 가정의학 인정의과정을 수 년간씩 수련 받고 있어서 이들에 대한 보상이 현실적으로 필요하다는 점 그리고 가정의학이 미국 등 선진국에서 새로운 전문과목으로 인정받고 있다는 점과 일반의들의 진료수준향상이 어떤 식으로라도 이루어져야 한다는 점 등이 고려되었다. 그 당시 가정의의 전문과목을 반대하던 인사들도 모든 일반의를 가정의학전문의로 upgrade해야 한다는 데는 찬성하는 분위기였기에, 만약 모든 일반의가 가정의 전문의로 탈바꿈된다면 3층제가 아닌 2층제가 계속된다고 볼 수 있다는 의견도 있었다.

우리나라의 경제성장사를 초고속 압축경제성장을 한 대표적인 사례로 드는데 우리의 전국민건강보험 역시 세계 최단기간에 보편적 수혜를 5천만 명 전국민에 적용한 사례가 된다. 일부에서는 전 세계에 수출하고 싶은 우리의 제1의 사회제도가 전국민건강보험이라고 한단다. 아무튼 국민1인당 연간 의사방문횟수가 0.1회도 안되던 국가가 국민1인당 연간 12회 이상 방문하고 있으니 의료생활에도 조용히 혁명이 일어난 셈이다. 상전벽해(桑田碧海)라 했던가 !

6)6차 경제개발5개년계획기(1987~1991)

5차에 걸친 경제사회발전계획의 성공적인 수행으로 국민의 소득이 크게 증대되고 산업구조가 고도화 되었으며, 이제 세계에서 주목받는 신흥공업국으로 발전하였다. 이에 따라 우리사회에서 그늘진 계층이 없도록 국민복지를 충실하게 증진시켜 나가는 것이 중요한 과제가 되었다. 6차 계획에서는 계획의 기조를 국민복지의 증식에 두고, 이를 위하여 경제 선진화와 지역사회의 균형 발전과 국민생활의 질적 향상을 도모하도록 개발 전략이 구사되었다.

보건의료 부문에서도 다음의 다섯 가지를 주요 내용으로 하는 5개년계획이 수립되었다:

① 전국민 의료보험의 확대
② 농어촌 보건기관의 활성화와 의사 확보
③ 국민의료비 절감을 위한 의료제도의 개선
④ 공중보건관리의 강화
⑤ 영세민 지원 시책의 강화

(1)도시화 및 산업화

급속한 도시화와 산업화로 각종 산업재해 등 사회적 위험이 증대되고 있으며, 후천적 장애자 발생, 미혼모, 유·기아의 증가, 비행청소년 문제, 노인의 역할 상실 등 각종 사회적 문제가 증가하고 있다. 또한 물질만능주의, 이기적 개인주의의 숭배로 경노효친사상이나 인보협동정신 등 우리사회의 전통적인 윤리덕목의 쇠퇴가 우려되고 있는 실정이다. 산업구조는 날로 3차산업인 서비스산업 위주로 재편되어가고 있다.

〈표 45〉 산업구조의 변화추이(1970~1985)

구 분	1970	1975	1980	1985
1차 사업	50.4	45.8	34.0	24.9
2차 산업	14.3	19.3	22.6	24.5
3차 산업	35,3	34.9	43.4	50.6

자료 : 제6차 경제사회발전 5개년계획, 보건사회부문계획, 1987~1991, 1987. p.9

(2)인구고령화

평균수명이 1970년에 63.2세이었던 것이 1980년에는 65.9세이고, 1985년에는 68.0세로 15년 동안 4.8세가 연장되었다. 이에 따라 65세 이상의 노인인구 비율은 1975년에 3.5%에서 1985년에는 4.2%로, 2000년에는 6.2%로 증가할 것이다. 그리고 핵가족의 증가로 전통적인 가족제도의 장점인 자가보장기능이 약화되어 노인부양이 사회문제로 대두하고 있다.

〈표 46〉 인구구조의 변화 추이(1975~2000)

구분	1975	1980	1985	1990	2000
노인인구비율(%)	3.5	3.8	4.2	4.7	6.2
노년부양률(%)	-	6.1	6.4	6.9	8.8
평균수명(세)	-	65.9	68.0	70.2	72.6

자료 : 상동, p.10

1986년 말 현재 우리나라의 의료보장현황을 보면 1977년부터 시작한 직장의료보험과 공무원·사립학교 교직원의료보험에 약 1천9백만 명이 가입되어 있고, 산재보험에 475만 명이 가입되어 있다. 그리고 공적 부조로서 의료보호법에 의한 수혜자가 475만 명이 있다. 이 당시 사회보장비 지출은 정부일반회계의 약 4.1%이며,[78] GNP대비 0.7%에 불과하고, 지방비와 민간부담을 합쳐도 GNP의 3%에 미달해 선진국에 비하여 매우 저조한 실정이다.

6차 5개년 경제사회발전계획의 목표는 전국민 소득보장체계와 의료보장체계를 완성하여 국민생활의 복리를 안정화시키는 것이다. 이러한 목표를 우리의 경제사회발전수준에 맞게, 그리고 국가의 재정제약을 고려하여 선 가정보호, 후 사회보장원칙을 견지하며 자립정신에 입각한 복지시책의 전개, 민간자원과 공공자원의 역할 분담, 사회적 연대 강화로 윤리적 측면의 함양, 연금의 소득재분배효과 거양, 관리운영비만 부담하는 재정중립적 사회보장체계를 조기에 구축하는 것이다.

(3)영세민 종합대책

5차 5개년계획의 영세민종합대책(1982)을 더욱 발전시키기 위하여 생활보호대상자를 거택보호자, 시설보호자, 자활보호대상자로 구분하여 접근하였다. 그 책정기준은 세대원 1인당 소득, 세대당 재산액을 근거로 정부가 기준을 고시했으며, 연중수시로 보호하도록 신청보호주의제도를 택했다. 1986년도의 생보자는 거택보호자 284천 명(143천 세대), 시설보호자 71천 명, 자활보호자 1,819천 명(422천 세대)으로 총 2,174천 명(565세대)이다. 생활능력이 없는 거택 및 시설보호자에 대하여는 생계보호(쌀/보리, 부식비, 연료비)와 의료보호, 교육보호(중학생 수업료 및 입학금) 및 장제보호(1구당 10만 원)를 실시하고, 근로능력이 있는 자활보호자에 대하여는 자립·자활을 유도하기 위한 생업자금융자, 기능훈련, 취로사업, 지방이주지원, 교육보호 및 의료보호를 실시하고 있다. 그러나 최저생계비 계측미비로 정확한 대상자 선정이 미흡하고, 요원의 부족으로 전문적 자산조사 등 대상자에 대한 효율적관리가 어렵다. 생계보호수준이 최저생계비에 미달하며, 대상자의 연령, 세대원 수, 거주지역을 고려치 않은 획일적인 지원으로 보호의 형평성이 결여되어 있고, 자활대상자의 경우 중학교까지로 한정되어 사회적응능력 배양이 미흡하다. 기술 훈련의 경우 대상자의 학력수준이 낮아 적절한 직업훈련이 곤란하고, 단순직종 훈련은 자활직종 취업이 어렵다. 생업융자의 경우 융자재원이 부족하다. 일선기관의 업무가 과다하다.

〈표 47〉 생활보호대상자 책정기준(1986)

구분	소 득(인/월)	재 산(세대)	전답(세대)
대도시	42천 원 미만	420만 원 미만	
중소도시	38천 원 미만	380만 원 미만	
농어촌	34천 원 미만	340만 원 미만	3단보 미만

자료 : 상동, pp.30-33

78) 정부 예산지출의 4.1%가 사회보장비 지출이지만 이중에서 보건의료비의 비중은 18.4%에 불과하여, 보건의료비는 정부 예산지출의 0.75%에 불과하므로 공공정책에서 보건정책의 우선순위를 가늠해볼 수 있다(위의 자료 p.14에서 계산했음).

<표 48> 영세민대책 세부추진계획(1987~1991)

생계보호계획(거택보호자)	1987	1988	1989	1990	1991
보호인원(천명)	295	295	295	295	295
1인당 월보호액(원)	27,259	30,800	32,200	32,600	35,000

생계보호계획(시설보호자)	1987	1988	1989	1990	1991
보호인원(천명)	75	86	95	104	114
1인당 월보호액(원)	40,290	44,000	46,000	48,000	50,000
최저생계비 대비(%)	94	100	100	100	100

중학생 학비지원계획	1987	1988	1989	1990	1991
보호인원(천명)	246	246	246	246	246
1인당 연간지원액(원)	161	169	178	186	196

실업계고등학생 학비지원계획	1987	1988	1989	1990	1991
보호인원(천명)	34	100	164	206	206
1인당 연간지원액(원)	245	203	201	197	207

기능훈련계획	1987	1988	1989	1990	19917
45천 명	7	8	9	10	11

생업자금 융자제도 개선계획	현 행	개 선
재원규모	연 50억 원	연 200억 원
융자조건		
-융자한도액	200만 원	300만 원
-이자율	연 10%	연 8%
-융자기간	2년 거치 3년 상환	5년 거치 5년 상환
-지원대상	3,000세대	7,000세대

취로사업계획	1987	1988	1989	1990	1991
취로연인원(천 명)	4,762	4,762	4,762	4,762	4,762
사업비(억 원)	400	400	400	400	400

자료 : 상동, pp.34-37

특히 1986년 8월 "사회복지제도의 확충과 도시저소득층 생활 향상"이라는 국민복지증진대책을 발표하고, 저소득 빈곤계층의 의료서비스이용의 편리를 위하여 1987년부터 본인부담률을 2종대상자의 경우 50%에서 40%로, 의료부조대상자의 경우 60%에서 50%로 하향조정하였다(의료급여 30년사, p.40).[79] 그러나 1993년 이후에는 이마저 없어졌고, 1종의료급여대상자가 꾸준히 증가되어, 2006부터는 의료급여수급권자 100만 명 시대가 열렸다. 향후 생활보호능력이 없는 거택 및 시설보호대상자에게 지급되는 생계비 지원수준을 보다 과학적으로 설정하여 이에 따른 최저생계비를 보장하는 한편, 거택지역과 세대원 수 등 대상자의 특성과 요구에 따라 보다 합리적으로 지원하는 차등보호제도 도입의 기반을 구축해 나가야 할 것이다. 생보자의 자녀들이 실업계고등학교까지 학비지원 혜택을 받아 교육기회가 확대되고 의료부조 확대로 질병치료기회가 확대됨으로써 사회

79) 1981년부터 실시된 6개 지역시범보험사업에서 의료보호대상자가 아니면서 보험료부담능력이 결여된 사각계층이 다수 발견되어, 이를 보완하기 위하여 1986년 1월부터 의료부조제도를 시행하게 되었다. 그 결과, 대한민국 역사에서 처음으로 의료급여수급권자의 비율이 총 인구의 10%를 상회하는 획기적인 진전이 있었으나 이 제도는 오래 지속되지 못한 채, 곧 비율이 10% 이하로 추락하기 시작하여 1995년에는 약 3%의 수준으로 떨어졌다(표 49참조).

적응력이 향상되고 빈곤의 세습을 막는데 지역의료서비스가 크게 기여하게 되었다. 의료와 교육과 생계지원이 공동보조를 취함으로써 빈곤과 질병 악순환(Poverty-Disease Vicious Cycle)의 고리를 끊어서 빈곤의 세습화를 예방하는 기틀을 만들고자 시도한 셈이다.

<표 49> 연도별 의료급여 수급권자 비율 추이(1977~2007.10) (단위 : 명, %)

연도	1종	2종	의료부조	합계	인구적용률(%)
1977	396,204	1,726,047		2,122,251	5,75
1980	641,732	1,499,958		2,141,690	5.62
1982	642,434	3,086,000		3,728,434	9.48
1984	642,434	2,616,335		3,258,769	6.04
1986	643,000	1,819,000	1,924,000	4,386,000	10.65
1988	648,243	1,916,757	1,725,000	4,290,000	10.22
1990	605,000	1,958,920	1,276,469	3,930,389	9.17
1992	692,260	1,755,000	240,000	2,687,260	6.15
1994	634,843	1,501,000		2,135,843	4.80
1996	506,756	781,736		1,288,492	2.85
1998	648,461	674,235		1,322,596	2.86
2000	810,684	759,325		1,570,009	3.34
2002	828,922	591,617		1,420,539	2.98
2004	919,181	609,562		1,528,843	3.16
2006	1,028,536	800,091		1,828,627	3.79
2007.10	1,055,435	793,613		1,849,048	3.82

자료 : 의료급여 30년사 편찬위원회, p.56

(4)의료기관의 대도시집중억제 대책과 정책 실패

병원의 대도시집중 편재로 나타난 의료자원의 지역간 불형평분포현상은 해묵은 과제이다. 의료기관의 85.7%가 도시에 편재해 있으며, 특히 4대 도시(서울, 부산, 대구, 인천)에 9,006개소의 의료기관이 편재되어 있는데, 이는 전체 의료기관 15,155개소의 59.4%에 해당하며, 전체 의사수 20,587명 중 66.9%가 4대도시에 거주하는 셈이어서 의료기관의 4대도시 집중(편재)보다 의사의 편재가 더 심하다. 특히, 종합병원의 89.0%가 4대 도시에 편재하고 있어서 매우 바람직하지 못하다.

<표 50> 시·군별 의료기관 및 병상 수 (단위 : 개소, 개, %)

구분	의료기관 수		병상 수	
	수	%	수	%
계	15,154	100.0	99,950	100.0
시 부	12,991	85.7	83,671	83.7
군 부	2,163	14.3	16,279	16.3

자료 : 상동, p.130

(5)농·어촌 의료취약지구 민간병원 유치

전국민의료보장 확대실시에 대비하여, 병원이 없고 인근지역의 병원접근이 어려운 39개 군단위 농어촌지역에 민간병원 유치와 보건소 2차 진료기능의 확충으로 부족문제에 대처하고자 하였다. 취약지 민간병원 유치에 대한 정부의 지원책은 먼저 시설비와 의료장비구입에 대해 농어촌지역개발기금 등에서 장기저리 융자해주고, 병원개설시 등록세와 취득세 면제, 사업소득세 등을 감면해준다. 또한 일정기간 동안 공중보건의 파견을 지원하며, 지역내 의원의 병원화와 대도시 유명 민간병원의 분원설치를 적극 유도한다. 의료기관의 대도시 집중을 억제하기 위하여 1985년 1월 "지역별 의료기관 개설허가 제한 등에 관한 규칙"을 제정하여 병상공급이 과다한 지역을 병상 신·증설 억제지역으로 고시하여 증설을 억제해왔다. 그러나 이 정책은 시행한 지 오래지 않아 일부 지역의 초과 의료수요를 제대로 반영하지 못하고 있다는 건의 등을 받아들여 바로 취소되었다.[80] 이 규칙은 당초 "전국 보건의료망 편성을 위한 조사연구(한국인구보건연구원, 1984)"의 건의에 따라 실시되었으나 지역의료수요에 대한 정확한 추정에 실패함으로써 병상억제지역으로 고시된 수도권의 일부 도시(예 : 경기도 부천시)가 강력하게 반발함에 따라 취해진 조치이다.

<표 51> 의료자원의 지역간 분포(1985) (단위 : 개소, 명, %)

구분	4대 도시	중소 도시	농·어촌	계
의료기관 수	9,006	3,985	2,164	15,155
(%)	(59.4)	(26.3)	(14.3)	(100.0)
의사 수	13,774	4,950	1,863	20,587
(%)	(66.9)	(24.0)	(9.1)	(100.0)
인구 비율(%)	(40.4)	(25.0)	(34.6)	(100.0)

자료 : 상동, p.133

(6)시범의약분업 실시

의약분업시범사업을 과거 두 차례 실시했으나 의·약사 간 이해관계가 얽혀 성과를 얻지 못했다. 그러나 1984년 5월 1일부터 동년 12월 말까지 월 평균 34,000여 건의 처방전이 발행되었고, 그 결과 의약정보교류 분위기가 조성되었으며 불요불급한 의약품소비 억제, 양질의 의약품 선택, 투약일수 감소 등 의약품의 오·남용이 줄어드는 긍정적 효과가 확인되기 시작하였다. 그러나 목포지역 의약분업 시범사업은 이해당사자 간의 계약방식에 의한 분업이어서 국민보건적 관점이 결여되어 있었다. 그러므로 이 시범사업결과를 의약분업제도화로 연결하기에는 문제가 있었다.[81]

<표 52> 투약일수에 따른 처방전 분포 (단위 : %)

	사업기간	1일분	2일	3일	3~7일	8~14일	15일 이상	기타
임의분업	1984. 1~4월	2	22	47	19	5	5	
계약분업	1984. 5~8월	28	40	25	5	0.8	0.7	0.5

자료 : 상동, p.148

(7)전국 진료권의 설정

전국민의료보장시대를 대비하여 지역별로 의료 수요와 공급 균형을 도모하기 위한 노력이 경주되었는데, 그 완결은 의료서비스의 지역성을 최대로 고려한 전국의 8개 대진료권과 140개 중진료권 작업으로 마무리되었다. 향후 이 진료권간의 효율성과 형평성을 어떻게 유지하느냐가 관건이 되는 셈이다. 그러므로 의료인, 의료기관, 시설에 대한 투자는 전적으로 진료권을 중심으로 하여 이루어질 전망이다. 최종 진료권은 전국의료망편성연구보고서(송건용, 1987)를 바탕으로 만들어졌는데

80) 이 규칙이 시행되자마자 수도권 신도시 등에서의 병상 부족 현상을 반영하지 못하고 있다는 반대에 부딪쳐 실시가 바로 취소되었다. 이는 보건정책추진 실패의 한 사례가 된다. 앞으로 더욱 분석해 보아야 하겠지만, 대체적으로 볼 때 본 연구의 지역별 의료수요 추정 방법에 문제가 있는 것으로 보인다.

81) 이 이외에도, 단일제 위주로 의약품 생산구조를 전환하고, 일반의약품과 처방약의 구분이 필요하며, 의약품의 대중광고를 철저히 규제하는 등, 사전준비가 필요하다. 그 실시 시기는 전국민건강보험의 전면실시에 맞추는 것이 좋겠고, 의약분업의 실시 모형을 선택하여 시뮬레이션 해보아야 할 것이다.

전국을 중진료권, 대진료권 및 전국진료권으로 구분하여 설정하였다.

(8)중진료권과 대진료권

중진료권은 해당지역 내에서 1차 및 2차 진료가 해결될 수 있는 범위이며, 대진료권은 특별한 경우 이외에는 중증질환을 포함한 모든 질병에 대해 해결이 가능한 범위를 설정하였다. 중진료권은 행정구역을 기준으로 하되, 동일생활권인 경우와 의료기반이 취약한 경우는 통합하여 140개 진료권을 설정하였다. 서울, 부산 등 대도시는 도시 전체를 동일생활권으로 보아 하나의 중진료권으로 설정하였다. 일부 중진료권의 경우 인접 중진료권과 동일생활권이거나 지리적 여건으로 인접 중진료권의 의료기관을 이용해야 하는 경우와 피보험자의 거주지와 직장의 소재지가 각각 다른 중진료권을 이용해야 하는 경우에는 거주지 관할 중진료권을 소속 중진료권으로 하는 것을 원칙으로 하되, 직장 소재지 관할 중진료권과 인접 중진료권은 본인이 신청하는 경우, 소속보험자가 복수 중진료권을 부여하여 의료이용의 불편을 최소화하였다.

<표 53> 전국의 진료권 : 8개 대진료권과 140개 중진료권

대진료권		중진료권	시·군	중진료권 편성 내용
계	8	140	210	
경인대권	소계	24	42	
	서울	1	2	(서울시, 과천시)
	인천	1	2	(인천시, 옹진군)
	경기	21	34	(성남, 광주, 하남) (수원, 용인) (김포, 부천) (오산, 화성) (평택, 송탄) (구리, 미금, 남양주) (동두천, 연천) (의정부, 양주) 안성, 이천, 여주, 양평, 가평, 포천, 파주, 고양, 광명, 안양(시흥, 의왕, 군포) 안산, 강화1
	제주	1	4	(제주, 서귀포시, 북제주군, 남제주군)
강원대권	강원	14	22	(고성, 속초, 양양) (양구, 인제) (강릉, 명주) (삼척, 동해) (춘천, 춘성) 화천, 철원, 홍천, 횡성, 평창, 정선, 태백, 영월 (원주, 원성)
충북대권	충북	9	13	(청주, 청원) (영동, 옥천) 보은, 진천, 음성, 괴산 (중원, 중주) (제원, 제천) 단양
충남대권	소계	15	21	
	대전	1	1	(대전직할시)
	충남	14	20	(천안, 청원) (공주, 공주) (대천, 보령) (온양, 아산) (서산, 태안) 당진, 예산, 홍성, 청양, 부여, 서천, 논산, 금산, 연기
전북대권	전북	13	19	(전주, 완주) (군산, 옥구) (이리, 익산) (김제, 김제) 진안, 무주, 부안 (정주, 정읍) 고창, 임실, 장수, 순창 (남원, 남원)
전남대권	소계	21	28	
	광주	1	1	(광주직할시)
	전남	20	27	(목포, 무안, 신안) 영광, 장성, 담양, 곡성, 구례, 함평(나주, 나주) (순천, 승주) (광양, 동광양) 영암, 진도, 해남, 강진, 장흥, 보성, 완도, 고흥, 화순 (여수, 여천)
경북대권	소계	25	25	
	대구	1	1	(대구직할시)
	경북	24	24	(영주, 영풍) (점촌, 문경) 예천, 봉화, 울진(상주, 상주) 안동, 영양, 의성, 청송, 영덕(김천, 금릉) (구미, 선산) 군위, 칠곡, 영천(포항, 영일) 성주, 고령, 달성, 경산, 청도, 경주, 울릉
경남대권	소계	19	19	
	부산	1	1	(부산직할시)
	경남	18	18	(울산, 울주) 밀양, 양산, 김해, 창녕(마산, 창원, 진해, 의창) (거제, 장승포) (충무, 통영, 고성) 함안, 산청, 의령, 합천, 거창, 함양(진주, 진양) (삼천포, 사천) 하동, 남해

자료 : 국민건강보험공단, 국민건강보험 30년사:과거의 성찰과 미래의 도전, 2007.9. p.238

1차진료는 중진료권 내 모든 의료기관을 이용할 수 있다. 단, 3차의료기관은 제한을 두어 1차진료기관 의뢰서가 없으면 진료비전액을 본인이 부담해야 했다. 3차기관은 대학병원급 26개(나중에 38개로 확대됨)에 국한하였는데, 교육훈련 목적으로 이비인후과, 안과, 피부과 그리고 해당 인력의 조속한 확보를 위하여 가정의학과와 재활의학과는 예외적으로 3차 기관 직접방문을 허용하였다.[82)]

7)7차 경제개발5개년계획기(1992~1996)

제7차 계획기간은 보건의료부문이 현대 복지국가로 지향하는 성장의 부분으로서 모든 국민의 개인적 욕구의 충족과 국가 발전의 필요의 관점에서 강화되어야 하는 중요 시기가 된다. 6차 계획기간까지의 30년 동안에 성취된 전국민건강보험의 실질적 성과가 모든 국민에게 향유되어 생산활동과 행복의 증진, 삶의 질 향상으로 이어지도록 하는 것이 중점 과제이다. 7차 5개년계획기간은 김영삼 대통령의 문민정부(1993~1998)와 대부분 겹치는 시기이다. 우리나라 질병구조와 사망원인이 만성퇴행성질환 위주로 전환되어 총 사망의 약 60%가 각종 암, 뇌혈관계질환, 순환기계질환, 고혈압성 질환, 당뇨병 등에 기인하고 있다. 따라서 개인의 생활양식을 변화시키지 않고는 건강을 향상시킬 도리가 없는 상황이어서 과거의 전략을 수정 보완해야 했다. 7차 5개년계획기간에 추구할 전략의 전환, 정책방향과 우선순위는 다음과 같다.

〈정책의 전환〉

①의료이용수준의 향상———>건강수준향상, 의료이용의 평등 실현

②전염병 예방————>만성퇴행성 질병, 각종 사고 예방(건강한 라이프 스타일 형성)

③질병진료체계————>건강증진체계

④건강보험적용 확대———>효율증대, 내실화

⑤높은 의료비 증가————>적정수준의 의료비 유지

⑥임신, 출생, 생존기의료———>임종기까지 인간의 존엄성유지 차원으로 확대

〈정책방향〉

①만성퇴행성질병과의 전쟁 선포 및 새로운 차원에서 질병예방의 가치 재발견, 장수사회에서 삶의 질 향상과 인간행복증진 관점에서 질병예방/건강증진대책 개발 및 실시

②건강/의료취약계층(영유아, 임산부, 노인, 저소득층, 홀로 가구원, 장애인, 정신질환자, 의료취약지 농민)에 보건의료서비스 확대

〈우선적 정책목표〉

①질병예방관리 및 보건교육 강화

②의료보장제도의 안정적 정착

③의료이용의 적정화 및 형평화

④식품, 음용수, 생활용품 등의 안전수준 향상

⑤의약산업 진흥 및 의약품 안전대책

⑥국민의료비의 적정수준 유지와 건강 및 의료에 대한 소비자 기능의 강화

그리고 이 각각의 우선적 정책목표 아래에 세부정책목표와 해당 보건지표를 두었다.

(1)암관리사업의 내실화

제6차 5개년계획에서는 암관리사업이 성인병관리의 한 부분으로 추진되었다. 전국유병실태조사를 2회 실시했으며, 중앙암등록사업을 실시하여, 약 24만 명을 등록(1989년 6월 현재)하였으며,

82) 3차 의료기관에서는 이 예외 조항을 수입 증대에 악용함으로써 의료전달체계를 무너뜨리는 결과를 초래했다.

대국민 홍보사업의 전개 및 자궁암검진 실시로 272명의 의심되는 환자를 발견(한국건강관리협회에 재정 지원하여 1989년에 10만 명 이상 검진실시)했다. 그리고 민간병원 암치료시설 차관도입을 알선하는 등 실적을 쌓았으나, 지방자치시대에 맞는 행보가 아님이 명확하다. 향후에는 중앙과 지방간에 역할구분이 필요하고, 지방에도 암관리사업을 수행할 수 있는 전문부서 조직이 있어야 할 것이다. 그러므로 7차 5개년계획에서는 대진료권을 한 단위로 하는 사업개발이 필요하다. 암등록사업도 8개 대진료권별로 실시되어야 하겠다. 중앙에 국립암센터를 설립하여 암 연구와 관리 및 진료를 담당하고, 지역별 암센터를 설립해서 지역 주민들의 수요에 대응할 필요가 있다. 그리고 의과대학 암연구를 지원하고 민간부문에서의 항암활동 지원도 필요하다. 조기진단효과가 인정되는 부위암에 대한 집단검진사업을 확대실시해야 할 것이다. ① 대진료권별 지역암등록사업 : 인구 300~500만 명 단위의 지자체별 암 발생통계의 확보가 관건, ② 국립암센터 설립 및 지역암센터 운영 : 7개 지역암센터를 지정·육성, ③ 조기진단을 위한 집단검진사업의 확대실시 : 연간 수검자 60만 명(1992)~150만 명(1995)으로 7차 5개년계획기간에 540만 명 수검 예정, ④ 대한암협회, 민간부문 항암사업지원 : 금연운동본부 금연운동, 성인병예방협회 대민홍보활동 조정/지원.

(2)순환기계질병관리

암 다음의 주요사망원인은 심혈관계질병과 손상과 중독과 간질환이다. 아래 표에서 보듯이 고혈압, 뇌혈관질병, 동맥경화증, 만성심질환 등의 각종 순환기계질병은 급격히게 증가하고 있다. 그 동안 성인병예방관리의 차원에서 건강관리협회가 전국의 13개 성인병검진센터를 운영해오고 있다. 앞으로는 전체 만성퇴행성질병에 대하여 취급하되, 문제의 규모가 크고 투자효과가 큰 질병 한두 개 또는 세 개에 대하여 집중투자함으로써 사업 효율성을 높여야 할 것이다. 즉 만성퇴행성질병은 몇 가지 질병을 묶어 관리하는 것이 효율적이다. 즉 전국보건의료망의 보건지소 등의 1차보건의료에 질병검진과 이송관리를 포함시킬 수 있다. 가정단위의 건강기록부를 활용해서 훈련된 공중보건의가 2~3년마다 정기검진이 가능하다. 복잡한 검사를 필요로 하는 경우에는 성인병협회나 2~3차 병원으로 이송할 수 있다. 장차 경험이 쌓이면 우리 실정에 맞는 만성병관리체계를 개발할 수 있을 것으로 본다.

〈표 54〉 만성퇴행성질병의 연도별 변화 양상

만성퇴행성 질병	인구 10만 명당 사망률			
	1957~1958	1966~1967	1981	1985
뇌혈관질병	19.6	26.1	69.2	47.8
심장병	8.5	11.7	28.7	52.5
악성신생물	17.8	25.8	58.9	85.2
고혈압	-	-	53.7	47.8
만성 간질환	-	-	17.4	34.6
만성기관지염, 폐기종, 천식	-	-	9.8	11.0
신염, 신증후군	-	-	3.9	4.2
당뇨병	-	-	3.4	6.8
정신병	-	-	1.6	3.4

자료 : 제7차 경제사회개발 5개년계획, 보건의료부문계획, 1992~1996, 한국보건사회연구원, p.40

(3)손상 및 중독

암, 심뇌혈관질병에 이어 손상과 중독이 주요 사망원인이며, 특히 1987년 이후에는 사망원인 2위로 뛰어올랐다. 1988년 보사부가 실시한 환자조사에 따르면, 전국 병·의원을 찾는 환자의 10.1%

를 차지하고 있다. 1989년 한국보건사회연구원에서 실시한 15일간의 이환율조사에 따르면 전체 이환의 5.1%가 손상 및 중독이었고, 이는 호흡기계질환 44.7%, 근골격계질환 15.7% 소화기계질환 14.20%에 이어 제4위였다.[83)]

<표 55> 연도별 중요사망원인별 사망률(인구 10만 명당)

연 도	악성신생물	심혈관질환	손상 및 중독
1985	85.4	76.1	65.9
1986	91.3	76.3	67.8
1987	94.5	73.5	74.6
1988	99.5	73.3	75.2
1989	105.2	74.1	80.7

자료 : 경제기획원 조사통계국, 1985~1989 사망원인통계연보.

<표 56> 연도별 교통사고의 발생 과 사망자 수

	1985	1986	1987	1988	1989
사고환자수	146,846	153,777	175,661	225,062	255,787
1,000명당 발생률	3.6	3.7	4.2	5.4	6.0
사망수	7,522	7,702	7,206	11,563	12,603
10만 명당 사망률	18.4	18.7	17.3	27.5	29.7

자료 : 치안본부, 1990년판 교통사고 통계.

(4)결핵관리

폐결핵 유병률은 5.1%(1965)에서 1.8%(1990)로, 균양성 유병률은 0.94%에서 0.24%로, 그리고 전염성이 가장 높은 도말양성 유병률은 0.69%에서 0.14%로 현저하게 감소하였다. 그러나 아직도 약 727,000명의 결핵환자가 있으며, 이들 중에는 전염력이 있는 균양성 환자가 95,000명이나 있다. 이들에 대한 조기 발견 및 관리가 필요하다.[84)]

83) 이는 한국보건사회연구원이 전국적으로 실시한 "1989년도 국민건강조사"의 이환 및 의료이용 자료이다. 이 자료에 의하면 교통사고에 의한 사망이 계속 증가하는 추세이고, 손상과 중독의 주원인이다. 다행스럽게 산업재해는 점차 감소하는 추세이다. 손상과 중독은 만성퇴행성질병보다 더 예방 가능함에도 불구하고, 그 발생요인조차 규명되어 있지 않으며, 역학조사가 거의 없다. 7차 계획에서는 손상과 중독에 관한 역학조사가 우선되어야 한다. 서울시에서는 1988년 긴급구명안내센터(일명 129구급대)를 개설하여 급성약물 중독의 응급처치에 기여해 왔다.

<산업재해의 발생 및 사망자 수>

	1985	1986	1987	1988	1989
노동자 수	4,495,185	5,356,342	5,356,546	5,743,970	6,687,821
재해환자 수	141,809	142,088	142,596	142,329	134,127
1,000명당 발생률	31.5	26.5	26.6	24.8	20.1
사망수	1,718	1,660	1,761	1,925	1,724
10만 명당 사망률	38.2	31.0	32.9	33.5	25.8

자료 : 1990년판 노동통계연감

84) 결핵사망률은 1985년에 3.14%에서 1989년에 2.31%로 감소하였다. 그러나 아직도 4,382명이나 되는 사람들이 예방 가능한 질병으로 사망하고 있다.

<결핵사망률 추이>

	1985	1986	1987	1988	1989
결핵사망률(%)	3.14	3.06	2.74	2.57	2.32
결핵사망자수	6,274	5,872	5,321	4,676	4,382

자료 : 경제기획원 조사통계국, 사망원인통계연보 1986~1990.

<표 57> 우리나라 결핵유병률

	1965	1970	1975	1980	1985	1990*	연간감소율(%)
유병률							
X선상 활동성 결핵	5.1	4.2	3.3	2.5	2.2	1.8	4.08
균양성(도말·배양)	0.94	0.74	0.76	0.54	0.44	0.24	5.31
도말양성결핵	0.69	0.56	0.48	0.31	0.24	0.14	5.92
환자수(천 명)							
X선상 활동성 결핵	1,240	1,112	1,014	582	798	727	
균양성(도말·배양)	226	197	235	186	164	95	
도말양성결핵	170	152	146	104	89	55	

* 제6차 전국결핵실태조사 종합집계(추후 수정 요)

자료 : 보건사회부, 전국결핵실태조사 결과(제1차~5차), 1965~1985

(5)나병관리

1985~1989년간의 5년간의 환자변동 주요인자를 보면, 활동성환자 1만 명당 유병률이 0.65에서 0.42로 하락하였고, 신환발생률은 10만 명당 0.52에서 0.27로 하강하였고, 사망자의 환자대비 사망률은 2.0~2.4로서 별로 변동을 보이지 않고 있다. 나병에 의한 공중보건상의 문제성이 하향곡선을 보이고 있으므로 활동성환자 유병률의 하강속도를 가속화시키고 재연을 효과적으로 방지하기 위해서는 보다 구체적이고, 조직적인 나관리사업이 요구된다. 나환자의 평균연령이 51세(1985)에서 55세(1989)로 고령화가 현저하다(수용자 63.6세, 정착촌 거주자 55.1세, 재가 52.5세). 이들에 대한 보호 및 복지대책이 시급한 바, 노인보호 및 수용시설의 물량 증대가 시급히 요구되고 있다.

<표 58> 나환자 발생, 사망 및 유병률 추이(1985~1990)

연도	인구(천명)	등록관리자: 총등록관리자 환자수	총등록관리자 유병률(천분비)	활동환자수* 환자수	활동환자수* 유병률(천분비)	신환발생: 신환자	신환발생: 발병률(10만분비)	사망-신환자 증감차	환자사망: 사망수	환자사망: 환자수대비 조사망률(천 명당)	전국민 조사망률(천 명당)
1985	41,290	25,594	0.62	2,677	0.65	215	0.52	-327	542	21.2	6.2
1986	41,568	25,050	0.60	2,305	0.55	151	0.36	-461	612	24.4	6.1
1987	42,082	24,732	0.59	2,021	0.48	142	0.34	-339	481	19.4	6.0
1988	41,975	25,579	0.61	1,973	0.47	172	0.41	-447	619	24.2	5.9
1989	42,380	24,487	0.58	1,771	0.42	115	0.27	-433	548	22.4	5.8
1990	42,793	23,833	0.56	1,570	0.37	157	0.37	-379	536	22.5	5.8

* 활동성환자=WHO 관리기준 나환자 * 산출방법 : ① 양성환자 가산, ② 최근 3년 신환자 稀菌癩

(6)급성전염병 관리

1970년 이후 급성전염병은 급격하게 떨어지기 시작하였다. 이 시기가 우리나라의 급격한 경제성장이 시작한 시기와 일치하며, 국민생활의 편의성 증대와 환경위생 조건의 개선으로 전염경로의 차단, 식이생활의 향상으로 인한 영양개선, 그리고 교육수준의 향상에 따른 전염병예방지식과 위생관념의 향상, 또한 의과학의 발달로 인한 예방접종과 치료기술의 발달이 급성전염병의 집단발생을 제어하는 데 크게 기여하였다. 그러나 아직도 B형, C형 간염과 leptospira와 유행성 출혈열, 광우병, 조류독감, SARS 등은 아직 관리가 제대로 되지 않고 있다.

<그림 2> 인구 10만 명당 급성전염병 발생률 변동추이(1961~1989)

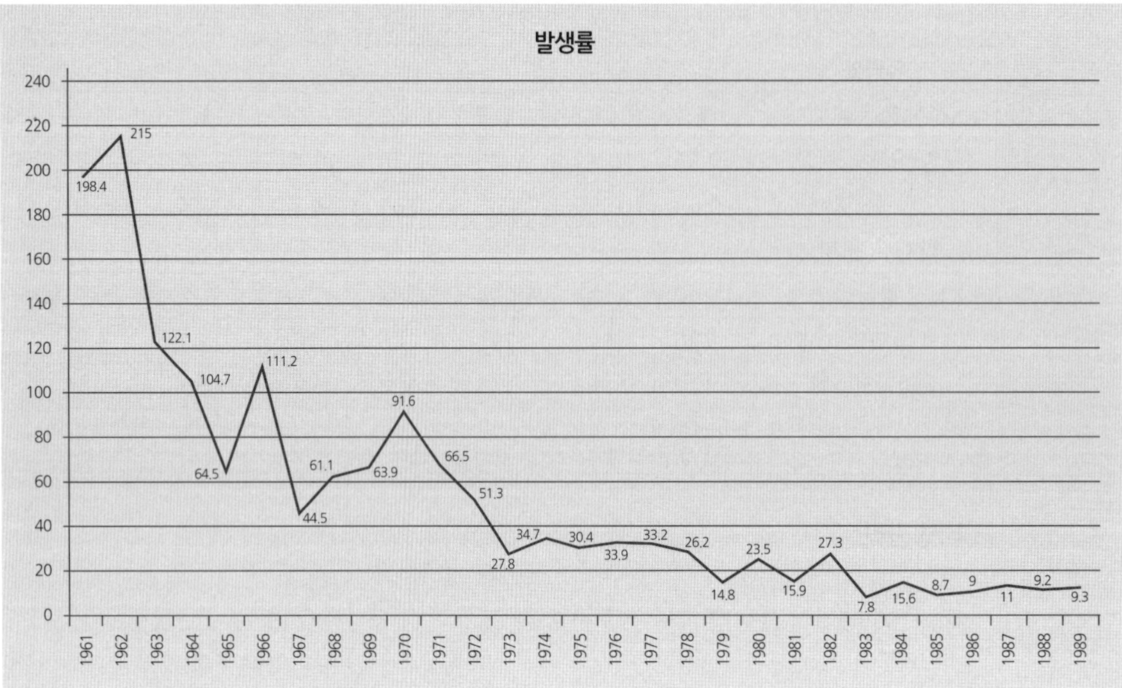

주민들의 관심밖에 있는 공공모자보건서비스

산전관리 수진율이 90%(1985)에서 96%(1989)까지 증가하였고, 시설분만율도 90%(1985)에서 95%(1989)로 증가하였는데, 이에는 전국민건강보험의 실시가 크게 기여하였다. 그러나 산후관리율은 53~55%에 그치고 있다.[85] 모자보건서비스 이용자들 중에서 보건기관(보건소, 지소, 진료소, 모자보건센터)을 어느 정도 이용할까?

<표 59> 모자보건서비스이용자의 공공 모자보건기관 이용률 (단위 : %)

서비스 구분	전국	시부	군부
산전관리	2.6	1.1	9.1
분만개조	4.4	2.7	12.8
예방접종			
BCG	34.5	29.7	54.5
DPT(소아마비,1차)	47.2	41.6	70.1
MMR(홍역)	55.4	50.0	77.9

자료 : 상동, p.95

산전관리수혜율이 높지만, 보건기관 이용도는 매우 저조한 것으로 드러났다. 초회 산전관리를 기준으로 할 때, 군부에서는 9.1%(분만개조를 합쳐서 21.9%)이였지만 시부에서는 1.1%(분만개

85) <모자보건서비스 수혜율, 1985~1989> (단위 : %)

연 도	산전관리수진율	산후관리수진율	시설분만율
1985	90.0	53.2	89.8
1986	90.7	56.3	91.3
1987	92.8	60.9	93.8
1988	93.9	54.6	93.4
1989	96.0	–	95.0

자료 : 제7차 경제사회개발 5개년 계획, p.94

조를 합쳐서 3.8%)로 평균 2.6%(분만개조 포함시 7.0%)이었다. 즉 대부분의 산전관리가 민간부문에서 이루어지고 있음을 알 수 있다. 이는 공공부문에서의 예방접종서비스가 전체 예방접종의 34.5(BCG)~55.4%(홍역, MMR)를 차지하는 것(군부의 경우에는 54.5~77.9%나 된다)과는 큰 차이가 있다. 보건기관의 산전관리서비스의 프라이버시 보호와 질적 개선이 필요함을 알 수 있다.

失機의 가족계획서비스 : 만약 90년대 가족계획예산이 0원이었다면 어떠했을까?

1988년 현재 우리나라 가임부인의 피임실천율은 77.1%로 1985년의 70.4%에 비해 증가추세를 보였다. 피임방법별로는 영구피임률이 48.2%로 1985년보다 약 8%포인트 증가하였다.[86] 총 피임비용은 정부부담이 60.8%이고, 자비부담이 36.3%이고, 의료보험 등이 1.4%이다. 그러나 영구피임은 약 87%가 국고부담이고, 먹는 피임약과 콘돔은 약 88%가 개인부담으로 피임방법별로 차이가 많다.

〈표 60〉 피임방법별 피임실천율

피 임 방 법	1985	1988
난관수술	31.6	37.2
정관수술	8.9	11.0
자궁내장치	7.4	6.7
먹는 피임약	4.3	2.8
콘 돔	7.2	10.2
기 타	11.0	9.2
계	70.4	77.1

자료 : 상동, p.103

2020년경 정지인구에 도달할 수 있으며, 향후 피임실천율을 현 수준으로 유지한다는 가정하에 계산된 피임요구량은 (표61)과 같다. 이를 정부부담과 민간부담으로 나누면 예산부담능력에 좌우되겠으나, 일시적 피임법은 수용자 부담으로 유도하고, 수용자부담이 큰 시술방법은 정부지원이 요구된다. 만일 현재 피임비용 부담비율을 참고하여 1992~1996년까지 정부가 지원하여 보급하는 량을 전체 피임보급 요구총량 가운데 ① 시술피임방법은 50% 수준으로, ② 일시적 피임방법은 20% 수준으로 가정한다면 1992~1996년 사이에 공급해야 할 요구량은 (표62)와 같다. 일부에서는 위에서 보듯이 21세기의 직전까지 지나치게 가족계획사업에 예산을 투입한 것이 저출산·고령화 문제를 오히려 심화시켰다는 주장을 한다.[87] 만약 1990년대 가족계획예산이 0원이었다면 어떠했을까?

---

86) 합계출산력의 도농간 차이는 과거보다 줄어들었고, 도시는 1.52이고, 농촌은 1.96인데, 이는 이미 개발도상국가의 수준을 벗어나고 있다. 1984년에 합계출산력이 2.1에서 1987년에는 선진국 수준에 가까운 1.6으로 하락하고 있다. 정부의 가족계획 정책 홍보 수단으로 자주 활용한 표어내용도 출산율 변화추이에 따라 시기별로 큰 대조를 보이고 있다. 1966년 「3명의 자녀를 3년 터울로 35세 이전에 단산하자」에서 1971년에는 「딸·아들 구별 말고 둘만 낳아 잘 기르자」로, 1982년에는 「둘도 많다. 하나 낳고 알뜰살뜰 」, 2004년 표어는 「아빠! 하나는 싫어요, 엄마! 저도 동생을 갖고 싶어요」로, 이전과 달리 출산 장려 내용으로 전환하고 있다. 1996년도에 가족계획사업을 추진하면서 불과 7~8년 후(2004년)의 사태를 예측하지 못했음을 알 수 있다.

87) 합계 출산율(TFR)은 1960년 6.0에서 1980년 2.8로 하락하였고, 2000년 1.47에 이어 2007년 말 현재 1.26을 기록하여 1960년에 비해 1/5 수준으로 감소하였다. 한 해에 태어난 출생아수도 1970년 100만 6천 명에서 50% 수준으로 급감하여 2007년 49만 6천 명에 불과하다. 한때 TFR이1.18로 세계 최저수준에 이르고 21세기 초반은 온 나라가 '저출산·고령화'로 들썩이고 있으며, 향후 국운을 좌우할 절체절명의 과제가 되고 말았는데, 이 당시 불과 10년 후의 나라 일을 제대로 예측하지 못한 책임을 정부의 가족계획정책 실패에서 찾을 수 없을 것인가? 만약 이 명제가 유의하다면 제7차 5개년계획의 인구정책(좁게는 가족계획정책)의 실패에서, 즉 위의 (표60), (표61)에서 빌미의 일단을 찾을 수 있을 것이다. 가족계획은 지극히 은밀한 프라이버시인데, 필자의 가정은 너무 늦게까지 이러한 사생활에 '60년대 개발정책식' 또는 '새마을식 캠페인'으로써 국가의 개인사생활 개입이 비롯된 데서 연유했다는 가설이다.

<표 61> 피임보급요구총량 (단위 : 천 명)

피임방법	1992	1993	1994	1995	1996
정관시술	43.9	39.8	36.0	38.5	38.0
난관시술	192.4	182.2	174.4	185.8	180.0
자궁내장치	249.0	255.1	259.1	266.7	266.0
콘 돔	709.1	730.1	744.7	760.0	760.0
먹는피임약	206.9	215.8	222.2	228.7	228.0
기 타	638.5	657.1	672.8	689.4	680.0

자료 : 상동, p.107

<표 62> 연도별 피임보급량(1992~996) (단위 : 천 명)

피임방법	1992	1993	1994	1995	1996
정관시술	24.0	20.0	18.0	19.0	19.0
난관시술	100.0	90.0	85.0	90.0	90.0
자궁내장치	125.0	125.0	130.0	130.0	130.0
콘 돔	140.0	140.0	140.0	140.0	140.0
먹는 피임약	40.0	40.0	40.0	40.0	40.0

자료 : 상동, p.108

7차 5개년계획의 병상증설계획 : 또 하나의 실패

6차 5개년계획의 일반병상은 1985년의 65,024병상에서 목표연도인 1991년에는 93,974병상으로 28,950병상을 증설하도록 계획되었다. 1989년의 병상수는 84,950병상이 되게 계획하였다.

1989년 현재 일반병원 병상수는 81,636개 병상으로서 1985년도 병상수와 비교하여 16,612병상이 증설되었으나, 공급계획 병상과 비교하여 2,688병상이 부족하다. 그러나 1989년도 병상공급계획의 86%가 성취된 것으로 평가된다. 전국민의료보험의 실시로 1993년까지 2만 병상을 증설할 계획이 작성되었고, 민간부문에서의 병상증설을 촉진하기위하여 세제지원, 금융지원, 공공차관자금 등 지원책이 강구되었다. 추계의 기초는 "연간 1인당 평균재원일수는 1989년(0.68일) 대비 1996년에 1.6배(1.09일)증가할 것이다.[88] 이와 같은 입원수요의 충족을 위하여 일반병상수는 7차계획의 목표연도인 1989년(81,636 병상) 대비 1.6배인 131,000 병상이 소요될 것으로 추정되며, 연도별 병상수요 및 공급계획은 (표63)과 같다."

---

88) 서구에서는 과잉병상을 폐쇄하고 있을 때, 우리의 경우에는 비교적 단기간(5년 사이)에 3만 1천 개 병상을 증설해서 과잉병상을 조성하고 있는데 이 오류 생성의 근거자료는 바로 아래의 <연간 1인당 재원일수 추정, 1989~1996> base 자료이다. 즉 1987~1996년간의 단기간에 입원율을 0.68(1989)에서 1.09(1996)로 1.6배나 튀기는 일이 발생하는데, 여기서 동원된 자료에는 의료보험과 의료보호의 기존 비효율과 과잉진료 등이 그대로 전부 병상부족으로 연결되고 있다는 데 취약점이 있다.

<연간 1인당 재원일수 추정(1989~1996)>

의료보장	1989	1990	1991	7 차 계 획 기 간				
				1992	1993	1994	1995	1996
직장공교	-	0.60	0.61	0.63	0.64	0.65	0.67	0.68
지역	-	0.52	0.54	0.55	0.57	0.58	0.59	0.61
의료보호		2.83	3.21	3.59	3.99	4.39	4.77	5.24
계	0.68	0.78	0.83	0.88	0.93	0.98	1.03	1.09

자료 : 상동, pp.202-203

<표 63> 연도별 병상수요 및 공급계획

	1989	1990	1991	7차계획기간				
				1992	1993	1994	1995	1996
병상수요	81,636	93,641	99,644	106,000	112,000	118,000	124,000	131,000
증설계획	-	-	-	6,000	6,000	6,000	6,000	7,000

1992~1996년 사이에 3만 1천 개 병상을 증설한다. 특수병상공급계획(암, 심잠병, 정신질환)별도 2003년도 우리나라 인구 1천 명당 5.9개 병상은 OECD국가의 평균치 4.2개 병상을 훨씬 초과하게 되어 우리나라에서도 급성기병상을 만성질병용 병상으로 전환하는 등 요양병원이 오늘날 과잉병상으로 이어진다. 뿐만 아니라 암, 심장병, 정신질환 등의 특수병상질병을 별도로 분리해서 과잉추계가 될 소지가 있으며, 만성병 환자의 시설수용 정책이 비용인플레를 유발하는 금기사항임을 무시하는 조치이고 재가치료나 홈케어 권장 추세와도 반대임을 도외시하는 것이다. 과잉병상 건립에 잘못 투자된 낭비와 이를 폐쇄, 전환하는 데 소요되는 비용은 분명한 낭비요, 방향을 잘못 잡은 정책은 정책 실패의 또 다른 예가 된다. 정책당국이 그 당시의 세계적 경향과 불과 5~6년 앞에 다가온 우리나라의 추세를 옳게 짚지 못한 것이다.

너무도 부족한 지역의료인력들: 누적된 실패의 결과

우리나라의 의사와 간호인력 부족은 어제, 오늘의 이야기가 아니지만, 쉽게 표현하면 의사는 아직도 OECD국가 평균치의 절반 이하이고, 간호사는 OECD평균치의 3분의 1 수준에 뒤처져 있다. 이런 결과가 초래된 것은 각종의 보건정책실패가 누적되어 온 탓이 아닌가 한다. 지역의료서비스의 공급이라는 측면에서는 특히 그러하다. 진료행위별 수가지불방식의 개혁 실패가 거듭되어 오고 있는 것을 예로 들 수 있다. 만약 행위별수가제 이외의 지불방식을 채택해 왔었다면 민간단체의 의료인력 부족에 대한 반응은 지금과 정반대일 수 있다는 것은 많은 것을 시사해주기에 충분하다. 아무튼, 이해당사자인 민간단체들의 반대와 정책입안자들의 무결정주의,[89] 또는 보신주의가 한데 엉켜서 대응정책 개발(예 : 의과대학과 간호대학의 신증설)에 너무 늦게 나선 것도 정책실패의 사례에 포함되겠지만, 이는 (표39)에서 보듯이, 부분적으로 시정되어 오고 있는 것도 사실이다.

<표 64> 인구 1만 명당 주요 보건의료인력 수의 국제비교

국가	연도	의사	치과의사	간호사
대한민국*	1988	10.0	1.8	18.1
일 본	1986	15.6	5.4	27.4
중 국	1986	9.3	-	8.2
미 국	1984	21.4	5.9	83.0
영 국	1982	14.0	-	36.6
스웨덴	1985	26.4	11.0	84.6
서 독	1984	25.6	5.7	33.4
프랑스	1986	31.9	7.2	75.0

자료 : 상동, p.205 ＊우리나라의 자료엔 한의사 포함

(7)응급의료체계의 쇄신

89) 어느 누구도 골치 아픈 정책과제를 맡으려 하지 않는 세태가 정부 내에 만연해 있다. "어차피 장관은 곧 떠날 터인데, 내가 왜 해!"

경제성장과 산업화, 도시화, 산업재해, 교통사고, 각종 직업병 등의 발현이 새로운 보건문제로 등장하여 이에 신속하게 대응하기 위한 응급의료체계의 확립이 필요하다. 자동차사고로 인한 사망·부상만 하더라도 1980년대 초에 비하여 2배 이상 증가하고 있다. 구급차 준비나 장비, 탑승인원 등이 모자라 구급차 내 처치는 거의 이루어지지 못하고 있다. 환자들은 택시를 이용하는 것이 상례로 되어 있다. 이러한 후진성을 탈피하기 위하여 응급의료센터와 응급전문병원을 육성하기로 하였다.[90]

〈표 65〉 응급의료센터 지정기준

지 역		병원규모
대도시	중소도시	
인구 100만 명 기준 1개소 이상	인구 50만 명 기준 1개소 이상	200병상 이상의 종합병원 (필요시 80병상 이상도 가능)

자료 : 상동, p.219

- 응급의료전문인력의 양성
  - -응급의학전문의 양성 : 1992년부터 양성하여 1996년부터 활용
  - -응급간호사 양성 : 1992년부터 양성하여 1993년부터 활용
  - -응급구조사 양성 : 1991년부터 양성하여 1992년부터 활용(응급구조사는 구급차에 동승하여 현장 및 구급차 내 응급처치를 담당)
- 129응급환자정보센터 설치 운영
  - -주요 기능 : 응급환자 발생시 유·무선망 이용, 환자·구급차·병원 연결. 응급의료서비스 제공
  - -전국 11개소 설치. 대한적십자사에서 운영, 운영비 및 장비구입비 전액 국고 지원
- 국립응급의료센터의 건립
  - -응급의료체계 구축의 일환으로 국립의료원 내에 설치. 의료기관 응급실의 시범운영모델 제시
  - -사업기간 및 소요액 : 1992~1993(2개년)간 5,014백만 원 투자
- 응급의료헬기의 구입 활용
  - -도서지역, 오·벽지 지역 환자 후송을 위하여 헬기를 구입, 도시에서 운영
  - -운영비 국고와 도비에서 확보 활용[91]

90) 정부는 전문 60조로 구성된 "응급의료에관한법률"을 1994년 1월에, 동 시행령을 1994년 12월에, 동 시행규칙을 1995년 1월에 제정하여 응급의료체계의 구축에 박차를 가하였다. 그동안 누적되어 온 지역보건의료서비스의 응급처치 관련 문제를 전문시설과 전문인력과 응급의료기금의 설치 운영 및 응급의료정보센터의 설치 운영에 이르기까지 쇄신함으로써 응급의학의 확립을 도모하였고, 지역보건체계의 완성에 큰 기여를 하였다. 응급의료체계의 뒷받침 없는 지역보건의료체계란 반신불수의 몸에 비유될 수 있을 정도이다.

<응급의료 병원 지정 현황> (1996.6.30)

응급의료기관				교통사고 전담병원	군 병원	헬 기 이송병원
소 계	응급의료센터	종합병원	응급의료 지정병원			
327	93	170	64	45	5	17

91) 응급헬기 배치계획은 예산확보의 어려움과 주변 여건의 성숙을 기다려 그 실시가 오랜 기간 연기되었다가 최근(2011)에야 도서지역이 많은 전남과 경기지역에서 각각 1대씩(목포시의 한국병원에서 1대, 인천시의 가천의과대학 길병원에서 1대) 운영 중이고, 그 나머지(산악·오·벽지 주민을 위한 응급의료헬기 배치·운영 병원)는 2012년 중에 결정될 것으로 알려졌다. 최소한 1개소 운영에 연간 국고 30억 원 정도씩 지원해야 하므로, 철저하게 비용편익 및 효과분석을 거쳐서 실시해야 할 것으로 판단된다. 그런데, 만약 30억 원 투자로써 생명위험에 처한 1명 또는 5~10명의 오·벽지 주민이나 도서지역 거주자의 목숨을 살려내었다면 이 두 가지 경우를 모두 성공적 투자로 볼 수 있을 것인지? 아니면 둘 중에서 후자(5~10명)의 경우만을 바람직한 투자로 볼 것인지? 또는 두 경우 모두 투자 실패로 간주해야 하는지? 이제는 도서지역 주민 또는 오·벽지 거주민의 생명의 값에 대한 우리의 첨단 지역의료서비스(예 : 응급의료헬기의 운영) 투자의 가치판단을 내려야 할 시기에 당면한 셈이다.

〈응급의료헬기의 당초 배정시기와 장소〉

1992	1993	1994	1995	1996
1대(전남)	1대(경남)	1대(강원)	1대(경북)	1대(충남)

(8)가정간호사업의 추진

고령화시대에 만성퇴행성질환의 증가추세에 맞추어 뒤늦게 가정간호사업과 호스피스 사업이 시범 운영되기에 이르렀다.[92] 병원중심의 가정간호사업 모델의 평가결과를 기초로 지역사회공공부문인 보건소를 중심으로 한 사업을 개발하여 8차 5개년계획에서 본격적으로 실시하도록 하였다. 호스피스 케어와 가정간호사업을 연결한 것은 대부분의 환자들이 생소한 병원에서의 임종보다는 집에서 가족들의 곁에서 임종을 맞이하기를 원하는 우리나라의 오랜 관습과 관계가 깊다. 실제로, 가정간호사업이 꽃이 핀 것은 2008년에 노인장기요양보험이 실시된 이후가 된다. 현재 전국에 수천개의 재가요양사업이 실시 중인 바, 이는 가정간호사업과 방문보건사업이 그 모체가 되었으며, 장차 노인장기요양사업을 이끌 핵심사업이 될 전망이다.

(9)정신보건법의 제정

1990년 인구 10만 명당 정신과 전문병상수가 29.5로서 1980년대 초반 미국의 85.2(1980), 일본의 204.7(1985), 서독의 170.3(1980)보다도 훨씬 모자란다. 이는 대부분의 환자가 비의료수용시설에 단순 수용되어 있음을 의미한다. 1984년의 "정신질환관리종합대책"이래 방황해오던 정신보건법을 1995년 12월에 제정하여 국가가 적극 개입해야 할 정신질환의 범위를 정하고, 각종 정신보건인력(예 : 정신과 의사, 간호사, 조무사, 사회사업가, 장업요법사 등)양성의 법적 근거를 만들었으며, 6차 계획하에서 개설된 강원과 영남지역이 국립정신병원에 추가하여, 경기지역과 충청지역에 국립정신병원 600병상을 확보하며, 14개 지방자치단체(9개 도와 5개 직할시)가 관리하는 공립정신병원을 150~200병상 규모로 개설하여 민간부문과 더불어 7차 계획기간에 약 33,000개의 정신병상을 확보하도록 하였다.

(10)의료윤리의 확립[93]

92) 당초 6차계획에 포함되지 않았으나 6차계획의 하반기에 정부가 강력히 추진하게 되었고, 7차계획에서는 상반기(1992~1993)에 종합병원 중심의 시범가정간호 사업을 실시하여 1994~1996년까지 매년 200명씩 총 600명을 대상으로 5개 교육기관에서 실시하고, 종합병원에 우선 배치했으며, 7차계획이 마감하는 1996년에는 전국의 병원급 의료기관이 가정간호사업에 참여하도록 하였다. 가정간호사업의 추진일정은 다음과 같다.

일 정	내 용
1990.1.9	의료법 시행규칙 개정(보사부령, 840호), 분야별 간호사에 가정간호사 추가
6.5	전문간호사 양성제도 고시 제정공포
6.21	가정간호사 수습기관 지정(서울대학교 보건대학원)
6.	가정간호사 훈련생 40명 선발
9.4	가정간호사훈련 실시
1991.6.30	가정간호사 협의체 구성(의협, 병협, 간협, 서울대보건대학원)
1991~1992	가정간호사 시범사업 실시(업무범위, 재정 지원, 적정수가 산정, 의료보험 적용방안, 운영체계 등의 개발)

93) 7차 5개년계획에야 처음으로 등장하는 항목이다. 이 분야는 한국사회의 수면 아래에 잠복해 있었던 분야이지만 우리 모두가 그 가치를 인정하는 중요사항인 것은 틀림없다. 의료윤리의 제 과제는 생명의 존엄성에 대한 의료윤리문제와 첨단의료기술의 발달과 관련된 의료윤리문제 및 환자와 의료인간의 진료행위를 통한 의료윤리문제로 나누어볼 수 있는 데, 7차 5개년계획에서는 환자진료와 관련된 의료윤리 과제에 국한하여 취급하고 있다.

한국사회는 금전만능주의와 집단이기주의의 만연, 근로의욕의 저하 등으로 사회윤리의 위기시대에 직면해 있다. 의료분야도 예외가 아니다. 국민의 건강권 의식이 높아질수록 의료가 상품화하는데 대한 반발은 증가하기 마련이다. 의학 기술의 발달과 의료의 고급화, 전문화는 의료기관의 대형화를 가져왔고, 점차 의료서비스의 관료주의화와 의료사고와 분쟁의 증가로 이어져왔다. 의료부문은 직접적으로 생명을 침습하거나 다루어야 하므로 인술의 전문가라는 측면에서 고도의 의료윤리가 강조될 수밖에 없다. 그러므로 국민들이 의료인을 신뢰하는 의료풍토가 조성되도록 보건시책을 펴나가야 할 것이다.

의료윤리과목을 의학교육의 필수과목으로 해서 의료인으로서의 기본소양을 갖추도록 하는 일이나, 의료윤리전문가의 육성·배치에 지원을 아끼지 말아야 할 것이다. 의사나 간호사 단체 등 민간단체 내 윤리위원회의 설치와 감독을 철저히 하면 의료윤리 확립에 도움이 될 뿐만이 아니라 비윤리적 의료인에 대한 자율징계 내지 자체정화노력이 쌓이면 일반인들의 신뢰회복에 도움이 될 것이다. 의료보험진료비 심사제도를 통한 의료인의 계도 역시 빼놓을 수 없다. 부정 진료나 과잉진료가 잦은 의료인에 대하여는 상응하는 영역의 교육의무를 강제로 부과하든지 또는 일정기간 자격정지를 명해서 의료윤리를 일상생활화하도록 해야 할 것이다. 그리고 윤리적 의료인에 대한 롤 모델을 개발해서 의료윤리인像을 정립해나가야 할 것이다.

(11)의료분쟁의 합리적 조정

의료보험 도입 이후 의료서비스를 기본권의 하나로 인식하는 경향이 확산됨에 따라 의사와 환자간의 분쟁이 증가하고 있다. 일단 의료사고가 발생하면 우리의 경우에는 한동안 의료기관에 대한 물리적 점거, 파괴 및 난동으로 환자치료에 큰 지장을 초래했었다. 의료분쟁의 합리적 해결방안이 마련되지 않고서는 해결이 어려운 과제이다. 그동안 중앙 및 시·도 의료심사조정위원회의 설치(1981년 개정의료법에 근거)는 실효가 없었고, 의사배상책임보험제도(1984)는 손실률이 368.8%에 이르러 오래 전에 중단되었다. 의사협회의 의협공제회나 한국소비자원의 분쟁조정제도가 피해구제의 차원에서 겨우 명맥을 이어올 따름이다. 의료인측에서 보면 그나마 배상액이 작거나 물리력 행사에 대해 의료인을 도와주는 수준이어서 응급진료의 회피, 방어진료에 급급 등으로 의료인의 진료의욕을 위축시키게 된다. 소비자 측에서 보면 의료사고의 원인을 규명해야 하는 난관에 봉착하게 되어 입증책임의 전환을 요구할 수밖에 없는 상황이거나, 막대한 소송비용을 감당해야 하거나 시간과 노력을 써야 한다.

정부는 의료분쟁의 신속·공정한 판정과 이에 따른 적정한 배상을 함으로써 의료인과 환자 모두에게 야기되는 정신적·물질적 고통을 해결하고 건강한 진료환경을 조성할 수 있도록 의료계와 관계전문가의 의견을 폭넓게 수렴하여 의료분쟁조정법이 제정되게 해야 할 것이다. 정부의 초안에는 의료분쟁을 신속하게 해결할 수 있도록 조정절차를 거치게 하고, 조정업무를 담당할 의료분쟁조정위원회를 보건복지부와 각 시·도에 설치·운영하며, 의사·치과의사 및 한의사는 의료배상공제조합의 책임공제에 가입하는 것을 의무화하고 공제조합이 정한 공제료를 납부하도록 하여 조정위원회의 조정결정에 따른 피해보상을 제도적으로 보장하고, 제3자의 의료분쟁개입금지 및 난동행위 등 진료방해 행위자의 가중처벌 등에 관한 사항이 포함되도록 관계부처와 협의 중이다.

8)문민정부(1993~1998)의 보건의료개혁

3당 합당을 통하여 1993년 문민정부가 탄생하면서 한국 민주화의 새로운 지평이 열렸다. 김영삼 대통령은 취임과 함께 "변화와 개혁"을 기본 노선으로 주창, 금융실명제 도입과 군대 내 하나회 조직 해산 등의 문치를 시작하면서 보건의료부문에도 사정의 칼날을 두 번씩이나 겨누었다. 보건복지부장관 직속으로 시작된 1994년 의료보장개혁위원회(1994.1~6)가 먼저이고, 사법제도(Law School 도입 등) 개혁 실패와 미지근한 의료보장개혁 추진의 후속조치로서 총리주재하 의료개혁위원회(1996.11)가 가동되었다. 이전에도 개혁을 논하던 위원회가 많았지만, 문민정부의 두 개혁위원회가 위원회 조직의 장단점을 다 보여준 대표적인, 초유의 민주적 개혁공동체 작업으로 남아 있다.

(1)의료보장개혁위원회(1994)

1989년에 시작된 전국민 의료보장시대의 내실을 도모하기위하여 ① 의료의 질적 수준 제고, ② 국민계층간, 보험조합간 형평성 제고, ③ 제도운영의 효율성 제고를 주된 목적으로 하여 실시되었다.[94] 의료보장개혁위원회는 비록 시장경제체제하에서 의료서비스가 생산 분배되지만, 국가의 개입이 필수적이라는 시각에서 출발하여 국민의 의료개혁에 관한 요구를 담아내고 있다. 문민정부에 들어와서 의료를 개혁의 대상으로 보아서 변혁을 시도했다는 점을 높이 살 수 있지만, 핵심적인 사항을 그대로 둔 채, 개별사안을 개선하는 데 머무르고 있다. 예를 들어, 의료법인병원의 이윤 창출에 따른 온갖 부조리가 공공의 목표와 배치될 수 있지만 개혁이 이를 비켜가고 있다. 동 위원회의 대부분의 노력이 의료보험구조의 불합리성과 의료서비스의 질적 수준 미흡에 집중되었으나, 근본적인 개혁(예 : 의료보험의 통합)보다는 보수적인 개선(예 : 보험조합간 형평성 제고)의 수준이다.

(2)공공보건의료기관의 기능 보강

가)건물과 표준장비

1980년 12월 농어촌보건의료를위한특별조치법이 제정되어 공중보건의와 보건진료원이 배치됨에 따라 그동안 보건소, 지소, 진료소는 농어민의 보건의료 향상을 위해 큰 기여를 하였다. 정부는 건물 신·증축과 장비보강에 많은 투자를 해왔다. 1994년에도 이 사업을 계속 추진하여 보건소, 지소, 진료소를 1차 보건의료의 중심기관으로 육성함으로써 농·어촌지역 주민의 보건서비스 향상에 내실을 도모하였다.

〈표 66〉 보건기관 시설 및 장비 보강 실적 (단위 : 개소)

구 분	건물 신·증축		의료장비 보강	
	1982~1993	1994	1882~1993	1994
보 건 소	284	14	915	82
보건지소	1,355	35	5,861	200
보건진료소	2,053	1	3,678	-

주 : 1995년사업부터 농어촌특별세사업으로 전환

나)공공보건의료인력의 배치

1996년 말 현재 공중보건의 3,064명, 공중보건장학의 168명, 보건진료원 2,036명을 배치했으며, 점차 공중보건일반의를 인턴과정을 수료한 의사나 우수한 전문의로 대치함으로써 이들의 주민진료능력을 배가시켜 나가고 있다. 아울러 공중보건의 복무지침을 만들어서 지도감독을 강화하는 한편 근무환경을 개선하고 사기진작책을 강구함으로써 이들의 업무수행능력을 제고시켜 나갈 것이다.

---

94) 의료보장개혁위원회 개혁 작업의 세부목표는 ① 의료자원의 효율적 활용 방안 강구, ② 보험급여범위의 확대 및 의료비 부담 경감, ③ 의료보험수가체계의 합리적 개편 추진, ④ 의료이용편의도 제고를 위한 정책, ⑤ 의료자원사업 지원, ⑥ 관리운영체계의 효율화 정책이 포함되어 있다.

다)보건소 병원화사업

전국민의료보험 실시 이래로 병원급 의료기관이 없는 15개 군지역보건소의 진료기능을 보강코자 20~40병상 규모의 입원시설을 확보하고 기본 4개과(내과, 외과, 산부인과, 소아과) 및 치과를 설치 운영 중이며, 1995년에는 의료시설이 취약한 전북 장수군보건의료원이 완공되었고, 충남 태안군 보건소는 건립 중에 있으며 앞으로 계속 의료장비를 보강하여 진료기능을 향상시켜 나갈 것이다.

〈표 67〉 공공보건의료인력 배치현황 (단위 : 명)

구 분	1995년 6월말 현재				1996년 6월말 현재			
	공중보건의			보건 진료원	공중보건의			보건 진료원
	계	의사	치과의사		계	의사	치과의사	
계	3,193	2,345	848	2,039	3,064	2,339	725	2,036
보건소	292	218	74	-	252	134	118	-
보건지소	2,053	1,302	751	-	1,861	1,289	572	-
보건진료소	-	-	-	2,039	-	-	-	2,036
기타 (의료기관 등)	848	825	23	-	951	916	35	-

〈표 68〉 보건소 병원화 지역현황

도 별	지역별	도 별	지역별
경기	연천군	전남	장성군, 구례군, 곡성군, 완도군
강원	평창군, 화천군		
충남	청양군, 태안군	경북	청송군, 울진군, 울릉군
전북	임실군, 순창군, 장수군	경남	함안군, 산청군

〈표 69〉 시·도별 보건진료소 설치지원 현황 (1996년 6월말)

구 분(시·도별)	보건진료소 설치(개소)	보건진료원 배치(명)	비고(도서)*
계	2,036	2,036	142
부산	6	6	2
대구	10	10	-
인천	30	30	18
광주	16	16	-
대전	8	8	-
경기	187	187	-
강원	139	139	-
충북	165	165	-
충남	244	244	10
전북	258	258	7
전남	344	344	78
경북	330	330	3
경남	253	253	21
제주	46	46	3

* 전국 보건진료소 중 도서지역 설치 현황임

라)보건진료소 육성·지도

농특법(1980.12.3)에 의하여 설립된 보건진료소는 의사가 배치되어 있지 않거나 계속하여 의사의 배치가 곤란할 것으로 예상되는 의료취약지역과 의료시설과의 거리가 통상의 교통수단으로 30분 이상 소요되고 인구 500인 이상인 지역으로 군수가 필요하다고 인정하는 지역(도서지역은 인구 300명 이상 5천 명 미만)에 설치 운영하고 있다. 보건지소에서 근무할 보건진료원은 간호사 또는 조산사의 자격을 가진 자로서 보건사회부 장관이 실시하는 24주 이내의 직무교육 이수자를 해당 군수가 지방별정직 6~7급 공무원으로 배치하고 있다. 지역주민으로 구성되는 보건진료소운영협의회에 의해 자율운영체계를 확립하여 농·어촌지역의 효율적인 보건의료서비스 제공에 기여하고 있다.

마)보건소 기능 보강

지역주민들의 포괄적 1차보건의료서비스를 제공하기 위하여 보건소 기능을 보강했다. ① 일선 보건전문요원들의 사기앙양과 보다 우수한 인력확보를 위해 보건소장의 직급을 현행 5급에서 4급으로 하고 모자라는 치과의사, 약사, 의료기사 등의 전문인력을 충원한다. ② 보건소 임상병리 검사의 질적 향상을 도모하기 위해 1993년도에 임상검사정도관리시범사업을 실시하고, 1994년부터는 전국 269개 보건소를 대한임상검사정도관리협회에 참여시켜 보건소의 임상검사기술을 향상시킨다. ③ 1994년까지 보건소 전산화모델을 완료하고 1995년에서 1997년까지는 보건소 전산화시스템을 확대하며, 1998년에서 2000년까지는 전국 보건소에 전산시스템 보급을 완료할 계획이다. ④ 현행 129응급의료체계상 활용되고 있는 구급차는 절대수가 부족할 뿐 아니라, 소형으로 이송 중 응급조치가 어려운 실정으로 1993년부터 중형구급차를 대체 공급한다. ⑤ 농어촌지역 중 중진료권 내에 병원이 없거나 특수전문과가 개설되지 아니한 지역보건소에 1994년부터 공중보건진문의를 배치하고 해당 과별 전문의료장비를 지원하여 보건소의 전문진료기능을 보강할 것이다. ⑥ 보건소조직을 현행 3계를 2과 8내지 9개계로 확대개편해서 보건소가 명실상부한 공공보건의료기관으로서의 역할과 기능을 다할 수 있도록 하였다.

(3)의료기관서비스평가제

의료기관에 대한 공정하고 객관적인 평가를 하기 위하여 의료계, 병원계, 학계, 언론계 및 소비자 등을 대표하는 13인으로 의료기관서비스평가협의회(1994년 12월)를 구성하였다. 그 산하에 평가기준 개발 등 실무를 담당할 10인의 실무협의회(1995년 1월)를 두어 평가협의회를 4차례, 실무협의회를 7차례 개최하여 일부 병원에 대한 예비평가를 거쳐 총 189개의 평가항목기준을 마련하였다. 또한, 의료기관을 방문하여 직접조사 및 면접을 실시할 조사원을 각 분야의 전문가로 선정하여 39개 3차 진료기관에 대한 시범적 평가를 실시하였다. 모든 의료기관의 의료서비스 수준을 향상시켜 국민의 의료기관 이용에 따른 각종 불편, 불만사항을 해소하고 양질의 의료서비스를 제공하도록 하기 위하여 1995년에 처음으로 39개 3차 진료기관에 대한 의료서비스평가를 실시하였다.

(4)의료개혁위원회(1996.11~1997.12)

국무총리실(총리 : 고 건) 산하에 법원행정처장을 역임한 박우동 전 대법관을 위원장으로 하는 의료개혁위원회가 조직되어 보다 현실적인 의료문제(10대 과제와 27대 세부과제)를 13개월 동안 다루었나: ① 의료선날체계의 개선, ② 보건의료인력 국가시험제도의 개선, ③ 의약분업의 기본모형, ④ 중장기 보건의료인력 양성, ⑤ 의료보험제도의 개편과 재정안정화, ⑥ 의료보장 관리운영 개선, ⑦ 의료기관 경영개선 및 보건의료산업 지원, ⑧ 보건의료의 고부가 수출산업화, ⑨ 한의·약의 세계화 및 과학화, ⑩ 한·의약제도의 효율화 등이다.

- 21세기에 대비한 의료보장의 개혁
  - "적정급여-적정수가-적정보험료"의 틀을 지향
  - 의료보장제도의 선진화를 위하여 건강보험으로 발전시킬 것

- 응급의료체계의 효율화
  - 신고접수 및 이송체계의 효율화를 위하여 119와 129간 역할 분담
  - 응급의료에 대한 민간의료기관의 투자확대 유도
- 장기 등 이식관련 제도의 확립
  - "장기등이식에관한법률"을 조속히 제정해서 장기매매 등 불법행위 방지, 뇌사 인정/판정 정확성 도모, 장기 등 공정분배 도모
- 한의·약의 세계화를 위한 연구
  - 한의·약의 표준규격화, 과학화 연구개발, 국제교류 활성화로 해외진출 기반 확충
- 보건의료산업을 미래지향적 수출전략산업으로 육성
  - 복지부내 민관협의체 조직설립해서 해외정보 수집, 분석
- 보건의료인력 국가시험의 효율적 관리
  - 보건의료인국가시험원(국시원)의 설립
- 의료보험 관리운영체계의 효율화
  - 소규모 조합 통합으로 광역조합화
  - 조합운영의 자율성 부여(조합대표 정부승인제 폐지)
  - 재정취약조합 국고지원 강화
  - 노인입원비 조합간 공동부담사업 대상을 65세 이상에서 60세로 확대
- 의료보험수가체계의 개편
  - "상대가치수가체계"의 도입
  - 수가산정모형에 따라 의료보험수가심의위원회에서 수가 인상
  - 장기적으로 진료비 총액계약제 도입
- 의료보호제도의 내실화
  - 의료보호수가와 보험수가의 통일
  - 노인성 질병에 대한 급여범위 확대
  - 누적된 진료비 체불액을 1998년도 예산에 반영하여 지급
- 의료기관 지원 및 육성방안
  - 중소병원 운영 활성화 지원방안 : 진료비 개산불제 도입 : 중소기업기본법 적용범위를 100인 고용에서 300인 고용으로 확대 적용하고, 중소병원 정책금융 지원규모 확대
  - 의료기관시설, 인력 광고의 규제 완화 : 종합병원의 필수진료과목 축소 조정 : 의료인 경력/편의시설 광고 허용(선택 폭 확대)
- 효과적 의료분쟁조정제도의 정립
  - 조정전치주의 도입(의료분쟁조정위원회) : 중과실 아닌 의료과실, 형사처벌 특례 적용 검토, 의료인 공제회 가입의무화
- 외국수학의료인력의 자격관리방안 : 외국수학인력 위해 국시이전에 예비시험제도 도입
- 한약재 유통구조 및 품질관리제도 개선 : 한약재 품질인증제도 도입
- 의약분업 3단계 모형 개발[95]
  - 제1단계 : 오남용의 피해가 심각한 항생제부터 의약분업을 당장 시작한다.

95) 당초 3단계 의약분업방안은 1987년 12월에 보사부 내 국민의료정책심의위원회에서 처음 마련되었으나, 1988년 12월 29일에 백지화되고, 1989년 5월 31일에 조속한 시일 내 완전분업을 실시한다는 원칙 아래 의협과 약사회의 대표 간에 "약국의 참여"가 합의되었다. 이를 토대로 하여 1989년 7월 1일 전국민의료보험의 막이 올랐으나, 의약분업은 미궁에 빠지고, 1989년 10월 1일부터 "약국의료보험"이란 새로운 제도가 도입되었다. 1996년 11월에 문민정부의 의료개혁위원회가 약사의 중진료권별 불균형 분포문제 등으로 당장 완전의약분업을 실시할 수 있는 여건이 되지 못하므로 '3단계 의약분업'이 가장 현실적이라는 판단을 내려 이를 다시 건의하기에 이른다. 그러나 이 역시 훗날 국민의 정부가 수용하기를 거부함에 따라 강제적 완전분업으로 치닫게 된다.

-제2단계 : 향·정신성 의약품과 스테로이드 제제를 의약분업대상에 포함한다.

-제3단계 : 위 1단계 및 2단계 의약분업의 정착을 기다려 모든 일반의약품에 확대 적용한다.

(5)원격의료체계 개발

농어촌 및 도시지역의 중소병원과 대도시의 대학병원을 초고속 통신망으로 연결하여 화상정보, 음성정보, 문자정보를 동시에 송수신할 수 있는 멀티미디어 기기를 통하여 대학병원의 전문의가 농어촌지역 및 중소병원의 환자를 대상으로 X선 판독, 초음파 및 CT사진을 판독하고, 동영상을 보면서 환자와 대화하고 관찰하여 처방 및 진료를 함으로써 농어촌 지역 및 중소병원에서도 대학병원 수준의 의료서비스를 받을 수 있는 길을 텄다. 원격의료시범사업이 1994년 3월 채택되어, 1994년 10월 경북 울진보건의료원과 경북대병원, 전남 구례보건의료원과 전남대병원을 연계하여 시범사업을 했으며, X선 및 초음파를 통하여 결핵환자 등 폐질환자 200여 명, 심장병 환자 50여 명, 위암 등 소화기계 환자 100여 명 및 디스크 등 골격계 질환자 300여 명을 조기 발견하고 치료하는 데 활용하였다. 원격문진을 통하여 농어촌지역 환자들에게 직접 대학병원 전문의가 진단 및 처방을 한 셈이다. 앞으로 이 서비스를 활용하여 농어촌 민간병원과 대도시 대학병원 사이에도 원격의료사업 활성화를 위한 원격판독 및 원격문진에 대한 수가 기준을 설정하고 의료보험적용을 할 계획이다.

6. 지역보건계획수행기(1996~2011)

1995년 6월의 지방자치단체 선거는 이 땅에 지방화 시대를 연 새로운 바람이었다. 전국적 민주화 열풍이 지방자치시대로 이어져 내실을 도모해 가면서 중앙(정부)과 지방(정부)의 역할분담이 시대의 화두가 되었다. 보건의료분야에도 지방자치의 바람이 불었으니, 바로 지역보건법과 국민건강증진법의 제정이 그 중심에 위치하게 된다. 그리고 지방의 역량을 믿고 완전히 분산시킨 교육훈련 기능(예: 전염병관리자과정 FMTP)이 지방화 보건시대의 상징이 되었다.[96] 이렇게 하여 지방이 주체가 된 지역보건계획의 시대가 열리게 되었고, 건강도시운동(healthy cities movement)이 이 정신을 이어가고 있다.

1)국민건강증진시대의 개막

인구의 노령화, 만성질환 유병률의 증가 그리고 전반적인 의료이용률의 증가에 따른 국민의료비의 폭발적 증가에 대응하기 위해서는 과거와 같이 질병발생 후 치료에 의존하는 소극적 방법보다 국민이 건강생활을 실천하도록 유도하여 적극적으로 건강을 증진시켜나가는 것이 바람직하다는 판단아래 1995년 1월 5일자로 "국민건강증진법을 제정, 공표하고, 국민건강증진기금을 바로 설치"했으며, 1998년에는 시사체가 선상증신사업을 수행하였다.[97]

국민건강증진법의 목적은 "국민에게 건강에 대한 가치와 책임의식을 함양하도록 건강에 관한 바

---

96) 이 교육이 있기까지에는 당시 집권여당의 이상이와 이상구 보건전문위원들, 정부측의 이종구 국장과 김영택 과장의 헌신이 있었고, 교육기능 지방분산의 결정적 열쇠는 학계를 설득한 김 과장의 몫이었다.

97) 이러한 국내의 건강증진활동은 우리만의 고립된 활동이 아니고, 「Alma Ata」 선언이나 「Ottawa Charter」나 Lalonde 보고서에서부터 최근의 「방콕선언」이나 브라질 「Rio 선언」 등의 국제조직의 활동과 밀접하게 연관되어 있다.

른 지식을 보급하고 스스로 건강생활을 실천할 수 있는 여건을 조성, 국민건강증진을 목적"으로 하고 있다. 그러나 건강증진이라는 새로운 개념의 보건사업에 대한 사전경험과 지식이 없었고, 전국의 보건조직망을 통한 사업추진체계가 미흡했던 사업 초기에는 주로 관련 민간단체를 통하여 금연 등 건강생활실천과 질병예방을 위한 홍보교육에 치중하는 한편, 전국의 보건소중 18개 보건소를 대상으로 하는 시범사업을 추진하여 왔다. 그간의 사업경험과 연구결과를 토대로 2003년부터는 이를 전국의 100개 보건소로 확대 실시하게 되었다. 그리고 2005년부터는 전국의 246개 모든 보건소로 확대 실시하였다. 건강증진정책은 21세기에 대비하여 국민의 건강수명을 연장하고 삶의 질을 향상시키기 위하여 건강증진정책방향을 사전 예방적 건강관리 중심으로 전환하고 생애주기별로 평생건강관리체계를 수립하여 건강위험요인의 사전차단과 건강자조능력을 제고하는 데 목표를 두고 사업을 추진해왔다.

건강증진정책의 기본방향은 건강생활실천을 통한 건강의 향상 및 질병예방, 질병발생시의 조기치료, 치료 후의 신속한 재활 등의 과정이 밀접하게 연계되는 평생건강관리체계의 기반구축을 지향하고 있다: ① 국민들에게 건강생활실천의 중요성을 인식할 수 있는 기회를 제공함과 동시에 건강과 관련된 정보의 홍수 속에서 정확한 건강정보를 가지고 건강생활에 필요한 실천행동을 할 수 있도록 올바른 건강정보를 다양한 방법으로 제공할 수 있는 기반을 마련한다. ② 전염병관리조직의 강화와 감염병 감시정보시스템의 구축 등 전염병 예방관리체계의 선진화를 구현한다. ③ 국립암센터의 개원을 계기로 국가암관리 체계를 조기에 정착시키고, 근육무기력증 등 난치성 질환에 대한 지원대책을 강구한다. ④ 지역사회 정신보건사업을 정착시키고 정신질환자의 인권보호 강화 및 이들의 사회복귀를 촉진한다. ⑤ 치료위주의 보건소 구강 보건사업을 예방사업에 역점을 두어 추진하고, 구강보건홍보사업을 강화한다. 이같은 사업을 수행하기 위하여 국민건강 교육홍보자료 개발, 범국민금연운동 전개, '이달의 건강길라잡이' 배포, 인터넷 건강정보서비스를 제공한다. 국민영양개선사업을 위하여 국민건강·영양조사를 실시하고 그 결과를 심층 분석하며 국민영양개선사업을 추진한다. 국민건강증진기금을 운용하여 교육자료 개발, 건강증진정보시스템사업을 지원하고 각종 연구 및 개발사업을 지원한다. 그리고 '국민건강증진종합계획 2010'과 '국민건강증진종합계획 2020'을 수립하여 건강생활실천을 추진해오고 있다.

2)지역보건계획 수행의 시대를 열다

원래 보건복지업무는 업무의 강한 지역성 그리고 긴급성 등으로 지방자치사무에 적합하다. 그러나 현실적으로 볼 때 지방재정의 취약성, 지방의 전문성 부족 등으로 인하여 보건의료를 지방의 자율에 맡기는 것은 쉽지 않다. 그러나 이러한 상식과 통설을 뒤집는 일의 필요성은 관료조직 내로부터 먼저 강하게 일어난 것으로 보인다.[98] 지역보건법(1995년 12월 29일 제정)은 전문 26조와 부칙으로 되어 있다. 지역보건법의 목적은 "보건소 등 지역보건의료기관의 설치·운영 및 지역보건의료사업의 연계성 확보에 필요한 사항을 규정함으로써, 보건행정을 합리적으로 조직·운영하고, 보건시책을 효율적으로 추진하여 국민보건의 향상에 이바지"하는 데 있다. 지역보건법 시행령(1996년 7월 13일 대통령령 제15732호)은 지역보건의료계획 시행결과와 보건소, 지소의 설치 등을 규정했다. 이 법은 실제로 1996년에 실시되었으므로 시대구분의 한 축을 담당하고 있다고 볼 수 있다. 한편, 지역보건법 시행규칙(1997년 2월 14일 보건복지부령 제45호)은 [별표1] 보건소에서 관장할 수 있는 업무의 예시와 [별표2] 전문인력 등의 면허 또는 자격의 종별에 따른 최소배치기준

98) 어차피 다가온 지방화 시대에서 시장·군수의 막강한 인사권이 광복 이후 키워온 보건소 기술인력체계를 한 순간에 허물어버리고 말 것이라는 우려를 낳았고, 사태의 해결을 보건소를 21세기에 맞도록 전환시키는 데서 찾게 된 것이 바로 보건소법의 지역보건법으로의 탈바꿈인 것이다. 지역보건법 시행규칙 제6조 제1항 관련인{별표 2}를 보면 그 단초를 찾아볼 수 있다. 1.보건소와 2.지소용으로 만들어 두었다.

을 부칙으로 가지고 있다.[99)]

(1)지역보건의료계획의 수립

지역보건법은 국가와 지방자치단체의 의무조항(제2조)에 이어서 지역보건의료계획 수립(제3조)에 관하여 시·군·구 보건의료계획은 주민, 보건의료관련기관, 단체 및 전문가 의견을 들어 기초자치단체가 작성하고, 시·군·구의회 의결을 거쳐, 시·도지사에게 제출하고, 이를 제출받은 시·도지사는 관할 시장·군수·구청장, 지역주민, 보건의료관련기관, 단체 및 전문가 의견을 들어 시·도보건의료계획을 수립한 후 당해 시·도의회의 의결을 거쳐 보건복지부장관에게 제출토록 되어 있다. 결국 이들을 토대로 국가보건의료계획이 상향식으로 작성된다. 그러나 보건복지부장관과 시·도지사는 필요한 경우에는 시·도지사 또는 시장·군수·구청장에게 보건복지부령이 정하는 바에 의하여 그 조정을 권고할 수 있다. 이처럼 이 계획은 각 지역의 질병양상, 고령화, 지방화의 변화하는 외부여건에 따라 조직 내부의 임무와 성격과 기능 변화를 요구하게 된다. 지자체 단체장은 지역보건의료계획을 4년마다 수립하여야 한다. 다만, 그 연차별 시행계획은 매년 수립하도록 되어 있다. 보건복지부는 '1996년 지역보건의료계획서 작성지침'을 처음 발표한 후, 4년마다 갱신해오고 있다.

(2)보건소의 업무

지역보건법은 보건소와 지소의 설치, 추가설치, 통합 등을 지역실정에 따라 보다 유연하게 처리

99) [별표 2] 전문인력 등의 면허 또는 자격의 종별에 따른 최소배치기준(제6조 제1항 관련)

1. 보건소 (단위 : 명)

직종별 \ 구분	특별시의 구	광역시의 구, 인구 50만 명 이상의 시의 구 및 인구 30만 명 이상의 시	인구 30만 명 미만의 시	도농복합 형태의 시	군	보건의료원이 설치된 군
의사	3	3	2	2	1	6
치과의사	1	1	1	1	1	1
한의사	-	-	-	1	1	1
조산사	(1)	(1)	(1)	(1)	(1)	(1)
간호사	18	14	10	14	10	23
약사	3	2	1	1	1	2
임상병리사	4	4	3	4	2	4
방사선사	2	2	2	2	2	3
물리치료사	1	1	1	1	1	2
치과위생사	1	1	1	1	1	1
영양사	1	1	1	1	1	2
간호조무사	(2)	(2)	(2)	(2)	(2)	(6)
의무기록사	-	-	-	-	-	1
위생사·위생시험사	(3)	(3)	(2)	(2)	(2)	(2)
정신보건전문요원	1	1	1	1	1	1
정보처리기사·정보처리기능사	(1)	(1)	(1)	(1)	(1)	(1)
응급구조사	-	-	-	-	(1)	1

2. 보건지소 (단위 : 명)

구분	의사	치과의사	간호사 또는 간호조무사	치과위생사
보건지소	1	1	3	1
통합보건지소	1×관할 읍·면수	1×관할 읍·면수	3×관할 읍·면수	1×관할 읍·면수

할 수 있도록 했으며, 보건소의 업무를 종래의 12개 범주에서 16개 범주의 167개 항목으로 세분해서 예시해두었다.[100] [101] 국민건강증진·보건교육·구강건강 및 영양개선사업과 전염병의 예방·관리 및 진료에서 지역주민에 대한 진료, 건강진단, 및 만성퇴행성질환 등의 질병관리에 관한 사항 그리고 의료행정업무 등이다. 도대체 보건소가 어느 정도의 일반 진료를 담당하는 것이 바람직한가?[102] 앞으로도 계속 지켜보아야 할 대목이 된다.

(3)지역보건의료계획의 내용

지역보건의료계획에는 1. 보건의료수요 측정 2. 보건의료에 관한 장단기 공급대책 3. 인력·조직·재정 등 보건의료자원의 조달 및 관리 4. 보건의료의 전달체계 5. 지역보건의료에 관련된 통계의 수집/정리가 포함되어야 한다. 제1항에서 규정한 것 외에 지역보건의료계획의 내용, 수립방법·시기 등에 관하여 필요한 사항은 대통령령으로 정한다. 즉, 시·군·구의 지역보건의료계획의 내용에는 다음 각 호의 사항이 포함되어야 한다. 1. 지역보건의료계획의 달성목표 2. 지역현황과 전망 3. 지역보건의료기관과 민간의료기관간의 기능분담 및 발전방향 4. 법 제9조의 규정에 의한 보건소업무의 추진현황과 추진계획 5. 지역보건의료기관의 확충 및 정비계획 6. 지역보건의료와 사회복지

---

100) <보건소의 16가지 업무>

1. 국민건강증진·보건교육·구강건강 및 영양개선사업
2. 전염병의 예방·관리 및 진료 (가) 법정전염병 및 지정전염병의 예방·관리, (나) 후천성면역 결핍증 관리, (다) 결핵관리
3. 모자보건 및 가족계획사업
4. 노인보건사업
5. 공중위생 및 식품위생 (가) 식품접객업소의 위생개선을 위한 지도, (나) 위생접객업·위생 관련영업 및 위생용품제조업의 위생개선 지도, (다) 공중이용시설의 위생관리
6. 의료인 및 의료기관에 대한 지도 등에 관한 사항 (가) 의료기관의 개설 및 지도에 관한 사항, (나) 의료에 관한 지도·감독 및 행정처분
7. 의료기사·의무기록사 및 안경사에 대한 지도 등에 관한 사항
8 응급의료에 관한 사항
9. 농어촌등보건의료를위한특별조치법에 의한 공중보건의사·보건진료원 및 보건진료소에 대한 지도 등에 관한 사항
10. 약사 및 대마관리에 관한 사항 (가) 약사에 관한 사항, (나) 대마의 관리에 관한 사항
11. 정신보건에 관한 사항
12. 가정 및 사회복지시설 등을 방문하여 행하는 보건의료사업
13. 지역주민에 대한 진료, 건강진단 및 만성퇴행성질환등의 질병관리에 관한 사항
14. 보건에 관한 실험 또는 검사에 관한 사항
15. 장애인재활사업 기타 보건복지부령이 정하는 사회복지사업
16. 기타 지역주민의 보건의료의 향상·증진 및 이를 위한 연구 등에 관한 사업

101) 최근의 보도에 의하면 보건복지부는 보건소의 새 이름을 짓기 위해 다음 달 복지부 홈페이지(http://www.mw.go.kr/) 등을 통해 대국민 공모를 할 것이라고 9일 밝혔다. 새 명칭이 확정되면 지난 1956년 보건소법 시행과 함께 탄생한 보건소는 56년 만에 역사 속으로 사라지는 셈이다. 이름 뿐 아니라 기능도 크게 바뀐다. 복지부 관계자는 "보건소 기능이 지나치게 치료 위주로 운영된다는 지적을 반영해 보다 선제적으로 주민들의 건강을 지킬 수 있는 방향으로 기능을 강화할 것"이라며 "질병예방활동은 물론 금연· 운동장려캠페인 등 보건소가 더 적극적으로 나서야 할 부분이 많다"고 설명했다(연합뉴스, 2012.1.9).

102) 법조항으로 보면 일반진료의 내용은 세 가지다. 2) 전염병의 예방·관리 및 진료, 12) 가정 및 사회복지시설 등을 방문하여 행하는 보건의료사업, 13) 지역주민에 대한 진료, 건강진단, 및 만성퇴행성질환 등의 질병관리에 관한 사항) 이 세 가지 중에서 2)의 전염병 진료는 불가피하며 이 부문에 대한 진료량은 무시해도 될 것이다. 12)의 사회복지시설에 대한 진료는 민간과 공공부문이 경쟁적으로 제공하는 것이 더욱 바람직하다. 만약 그렇지 않을 경우에는 이들 시설수용자들이 차별적 진료를 받을 위험이 상대적으로 증가할 터이다. 그리고 이 부문도 양적으로는 그다지 크지 않다. 결국 문제는 13)의 지역주민에 대한 진료가 문제로 남는데, 필자의 생각으로는 현행 수준의 보건소 진료량이 문제라면 빈자의 진료에 국한하든지 아니면 의료기관과 보건소에 동일한 수가를 적용시켜 상호경쟁하는 2가지 방식을 고려할 수 있다. 해당지역 지역보건의료심의위원회가 자율로 결정해서 그 어느 방식이라도 선택하면 될 것이다.

사업간의 연계성확보계획 등. 그리고 법 제4조제2항의 규정에 의한 시·도의 지역보건의료계획의 내용에는 제1항 각호에 규정된 내용 외에 다음 각 호의 사항이 포함되어야 한다. 1. 의료기관의 병상수급에 관한 사항 2. 정신질환등의 치료를 위한 전문치료시설의 수급에 관한 사항 3. 시·군·구의 지역보건의료기관의 설치·운영의 지원에 관한 사항 4. 시·군·구의 지역보건의료기관인력의 교육훈련에 관한 사항 등. 앞에서 본 바와 같이 지역보건의료계획에 포함해야 할 내용이 매우 포괄적이며 상당히 구체적이다. 그러므로 지역의료 수요를 측정하고 이를 바탕으로 공급과 균형을 만드는 일은 상당히 기술적인 문제이므로, 지역 내 보건의료의 실태파악과 분석과 목표 설정, 과학적 추정과 평가에 관한 오랜 훈련과 자문이 필요하다. 이러한 연유로 해서 지역보건의료계획의 시행에 필요한 비용의 일부를 국가와 시·도는 보조할 수 있는데, 이때 국고부담은 지역보건의료계획의 시행에 필요한 비용의 2분의 1 이내로 지원하도록 되어 있다.

(4)지역보건의료심의위원회

지자체 장의 자문에 응하기 위해 지역보건의료심의위원회를 두되 위원장 1인을 포함한 20인 이내의 위원으로 구성한다. 자문내용은 ① 지역 내 보건의료의 실태조사에 관한사항, ② 지역보건의료계획 수립에 관한사항, ③ 지역보건의료계획 시행 및 시행결과 평가에 관한 사항, ④ 기타 시·도지사 또는 시장·군수·구청장이 지역보건의료시책의 추진을 위하여 필요하다고 인정하는 사항 등과 같다.

(5)지역보건의료계획 시행결과의 평가

시장·군수·구청장은 당해 시·군·구의 지역보건의료계획 또는 그 연차별 시행계획의 시행결과를 매 시행년도 다음해 2월말까지 시·도지사에게, 시·도지사는 당해 시·도의 지역보건의료계획 또는 그 연차별 시행계획의 시행결과를 매 시행년도 다음해 3월말까지 보건복지부장관에게 각각 제출하여야 한다. 보건복지부장관 또는 시·도지사는 제1항의 규정에 의하여 제출 받은 지역보건의료계획 또는 그 연차별 시행계획의 시행결과를 평가하고자 하는 경우에는 보건복지부장관이 정하는 평가기준에 따라 평가하여야 한다.[103] 보건복지부장관 및 시·도지사는 제2항의 규정에 의한 지역보건의료계획 또는 그 연차별 시행계획의 시행결과를 평가한 때에는 그 결과를 공표할 수 있다.

<표 70> 지역보건의료계획서의 내용별 평가항목 및 배점

계획서내용(배점)	평 가 항 목							
	구체성	충실성	일관성	포괄성	현실성	정확성	기타	계
계(278)	50	40	25	25	14	12	29	195
구체적 달성목표(20)	1	1	-	-	-	-	1	3
지역현황/전망(64)	5	12	-	-	4	-	15	36
발전방향/사업계획(48)	13	1	1	1	8	-	9	34
12개 보건사업(82)	25	13	20	20	-	12	1	92
정비계획(38)	4	8	1	1	2	-	3	20
별첨자료(26)	2	5	3	3	-	-	-	10

자료 : 송건용, 1995. pp.17-30

103) 보건복지부장관이 정하는 평가기준은 대체로 당해 연도의 지역보건의료계획서 작성지침이 제시하는 내용과 동일한 내용이다. 1996년도의 경우 지역보건의료계획서 내용의 구체성, 충실성, 일관성, 포괄성, 정확성, 기타 등을 매트릭스화 하여 총 195개 항목의 평가기준이 설정되었고, 각 항목에 평가점수가 부여(배점)되었는데 총 점수는 278점이었다. 이후 각 지자체에서 또는 석·박사 논문자료로 지역보건의료계획서가 널리 사용되었고, 대한예방의학회나 한국보건행정학회의 정례모임에서 단골 메뉴로 등장하였다.

3)국민의정부(1998~2003)의 의료개혁

국민의정부는 경제위기 상황에서 출범하여 사회안전망을 확충하면서 보건의료개혁을 추진하여 기본적인 생계 및 의료보장을 통한 국민의 삶의 질 향상에 크게 기여한 것으로 평가되고 있다. 특히 오랜 기간 연기되어 왔던 의약분업을 2000년 7월부터 실시하여 정착시킨 공로가 크다. 역대 정부 중에서 보건의료사회안전망과 의약분업이라는 두 굵직한 주제를 끝까지 천착해간 것이 국민의 정부로 기억되고 있다.

(1)보건의료정책 추진배경

1998년 당시 대통령직 인수위원회는 '국민의 정부 100대 과제'를 작성하였다. 이중 지역보건의료와 관련된 것으로는 5개의 보건복지부 과제 중에서 ① 국민건강보장을 위한 의료보험제도 개선, ② 사전 예방적 건강관리체계 강화와 식품 및 의약품의 안전성 확보의 두 가지이다. 위의 지역의료보험 강화와 관련된 사항으로는 21세기 보건의료발전계획, 국가차원의 암관리 사업, 응급의료체계의 선진화, 의료전달체계의 확립의 위한 의료기관별 수가차등제 및 주치의 제도, 의약분업 준비 등이 포함된다. 국민의 정부 출범이후인 1999년 당시 새정치국민회의 정책위원회에서 제시한 '보건의료선진화정책보고서'가 있는데, 이는 국민의 정부가 수행해야 할 개혁정책을 개발하여 당론설정을 위한 기초자료 제공을 위해 작성된 것이다.

구체적 과제를 살펴보면, 국가가 중점적으로 관리해야 할 보건문제의 선정 및 관리, 수가차등화를 통한 보건의료제공체계의 정비, 단골의사제도, 의약분업실시, 보건의료인력 양성의 적정화, 중소병원의 기능전환, 공공보건의료체계의 정비, 보건복지정책 과학화를 위한 국가보건복지 정보체계의 구축, 방문보건사업을 통한 지역보건서비스 제공기반의 구축 등이다. 이외에도 1999년 12월 보건복지부, 한국보건사회연구원, 한국보건산업진흥원에서 공동으로 작성한 '21세기 보건의료발전 종합계획'이 있다.

(2)보건의료의 비전

21세기 보건의료 환경 변화에 대한 전망을 토대로 건강한 삶에 대한 모든 국민의 권리보장 편리하고 질 좋은 보건의료서비스의 효율적 제공, 보건의료산업의 고부가가치 성장 선도산업으로 육성 등 보건의료의 선진화를 위한 비전을 설정하였다.

(3)의약분업의 시행 및 정착

의약분업이 시행되기 전의 우리나라는 항생제의 내성률은 세계 최고수준으로서 의약분업을 실시하고 있는 국가들보다 5~7배 높았고, 가벼운 감기나 염증에도 항생제를 사용하는 경향이 만연하여, 그 사용량도 의료보험 환자의 58.9%가 항생제 처방을 받아 WHO권장치 22.7%보다 2.5배 이상 높은 실정이었다. 그 결과 페니실린에 대한 내성률이 77%에 달하였다.

우리나라 전체 의료비 중 약제비가 차지하는 비율은 30.3%로 미국의 8.4%, 영국의 15.3%에 비해 훨씬 높은 실정이었다. 의약분업을 시행함으로써 과잉투약을 방지하고 불필요한 의약품사용량이 줄어들며 의약품거래가 투명하게 됨으로써 의약품 비리소지가 제거되어 약제비 절감에 대한 기대가 있었다.

〈표 71〉 의약분업의 과정, 국민의 정부

기 간	과 정
1998. 8	1993년 약사법 개정으로 1999년 7월 7일 이전에 의약분업을 실시하도록 규정. 이를 위해 의약계, 언론계 및 학계 등으로 구성된 의약분업추진협의회에서 의약분업시행방안 합의
1998. 12	의협, 병협, 약사회가 각각 국회에 의약분업 실시 연기 청원
1999. 3	국회는 시행시기를 1년간 연기하되, 2개월 내에 시민, 소비자단체와 함께 새로운 의약분업 모형을 도출하고 실패할 경우 정부안대로 추진키로 합의
1999. 5	경실련, 참여연대 등 시민단체와 의협, 약사회간 의약분업 시행방안을 합의하여 정부에 건의
1999. 6	시민단체와의 합의안을 토대로 국민 불편을 최소화할 수 있는 구체적 시행방안을 마련하기 위해 의약단체 대표, 소비자, 시민단체, 언론계, 학계대표 등 25명으로 의약분업 실행위원회 구성
1999. 9	동 위원회에서 2차례 전체회의, 11차례 분과회의를 통하여 의약단체 등이 검토하여 최종시행방안을 발표
2000. 1./ 7.	의약분업 시행방안에 따라 약사법 개정, 공포 및 의약분업시행
2000. 11	의·약·정 합의안을 마련

(4)의약품 분류

의약품분류 소분과 위원회에서는 2001년 종래 전문의약품 40%, 일반의약품 60%였던 비율을, 전문의약품 61%, 일반의약품 39%로 재분류하였다. 다만, 예방접종약, 진단용 의약품, 희귀의약품, 마약, 방사성 의약품, 신장 투석액 등 투약시에 기계장치를 이용하거나 시술이 필요한 의약품, 주사제 등은 의사가 이를 직접 조제하거나 의료기관의 조제실에서 조제를 허용하였다. 환자는 의사의 처방을 받아, 약국에서 약을 조제 받아야 한다.

(5)응급의료체계의 구축

응급의료에 대한 투자를 대폭 증가하여 응급의료기관에 대한 평가, 모니터링 체계의 도입, 응급의료계획의 수립, 응급의료기금을 확충시켰고, 국립의료원을 중앙응급의료센터로 지정하였다. 응급의료에 관한 법률 제25조에는 중앙응급의료센터의 업무와 주요 사업 10가지를 규정해 두었다. 응급의료기관은 중앙응급의료센터와 18개 권역응급의료센터, 지역응급의료센터, 지역응급의료기관으로 분류되었다.

구급차량은 일반구급차와 특수구급차로 나누어 운영하고, 응급상황시 21대의 구급헬리콥터가 운영되었다. 현장에서 병원까지의 이송은 119구급대에서 담담하고, 병원간 이송은 의료기관의 구급차 또는 이송단체의 구급차 등이 담당하고 있다.

2002년 3월 현재, 응급의학전문의 254명과 1급과 2급 응급구조사 각 4,505명, 3,283명을 확보하고 있다. 전문응급간호사 제도는 아직 실시되지 않고 있다. 응급의료에 관한 법령은 도로교통법에 의한 범칙금의 전전년도 총 수입금액의 20%에 해당하는 금액을 매년 세출예산에 계상하여 응급의료기금에 출연하도록 하였다. 효율적인 응급의료를 위해서 정보체계에 대한 투자를 확대하여 이송 중인 구급차량에 병원의 응급실, 중환자실, 검사장비 등에 대한 정보를 제공할 수 있도록 하고 병원에서는 응급환자의 정보를 미리 받아 전문적인 응급처치와 의료진이 대기하는 체계를 구출할 수 있도록 해야 할 것이다.

(6)의료기관평가제도의 실시

2003년 이후에는 종합병원뿐만이 아니라 일반병원, 의원, 요양병원 등 평가대상 의료기관이 다양화됨에 따라 기관의 규모 및 특성을 반영한 평가기준의 개발이 병행되어야 할 것이다. 2001년 대형병원평가기준 184개, 중소형병원평가기준 150개로 구성되어 있어 각각 10명의 평가요원이 참가하여 1박 2일 동안의 평가가 진행되기에는 조사시간이 크게 부족하기 때문에 투입가능한 자원의 규모를 반영하여 문항수 조정검토가 필요하다. 2006년에는 전체 병원급 의료기관에 실시하고, 2011년에는 요양병원과 정신병원에도 실시하며 2016년에는 의원 및 가정간호서비스 등에도 확대 적용할 계획이다.

(7)의료인력 및 시설의 적정화

지난 5년간 대학의 입학정원 확대로 보건의료인력은 양적으로 크게 확대되었다. 의사의 경우, 20%가 증가하였고, 한의사 및 치과의사 인력은 각각 39% 및 22%의 증가율을 보였다. 아직 인구대비 의료인력수가 선진국에 비해 적으나 입학정원의 확대로 증가속도가 매우 빨라 2012년 이후에는 선진국 수준을 전망했으나 현실적으로는 의료인력부족은 계속되고 있다. 다시 말해서 계획했던 만큼의 입학정원 확대가 일어나지 못했다.

의료시장 개방에 대비한 의료인력의 경쟁력 강화를 위하여 선진외국의 면허관리체계의 도입을 검토하고 외국인력에 대한 관리방안을 마련하여야 할 것이다. 병상자원은 OECD선진국보다 많은 편인데, 농어촌 등에는 병상부족한 지역이 상존해 있으며, 이를 위한 병상신규증설이 필요하다. 그러나 전반적으로는 과잉공급된 급성기 병상을 감축하면서 동시에 부족병상인 장기요양병상을 확충해야 할 것이다.

(8)원격의료제도 등의 도입

2002년 3월 개정된 의료법에서는 원격의료제도의 허용을 위하여 원격의료행위의 범위, 방법 등을 규정하였으며, 이를 위반시 책임과 처벌사항 등 부당한 의료행위의 처벌규정을 마련하였고, 전자서명 및 전자의무기록을 인정하고 전자 진료기록을 표준화하여 전자기록의 수정여부를 쉽게 파악할 수 있도록 하는 방안을 마련하였다.

(9)의약품 유통체계의 개혁

의약품 유통구조가 도매거래와 직거래 방식 등 복잡다기화 되어있을 뿐만 아니라 다품종 소량거래 특성에 따른 물류유통체계 미확립으로 타산업에 비해 물류비용이 매우 높으며 현대화된 유통기법 등이 미비하여 제약산업의 경쟁력 약화요인으로 작용하고 있다. 2001년에 의약품물류협동조합에 150개 업소가 공동출자하여 경기도 안성에 공동물류장 설립을 준비 중에 있다. 이것이 계획대로 될 경우, 의약품 배송횟수는 1/3 이하로 축소되는 등 물류비 비중을 매출액 대비 현행 10%에서 5% 이하로 낮추어 연간 2,000억 원 이상의 물류비용을 절감할 수 있게 된다. 의약품 표준코드를 제정하고, 이를 근거로 표준바코드 시스템을 도입하여 판매시점관리시스템을 도입하고, 표준전자문서로 서식을 표준화하는 의약품의 종합유통정보시스템을 2001년 7월부터 운영하고 있다. 이로써 약 2,000억 원의 경비절감효과와 효율적인 자원의 활용을 가능하게 할 것이다.

(10)국민건강증진 종합대책

국민건강영양조사를 실시하여 국민건강증진사업의 기초자료로 삼아서 국민건강증진종합계획을 수립하고, 운동과 영양과 금연과 음주에 대한 전국 보건소를 통한 캠페인을 실시하여 국민건강생활실천을 유도해 나간다. 궁극적으로 2010년에는 평균수명이 78.8세까지 연장될 것으로 보고 있다. 2000년의 건강수명은 66세, 질병년수는 8.5년(생애의 11.1.%)이다.

(11)국가 암관리 체계의 구축

국립암센터를 설립하여 2000년 10월 20일부터 진료를 개시하였다. 우수인력을 유치하고, 첨단 의료시설을 확보하여 선진국 수준의 암진료를 실시한 결과 국민건강증진에 크게 이바지함은 물론 그 결과를 국제적으로 인정 받음으로써 공공의료가 크게 신뢰성을 회복하는 계기가 되었다. 암 조기검진지침 권고안을 개발하고, 금연운동을 전개함으로써 국립암센터는 공공의료의 모범을 보여 국민의 정부가 수행한 보건의료 정책 중 가장 성공한 것으로 평가받고 있다. 건강보험료 부과기준 하위 20%인 저소득층에 대한 무료 암검진사업을 광범위하게 실시하였다.

〈표 72〉 암 조기검진사업 실적(2002) (단위: 백만 원, 천 건)

구분	의료급어 수급자				건강보험 가입자
	1999	2000	2001	2002(계획)	2002(계획)
예산	570	565	1,029	3,001	7,793
검진건수	262	226	260	292	990

〈표 73〉 국가 무료 암 조기검진사업 내용 개요

구 분		의료급여수급자	건강보험대상자
실시시기		1999년	2002년
대상자 선정방법		각 시군구 보건소에서 사업대상자를 선정하여 대상자에게 개별 통보	국민건강보험공단에서 사업대상자(건강보험료 부과기준 하위 20%)를 선정하여 대상자에게 개별 통보
검진대상 암종류	위	만 40세 이상 남 여	만 40세 이상 남·여
	유방	만 40세 이상 여성	만 40세 이상 여성
	자궁경부	만 30세 이상 여성	※연령제한 없이 건강검진대상자 중 여성희망자(전액 공단 부담)
비용부담방법		건강증진기금 50% 지방비 50%	국민건강보험공단 50% 국가 일반예산 25% 지방비 25%

(12)희귀, 난치성질환자 보호 정책

국민의 정부는 1999년에 한국희귀의약품센터를 설립하여 희귀의약품의 원활한 수급을 도모하게 하였으며 정부가 치료비를 지원하는 희귀질환을 2002년부터 종전 4개 질환(만성신부전증 투석환자, 근육병환자, 생활이 곤란한 혈우병 및 고셔병 환자)에서 6개 질환(베체트병, 크론병 추가)으로 확대하는 등 희귀, 난치성질환으로 고통 받는 환자들과 가족들의 부담을 경감시키기 위해 노력하였다.

<표 74> 의료비 지원 희귀, 난치성 질환별 대상인원 및 지원 수준

대상질환	지원수준		지원대상	
	2001	2002	2001	2002
만성신부전증(투석)	53만 원	57만 원	5,483명	5,483명
혈우병	70만 원	189만 원	310명	310명
고셔병	400만 원	426만 원	22명	33명
근육병	42만 원	48만 원	1,300명	1,300명
베체트	-	26만 원	-	330명
크론	-	60만 원	-	60명

(13)금연대책의 강화

흡연의 폐해와 흡연연령층의 확산을 방지하는 한편, 비흡연자들을 흡연으로부터 차단하고, 특히 청소년의 흡연을 예방하기 위하여 2001년 11월 31일 대통령 지시사항으로 정부차원의 금연종합대책이 마련되어 추진되었는데 그 주요한 내용은 1) 청소년 흡연차단 및 흡연예방, 2)비흡연자의 간접흡연 피해보호, 3)흡연자 금연실천 지원, 4)금연사업추진체계 마련이었다.

(14)수돗물불소화 사업의 강화

국민건강영양조사를 비롯한 각종 조사에서 우리나라 국민이 고통 받는 만성질환의 1위가 충치로 조사되었고, 이에 대한 대응으로 정부는 수돗물에 적정농도(0.8ppm: 0.8㎎/l)의 불소화합물을 투입하여 지역주민에게 음용하게 함으로써 충치를 예방하여 국민구강건강증진에 기여하는 수돗물 불소화사업을 추진하였다.

<표 75> 수돗물불소화 사업의 실시

행정구역	정수장수	인구(명)	비율(%)
총계	37	5,248,814	100.0
충청북도	4	1,011,552	19.3
전라남도	4	116,455	2.2
강원도	1	30,222	0.6
울산광역시	2	706,000	13.5
경상남도	9	1,051,275	20.0
경상북도	5	929,966	17.7
경기도	8	1,244,444	23.7
충청남도	3	126,900	2.4
제주도	1	32,000	0.6

(15)정신보건사업의 기반 구축

국민의 정부는 우리사회에 뿌리 깊게 박혀있는 정신질환에 대한 편견을 해소하고 정신질환자에 대한 인권을 보호하는 한편, 정신보건센터, 사회복귀시설 확충 등을 통해 지역사회 정신보건사업 수행을 위한 전달체계를 마련하고자 노력하였다.

가)정신질환 인식개선 및 인권보호

정신질환에 대한 국민의 인식을 개선하고 관심을 불러일으키기 위해 1999년부터 정신건강의 날(4월 4일) 행사, 정신장애 극복 수기, 작품 공모, 정신장애인 극복 재활대회 개최 등을 지원해왔다. 또한 1997년도 정신보건법 시행과 더불어 법령에 규정된 정신보건시설 입원요건 및 절차를 준수토록 하고 작업치료를 빙자한 강제노역을 금지하는 한편, 특수치료시 법적 절차를 따르도록 하였다. 2002년에는 국가인권위원회법 시행에 맞춰 입원자에게 인권침해사실에 대한 진정권이 있음을 고지토록 하고 진정함을 설치하는 등 정신질환자 인권유린행위 방지를 위해 적극 노력하였다.

나)지역사회 정신보건사업 강화[104]

지역사회 내에서 정신질환자를 조기에 발견하여 상담, 치료, 재활 및 사회복귀를 촉진할 수 있도록 통합적인 정신보건 서비스를 제공하였으며, 이러한 지역사회 중심의 치료 재활체계를 구축하는데 있어서 무엇보다도 중추적 역할을 담당한 기관은 정신보건센터이다. 1998년에는 처음으로 정신보건센터 4개소에 대한 국비지원이 이루어졌으며 1999년 14개소, 2000년 시·도별 1개소씩 16개소로 확대 설치되었다.

정신보건센터의 확대설치와 함께 내실 있는 운영을 위하여 1999년부터 '지역정신보건사업기술지원단'을 설치하여 정신보건센터의 표준모형을 개발하고 정신보건센터의 보건소 정시보긴사업을 기술지원 및 평가하는 한편, 센터종사자, 시·도 공무원 등 관계자에 대한 교육훈련을 실시해왔다. 또한 관대한 음주문화와 불건전한 음주습관으로 인한 사회경제적 손실을 줄이기 위해 2000. 4. 26. 알코올 중독자에 대한 치료 및 재활대책을 수립하여 발표하고 2001년 9개소, 2002년 14개소로 확대하였다.

다)정신질환자 치료·요양여건 개선

국민의 정부는 정신요양시설 운영비를 지속적으로 인상하여 시설 운영을 정상화함과 동시에 2002년에는 간호사 및 생활보조원 2교대 근무제 실시를 위한 2003년도 예산을 확보하여 이들의 근무환경이 개선되도록 하였다. 또한, 1999년, 2000년과 2002년에는 정신요양시설의 시설 및 환경, 조직 및 인력, 인권보호 및 서비스의 질, 지역사회관계 및 재정, 입소자만족도 등에 대한 평가를 실시하고 우수시설에 대해서는 종사자 성과금을 지급하는 등 인센티브를 제공하였다.

(16)신약개발과 보건의료기술발전을 위한 연구개발 강화

21세기 지식기반 산업의 중심인 생명공학, 제약산업 등 국민들의 생활과 밀접한 관련이 있는 산

104) 정신보건사업의 현황과 주요기능은 다음과 같다.

구분	기관수	병상/정원/이용자수	주요 기능
계	1,117	-	
정신보건센터	64	17,434	정신질환자, 가족 및 지역주민 대상 정신질환 예방, 정신질환자 발견, 상담, 진료의뢰, 사후관리 및 인식개선 사업 등 수행 ※ 지자체 지원 32개소 별도
사회복귀시설	86	1,689(입소) 2,234/월(이용)	정신의료기관 또는 정신요양시설 치료, 요양 후 퇴원한 정신질환자 대상 사회복귀훈련 실시
알코올상담센터	14	-	알코올 중독 예방, 상담, 재활서비스 제공 ※ 시범사업(2000~2002), 본사업(2003)
정신의료기관	912	약 48,000	급성 정신질환자 대상 의료서비스 제공
정신요양시설	55	13,790	만성 정신질환자 대상 요양서비스 제공

업에 관한 연구개발을 지원할 수 있도록 보건의료기술연구개발사업, 신약개발지원사업, 의료공학융합기술개발사업, 바이오보건기술사업 등 4개 분야에 연구비를 매년 증액하여 지원함으로써 21세기의 고성장, 고부가가치 산업을 집중육성하려는 의지를 보였다.

〈표 76〉 보건의료기술진흥사업의 분야별 사업 개요

분야	지원사업
보건의료기술연구개발사업 (39,840백만 원)	• 국민건강증진과 보건산업발전을 위한 연구개발사업 • 생명, 의과학, 뇌의약학, 치의학, 식품과학, 화장품, 보건의료정보, 벤처 및 중소기업, 정책연구 분야 등의 연구지원
신약개발연구지원사업 (16,000백만 원)	• 선진수준의 신약개발기술을 확보하여 21세기 성장선도사업으로 육성하기 위한 연구개발사업 • 의약품 및 천연물 신약개발
의료공학융합기술개발사업 (14,000백만 원)	• 의료공학융합기술 선진국 진입으로 국민건강 및 복지증진과 국부창출을 위한 연구개발사업 • 의료복지기술, 보건의료생체계측기술, 신소재생체재료 인공장기기술 지원
바이오보건기술개발사업 (10,600백만 원)	• 바이오보건기술 선진국 진입으로 질병정복 및 보건산업 활성화를 위한 연구개발사업 • 보건의료유전제, 생명, 노화, 생체조직재생기술, 바이오 제품화 연구지원

또한 사업관리조직으로는 보건의료기술진흥사업에 관한 중장기 계획을 수립하고 보건의료기술연구개발과제의 우선순위를 설정하여 연구개발사업 지원자금을 배분하는 역할을 수행하기 위해 장관 소속하에 20인 이내의 보건의료기술정책심의위원회를 설치하도록 되어 있으며 사업의 관리기관으로 한국보건산업진흥원이 지정되어 있다.

가)오송 생명과학단지의 조성

1994년 11월에 확정된 '보건의료기술혁신방안'에는 생명과학 등 보건의료산업을 21세기 국가핵심전략산업으로 육성하기 위한 실천계획의 일환으로 보건의료과학단지 조성사업을 수립하여 추진할 것을 천명하였고, 이에 따라 1997년 건설교통부는 충청북도 오송지역 276만평을 국가산업단지로 지정하여 본격적인 조성에 착수하였다. 오송 생명과학단지의 조성은 산·학·연·관 간의 공동연구체계 도입을 앞당겨 보건의료관련 기술의 집적과 연계화가 촉진되고 기술력의 증진을 가능하게 할 것으로 기대되었다. '생명 속의 생명(life in life)'이라는 주제로 보건복지부와 충청북도가 공동으로 주최하고 오송 국제바이오엑스포 조직위원회가 주관한 '2002 오송 국제바이오엑스포'가 2002년 9,10월에 개최되어 바이오 분야의 지식과 정보교류의 장을 열었다는 평가를 얻었다.

나)한방치료기술 연구개발사업 지원 및 한방지역사업 확대

만성퇴행성 질환과 난치성질환에 대한 한방에서의 접근방법을 통해 효과적인 치료기술 개발의 가능성이 적지 않으므로 국민의 건강증진과 의료비 절감의 측면에서도 한의약을 육성하기 위한 국가적인 지원조치가 필요하였다. 이에 국민의 정부는 2010년까지 고부가가치 한약재제 및 한방치료기술 개발을 통한 세계의약시장 진출기반을 조성하고 한방의료를 통한 국민보건의료서비스를 향상시키는 것을 목적으로 한 '한방치료기술개발 연구사업지원계획'을 수립하였다.

<표 77> 한방치료기술 연구개발 단계별 목표

단계	추진목표
제1단계 : 기초연구단계 (1998~2002)	• 만성퇴행성 및 난치성질환과 관련된 한의학적 이론의 객관화 • 한방치료기술 개발 및 한약제의 효능 검증 • 개별 한약재 또는 복합 한약물의 난치성 질환 관련인자에 대한 기반 연구 및 기술 확보 • 개별한약재 또는 복합 한약물의 독성 및 약리작용 연구
제2단계 : 연구심화단계 (2003~2007)	• 임상관련기관과의 협력을 통한 임상연구 시스템 구축 • 효능이 검증된 한방치료기술 및 한약재제에 대한 임상연구 • 기초연구단계에서 도출된 신물질 한약재제 연구개발
제3단계 : 실용화단계 (2008~2010)	• 만성, 난치성 질환에 대한 한약재제의 제품화 • 산업체와 협동으로 임상연구에서 도출된 한방치료법의 실용화 • 생명과학, 식품, 화장품 등의 관련 상품 개발

또한, 보선복시부에서는 2001년도 45백만 원의 예산으로 중풍예방, 금연침 시술 등의 건강관리 프로그램을 개발하고자 9개 보건소를 선정하여 관계자 교육실시와 금연침 안내용 소책자 5만부를 제작, 배부하는 등 한방지역보건시범사업을 실시하였다.

(17)보건의료부문의 선진화를 위한 규제개혁

국민의 정부 출범 이후 보건복지부는 '21세기 선진복지사회의 구현'이라는 목표를 설정하여 국내 보건의료산업의 경쟁력을 강화하여 '기업하기 좋은 나라' 건설에 이바지하고, 복지·보건·공중위생 등 국민의 모든 생활영역에서 '국민의 편익증진'을 도모하는 등 목표 달성에 최선을 다하였다. 이에 따라 첫째, 경쟁을 제한하거나 국제기준에 맞지 않는 규제를 폐지하고 둘째, 규제 외의 다른 수단으로 규제목적 달성이 가능하거나 준수율이 낮고 실효성을 확보할 수 없는 규제를 폐지하였으며 셋째, 국민의 복지·보건·위생·안전을 위해 강화가 필요한 규제는 더욱 강화하였다.

<표 78> 보건복지부 실·국별 규제정비 현황

소관실·국	총 규제수	폐지대상	개선대상	존치대상
총계	1,796	1,092 (60.9%)	236 (13.1%)	468 (26%)
기초생활보장심의관실	140	97	12	31
가정보건복지심의관실	244	170	28	46
장애인보건복지심의관실	39	19	4	16
보건정책국	653	321	103	229
보건증진국	266	136	36	94
연금보험국	346	245	50	51
한방정책관실	35	31	3	1
기획관리실	73	73	-	-

가)보건의료기본법 제정

국민의 정부에서는 2001년 1월 12일 법률 제6150호로서 보건의료기본법을 제정함으로써 국민중심, 소비자중심으로의 패러다임 변화와 각종 보건의료시책의 종합적인 조정역할을 구현할 수 있는 법적 기반을 마련하였다. 보건의료기본법은 7장 57조로 구성된 법률로서, 보건의료에 관한 국가와 지방자치단체의 책임, 국민의 권리와 의무, 보건의료발전계획의 수립·시행, 보건의료자원의 관리, 보건의료 제공과 이용, 보건의료의 육성·발전, 보건의료통계·정보관리 등의 내용을 담고 있다.

나)공공의료에관한법률 제정

공공의료에관한법률은 국가 및 지방자치단체로 하여금 국민의 기본적인 보건의료수요를 '형평성 있게' 충족시킬 수 있도록 공공보건의료기관을 설치·운영하도록 하고 있으며(제3조), 이를 위해 국·공유재산의 무상대부·사용·수익을 발생하게 할 수 있도록 하며(제11조), 취약계층에 우선적으로 보건의료서비스를 제공하도록 하고 있으며(제5조), 공공보건의료기관 종사자에 대해서는 교육훈련 비용에 대한 재정지원이 가능하도록(제13조) 하였다.

다)장기이식제도 도입

국민의 정부는 장기이식이 법적으로 뒷받침되지 않는 상황에서 장기이식수술과 장기의 불법매매 등 법적 문제 및 뇌사인정의 윤리적 문제 등 장기이식을 둘러싼 문제점들을 보완하기 위해 1999년 2월 장기등이식에관한법률을 제정하였고, 2000년 2월부터 시행하였다. 이를 통해, 장기이식관리체계를 구축하고, 장기매매 등 비윤리적인 행위를 근절할 수 있는 제도적 장치를 마련하였다.

라)의료광고제도의 개선

국민의 정부에서는 의료법을 개정하여 현재 금지된 의료기관 정보 중 객관적으로 확인 가능한 정보를 구분하여 광고를 허용하고 광고매체 제한을 완화하였다. 이를 위해 의료인의 경력사항에 대한 광고를 허용하고, 의료광고 범위를 확대하되 시행규칙 개정을 마련하여 전문분야 경력, 의료기관 평가결과, 개방형 병원 운영에 관한 사항 등으로 범위를 확대하였다.

(18)대통령 직속 특별위원회 구성, 운영

2000년 의·약·정 합의 과정에서 제기된 보건의료 현안문제에 대한 해결방안 도출과 의약분업 실시 등 환경변화에 부응하기 위해 의료제도발전특별위원회 및 약사제도개선및보건산업발전특별위원회를 구성하고 운영하였다. 이러한 특별위원회의 설치는 '의료제도발전특별위원회 및 약사제도개선및보건산업발전특별위원회에 관한 규정'에 설치근거를 두고 있다.

〈표 79〉 의료제도발전특별위원회와 약사제도개선및보건산업발전특별위원회 전문위원회

의료제도발전특별위원회		약사제도개선및보건산업발전특별위원회	
전문위원회	기능	전문위원회	기능
의료정책 의료인력 건강보험 공공의료	• 의료기관의 기능 정립을 위한 의료 제공 및 이용체계의 개선 • 의료인력의 적정한 공급을 위한 제도 개선 • 의학, 치의학 교육수준의 향상 및 수련제도의 개선 등 의료인력의 양성을 위한 제도 개선 • 건강보험수가의 적정화 및 보험재정의 안정화 등 국민건강보험제도의 개선 • 공공보건의료 발전 및 기능 정립 • 의료분쟁의 조정 등을 위한 의료관계법령의 정비 • 그밖에 의료제도의 개선과 의료기관의 육성·지원과 관련하여 대통령이 자문을 구하는 사항	약사제도 보건산업	• 약국 운영의 건실화 및 약제서비스의 향상을 위한 제도 개선 및 지원 • 약학교육의 내실화 및 약사인력의 양성을 위한 제도 개선 • 첨단의료기기의 개발, 신약의 연구, 개발 등 보건의료기술의 연구개발 지원 • 보건의료에 관한 생명과학기술의 개발 및 보건산업의 육성 • 의약품·의약외품·식품·화장품·의료용구 등의 생산·유통·판매 제도의 개선 • 의약품 건강보험수가의 적정화 및 보건산업의 발전과 관련하여 대통령이 자문을 구하는 사항

4)참여정부(2003~2008)의 보건의료개혁

노무현정부 들어 우리 경제와 사회가 활력을 잃고 위기에 봉착했다는 근거가 분명치 않은 비난이 있어 왔지만, 이에 대하여는 의견이 엇갈리고 있다(참여정부 국정리포터, 2007.7). 보건의료부문과 관련해서는 몇 가지 괄목할 만한 업적에도 불구하고, 앞선 여타 정부에 비해 업적을 덜 남긴 것이 사실이다. 참여정부가 내세웠던 근거불명의 '공공보건의료 30% 달성'과 같은 지나치게 의욕적이었던 목표설정과 불분명한 정책수단 때문에 출발단계에서부터 신뢰를 상실하고 말았던 것이다.

(1)건강공동체의 구현을 목표로

참여정부는 모든 국민이 계층이나 경제적 능력에 구애받음 없이 적정 수준의 보건의료 서비스를 보장받고 건강한 삶을 영위할 수 있도록 함으로써, 모든 국민의 건강권이 보장되는 「건강공동체」의 구현을 목표로 보건의료정책을 추진하였다. 이러한 목표를 달성하기 위하여 공공보건의료체계를 확충하였으며, 이를 기반으로 건강증진과 질병예방 중심의 포괄적 서비스 체계인 생애주기별 건강관리체계를 구축하기 위해 노력해 왔다. 또한 건강보험 보장성을 확대하여 국민의 의료서비스 접근성을 높였다. 보건의료분야 규제 개혁과 보건의료 R&D 투자 등을 통해 미래성장 동력산업인 보건의료산업 육성정책을 본격 추진하기 시작하였다. 이와 함께 국민 식생활 안전과 보건의료서비스의 기본 요소인 의약품의 안전을 보장하기 위해 노력하였다.

(2)건강투자전략의 수립

참여정부는 국민의 건강수준이 사회투자의 핵심인 인적 자본의 기본요소이기 때문에 국가 경제성장을 위해서는 국민건강 확보가 필수적이라는 '건강투자전략'을 수립하였다.[105] 그 결과, 보건의료 관련 국가재정, 의료급여 등을 포함하는 GDP 대비 공공의료비 비중이 꾸준히 증가하여 문민정부와 비교해 볼 때 2배 가까이 확대되었다. 암환자 진료비 지원은 2004년 49%에서 2006년 71%까지 늘었고, 백혈병환자의 진료비 부담은 1/3로 줄었다. 한편 건강보험의 질병치료로 인한 경제적 부담을 낮추기 위하여 의료비 중 공공재원의 비율을 1987년 28.5%에서 2006년 46.3%까지 늘렸다.

<그림 3> 참여정부의 전체 의료비 중 공공재원 비율

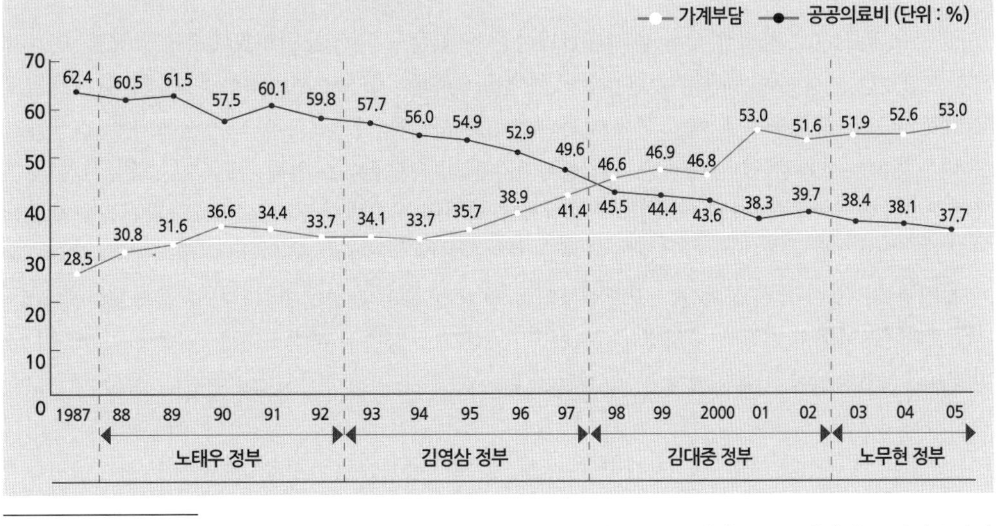

105) 인적자본개념에서 출발한 건강투자전략은 출발 당시 매우 참신했고 공공보건의료 30% 달성에 큰 기대를 갖게 했다. 그러나 대통령 공약이라는 지고의 가치부여에도 불구, 현실의 벽이 너무 높아 좌절된 것은 안타까운 일이다. 노 대통령이 이루지 못한 꿈을 과연 어느 대통령이, 언제쯤 이룰 수 있을 것인지 우리 모두의 관심사가 아닐 수 없다.

(3)건강투자의 확대와 공공의료기능 강화

치료 중심의 사후 서비스에서 벗어나 건강증진 및 질병관리 중심의 사전적 서비스를 강화함으로써 적은 비용으로 국민의 건강수준을 높이는 것이 건강투자이다. 하지만 민간 중심, 치료 중심인 우리나라 보건의료체계에서는 이러한 질병예방·건강증진, 급·만성 질병관리, 방문보건 등과 같은 서비스를 제공하기 어렵다. 따라서 건강증진 및 질병관리 서비스와 공공 성격의 보건의료서비스 제공 기능을 확대하고 보건의료체계의 효율성을 높이기 위해 참여정부는 참여정부 출범 이전 10% 수준에 지나지 않은 공공의료의 비중을 2008년까지 30% 수준까지 확충하고자 하였고,[106] 이는 참여정부의 핵심공약 중 하나였다. 이러한 공약은 이후 관계부처 합동팀에서 마련한 실무안을 기초로 관계장관 간담회와 공청회 등의 논의를 거쳐 범정부 「공공보건의료 확충 종합대책(이하 확충대책)」으로 최종 확정되었다(2005년 12월). 이 확충대책의 차질 없는 집행을 위해서 '국가중기재정계획'에 5년간 총 4조 3천억 원의 재정투자계획을 반영하였다. 확충대책에는 1) 공공보건의료체계 개편 및 효율화, 2) 저출산·고령사회 대비 공공보건의료 역할 및 투자 확대, 3) 예방 중심의 질병관리체계 확립, 4) 필수보건의료 안전망 확충의 4가지 영역별로 세부적인 정책과제를 제시하였다.

<표 80> 공공보건의료 확충 종합대책의 주요 내용

공공보건의료 확충 종합대책(2005.12)
① 2009년까지 공공보건의료 확충을 위해 4조 3천억 원 투입 예정 ② 공공보건의료 체계 개편 : 국가중앙의료원, 국립대병원의 공공성 강화, 지역거점병원 육성, 보건소 기능 개편 및 현대화 ③ 저출산·고령사회 대비 공공부문 역할 및 투자 확대 : 병상자원 및 인력 수급 적정화, 노인요양보호 기반 확충, 어린이병원 설립, 양한방 협조 기반 ④ 예방 중심의 국가질병관리체계 구축 : 평생건강관리체계 구축, 지역단위 암 관리체계 구축, 정신보건체계 확충 ⑤ 필수 보건의료의 국가적 공급시스템 완비 : 전염병 대응체계 강화, 응급의료체계 선진화, 혈액 안전관리, 재활서비스 공급기반 확충 ⑥ 특수기능병원 역할 확대 : 군병원, 경찰병원, 보훈병원, 산재의료관리원 및 산재병원 ⑦ 공공보건의료 운영의 효율화 : 공공보건의료정책 조정체계 강화, 공공보건의료기관 기술지원 및 연계체계 구축, 평가 및 관리 강화, 공공보건의료기관 정보화

(4)생애주기별 건강관리 강화

참여정부에서는 과거 질병 발생 후 사후관리에 초점을 둔 소극적 보건의료체계에서 질병 발생 전 건강위험요인을 사전에 차단하고 건강관리 능력을 높이는 적극적 생애주기별 평생건강관리체계로 방향 전환을 시도하였다. 이와 함께 저출산·고령화 사회를 배경으로 임신 전후에 대한 건강관리를 대폭 강화하고자 하였다. 생애주기별 평생건강관리체계 구축을 위해서 2002년 만들어진 국민건강증진종합계획(Health Plan 2010)에 대한 중간평가에 근거하여 2005년 「새국민건강증진종합계획」을 수립하고 건강수명 72세라는 목표를 제시하였다. 이 계획에 근거하여 참여정부에서는 과거 질병관리프로그램 중심이던 건강증진사업을 지역 중심의 건강생활실천사업(금연, 운동, 영양, 절주 등)으로 사업 방향을 전환하였다. 2003년 100개 보건소에서 시작하여 2006년 전국 보건소로 건강생활실천사업이 확대되었다. 사업지원을 위하여 시·도건강증진사업지원단을 설치하였으며,

106) 참여정부의 보건의료정책은 공공보건의료의 비중을 30%로 하겠다는 이 한 구절로 요약이 가능하다. 국정을 책임진 집권여당이 집권 초부터 이 공약을 맨 위에 내걸었는데, 목표가 너무도 선명한데 이를 달성할 실탄을 계산해본 자는 곧 그 어마어마한 규모에 압도당할 수밖에 없다. 결국, 이것이 족쇄가 되어 참여정부의 보건의료개혁은 더 나아가기가 어려워졌고, 종국적으로 목표 달성에 실패하게 된다. 마치 장수끼리 승부를 겨루는 삼국지의 전투마냥 대장이 무너짐으로써 패전으로 이어지는 식이다.

2005년부터 시·도 및 보건소 건강증진전담인력에 대한 대대적인 교육을 시행하였다.

(5)2004년도 담뱃값 500백 원 인상

참여정부 이전 매우 미미했던 건강증진사업은 2004년 담뱃값 인상으로 조성된 국민건강증진기금 확대로 그 규모가 커졌다. 2004년 80억 원에 불과했던 금연사업예산은 2006년 315억 원으로 크게 늘어났다. 그에 따라 시·도 및 보건소의 건강증진사업 수행 역량과 여건이 크게 개선되었다. 하지만 이러한 양적 팽창에도 사업체계, 사업의 질적 수준 및 사업성과는 여전히 미흡한 수준이었다. 생애 주기별 건강관리체계를 내세웠지만 사업 프로그램이 포괄적이지 못하고 분절적으로 수행되었으며, 민간의료기관 및 지역사회자원과 등 외부와 연계가 부족하였으며, 성과관리체계가 마련되지 않은 채 사업이 진행되어 설득력 있는 성과를 제시하지 못하였다는 비판을 받는 결과를 초래하였다.

(6)질병관리본부의 탄생 : 전염병 예방관리 체계 구축

참여정부에서는 새롭게 출현한 건강 위협인 전염병에 효과적으로 대응하기 위하여 2004년 1월 국립보건원을 질병관리본부로 확대·개편하였다. 그에 따라 국립보건원 당시 175명에 불과하던 인원을 500여 명 수준으로 확대하였다. 또한 질병 관련 시험·연구기능을 전문화하기 위하여 국립보건원은 질병관리본부 산하 국립보건연구원 체제로 확대·개편하고 인력을 증원하였다. 이와 함께 국립검역소를 질병관리본부로 이관함으로써 검역과 방역 기능을 일원화하였다. 질병관리본부의 출범은 참여정부에서 국가 전염병 관리를 위한 기본적 인프라를 갖추었음을 의미한다. 또한 국가 필수예방접종 보장범위 확대 시범사업(2005년), 보건소 예방접종 보장 범위 확대 시범사업(2006년) 등을 시행함으로써, 필수 예방접종 보장범위 확대를 위해 노력하였다. 하지만 참여정부의 공약이던 무료 국가필수예방접종사업은 시행되지 못하였다.

(7)건강보험 내실화

참여정부에서는 의약분업 이후 불거진 건강보험 재정 위기를 재정건전화 정책을 통하여 2004년에 이르러 완전히 해소하였다. 그리고 이를 기반으로 건강보험의 보장성을 강화하여 국민의 의료서비스에 대한 접근성을 크게 향상시키고자 하였다.

<그림 4> 참여정부의 건강보험 보장률과 환자 본인 부담 총액의 변화

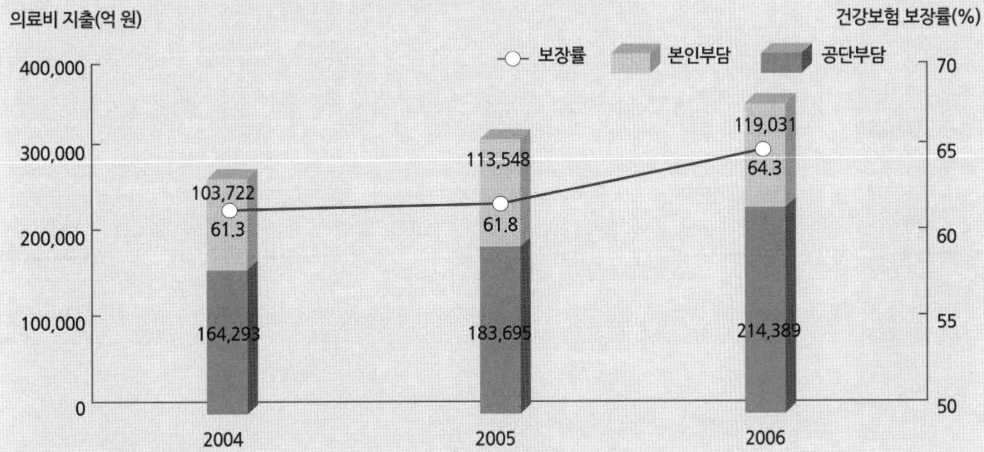

자료: 각 연도 본인부담 실태조사 결과와 각 연도 급여비 지출 자료로 재구성

우리나라 건강보험은 선진국에 비하여 보장률이 낮아 '진료비 할인제도'라는 비판을 받아 왔기 때문이다. 건강보험의 보장성을 높이기 위하여 본인부담 상한제 도입(2004), 암 등 중증질환자 본인부담 경감(2005), 6세 미만 입원 아동의 본인 부담금 면제(2006), 입원환자 식대 급여(2006)와 같은 일련의 급여확대 조치를 취하였다. 또한 참여정부에서는 OECD 국가들에서 비하여 약 2배 수준에 이르는 우리나라의 약제비 비중을 낮춤으로써, 국민에게 효과가 좋은 약을 저렴한 가격에 공급하기 위한 「건강보험 약제비 적정화 방안(2006)」을 마련하였다. 이는 보험의약품 등재체계를 선별등재방식(positive list system)으로 전환하는 정책 등을 통하여 건강보험 총 진료비 중 약제비 비중을 크게 낮추고자 한 것이다.

(8)정신건강관리 강화

참여정부는 일단 발병하게 되면 평생토록 호전과 악화를 반복하는 특성을 가진 정신질환에 대해 환자와 가족들의 고통과 부담을 경감하기 위하여 의료안전망을 강화함과 아울러 지역사회에서 체계적인 재활훈련을 통하여 사회복귀가 가능하도록 지역사회 정신건강관리 인프라를 대폭적으로 확충하였다. 뿐만 아니라 제공자 중심의 정신보건서비스를 개선하고, 인권을 보호하기 위하여 정신보건법을 재정비하며, 폐쇄적으로 운영해오던 정신보건기관들의 문을 열기 위하여 평가제도를 도입하는 등 개방화를 도모하고, 시민단체와 연대하는 등 환자와 가족들의 권익보호를 위하여 적극적으로 노력하였다.[107]

(9)보건의료 인프라의 개선

의료 인력의 공급은 꾸준히 늘어나 의료인력 1인당 인구수가 146명 수준으로 하락했다. GDP 대비 국민의료비 지출비용이 지속적으로 상승 중이며, 이는 의료보장과 의료산업이 확대되고 있는 증거로 볼 수 있겠다. 이 경향은 국민의 정부 이래 지속되고 있는 추세이기도 하다. 출생시 기대여명은 증가추세이고, 영아사망률은 지속적으로 하락 중이다. 성인남성 흡연율은 67.6%, 2004년에는 44.1%로 감소하고 있다. 성인여자에서도 동일한 추세이다.

<표 81> 의료인력 수, 국민의료비, 기대여명, 흡연율 및 영아사망률의 개략적 추이

구분	노태우 정부		문민정부				국민정부					참여정부	
	1991	1992	1993	1995	1997	1998	1999	2000	2001	2002	2003	2004	2005
의료인력 1인당 인구수	293	276	260	242	219	210	194	191	178	165	159	148	144
GDP대비 국민의료비	4.3	4.5	4.5	4.4	4.2	4.4	4.7	4.8	5.4	5.3	5.5	5.6	5.7
출생시 기대여명									76.5	77.0	77.4	78.0	78.6
영아사망률	10				7.7			6.2		5.3			
흡연율 남성	75.3							67.6	60.5			57.8	44.1
흡연율 여성	7.7							3.0	6.0			4.0	2.8

자료 : 참여정부 국정리포터, 2007. pp.216-221

107) 참여정부는 문민정부나 국민의 정부에 비하면 보건의료개혁에서 많은 일을 하지 못했다. 공공의료 30%의 높은 현실의 벽은 새로운 다른 의료개혁 시도 그 자체를 방해했을 만큼 파급효과가 컸던 것은 아니었을까?

(10)암환자 건강보험급여율

많은 치료비가 소요되는 암환자에 대한 건강보험 급여율을 2004년의 49.6%를 2005년에 66.1%까지 인상한 것은 암환자 가정의 경제적 부담을 크게 완화시킨 조치인데, 우리 사회의 양극화 문제를 해결하기 위한 노력의 일단으로 간주할 수 있으며, 우리나라 건강보장제도와 암질환 진료의 위상을 국제적으로 높인 쾌거로 참여정부의 업적임에 틀림없다.

〈표 82〉 암환자 건강보험급여율

구 분	2004	2005
비 율(%)	49.6	66.1

자료 : 상동, p.217

7. 지역보건의 미래설계(2012~)

그동안 경제성장에 버금갈만한 지역보건의 향상이 있었지만, 아직도 문제점은 산적해 있다. 우리가 당면한 과제들은 하루아침에 생긴 것이 아니고 어제의 우리 역사와 연결되어 있다. 마찬가지로 지역보건의 내일도 하루아침에 갑자기 형성되기보다 우리가 부딪치고 있는 현재의 지역보건과 맞닿아 있을 것이다. 따라서 지금의 상황이 그대로 전승되기보다는 지금 우리가 열망하는 염원을 담아 가면서 변화나 개혁이 가미된 형태로 전개되어 나갈 것이다.

우리는 의료체계 변동의 큰 틀은 의료인의 직업적 이익에 반대되지 않는 방향으로 진행되어 왔음을 역사에서 배워 왔다. 그러나 아주 다행스럽게도 우리의 지역보건역사는 지역보건의료가 가끔씩 의료인의 이익에 반대되는 방향으로 전개되어 오기도 했음을 증언해주고 있다. 이에는 농어촌주민들의 보건의료생활에 농특법보다 큰 영향을 끼친 보건입법을 찾아보기 어렵다는 점에서 농특법에 의한 보건진료소의 설립과 공중보건의나 진료원 제도의 도입을 예시할 수 있다. 이러한 입법대안을 도출해내기 위한 설득과 양보로 점철된 사회적 합의과정이 매우 중요함을 알 수 있다.

우리나라와 같이 민간의료부문의 우월적 지배체제하에서는 개혁적 조치가 뿌리 내리기 힘든 것이 사실이다. 우월적 지위의 강력한 민간의료부문에 맞설 수 있는 사회적 조직으로는 노동조합과 소비자(시민)단체와 특정 목적의 위원회 조직 및 보험자 또는 각급 수준의 정부를 들 수 있다. 일반적으로 영향력의 파급은 조직화된 이익집단에서 흩어져 있는 일반대중 쪽으로 흐르지, 그 반대로 일반대중이 이익집단에 영향력을 행사하기는 어려운 법이다. 그러므로 지역보건의료의 개혁을 전적으로 의료공급자의 손에 맡기기보다 '보건의료를 아는 소비자들'과 의료공급자간에 세력의 균형을 맞추어 주는 것이 필요하다. 물론 이러한 과정에서 보험자가 소비자(피보험자)보호기능을 수행할 수도 있을 것이고, 정부는 공정한 게임의 틀을 만들어야 할 것이다.

보건복지부는 보건소의 새 이름을 짓기 위해 다음 달 복지부 홈페이지(http://www.mw.go.kr/) 등을 통해 대국민 공모를 할 것이라고 9일 밝혔다. 새 명칭이 확정되면 과거의 보건소법이 규정한 보건소는 56년 만에 역사 속으로 사라지는 셈이다. 명칭 뿐 아니라 기능도 크게 바뀔 것으로 알려져 있다. 이러한 큰 변화에 대비한 지역보건 공청회 개최나 전문가 여론 수렴과정이 충분했는지 궁금하다. 자칫 잘못하면 지역보건법의 좋은 의도들이 훼손되지나 않을까 해서 그런다. 개혁작업은 역사의 교훈을 반추하면서 미래를 향해서 오늘을 가다듬는 작업이어야 할 것이다.

[참고문헌]

강만길, 한국현대사, 창작과 비평사, 1984. 재판, p.220
거제지역사회 개발보건원, 거제 지역사회 개발보건원과 지역사회의학, 1973
경제기획원 조사통계국, 사망원인통계연보, 1986-1990
고미숙, 동의보감: 몸과 우주 그리고 삶의 비전을 찾아서, 그린비, 2011
국무총리 행정조정실, 시·도립병원 및 공공의료제도의 개선방향, 1981
국민건강보험공단, 평생건강을 향한 아름다운 여정, 국민건강보험공단 10년사, 2000.7-2010, 2011.5
국민건강보험공단, 국민건강보험 30년사:과거의 성찰과 미래의 도전, 2007.9
국민의 정부, 보건의료개혁백서, 국가기록원. 2003.2.28
국정홍보처, 참여정부 국정운영백서, 2008
국정홍보처, 참여정부 5년의 기록, 다큐멘터리 5부작, 2009
김문식, AIDS 등 신종전염병국가관리체계, 한국보건의료문제-진단과 처방(대한예방의학회 편), 한국의학원, 1999. pp.51-103
김용익, 참여정부의 보건의료 개혁 방향, 건양대학교 보건대학원 개원 기념 세미나 자료집, 2003.5
김지하, 민족의 노래, 금관의 예수, 민중의 노래, 동광출판사,1984
김진순, 오영애, 유호신, 윤치근, 윤석우, 2000년을 향한 1차 보건의료의 기본계획수립연구, 한국인구보건연구원,1986
김창보, 우리나라 '의료법인'의 변천사와 정책적 의의, 2009
대한민국정부, 제1차 경제개발5개년계획, 1962-1966
대한민국정부, 제2차 경제개발5개년계획, 1967-1971
대한민국정부, 제3차 경제개발5개년계획, 1972-1976
대한민국정부, 제4차 경제개발5개년계획, 1977-1981
대한민국정부, 제5차 경제개발5개년계획, 1982-1991
대한민국정부, 제6차 경제개발5개년계획, 1992-1996
대한병원협회, 응급의료관계법령집, 1995.1
대한보건협회, 서울대학교보건대학원, 우리나라보건정책의 전개방향, 제16회 보건학세미나, 1980.11.21
동아연감, 한국의료복지 100년(특집), 1982, 동아출판사
대통령자문 정책기획위원회, 미래를 향한 도전: 참여정부의 국정리포트, 아렌트.2007.7.16
대통령직 인수위원회, 국민의 정부 100대 과제,1998
문옥륜, 도시보건소와 진료기능(제8장), 한국사회와 의료보장정책-과제와 전망, 명경, 1994. pp.279-315
문옥륜, 보건소기능의 활성화 방안(제9장), 한국사회와 의료보장정책-과제와 전망, 명경, 1994. pp.316-359
문옥륜, 이홍근, 구연철, 이광로, 박정식, 공업단지 및 의료취약지구 병원건립에 관한 타당성 조사연구, 한국보건개발연구원, 1979.10
문옥륜, 지역보건의 도전과 미래, 2011 가을 대한예방의학회 조찬세미나 연제집, 청주 라마다호텔, 2011.10.28
문희갑, 보리밥과 나라경제, 동아출판사, 1987. P.29
백경희, 현행법상 의료법인의 비영리성과 문제점, 의료법학, 8권2호. 2007. pp.291-328
백낙환 외 12인(백병원 70년사 편찬위원회), 백병원 70년사 1, 2002. pp.64-65
박형종, 우리나라 농촌지역의 영아사망에 관한 연구,1962
법제처, 국민의료법(1951. 9. 25.), 의료법 개정안, 개정이유
법제처, 민법
보건복지부, 의료급여 30년사 편찬위원회, 한국의료급여 30년사, 1977-2007, 2008
보건사회부 사회개발보건반, 제3차 경제개발5개년계획(보건부문:1972-76), 1969. p.245
보건 및 사회보장실무계획반, 제4차 경제개발5개년계획, 보건 및 사회보장부문계획, 1977-1081, 1976
보건사회부 사회보장심의위원회, 사회개발(제1집:기본구상),1968
보건사회부, 전국결핵실태조사결과(1차, 2차, 3차, 4차, 5차, 6차), 1965, 1970, 1975, 1980, 1985, 1990
보건사회부, "지역별 의료기관개설허가 제한 등에 관한 규칙", 1985.1
새정치국민회의 정책위원회, 보건의료선진화 정책보고서, 1999
서울대학교 보건대학원 정책위원회, 보건의료선진화정책보고서, 국민보건연구소, 보건행정, 행정개혁조사위원회 위탁 조사연구보고서 1966.10.15. pp.25-31
서울대학교보건대학원, 50년사(1959-2009), 2009
서울대학교 보건대학원사 1959-1995, 1996. pp.256-262
서울대학교 보건대학원, 춘성군 지역사회보건사업, 1978
서울보건연구회, 한국 국민보건보장을 지향하는 10개년 개발 기본구상-(제1편 보건의료의 세계적인 추세), 1980.5
서울특별시의사회, 의사회 80년사:1915-1995, 1996
서정미, 보건소 개론, 재단법인 일본공중위생협회,1981
송광성, 미군점령4년사, 우리나라의 자주·민주·통일과 미국, 한울총서85, 1993
송건용, 지역보건의료계획의 경과와 평가, 지방자치단체의 건강증진사업, 1995.9

송건용 등, 전국 보건의료망편성을 위한 조사연구보고서, 한국인구보건연구원, 1987
신동원, 250년 한국보건의 역사와 서울대 보건대학원 50년, 2009
신오성·이우천, 한국전쟁이 보건의료에 끼친 영향에 관한 연구, 한국보건사학회지, 1992. p.90
양재모, 보건의료정책발전수준과 향후과제, 대한의학협회 세미나, 한국의료수준평가, 1982.7.22-24, 뉴설악호텔, pp.5-48
이경식, 인생의 타이어를 갈아 끼우고, 보건간호사회 출판부, 2008.10
이상영, 천재영, 지역보건의료정책의 현황과 개선방안, 한국보건사회연구원, 연구보고서 2010-01
이상이, 김창보, 박형근, 윤태호, 정백근, 김철웅,「의료민영화 논쟁과 한국의료의 미래」, 도서출판 밈, 2008
이성우, 시범사업의 종합평가, 지역사회보건사업현황, 한국보건개발연구원사업중심, 1980
이종학, 보건소행정과 활동, 국립중앙보건소 발행, 1959. p.4
이진석, 참여정부의 의료정책 평가와 시민사회의 대응 전략, 제47회 참여사회포럼 자료집, 국가인권위원회 배움터, 2005.7
전종희, 질병-문화와 환경의 변수, 한국의료복지 100년, 동아연감, 1981
전종희, 한국현대의학 의료문화연표,1875-1993, 인제대장학재단, 1994
조선일보 사설, '70년대'의 경제과제-60년대의 후유증부터 씻고 넘어가자. 1970.1.6
조의설, 최신세계사년표, 동아출판사. 1961.4
최제창, 한미의학사-의사의 길 60년을 돌아보며, 영림카디널, 1996. p. 290
한국개발원, 2000년을 향한 국가장기발전구상,-총괄보고서-, 1987. pp.12-13
한국사회개발협회, 사회개발- '90년대를 향한 기본구상, 1980
한국제약협회, 정책건의록, 제약 50년사 별책부록,1945-1995, 1996. pp.25-29
설대위, 꺼지지 않는 사랑의 불씨, 예수병원 100년사, 예수병원, (오용, 김민철 옮김), 1998
한규호, 김공현, 박인화 ,박윤형, 최정수, 고성희, 박연우, 도시1차보건의료연구, 도시1차보건의료시범사업중간보고, 한국인구보건연구원,1985
한국보건개발연구원, 마을건강사업, 분기별 평가조사 1차조사중 진료실적 보고, 1978
한국인구보건연구원, 전국 보건의료망편성을 위한 조사연구보고서, 1984
한국개발연구원, 보건의료시범사업-마을건강사업을 중심으로-,1978
한국보건사회연구원, 한국보건사회연구원40년사, 2011
한국보건사회연구원, 제7차 경제사회개발 5개년계획, 보건의료부문계획:1992-1996, (1차 시안:1991.2)
한우근, 한국의 역사, 을유문화사, 1970

In Ho Chu, Public Health Reports in Korea(for the UN health staff), 1951
United Nations, Social Development Planning Report, 1959
James P. Grant, A New Way of Measuring Progress in Living Standards, World Health Forum 1981. Vol.2, No.3, p.375

지역보건 60년의 기초를 닦은 보건의료 시범사업

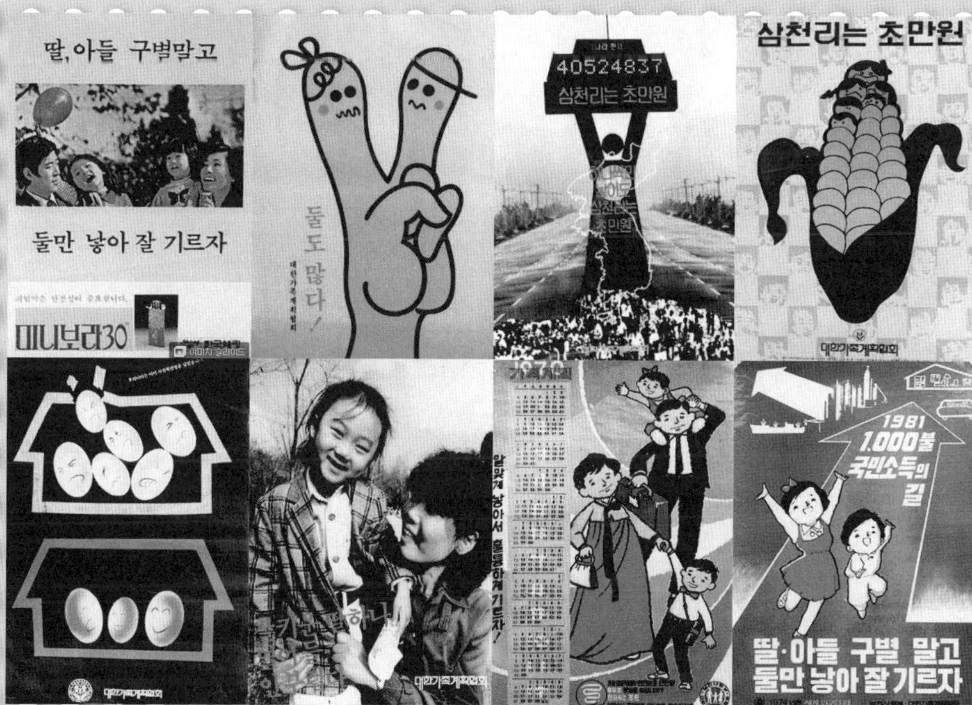
딸, 아들 구별말고
둘만 낳아 잘 기르자
미니보라30
둘도 많다!
40524837
삼천리는 초만원
삼천리는 초만원
대한가족계획협회
1981
1,000불
국민소득의
길
딸·아들 구별 말고
둘만 낳아 잘 기르자

연세대학교 고양·강화·거제·연희 지역보건사업

손 명 세 (연세대학교 의과대학 예방의학교실)

1. 서론

연세대학교 의과대학 예방의학교실이 1960년대에 국민의료와 가족계획 연구를 중심으로 교실을 토대를 구축하였다면, 1970년대에의 교실은 양적·질적인 면에서 비약적인 발전을 거듭한 시기라고 할 수 있다. 이 시기의 핵심적 사업은 '지역사회의학'이었다. 1960년대에 고양지역에서 보건소 시범사업과 가족계획 사업이 진행되었으며, 1970년대 초에는 거제와 연희지역에서 각각 농촌과 도시지역을 대상으로 한 지역사회의학의 경험을 습득하였다. 1974년부터는 강화지역을 대상으로 지역사회의학사업을 본격적으로 전개하였다. 1975년에는 강화지역사회의학사업의 실질적인 구심점 역할을 하였던 '강화지역사회보건원'이 설립되어 의과대학과 간호대학 학생들의 지역사회의학 실습장 구실을 하였다. 그 이후 전 교실원들의 역량이 집결하여 한국의 논총실정에 적합한 의료전달체계 수립에 힘쓴 결과, 1981년에는 지역사회 병원인 '강화병원'의 설립을 이룰 수 있었다. 1960년대부터 1990년대까지 고양, 거제, 연희, 강화에서 이루어진 연세대학교 의과대학 예방의학교실의 지역보건사업은 교실의 역량이 투입된 대표적인 연구·실천사업으로, 이 사업을 통해 교실이 많은 발전을 경험하였을 뿐 만 아니라 지역보건사업의 성장을 주도해 나갔다고 볼 수 있다.

2. 본론

1)고양 지역보건사업

(1)시범사업 배경

연세대학교 의과대학 예방의학교실에서 수행한 지역보건사업의 시초는 고양에서 시작되었다.[1] 1956년 2월 15일 양재모 교수는 김명선 학장에게 서울근교 농촌에 대학부속시범보건소 설치를 건의하였다. 이 건의를 수용하여 1957년 학교에서는 김명호를 고양군시범보건소소장으로 임명하고 보건소를 개관하였다.[2] 또한 1961년 10월에 미국인구협회(Population Council)에서 온 Dr. Balfour가 양재모에게 가족계획사업을 농촌지역에서 시범사업으로 진행한다면 이를 재정적으로 지원해 주겠다는 제의를 해왔다. 양재모가 1957년부터 1971년까지 주임교수를 역임하면서,[3] 교실의 사업을 이끌었다.

(2)시범사업 목적

그 당시의 의학교육은 임상 위주로 이루어지고 있었는데, 의과대학생의 수련이 병원에만 국한되는 것보다 지역사회 실습을 통해 견문을 넓히는 것이 필요하다는 판단이었다. 또한 지역사회 현장에서 학생들을 직접 실습시키면서 논문을 쓰게 하는 등의 지도를 통해 지역사회의학 교육의 시초를 열었다. 게다가 마침 그 시점에 가족계획 시범사업이 추진되고 있었는데 고양지역을 선택하게 된 하나의 이유가 교실 구성원이 현지에 파견되어 있었다는 점이었다.

그 당시 전임강사였던 김명호가 예방의학을 꽃피우기 위해 고양군보건소에서 보건소장으로서 야심적으로 열심히 일하고 있었는데 이와 같은 현지지도자가 있다는 이유가 가장 중요하였다.[4] 현지지도는 김명호가 맡았으며, 양재모 교수와 방숙 교수가 프로젝트의 주축이 되어 전염병관리, 가족계획 등의 연구를 시행하였다.

(3)사업추진 약사

광복 이후 우리나라가 걸어온 사회경제적 변화에 따른 보건사업의 역사는 (1) 과도기(광복 이후~1961년), (2) 과도기(1962~1976년), (3) 정착기(1977~1989), (4) 전국민의료보험기(1990~)로 구분할 수 있다.[5] 이 중에서 고양지역의 지역보건사업은 광복 이후에 보건조직이 형성되고 보건망이 구축되는 시점이라고 볼 수 있으며, 연세대학교 의과대학 예방의학교실이 이 역할을 선도했다. 주로 1962년부터 1968년까지 시범사업이 진행되었으며, 현지에서 지역사회사업을 이끌던 김명호 소장이 학교로 돌아오면서 정부의 사업으로 기증하게 되었다.

(4)주요 사업 내용

가)고양군 시범보건소 개소

대구의학전문학교를 졸업한 김명호가 1956년 미네소타대학교 보건대학원에서 보건학 석사과정을 마치고 1957년에 전임강사 발령을 받았고, 동시에 우리나라 최초의 시범보건소인 경기도 고양군 보건소의 소장을 겸직하게 되며 우리나라 첫 시범보건소를 연세의대 예방의학교실에서 관리, 운영하게 되었고, 아울러 의과대학 4학년 학생들의 보건소 실습을 우리나라에서 처음으로 시키게

---

1) 유승흠, 양재모. 의료총론. 수문사, 1994. p.343.

2) 양재모. 사람의 빛만지고. 도서출판 큐라인, 2001. p.174.

3) 연세대학교 의과대학 의학백년 편찬위원회. 의학백년, 1964. p.401.

4) 방숙. 보건사업 40년의 회고와 전망(상·하) : 나의 경험을 중심으로. 지역보건의료(Journal of District Health), 제3권 제1호 1999년 및 제 4권 제1호 2000년. pp. 9-12.

5) 유승흠. 의료정책과 관리. 기린원, 1990. pp.72-85.

되었다.[6] 고양군 시범보건소는 농촌형 모범보건소로, 국립보건원을 비롯한 전국 보건소 직원들의 교육과 연세대학교 의과대학 및 다른 대학의 학생실습장으로 제공하였다. 의과대학 4학년 학생들이 2주일 동안씩 고양군 보건소에서 실습하였다. 숙소 시설이 구비되어 있지 않아 숙박은 하지 못했지만, 아침 일찍 와서 저녁 늦게까지 현지실습을 하였다. 학교실험실에서의 실습이 지역사회의 인구집단에게도 확장되는 한국 최초의 역사적 순간이었다. 연세대학교 간호학과, 이화여자대학교 간호학과, 인천간호전문대에도 실습장을 제공하였고, 국립보건원을 비롯한 전국 보건소 모든 보건요원들도 일주일 동안 농촌보건실습을 하였다.

김명호의 회고에 따르면 그 당시에 실습 지도한 인원은 연간 3,400명 정도였다고 한다. 1957년 9월 경기도 고양군 원당면에 갔을 때 초가집 한 채를 받아 구들장을 뜯어내고 바닥을 콘크리트로 해서 사무실로 쓰고, 직원은 보건간호원 두 사람, 위생관 한 사람, 방역관 한 사람을 경기도에서 지원해주었다. 화장실 개량, X선 집단검진을 통한 결핵 예방, 임산부 산전관리 등의 활동을 주로 했고, 학술적인 부분에서는 석사, 박사 학위 논문을 쓸 사람들이 와서 연구를 진행하였다. 간디스토마를 비롯한 기생충이 많았는데, 분리식 화장실을 만들어서 기생충 박멸에 관한 것에 대해 연구를 진행했다.

또한 미송과 시멘트를 얻어와 분리식 변소를 만들게 했고, 이 활동을 토대로 전국적으로 활용할 수 있는 계몽영화를 제작하였다. '건강한 어머니와 어린이', '위생적인 우물을 파자', '모기를 없애자'는 영화를 주한 미 공보원과 중앙청 공보실에서 촬영을 하고 뉴욕대학의 전문가가 감독해서 만들었다. 정부의 보건사업을 통해 지역사회를 개조하고 여기에 고등교육을 받는 학생들을 투입하여 그들과 지역사회주민이 서로 영향을 받아 발전할 수 있는 모형을 보건사업을 통해 발견한 것이다. 이는 한국사회 발전원동력으로 작용하였고 후일 새마을 운동 등으로 정부 주도 지역사회 자발적 노력을 일으키는 기폭제가 되었다.

나)고양군 가족계획 시범사업[7]

1960년대 초반 보건사업의 주요 화두는 전염병 방역이었기 때문에, 가족계획에 관한 지식은 크게 부족하였다. 한국 농촌에서 가족계획의 보급 가능성에 대한 연구계획서를 미국인구협회에 양재모 교수, 방숙 교수 공동명의로 제출하였고, 연구계획이 승인되어 연구비로 $25,000을 지원 받게 되었다. 연구디자인은 유사실험설계(Quasi-Experimental Design)로 피임방법은 콘돔과 질정제(Foaming Tablet)를 사용하기로 하고 2년 후의 성과를 평가 조사하겠다는 내용이었다.

연구장소로는 그 당시의 연세의대 학생들의 예방의학 실습장소였던 고양군 원당면으로 정했다. 연구지역과 비교하기 위한 대조군 지역으로서 한강 너머 마주보고 있는 김포군 김포면을 택했다. 각각의 지역에서 우선 부부의 출산력과 가족계획에 대한 태도, 지식, 실천의 수준을 파악하였다. 또한 실험실시지역인 원당면의 인구 1만 명에 대하여 2년간 조산원을 인구 2,500명에 1명씩 4명을 투입하고 이들을 통해 가족계획 교육 및 홍보, 피임약을 공급하였다. 그래서 조산원 한신옥, 이영숙, 전봉인, 고병숙씨 등이 수고하게 되었다. 그리고 그때만 해도 귀한 '랜드로버' 차량을 미국인구협회를 통해 구입해서 현지에 배치하였다.

기초조사로서 조사대상 부부를 전부 면접하였다. 서울대학교 이만갑 교수와 최지훈 교수가 각각 사회학적인 면과 통계적인 부분을 맡아 질문서를 작성하고 표본추출계획 또한 병행하였다. 조사표 작성은 이만갑 교수가 추천해 준 유이영 조교가 담당하여 도와주었고, 표본추출계획은 최지훈 교수가 추천해 준 이동우 조교가 맡았다. 또한 최지훈 교수와 같이 통계국에서 자문관으로 일하던

6) 연세대학교 의과대학 의학백년 편찬위원회. 의학백년, 1964. p.403.

7) 방숙. 보건사업 40년의 회고와 전망(상·하) : 나의 경험을 중심으로. 지역보건의료(Journal of District Health), 제3권 제1호 1999년 및 제 4권 제1호 2000년. pp. 9-12.

Mr. Israel이 자세히 자문해주었다.

양재모는 이 시기에 인구문제와 모자보건문제에 관심을 갖게 되었으며, 특히 보건사회부에서 추천하여 의료보험제도 도입을 위한 유럽 시찰 중에 인구문제의 심각성을 깊이 깨닫게 되어 1961년 몇몇 동지들과 사단법인 대한가족계획협회를 창립하였다. 양재모의 가족계획 연구의 수준이 국제적으로 인정받게 됨에 따라 1966년에는 미국 존스홉킨스 보건대학원에 초청교수로 초빙되어 한 학기간 인구 및 가족계획의 강좌를 맡았으며, 1967년부터는 국가가족연맹 실행이사회 의장으로 6년간 전세계적인 인구문제에 관여하였다.[8] 한국은 국제적으로 가족계획사업의 성공사례국가로 인정받게 되었다.

(5)소결 : 고양 지역보건사업의 정책적 의미

고양지역 보건사업은 광복 및 한국동란 전후의 보건조직 형성과 전염병 방역시대에서 보건망 구축과 가족계획사업 보급시대로 보건사업의 패러다임을 전환하는 데 큰 역할을 하였다. 또한, 그 이후에 지역보건사업의 대두시대를 준비하는 단초가 되었다. 지역사회의학교육에 있어서도 당시의 의학교육이 임상 위주로 이루어지고 있던 것을 지역사회로 확장함으로써 의학교육의 새로운 전환점이 되었다.

역사적으로 호평 받는 가족계획사업의 시범사업을 성공적으로 이루어 냈다. 연세의대 예방의학교실은 우리나라 가족계획 운동의 선구자 역할을 함으로써 우리나라가 가족계획분야에서 세계적으로 모범국가가 되는 데 결정적으로 이바지하였다.

1961년 가족계획협회의 창립과 더불어 예방의학교실에서는 우리나라의 가족계획 및 모자보건에 대한 각종 대규모 연구들을 시작하였으며, 미국인구협회를 위시한 각종 외국기관의 연구비를 지원받았다. 이런 연구는 주로 지역사회에서 인구집단을 대상으로 하는 연구이었으므로 통계학 및 사회학을 전공한 연구원들을 모을 수 있었다. 이런 연구를 통하여 의학은 물론, 통계학적인 연구방법 및 사회학적인 조사방법에 지식, 기술, 경험 등이 많이 쌓여 연구 수준을 크게 향상시켰으며 의학 분야에서 학제적 연구의 효시가 되기도 하였다. 이러한 지역사회 인구집단을 대상으로 시행하는 많은 대규모의 연구에 참여했던 의학자, 통계학자, 사회학자들이 이러한 연구를 통하여 크게 성장하였으며 인구 및 가족계획분야의 장학금을 받아 외국에서 공부하고 학위과정을 마치고 귀국하여, 학회에서 활발한 활동을 하였다. 1967년에는 이들이 모체가 되어 연세대학교 부설 인구 및 가족계획연구소를 설립하였다.[9]

2)거제 지역보건사업

(1)시범사업 배경

거제군은 우리나라에서 제주도 다음으로 큰 섬으로 1971년 충무에서 거제군의 서남부지역을 거제대교로 연결하여 육로의 교통편이 있기는 했으나, 당시는 우리나라 대부분의 도로가 좁고 비포장이어서 버스를 이용하기는 시간이 많이 걸리고 이동이 불편하였다. 이 당시 거제군의 인구는 약 11만 명이었으나 장승포읍에 연세의대를 졸업(1948년)한 의사 한 분이 피난시절 세브란스병원이 있었던 건물에 개원하고 있었고 다른 지역은 5명의 한지 의사에게 의료를 의존해야 하는 그야말로 의료 사각지대였다.

8) 연세대학교 의과대학 의학백년 편찬위원회. 의학백년, 1964. pp.403-405.

9) 연세대학교 의과대학 의학백년 편찬위원회. 의학백년, 1964. p.404.

1970년대 초에 들어서 예방의학교실에는 또 하나의 커다란 선구적인 움직임이 태동하기 시작하였는데 바로 지역사회의학 연구, 교육 및 사업활동이다. 1960년대 말에 미국 의료선교사인 손요한(John R. Sibley)이 대구 동산병원 외과과장을 그만두고 거제로 오면서, 경상남도 거제군 하청면 실전리에서 우리나라에서 처음으로 지역사회의학 시범사업을 시작되었다. 손요한은 고양지역 보건사업경험이 있는 연세의대 예방의학교실에 사업을 청했고, 교실이 적극적으로 호응하였다. 재단법인 거제지역사회개발보건원은 임의선(당시 세브란스 병원장)이 이사장이었다.

이 사업을 돕기 위해 미국에서 존슨(Kit G. Johnson)이 3년간 내한하였다.[10] 존슨은 소아과 전문의사로 1969년에 존스홉킨스 보건대학원에서 석사학위를 마치고 이듬해에 내한하였다. 그는 연세의대 예방의학교실과 관계를 갖고 거제지역사회의학 시범사업 참여에 많은 도움을 주었으며, 연세의대에서 존슨을 조교수로 영입(1971.3~1972.6 예방의학 조교수)[11]하였다. 예방의학교실 전공의 유승흠이 1971년에 1년간 파견근무하였고, 김기순 전공의가 그 뒤를 이어 1년 파견되었으며, 1976년에는 김한중 전공의가 거제군 보건소장으로 파견근무하였다. 그들이 현지에 거주하며 보건사업과 의료보험조합 등을 시행해봄으로써 지역보건사업의 싹을 틔웠다고 볼 수 있다.

(2)시범사업 목적

이 시기에는 지역사회의학의 교육, 연구 및 사업을 적극적으로 전개하기 시작하였다. 일차적으로 거제 지역사회의학 사업을 도우면서 지역사회에서의 경험을 쌓았고, 의과대학생의 예방의학교육 또한 실시할 수 있었다.[12] 지역사회 의학교육 및 시범사업을 통해 지역사회의학이 도입 및 발전할 수 있는 계기가 되었다.

(3)사업추진 약사

1969년부터 경상남도 거제군 하청면 실전리에서 연초, 하청, 장목 등 3개면을 대상으로 지역사회보건사업을 시작하였다.[13] 연세의대 예방의학교실에서 직접 실시한 것은 아니지만, 교실 출신 유승흠이 보건사회부에 근무하면서 용인군을 대상지역으로 하여 정부와 WHO가 공동으로 종합보건개발사업도 추가로 기술하였다.

(4)주요 사업 내용

가)거제 지역사회보건사업[14]

경상남도 거제군에서 지역사회 시범사업을 하셨던 손요한이 세계기독교회협의회의 지원을 받아 지역사회의학시범사업을 시작한 지 얼마되지 않은 시점에 미국 존스홉킨스보건대학원 국제보건학과에 거제시범사업의 자문 및 평가를 할 수 있는 전문가를 파견해 달라고 요청하여 존슨이 자문관으로 내한하였다. 존슨은 거제지역사회의학 시범사업이 성공하기 위해서는 연세의대 예방의학교실과의 연대가 필요하다고 판단하여 거제 지역사회의학 시범사업을 교실과 연결하는 역할을 하였다.

10) 연세대학교 의과대학 의학백년 편찬위원회. 의학백년, 1964. pp.406.

11) 연세대학교 의과대학 의학백년 편찬위원회. 의학백년, 1964. p.354.

12) 유승흠. 내 삶의 편린들 : 정암 유승흠 실록. 한국의학원, 2010. pp.51-53.

13) 유승흠. 우리나라 의학의 선구자 제3집, 한국의학원, 2011. pp.355-356.

14) 유승흠. 내 삶의 편린들 : 정암 유승흠 실록. 한국의학원, 2010. pp.51-53.

또한 그는 연세의대 조교수로 발령받아 서울에 가정을 두고 한 달의 반은 거제군에서 나머지 반은 연세의대에서 활동하였다. 그는 김일순 교수와 많은 대화를 나누며 한국 의과대학에 지역사회의학 개념을 도입하는데 힘을 기울였다. 일정한 기금을 마련하여 지역사회의학 교육, 연구 및 의료라는 책의 번역서를 김일순 교수 주도하에 출판하게 하였고, 전국 의과대학장 협의회 주관으로 지역사회의학 교육에 관한 세미나를 몇 차례 개최하여 우리나라 여러 의과대학에서 지역사회의학 붐을 조성하는 데 일조하였다.

(가)지역사회의학 교과서 번역

지역사회의학 교과서는 록펠러 재단(Rockefeller Foundation)의 후원으로 1968년 9월 18일부터 22일까지 이탈리아의 벨라지오(Belagio)에서 열렸던 회의 내용을 Willoughby Lathem이 편집 발행한 영문서적이다. 당시 세계적으로 유행하기 시작한 지역사회의학의 개념, 이를 실천한 외국의 여러 의과대학에서 경험한 지역사회의학의 접근방법, 시범적으로 진행되고 있었던 지역사회보건의료사업들에 관한 내용이 게재되어 있었는데, 1971년에 한글로 번역된 이 책은 지역사회의학의 개념을 우리나라에 도입하는 중요한 계기를 제공하였다.

거제도지역사회보건사업을 통하여 지역사회의학에 대한 개념이 분명하게 정립되고 많은 경험이 쌓이게 되자 1971년에는 존슨과 김일순을 중심으로 연세대학교 의과대학 각 교실의 젊은 교수 등 8명이 협력하여 「지역사회의학-교육, 연구 및 의료」를 번역 출판하였다. 또한 의과대학 교육계획위원회가 중심이 된 의학교육 개혁에 김일순 조교수가 참여하여 의과대학 4학년 교과과정에 4주간의 지역사회의학실습을, 2학년 2학기에 16시간의 지역사회의학 강의를 새로운 교과과정으로 채택하였다.[15)]

(나)예방의학교실 조교 파견

존슨의 주선으로 거제 지역사회의학 시범사업에 교실 조교들을 파견하여 현장경험을 쌓도록 함과 동시에 현지 보건사업을 개발하고 발전시키기 위해 노력하였다. 의과대학생들을 파견하여 실습할 수 있도록 연세의대 예방의학교실 양재모 주임교수와 거제지역사회의학시범사업 책임자인 손요한 간에 협조요청이 이루어졌다. 예방의학을 전공한 김일순 조교수가 지역사회의학의 교육, 연구 및 사업을 적극적으로 전개하였다. 우선 일차적으로 대학 차원에서 거제사업을 지원하는 한편, 교실 스스로 지역사회에서의 경험을 쌓고 의과대학생들을 교육하기 위해 1971년 6월부터 예방의학교실 2년차 조교인 유승흠이 자원하여 거제도에 파견되었다. 그는 현지에 근무하면서 거제지역사회보건사업의 일부를 책임 맡아 운영하였다. 또한 연세대학교 의과대학 4학년생의 예방의학 실습(2주일)과 장기려 선생이 교장을 겸직하던 부산 복음병원간호학교 3학년 학생 실습(6주간)을 1972년 초부터 시키게 되었다.

농촌형 의료보험으로는 국내 최초로 거제청십자의료보험조합을 만들었다. 정부 인가는 옥구 청십자의료보험조합보다 늦어졌지만, 건실하게 운영될 수 있었다. 부산복음병원 장기려 선생과 임의보험인 청십자의료보험 활동을 하기 시작하여 기회가 되는대로 들러서 같이 의견을 나누거나 부산의대에서 실습을 나온 4학년 학생들에게 지역사회의학 특강을 하였다. 의사인 정해식 경상남도지사를 면담하여 전기를 끌어들이기도 하였다. 국내 최초의 농촌형 의료보험인 거제청십자의료보험조합을 만들어 성공적으로 운영하였으며, 지역사회개발과도 연계하였다.[16)] 유승흠은 거제지역에서 의료보험개발에 깊이 관여하여 우리 나라 의료보험 제도의 기초를 만들었다.

(다)거제 지역사회의학 시범사업의 예방보건사업

---

15) 사랑의 빛만지고. 양재모 지음. 2001. pp. 175-180.

16) 유승흠. 우리나라 의학의 선구자 제3집, 한국의학원, 2011. pp.357.

거제 지역사회의학은 경상남도 거제군 하청면, 장목면, 연초면 등 3개 면의 약 2만 명의 주민을 대상으로 하였다. 환자 진료사업은 거제군 전체에서 누구나 이용할 수 있으나 예방보건사업은 3개면만 국한하는 방식이었다. 유승흠과 김기순은 1년 동안 거제 지역사회의학 시범사업의 예방보건사업 책임자를 맡아서 손요한과 존슨의 자문을 받으며, 보건간호사 또는 조산원, 4명의 보건요원(간호조무사 자격을 가진 자들을 훈련), 그리고 실습 나온 연세대학교 의과대학생 및 부산 복음병원 간호학생들과 함께 여러 가지 보건사업을 개발하고 실시하였다.

나)거제 지역사회개발보건원 건립[17]

흙벽돌로 병원을 지어 거제건강원이라 명명하였고 지역사회개발사업을 병행하였다. 당시 거제군은 인구가 11만 명이 넘었는데, 의사가 장승포읍에 1명 그리고 면 단위에 5명의 한지의사가 있었다. 재단법인 거제지역사회개발보건원 이사장은 당시 세브란스병원장이었던 임의선이었다. 지역사회보건사업에 존슨 선교사가 한 달에 반쯤 현지에 가서 도왔다. 손요한은 우리말을 하였지만 존슨은 할 줄 몰라 원활한 진행을 위해 유승흠이 거제사업에 참여하였고, 보건소장(한지의사)과 상의하여 연초면 보건지소장으로 발령받았다.

제네바에 있는 기독교의료위원단 책임자인 맥길브레이(James C. McGilvray)와 길매리(Gilmary Simmons) 수녀가 방문하여 사업을 둘러보고 기분이 좋아 무엇을 도와주면 좋겠냐고 하였다. 유승흠은 즉석에서 학생들에게 지역사회보건 실습을 하는 기회를 만들도록 제안하였더니 계획서를 제출하라고 하였다.

다)용인 정부/WHO종합보건개발사업(K-4001)[18]

거제 지역보건사업과 같은 시기 경기도 용인군을 대상지역으로 하여 정부와 WHO가 공동으로 종합보건개발사업(Government/WHO General Health Services Development Project, K-4001)을 시작하였는데, 카운터파트를 구하지 못하여 고심 하던 중이었다. 연세의대 예방의학교실 출신인 유승흠은 거제에서 오자마자 보건사회부 근무를 하면서, 매주 한 번 이상 용인군에 내려가서 현지 활동 파악과 지도를 하였다. 정부와 세계보건기구는 1970년부터 경기도 용인군에서 종합보건개발업을 시작하였다. 보건소와 보건지소를 재조직하고 면 보건요원을 다목적 요원화하는 사업에 착수하였다.[19]

용인군을 대상으로 기초 조사를 실시하였다. 유니세프에서 6천 달러를 지원 받았는데, 노인봉 의정과장의 배려로 이 금액을 전액조사에 쓸 수 있게 되어 이화여자대학교와 서울여자대학교 사회학과 대학원생 등의 사회조사방법에 익숙한 노련한 면접자를 선발해 현지조사를 시행하고 보고서를 작성하였다. 이 과정에서 지역사회의학 확산 분위기가 생겼다. 존슨 선교사를 예방의학 조교수로 임명하였는데, 존슨이 재원을 마련하여 의과대학학장협의회가 구성되자 1972년 5월에는 지역사회의학 교육을 주제로 세미나를 열어 토의하였다.

이 당시에 필리핀에서 보건사업을 하는 솔론을 초청하기도 하였고, 외국의 보건사업을 보여주기 위하여 4명씩 두 번에 걸쳐서 김돈균, 김명호, 구연철, 이성관, 채응석 등 교수들을 동남아에 보내기도 하였다. 차이나메디칼보드에 요청하여 지역사회의학을 하려는 의사에게 연세대학교에서 보건학석사를 할 때 장학금을 주도록 하기도 하였다. 존슨은 짧은 3년이라는 시간 동안 여러 가지 일

17) 내 삶의 편린들 정암 유승흠 실록, 2010년. pp. 51-53.

18) 내 삶의 편린들 정암 유승흠 실록, 2010년. pp. 51-53.

19) Bureau of Medical Affairs, Ministry of Health and Social Affairs/WHO. Report on the operations research study on the basic health services in Yongins Gun, Gyeonggi Province, Republic of Korea. WHO, WPRO, Manila, Philippines, 1977.

을 하였고, 그로부터 많은 것을 배울 수 있었다.

(5)소결 : 거제 지역보건사업의 정책적 의미[20)]

이러한 경험들은 후일 한국보건개발연구원의 농어촌 보건의료 개발을 거쳐 보건사회부(현 보건복지부)에서 농어촌 보건의료 특별조치법으로 제도화한 보건진료소 및 보건진료원 제도를 개발하는데 상당한 참고가 되었다. 지역사회의학이 '지역사회 주민들이 적절한 보건의료 사업을 골고루 받을 수 있도록 의료인과 지역사회 주민들이 협력하는 철학이며 실천'이라는 존슨이 주창한 지역사회의학의 정의에 내포되어 있듯, 지역사회의학의 밑바닥 동기에는 모든 사람이 다 귀하고 평등하지만 빈부차이, 교통의 편리성, 교육 정도 등 사회 경제적 여건에 따라 보건의료 혜택의 차별성이 있기 때문에 모든 사람이 다 건강할 권리를 가져야 하며, 국가와 사회는 의무보건을 위해 노력해야 한다는 사상이 전제되어 있다.

3)연희 지역보건사업

(1)시범사업 배경

1972년에 김명호 교수가 참여하여 서울특별시와 세브란스병원이 공동으로 연희동에 도시형 지역사회의학시범사업을 실시하게 되었다. 교실에서 2년간의 조교생활을 마친 뒤 군복무를 끝내고 조교로 근무하던 윤방부가 1972년 7월부터 연희동 지역사회의학사업 현지 책임을 지게 되었다. 연희지역사업이 시작하게 됨에 따라 거제도에서 실시하던 학생교육을 1972년 9월부터 연희동으로 옮겼다.[21)]

(2)시범사업 목적

연희지역사업에는 연희동 주민들을 대상으로 설립된 보건소가 큰 역할을 하였다. 연희지역보건소는 연세의료원이 지역사회의학의 일환으로 연간 1천5백만 원의 예산을 투입하고, 서울특별시가 연희B지구 아파트 10동의 1층 64평을 제공하여 1972년 3월 27일 개원하였다. 이 보건소는 연희동 아파트 주민 8천 명과 주변부락민 2만 8천 명 등 3만 5천 명을 대상으로 영유아 및 모성건강관리, 가족계획사업, 결핵사업, 구강보건, 기생충예방, 혼전상담, 환경위생 지도 및 일반 진료를 중점적으로 실시하는 것을 목적으로 하였다. 아울러 시민아파트의 특수성을 감안하여 연희시민아파트 주민보건관리를 시범 운영함으로써 지역사회 보건을 통한 실질적인 교육과 의료혜택을 주고자 하였다.[22)] 이를 통해 지역사회 의학교육 및 시범사업을 수행하는 것을 목표로 하였다.

(3)사업추진 약사

1967년부터는 연세대학교 부근의 영세빈시역이었던 연희동에서 지역사회보건서비스 프로그램을 수행하였으며, 1972년에는 서울시의 협조로 연희동에서 지역사회보건서비스 프로그램을 전개

---

20) 지역보건의료와의 동행 40년; 김기순 교수 정년퇴임 기념집, 조선대학교 의학전문대학원 예방의학교실, 2010년. pp. 35-46.

21) 연세대학교 의과대학 의학백년 편찬위원회. 의학백년, 1964. p.407.

22) 『연세춘추』 1972년 4월 3일.

하였다가 연희동 영세지역이 없어짐에 따라 1981년 3월로 중단되었다.[23] 1972년에는 김명호가 참여하여 서울특별시와 세브란스병원이 공동으로 서울 연희동에 도시형 지역사회의학시범사업을 실시하였다. 당시 교실에서 2년 간의 조교생활을 마치고 군복무를 끝내고 조교로 근무하던 윤방부가 1972년 7월부터 연희동 지역사회의학사업 현지 책임을 지게 되었다. 연희지역사업이 시작되게 됨에 따라 거제도에서 실시하던 학생교육을 1972년 9월부터 연희동으로 옮겼다.[24]

(4)주요 사업 내용[25]

개소 첫 달인 4월 중에는 주로 지역사회 현황의 파악에 주안점을 두었는데, 보건소의 조사결과 진료대상이 약 5천 세대, 3만 1천 명임을 파악하고, 이들 주민들에 대한 진찰권을 5월 16일에 배부했다. 동시에 이 지역의 인구학적 형태가 전형적인 도시형이고 주민의 33.3%가 초등학교 졸업정도로 비교적 낮은 교육수준에 있다는 사실도 새로이 밝혔다. 한편, 주민들과의 긴밀한 협조관계를 맺기 위해 연희 1,2동 내의 50개 통반장 단합대회를 가졌는데 이와 같은 시도는 연희보건소에 대한 이해에 커다란 성과를 가져다 주었다.

2개월 동안 내소한 환자수는 총 2,052명에 달했는데 소아과 질환이 50%를 상회하여 주민들의 어린이에 대한 특별한 배려가 요청되었다. 진료 외에 연희지구 일대의 우물 40여 개소의 수질 검사를 마치고 이미 소독을 완료했으며, 2회에 걸친 기생충 검진 결과 전체 주민의 20%가 이질 아메바를 보유하고 있어 급수위생의 문제점을 뚜렷이 하고 있었다. 이 당시에는 한집에 여러 세대가 거주하는 판자집 형태가 많았는데, 실제로 사는 사람들을 정확하게 파악하였고, 이러한 자료를 바탕으로 학생들이 지역사회진단을 해보고, 이를 토대로 보건사업을 계획할 수 있었다.

이 당시 윤방부의 역할은 환자를 진료하는 것이 주였으며, 학생들이 실습을 나오면 오리엔테이션에 대한 프리젠테이션을 해주거나 학생들이 발표한 지역사회 케이스에 대해 피드백을 해주었다. 윤방부가 소장을 할 당시에 40평 규모의 아파트(연희시민아파트)를 지원받기도 하였다. 김문식 조교는 학생들을 직접 데리고 지역사회현장에 나갔으며, 가정방문 등을 통해 각 조별로 지역마다 배분하였다. 이를 통해 지역사회의 보건문제를 파악하여 지역보건을 향상시키기 위해 노력하였다. 실습이 끝난 뒤에는 학생들, 지역사회간호사, 사회복지사와 집답회를 통해 토론을 진행하였다. 1972년부터 2~3년 정도 진행되다가, 윤방부가 미네소타 대학병원에 수련을 받기 위해 파견되고, 독일과 같이 시행하게 될 지역보건사업이 경기도의 농촌지역 보건으로 주 근거지를 옮기면서 연희 지역보건사업은 약화되었다.

(5)소결 : 연희 지역보건사업의 정책적 의미[26]

연희 지역보건사업은 개시 3개월 만에 기본적인 토대의 정책이 이루어지고 소기의 목적을 어느 정도 달했으나, 보건소를 움직이고 있는 인원의 절대적인 수의 부족과 결핵관리를 위한 영상촬영기재의 확립 등 상당한 어려움을 내포하고 있었다. 가령, 운영문제에 있어서 극빈환자가 수술이나 장기간의 입원을 요하는 경우 이에 대한 제도적인 해결방안이 모색되어야 하며 의료보험제도의 도입 등이 확립 되어야 한다는 점을 확인할 수 있었다. 지역사회를 통한 연세정신의 구현을 목적으로 설립된 연희보건소의 활동과 그 한계점을 평가해 볼 때, 보건소가 소기의 목적을 달성하기 위해서는 학

23) 유승흠, 양재모. 의료총론. 수문사, 1994. p.344.

24) 연세 위생학, 예방의학 및 보건학 120년, 연세대학교 의과대학 예방의학교실, 2005년, pp. 135-137.

25) 사랑의 빚만지고. 양재모 지음. 2001. pp. 175-180.

26) 사랑의 빚만지고. 양재모 지음. 2001. pp. 175-180.

교당국과 보건소, 지역사회의 긴밀한 협조가 요청된다는 점을 절실히 깨닫게 된 계기가 되었다.[27]

4)강화 지역보건사업

(1)시범사업 배경[28]

강화지역보건사업이 시작된 1970년대 초 우리나라는 대부분의 개발도상국가가 갖고 있는 보건의료분야의 공통적인 문제를 지니고 있었으며,[29] 이를 해결하는데 지역사회의학이란 새로운 개념과 접근 방법이 큰 기대를 모으게 되었다. 연세대학교 의과대학에서는 1971년에 시행된 의과대학 교육과정 개편 시 실제 지역사회에서 시행되는 기본적인 보건의료사업을 통하여 학생교육을 실시할 필요성과 이를 위한 보건사업 개발의 필요성을 받아 들였다. 그리고 한국 현실에 맞는 기초적인 보건의료서비스 조직과 지역사회의 참여를 포함하는 지역사회 보건의료의 원칙들이 실제로 기능을 발휘할 수 있다는 것을 보여주어야 학생교육도 가능하다는 것을 전제로 하였다.

연세대학교 의과대학 예방의학교실은 1958년부터 시작한 경기도 고양군 시범보건소 운영을 비롯하여, 경상남도 거제군의 거제지역사회보건사업 참여, 연희지역사회보건사업 운영 등을 통하여 축적된 경험으로 강화지역사회보건사업 계획 수입 시 많은 도움이 되었다. 이러한 경험과 대상 지역사회에 대한 사전 조사 결과를 기초로 하여 기본보건의료사업 시행을 위한 구체적인 사업계획을 수립하였다.[30]

독일 출신 산부인과 여의사로서 전주 예수병원에 와서 여러 해 선교의사로서 근무하다가 미국 존스홉킨스보건대학원에서 석사학위를 미친 지히(Dorothea Sich)가 예방의학교실과 협력하였다. 마을 수준에서 지역사회의 자발적인 참여를 통한 보건사업 및 건강수준의 향상을 도모하기 위한 가정건강 요원사업을 전개하기 위하여 1973년에 조교수 발령을 받았다. 이 당시에 존슨은 3년의 임기를 마치고 미국으로 귀국하였다. 지히와 김일순이 중심이 되고 사회학 전공의 강사 김영기가 참여하여 당시 학장 양재모의 적극적인 지원으로 독일 해외중앙선교부(EZE)와 미국 연합선교부의 원조를 받아 1974년부터 강화군에 지역사회보건원을 설립하였으며, 이어서 가정건강요원사업을 중심으로 한 지역사회보건사업을 실시하게 되었다.

(2)시범사업 목적[31]

강화 지역사회보건사업의 원칙은 기존 자원을 효과적이고 효율적으로 활용하며, 그 자체가 지역사회 생활의 한 부분이 되고 지역사회 건강향상에 기여하며, 지역사회보건의료에 대한 학생들의 교육과 연구에 적합한 기능적이며 효과적인 기본의료제도를 개발하는 것이었다.

이러한 계획을 위하여 다음과 같은 포괄적인 목적을 설정하였다. 첫째, 지역사회 생활과 구조에 적합한 지역사회 의료서비스를 마을에서부터 면, 그리고 군에 이르기까지 새롭게 조직한다. 이 새 조직에 따라 각 의료요원의 기능과 역할을 재정립한다. 둘째, 지역사회의 자조 능력, 보건의식, 건강증진에 대한 관심을 진작시키고 의료서비스에 대해 적극적인 협조를 고취시킨다. 셋째, 지역사

27) 『연세춘추』 1972년 6월 19일.

28) 연세의대 예방의학교실. 강화지역 보건사업. 1992.

29) 개발도상국가 보건의료분야의 공통적인 문제는 첫째, 시설이나 인력 등의 의료자원 부족, 둘째, 자원의 비효율적인 활용, 셋째, 서구의 의료제도를 개발도상국에 그대로 적용하는 과정에서 발생하는 갈등이다.

30) 연세대학교 의과대학 의학백년 편찬위원회. 의학백년, 1964. p.407.

31) 연세대학교 의과대학 예방의학교실. 강화지역사회보건 연구 및 교육사업 : 10년의 성과와 교훈. 1985.12. pp.2-3.

회의 건강상태를 파악할 수 있고 일정기간 후의 건강상태를 알아볼 수 있으며 나아가서 기존 의료에 대한 학생들의 교육자료와 연구계획의 개발에 필요한 인구와 유병에 대한 기초 자료 및 의료서비스에 대한 자료를 개발한다. 넷째, 급변하는 사회경제적, 문화적 상황에서 일할 수 있는 의료전문인을 양성한다.

(3)사업추진 약사

가)1970년대

이 시기의 핵심적 사업은 '지역사회의학'이었다. 1970년대 초 거제와 연희지역에서 각각 농촌과 도시지역을 대상으로 한 지역사회의학의 경험을 습득한 후, 1974년부터 강화지역을 대상으로 지역사회의학사업을 본격적으로 전개하였다. 봉화의료보험조합을 성공적으로 구축하였다. 이는 유승흠 전임강사가 거제지역사회보건사업에서의 경험을 살려 일하였으며, 제2차 지역의료보험시범사업 3개소 중에 강화군을 포함시킴으로써 지역의료보험사업에 부정적이었던 것을 반전시킬 수 있었다.

1975년에는 강화지역사회의학사업의 실질적인 구심적 역할을 하였으며, 의과대학과 간호대학생들의 지역사회의학 실습장 구실을 하였던 '강화지역사회보건원'이 설립되었다. 그 이후 전 교실원들의 역량이 집결하여 한국의 농촌실정에 적합한 의료전달체계 수립에 힘쓴 결과, 1981년에는 지역사회 병원인 '강화병원'의 설립을 이룰 수 있었다.[32]

나)1980년대

1980년대에도 강화지역보건원을 중심으로 한 지역사회의학사업이 정력적으로 추진되었다. 1981년에는 강화지역사회병원인 '강화병원'이 개원하였고, 강화에서의 의료보험조합 구성 노력이 국가로부터 인정을 받아 1982년에는 강화군에서 제2종 의료보건시범사업을 실시하였다. 교실의 지원도 계속되었는데, 전공의들이 지역보건소와 보건원의 현지 책임자로 파견되어, 강화사업의 효과적인 추진을 도왔으며, 학생들의 실습도 계속 진행되었다. 아울러 1985년에는 유승흠 주임교수 지휘하에 강화지역을 대상으로 한 대규모 코호트 연구들이 시작되었고, 강화사업의 장기적인 전망을 모색하는 노력들도 여러 갈래로 진행되었다.

1970년대 이후 연세대학교 예방의학교실에는 예방의학 전공의 지원자가 매년 여러 명 있었고, 그 중 보건관리영역 전공 희망자가 절대 다수였다. 전공의 과정에서 1년은 보건소와 보건지소, KDI 등등 현지근무를 하도록 하였다. 이와 같이 1980년대에 유승흠 교수를 중심으로 보건사업들을 성공적으로 수행하고 동시에 연구사업에 열정을 기울인 결과 1989년에 연세대학교 인구 및 보건관리연구소(가족계획연구소의 후신, 보건정책 및 관리연구소의 전신)가 WHO/WPRO 협력연구소(WHO Collaborating Center for Health Systems Research)로 지정 받아 현재에 이르고 있다. 보건관리영역에서는 국내에서 유일한 WHO협력연구소이다.

다)1990년대 이후

1970년대 이후 교실의 핵심 분야였던 지역사회의학은 시대의 변화에 따라 그 사회적 비중은 점차 줄어들었다. 1998년의 '강화지역사회보건원'의 폐쇄는 20년 이상을 보건원과 함께 한 교실원들에게 많은 아쉬움을 남겼다. 1980년대 중반을 거치면서 등장한 새로운 역학 연구의 흐름은 1990년대

32) 연세의대 예방의학교실. 강화지역 보건사업. 1992. p.2.

에 접어들어 가시적인 성과와 함께 새로운 전기를 맞았다. 1980년대 중반 이후 등장한 '대규모 코호트 연구'가 그것으로, 1983년부터 시작된 '강화암등록사업'을 필두로 한 65세 이상을 대상으로 한 '강화코호트'를 구축하였고, 1986년에는 '강화연구(Kangwha Study)'를 시작하였다.

(4)주요 사업 내용

이러한 목적을 달성하기 위한 실제 사업들의 접근방법에는 모든 임산부와 산모, 미취학 아동, 가임부와 결핵환자에 각별한 관심을 두는 마을 단위의 서비스 개발, 이를 맡게 될 지역사회 주민의 대표인 가정건강요원에 대한 개념의 설정, 선발, 교육 및 훈련의 실시가 포함되었다. 그리고 이러한 새로운 요원과 서비스를 기존 인력과 서비스, 다른 한편으로는 기존 지역사회 생활의 구조 및 기능과 통합하며, 적절한 후송의뢰체계와 관리운영체계를 계발하고 다단계의 기록제도 포함하였다. 또한 교육과정을 새롭게 개발하였으며, 이를 실시할 수 있도록 강화에 지역사회보건원을 설립하여 새로운 지역사회 보건제도 내에서 교육활동, 연구 및 평가방안 등의 개발과 시행이 포함되었다.[33]

가)강화지역사회보건원 설립[34]

강화지역사회보건원은 1975년 3월 3일 개원식을 가졌는데, 의학실습을 위한 보건원 설립은 국내에서는 최초의 일이었다. 이로써 연세대학교 의과대학은 국내에서는 최초로 이론과 실습을 구체화한 지역사회의학교육을 실시할 수 있게 되었다. 보건원 건물은 1억 4천여 만 원을 들여 2천여 평의 대지 위에 건평 2백 30여 평, 지하 1층 지상 2층 규모로, 남녀학생 24명이 기숙할 수 있는 숙소와 회의실, 강의실, 식당이 있으며 전임교수가 상주할 수 있는 시설이 있었다.[35]

강화지역사회보건원의 초대원장인 박근태 조교를 시작으로 김문식, 그 이후에는 김기순이 1976년 연세의대 예방의학교실 전임강사로 발령받아 강화지역사회보건원 내에 있는 관사에 거주하면서 임무를 맡았다. 설립 초기에는 서독의 EZE와 미국의 UB재단의 보조로 운영하였으나, 1978년 보건원의 모든 시설과 인원을 연세의료원에서 인수한 후 의료원장 산하에 강화지역사회보건원 운영위원회를 두어 운영하였다. 현지 책임자로는 교실에서 전공의 4년차가 파견되었다. 1980년 당시 기록에는 직원으로는 관리인 1명, 보건간호원 1명, 운전기사 1명, 조리사 1명과 임시직 기관원 1명이 상주하였다.[36]

강화지역사회보건원은 설립 이후에 의과대학 및 간호대학 학생들의 지역사회의학 현지 실습장으로서 활용되었다. 또한 우리나라 농촌지역에 알맞은 의료전달체계의 모형을 개발하기 위한 연구공간의 기능을 가지고 있었다. 당시 강화군을 대상으로 진행된 여러 연구들은 한국의 보건의료계의 소중한 자산으로 남았으며, 1980년대 이후 대규모 역학 연구 또한 강화지역을 대상으로 시작되었다. 강화지역사회보건원은 1997년 12월에 폐쇄 결정이 내려져 1998년까지만 운영되었다.

나)지역사회 보건역량 강화사업

전 국가적인 의료보험제도가 없는 상황에서 면 단위 보건사업개발, 민영 의료보험 개발, 각종 연구사업 및 의대생과 간호대생의 교육사업 등은 연세대학교 의과대학 예방의학교실과 간호대학 보건간호학교실의 치밀한 계획 속에서 이루어졌다. 매주 목요일에는 서울의 관련 교수 및 팀원들과

33) 연세대학교 의과대학 예방의학교실. 강화지역사회보건 연구 및 교육사업 : 10년의 성과와 교훈. 1985. 12. pp.2-3.

34) 연세 위생학, 예방의학 및 보건학 120년, 연세대학교 의과대학 예방의학교실, 2005년, pp. 137-138.

35) 『연세춘추』 1975년 3월 3일.

36) 교무처, 『연세대학교 요람 1980~81』, 연세대학교 출판부, pp.593-594.

강화의 현지팀들이 강화지역사회보건원에 모여 여러 가지 전략들을 협의하고 결정하였다. 이 당시 강화도보건소장은 연세대학교 예방의학교실에서 수련 받은 이원덕으로 그 당시에는 공식 공무원이었다. 이 당시에 박태근은 선원면 지소장, 김문식은 내가면 지소장을 역임하였다. 이렇게 지역사회보건사업을 선원과 내가로 분리하여 진행하였고, 학생들 실습 또한 나누어서 진행하였다. 이 당시에 지희는 교실과 강화를 왕래하였으며, 간호대학에서는 이정렬이 나와 있었다.

(가)'의료전달체계' 수립을 위한 노력

강화지역사회 보건사업은 1975년 경기도 강화군의 내가면과 선원면을 대상지역으로 하였고, 1979년부터는 불은면을 추가하였다. 1980년대 이후에는 전 군 단위를 대상으로 한 사업들이 진행되었다. 사업 초기에는 양재모 의과대학장이 대표자였고, 김일순 교수가 책임자였다. 보건사업의 기획, 의과대학 교과과정에서 지역사회의학 교육의 포함, 강화지역 보건원 부지 선정과 매입, 외국의 재정원조 요청 등 사업을 시작할 때 대표자가 이를 주도하였고, 김효규 의무부총장이 후원하였다.

사업의 구체적인 계획 및 운영책임은 김일순이 담당하였다. 사업의 효과적인 진행을 위하여 예방의학교실 내 관련 교수들로 구성되는 '기획 및 조정위원회'를 설치하여 매주 1회 모임을 가졌다.[37] 또한 현지에서 사업의 기획, 문제의 발견, 이의 제기 및 해결을 위해 매주 목요일 오전에 정기적인 '정기직원모임'을 가졌다. 사업이 3년 차에 접어들면서 '기획 및 조정위원회'는 '정기직원모임'에 합쳐졌고, 이 모임의 상임 참석자는 기획 및 조정위원을 비롯하여 면 보건지소장, 보건소장, 강화지역사회보건원장, 보건간호원, 의료보험조합 대표이사, 강화병원장 등이었다.

그 외에 예방의학교실 교수 및 조교 등이 비상임으로 참석하였다. 각 면 수준에서는 매주 가정건강요원, 면 보건요원, 보건지소장(공중보건의사) 및 보건간호원이 참석하여 회의를 가졌다. 이 회의의 결과가 직원모임에 보고되었고, 직원모임의 결정사항 또한 면 단위 회의에서 보고되어 논의되었다.

강화사업의 주요한 목표 중 하나는 한국의 농촌실정에 적합한 '의료전달체계'의 수립이었다. 강화지역사회 보건사업 의료전달 체계의 기본모형은 평균 100가구 행정리에 마을 보건소를 두고, 평균 약 10,000명의 인구를 가진 면 수준에 총괄적인 의료를 서비스하도록 새로운 기능을 가진 면 보건지소를 조직하며, 군 수준에는 기본 보건소와 1개의 50병상 규모의 지역사회 병원을 건립함으로써 예방과 진료를 구분하도록 하는 것이었다. 면 단위 보건지소의 효율적 운영을 위해서 면 보건지소에 1명의 지역사회의사, 1명의 조산원, 1명의 보건간호원 및 2명의 다목적 보건요원을 두고, 면 보건지소가 명실상부한 공적 보건의료기관의 최말단 조직으로 기능할 수 있도록 하였다.

강화지역사회보건사업의 주요한 사업내역은 모성보건사업, 영유아 보건사업, 가족계획사업, 생정통계, 결핵관리, 면 보건소 일차진료 등이었다. 이와 같은 사업들을 지역사회에 뿌리내리기 위해서는 적극적인 지역사회 참여활동이 중요하였는데, 그 임무를 가장 선구적으로 수행한 것이 연세의대 예방의학교실이었다.

(나)가정건강요원의 교육 훈련[38] [39]

이와 같은 의료전달체계를 수립하기 위하여 가장 먼저 착수한 사업이 면 수준에서의 가정건강요원 사업이었다. 가정건강요원은 1개 행정리에 1명을 선발하여 지역사회와 공공의료서비스의 교량역할을 수행하도록 하였다. 가정건강요원의 집은 곧 마을보건소의 역할을 수행하는 것으로, 건강

37) 이 위원회는 초기에 사업책임자, 모자보건 담당교수, 의료사회학 담당교수 등 세명이었으나, 후에 교실의 관련 교수들로 운영되었다. 모임의 주기도 사업 1년은 매주 2~3회 모였으며, 2년째부터는 주 1회로 횟수를 줄였다.

38) 연세의대 예방의학교실. 강화지역 보건사업. 1992. pp.17-20.

39) 연세대학교 의과대학 예방의학교실. 강화지역사회보건연구 및 교육사업:10년의 성과와 교훈. 1985. 12. pp.53-56.

요원들은 가정방문을 통해 지역의 각종 보건사안을 파악하여 관리하고, 이를 주간회의를 통해 보고하도록 하였다.

강화사업에서는 지역사회의 적극적인 참여를 강조하였으며, 이를 위하여 가정건강요원의 활용, 지역사회보건협의회 구성, 학교보건협의회 구성, 지역사회개발기금 활용, 의료보험조합 구성 등의 활동이 뒷받침되었다.

1974년 가정건강요원에 대한 훈련이 시작되었다. 가정건강요원의 훈련에 소요되는 시간은 총 12주로 1주일간 보건소에서 강의와 교육이 있었고, 그 후 각 면으로 나뉘어서, 각 면 보건요원이 담당한 사업의 강의 및 현지 실습을 하였다. 강의의 주요 내용은 모자보건, 결핵관리, 가족계획, 가정간호, 전염병 관리 등이었다. 8주간의 현지 실습은 가정방문, 가정기록부 작성, 영유아 관리, 모성관리, 결핵관리, 가족계획 등의 보건업무를 수행하는 것이었다. 기본교재로는 교실에서 번역한 「임신, 출산, 영유아」가 사용되었다. 가정건강요원으로서의 훈련을 마친 사람들은 강화군수로부터 가정건강요원 임명장을 받았다.

(다)지역사회보건협의회[40] 학교보건협의회[41] [42]

1974년 초부터 강화군보건소와 연세대학교는 가정건강요원의 선발을 위해 지역사회 지도자들을 만나면서 지역사회 참여의 중요성에 대하여 설명하였고, 강화군의 기관장들로 구성된 금요회, 각 면의 방위협의회, 농업협동조합의 영농지도자대회, 농촌지도소의 응용영양사업 등의 모임에서 주민의 건강증진을 위해 모든 지역주민의 합동과 참여가 중요함을 강조하였다. 이러한 목적을 달성하기 위하여 지역사회보건협의회를 구성키로 합의하였다. 더불어 지역사회활동의 중심은 학교를 이용하여 보건사업을 실시해 나간다면 학부형의 참여와 지역주민의 참여도를 용이하게 증진시킬 수 있다고 보고 학교보건사업에 진력한 결과, 1975년 4월부터 강화군 학교보건협의회를 구성하기에 이르렀다.

회원기관은 강화군교육청, 보건소, 연세대학교 강화보건원, 강화군의사회, 약사회와 각 초·중·고등학교로 하였다. 초대 회장은 강화군 교육장이 맡았고, 부회장은 보건소장, 연세대학교 보건원장과 교육청 학무과장 등 3인으로 하였고, 체육담당 장학사를 간사로 선출하였다. 매월 셋째 목요일 2시에 회원기관을 순회하면서 월례모임을 가졌다. 회의에는 회원기관의 대표와 각급 학교의 양호교사 또는 양호담당교사가 참석하였고, 월례회가 열리는 학교에서는 교장, 교감, 체육주임교사가 동석하였다. 월례회의 토의 및 결정사항은 교육청에서 각급 학교에 공문으로 발송하여, 학교보건에 관한 관심을 고취시켰다.

(라)지역사회개발기금[43] [44]

지역사회를 조직하고, 가정건강요원에게 최소한의 활동비를 지원하기 위하여 지역개발기금과 부엌개량기금을 조성 운영하였다. 지역사회개발기금은 지역사회의 보건문제 해결을 위한 주민들의 자발적 참여를 이끌어내고 가정건강요원의 활동을 지원하기 위해 기금을 조성하기로 하고, 독일의 세계구호기금(Bread of the World)에 지원을 요청하였다. 지원금 200만 원 중 100만 원을 선원 및 내가면의 지역개발기금 관리위원회를 구성하여 지역 스스로 운영하도록 하였다.

지역사회개발기금의 운영으로 인한 수익 중 일부는 가정건강요원의 인센티브로 사용되었으며, 나머지는 기금관리위원회의 의결에 따라 사업에 필요한 재원으로 활용되었다. 그러나 시간이 지남에

---

40) 연세대학교 의과대학 예방의학교실. 강화지역사회보건연구 및 교육사업:10년의 성과와 교훈. 1985. 12. pp.56-57.

41) 예방의학교실. 강화지역 보건사업. 1992. pp.20-22.

42) 연세대학교 의과대학 예방의학교실. 강화지역사회보건연구 및 교육사업:10년의 성과와 교훈. 1985. 12. pp.57-58.

43) 연세의대 예방의학교실. 강화지역 보건사업. 1992. pp.22-23.

44) 연세대학교 의과대학 예방의학교실. 강화지역사회보건연구 및 교육사업:10년의 성과와 교훈. 1985. 12. pp.58-59.

따라 기금은 부실해졌고, 지역 내 일부 인사의 불공정한 기금 이용이 발생하여 기금이 회수되었다. 이후 회수된 기금의 이자는 가정건강요원에 대한 인센티브로 활용되었다.

지역사회 보건사업에 필요한 재원을 조달하기 위하여 여러 기관과 독지가를 접촉하고 기금의 필요성을 설명하여 지원을 요청하던 중, 주한외교사절 부인들의 모임인 국제부인회(International Women's Association)에서 이 뜻에 찬동하여 1977년에 300만 원을 희사하였다.

국제부인회에서 이후 300만 원을 더 희사하였고 이 기금을 각 가정의 부엌 개량에 지원하였다. 예를 들어, 급수시설이 되어 있는 지역에서 수도관을 부엌에까지 끌어들이는 일이나 싱크대, 냉장고, 가스레인지, 기타 취사도구, 탈수기, 세탁기 등의 편의시설의 구입을 희망하는 가정을 대상으로 물품을 저리에 대여하였다. 각 가정요원이 있는 37개리마다 19~20만 원의 기금을 할당하여 부엌개량기금으로 활용하였는데, 각 리는 회원을 모집하여 10~30명 내외에게 부엌개량 활동을 지원하였다. 회원들은 기금을 마을 자체적으로 확충하기로 하고, 매월 절미하여 1,000원씩 원금에 추가하거나, 농협 구판장에 자체 판매소를 설치하여 순번제로 판매를 담당하기도 하는 등 적극적으로 참여하였다.

다)세부 영역별 보건사업[45)]

(가)모성보건사업

가정건강요원이 최소한 2개월에 1회씩 각 가정을 방문하는 과정에서 월경력에 대해 조사하여 월경일이 2주 이상 지연되거나 임신을 발견한 경우 이를 등록하고 곧 보건지소에 있는 조산원에 가서 임신 확진을 받도록 하였다. 임신이 확진되면 임신 28주까지 1개월에 1회씩 가정건강요원이 산전관리를 제공하였다. 산모가 출산에 임박하면 가정건강요원과 조산원이 방문하여 분만의 장소와 방법에 대해 의논하고 분만 후 6주 이내에 산후관리를 하며, 동시에 가족계획에 대한 교육을 시행하고 어린이에게 예방접종을 시행하였다. 특히 위험임신에 대하여 기준을 세워, 발견될 경우 지속적인 관찰을 하며 조산원을 중심으로 최선의 의료서비스를 제공하였다. 이 모든 과정에서 보건교육을 가장 중요하게 실시하였다.

(나)영유아 보건사업

출생 즉시 가정건강요원의 영유아 보건기록에 등록하며, 동시에 어머니에게 '어린이건강기록표'를 지급한다. 신생아로 등록된 어린이는 어머니가 출산 6주 후에 산후진찰을 받으러 보건지소에 방문할 때, 함께 방문하여 의사 또는 조산원에게 진찰을 받게 하였으며, 이와 같은 보건지소 방문 시마다 기록표에 영유아의 건강상태를 기록하였다. 정기적으로 어린이 건강관리를 받지 않은 가정은 매 2개월마다 방문하는 가정건강요원이 교육 및 동기부여를 하여 지역사회 대부분이 정기 건강관리를 받을 수 있도록 하였다.

(다)가족계획사업

가족계획사업의 기본목표는 모든 가임여성의 건강과 안녕을 위해 가족계획을 실천할 수 있도록 동기를 부여하는 교육을 수행하며, 이를 모자보건사업과 통합함으로써 효과성을 높이는 것이다. 가정건강요원은 가족계획을 필요로 하는 가정을 방문하여 가족계획에 대한 교육을 실시하며 필요에 따라 각종 정부에서 지급하는 피임기구를 분배하거나 피임수술을 권장한다. 원하지 않는 임신일 경우, 월경의 지연이 6주 이내인 경우 보건지소에 산모를 보내 월경조절술을 받게 하고, 임신 3개월 이내인 경우 읍에 있는 의원에 보내 인공임신중절수술을 받도록 하였다.

---

45) 연세대학교 의과대학 예방의학교실. 강화지역사회보건연구 및 교육사업:10년의 성과와 교훈. 1985. 12. pp.28-32.

(라)결핵사업

결핵사업의 목표는 가능한 많은 결핵신환을 발견하여 등록하고 이미 등록된 환자는 의사의 지시대로 치료를 받을 수 있도록 하는 것이다. 이런 목표를 달성하기 위해 매 2개월에 1회씩 가정건강요원이 가정방문을 할 때, 결핵이 의심되는 증상이 있는 경우 객담을 수거하여 면 보건지소에 객담검사를 의뢰하며 가능하면 보건소에 가서 흉부 X선 촬영을 권고한다. 일단 보건소에서 결핵진단을 받고 항결핵제의 처방을 받은 환자와 가족에게 보건교육을 시행하고 수시로 방문하여 항결핵제를 처방대로 복용하고 있는지, 의사와의 약속대로 신체검사를 받고 있는지 조사하여, 제대로 하지 않는 환자를 발견할 경우 교육시키고, 그래도 비협조적인 환자의 경우는 면 보건요원에게 연락하였다.

(5)정신보건사업과 예방치과사업[46]

유승흠이 주임교수가 된 1975년부터 강화지역사회보건사업이 강화되었다. 연세의료원 세브란스병원 정신과 이호영 주임교수와 상의하여 정신보건사업을 추가하였고, 예방치과 김종열 교수와 순환기내과 김현승 교수의 영역을 사업에 추가하였다.

라)지역의료보험 발전 노력[47]

(가)봉화 의료보험조합의 구성

지역사회 주민들이 스스로 의료서비스를 받기 위하여 여러 가지 재원 조달방안을 고민하였으나, 당시 의료보험법의 시행 가능성 및 확대 계획 등을 감안하여 의료보험조합을 구성하는 것이 가장 현실적으로 판단하였다. 지역사회 주민을 대상으로 지역사회 조직으로서의 의료보험에 대한 교육과 함께 보건사업 지역의 기초 조사를 하여 의료보험대상을 선원면과 내가면으로 정하고 의료보험을 조직하기 시작하였다. 의료보험조합의 설립을 위한 연세대학교 예방의학교실의 조직활동과 지역 내의 여러 지원의 결과로 1976년 의료보험조합이 결성되었다. 의료보험조합에 가입하기를 희망하는 사람들로 조합을 구성하였고, 조합은 면 보건지소, 읍 개업의 및 서울, 인천, 부평의 종합병원과 계약을 하였으며, 조합원은 계약된 병원에서 원칙적으로 진료를 받도록 하였다. 하지만, 정부주도의 의료보험제도가 실시되지 않고 있는 상황이고, 보험의 필요성에 대한 주민의 인식 정도가 낮아 의료보험조합 운영에 어려움을 겪기도 하였다. 하지만, 연세의대 예방의학교실은 홍보를 강화하는 한편, 사회제도의 하나로서 의료보험이 수용될 수 있도록 최선의 노력을 다했다.[48]

(나)봉화 의료보험조합의 발전[49]

봉화의료보험의 가입자는 1976년에 의료보험조합이 결성된 이후 계속 증가하였다. 하지만 임의 2종 보험인 강화군의료보험조합은 피보험자로부터의 의료보험료 징수에는 어려움을 겪었다. 연세의대의 노력으로 당시 다른 지역의 2종 보험조합에 비하면 매우 양호한 실적이었으며, 징수실적이 점차적으로 호전되었다. 이는 강화지역사회 보건사업의 일환으로 실시된 의료보험사업이었기 때문에 가정건강요원 등의 활용으로 보험료의 징수가 다른 지역에 비해 용이하였던 것으로 판단된다. 의료보험사업의 정착과 함께 지역사회주민들의 의료이용량이 증대되었다. 또한 일반인 및 지도자급에서 의료보험에 대한 인식이 높아졌다.

봉화의료보험조합의 설립운영은 다음의 몇 가지 면에서 의의를 갖는다. 첫째, 지역사회 주민의 자

---

46) 유승흠. 우리나라 의학의 선구자 제3집, 한국의학원, 2011. p.87.

47) 연세의대 예방의학교실. 강화지역 보건사업. 1992. p.24.

48) 연세대학교 의과대학 예방의학교실. 강화지역사회보건연구 및 교육사업:10년의 성과와 교훈. 1985. 12. pp.95-96.

49) 연세대학교 의과대학 예방의학교실. 강화지역사회보건연구 및 교육사업:10년의 성과와 교훈. 1985. 12. pp.96-100.

발적인 노력을 통하여 일반지역사회 주민들이 그전에 인식하지 못한 의료보험의 필요성을 인정하고 그 바탕 하에 의료보험을 운영할 수 있게 되었다. 둘째, 의료보험제도가 도입되어 운영되는 동안 의료보험제도의 유익성을 알리는 과정에 지역주민, 의료기관, 군지도자들 모두가 함께하였다. 이를 통해 건강보험도입과 관련되어 강화군 지역사회의 문제가 생겼을 때 능동적으로 대처할 수 있는 사회적 역량이 길러졌다.

(다)제2종 의료보험시범사업[50]

강화군 선원면, 내가면, 불은면을 대상으로 진행해오던 의료보험사업은 정부로부터도 인정을 받아, 1982년 강화군은 국가지정 제2종 의료보험 시범지역이 되었다.[51] 같은 해 1월부터 보건사회부 사회보험국과 예방의학교실은 강화군에서 시범사업을 실시하기 위한 방안을 협의하고, 7월 1일자로 사업을 실시하였다. 이 당시 정부는 지역의료보험 시범사업을 1981년에 홍천, 옥구, 군위 3개 군에서 시작하였으며, 1년 뒤인 1982년부터 강화, 보은 목포 등 3개 지역을 시범지역에 추가하였다. 강화가 시범지역에 포함되게 된 것은 미국에서 보건학박사학위를 받고 귀국한 유승흠 교수가 꾸준하게 노력한 결과였다. 그런데 이들 지역 중 목포는 보험료 징수율이 매우 낮고 의료이용률은 높아 재정적자에 허덕이게 되었다.[52] 따라서 정책입안자들은 의료보험을 확대할 경우 심한 재정적자가 우려되어 지역의료보험 확대실시를 결정하지 못했다.

그런데 연세대학교의 시범보건사업지역인 강화는 처음부터 보험료 징수율이 높아 목포와는 대조적이었으며, 다른 4개 군부 지역들도 시간이 지남에 따라 점차 보험료 납부율이 높아졌다.[53] 이 당시에 손명세 조교가 강화군보건소장을 역임하고 있었다. 계속되는 시범지역의료보험의 적자, 의료보험 일원화 논쟁, 지역의료보험의 임의보험화 주장 등으로 혼조를 겪는 과정에서 정부의 역할이 점차 확대되었다. 이에 따라 대학의 역할은 학생들을 가르치고 수련시키는 역할로 한정되었고, 정부의 보건사업을 지원하는 형태로 변모해갔다.

마)지역사회의학 실습 및 교육 [54]

지역사회보건사업의 추진에 따라 학생교육에 지역사회의학을 교과과정에 도입하려는 시도들이 나타났다. 1971년 존슨과 김일순을 중심으로 연세대학교 의과대학 각 교실의 젊은 교수 8명이 협력하여 「지역사회의학-교육, 연구 및 의료」를 번역 출판하였다. 그리고 의과대학 교육계획위원회가 중심이 된 의학교육개혁에 김일순이 참여하여, 의과대학 4학년 교과과정에 4주간의 지역사회의학실습, 2학년 2학기에 16시간의 지역사회의학 강의를 새로운 교과과정으로 채택하였다. 이 교육과정은 목표, 목적(일반적인 목적·구체적인 목적), 교육진행 방법, 평가의 네 부분으로 구성되었다. 전체적인 흐름은 한 지정된 일정한 지역사회를 대상으로 그 지역사회의 건강 및 보건문제를 진단하고 원인을 찾아내었다. 이 문제들을 해결하기 위하여 사업을 계획하고, 실제 그 사업을 실행해 본 후 그것이 옳은 방향으로 진행되었는지를 평가하는 순서로 교육과정이 편성되었으며,[55] 1975~1976년에는 총괄적인 목표[56]를 설정하였다.

---

50) 연세대학교 의과대학 예방의학교실. 강화지역사회보건연구 및 교육사업:10년의 성과와 교훈. 1985. 12. pp.100-103.

51) 『연세대학교의료원소식』 1982년 3월 3일.

52) 유승흠, 김한중, 오희철 외. 2종 의료보험의 모형 및 실시방에 관한 연구. 의료보험조합연합회, 1984년 5월.

53) 유승흠, 박은철. 의료보장론. 신광출판사. 서울 : 2009, pp.35-36.

54) 연세대학교 의과대학 예방의학교실. 강화지역사회보건연구 및 교육사업:10년의 성과와 교훈. 1985. 12. pp.33-45.

55) 연세대학교 의과대학 예방의학교실 지역사회의학교육위원회, 『지역사회의학실습 교육과정 1975~1976』, 1976. p.2.

56) 학생들이 다음과 같은 능력을 갖출 수 있도록 기회를 주려는 데 그 목적이 있다. 즉 학생들은 1. 지역사회 보건문제를 진단하고 해결 처리할 수 있어야 한다. 2. 지역사회 보건사업을 개발·계획·실천하고 평가할 수 있어야 한다. 3.

그간 거제도를 거쳐 연희동에 실시하던 의과대학생의 지역사회의학 실습은 강화보건원의 설립과 더불어 체계화되고 안정화되었다. 학생들의 숙박은 강화지역사회보건원에서 이루어졌으며, 식비는 실비로 학생들이 부담하였다. 세면도구 등 개인물품은 본인이 지참하여야 했다. 원칙적으로 학생들은 실습기간 동안 보건원에 상주하여야 하며, 타당한 이유가 인정되는 경우에 한하여 외출이 허락되었다. 단, 주말 외출은 자유롭게 할 수 있었으며, 기타 숙식에 관한 규칙은 별도로 지정된 규정을 따랐다.[57] 실습교육의 내용은 1. 지역사회 답사, 2. 일차보건의료사업, 3. 모자보건사업, 4. 결핵관리사업, 5. 가족계획 상담, 6. 환경위생사업, 7. 전염병관리사업, 8. 만성병관리사업, 9. 의료전달체계 및 의료보험개발 사업, 10. 임상사회 집담회, 11. 연구발표회, 12. 문헌초독회, 13. 지역사회 보건협의회 참여, 14. 의사회 참여, 15. 야간보건교육 등이었다.

이와 같은 실습내용은 큰 변화 없이 그대로 진행되었으며, 학생들의 흥미에 따라 융통성을 발휘하였다. 이 중에서 특히 보건교육은 모든 학생들이 필수적으로 관심을 가지고 참여하도록 지도하였다. 학생들은 실습 그룹별로 책임지역을 할당 받아, 마을의 회관이나 이장 집에서 주민들을 대상으로 야간보건교육을 실시하였을 뿐만 아니라, 초등학생을 대상으로 한 각종 보건교육도 담당하였다. 학생들은 차트나 포스트, 시청각 교재 등 각종 교육재료를 준비하여 열성적인 보건교육을 수행하였다. 학생실습에 대한 학생들의 반응도 호의적이었는데, 1981년 지역사회 의학실습 교육별 도움여부에 대한 조사에서, 실습참여 학생의 83.9%가 지역사회 의학교육이 필요하다는 주장에 동의를 표하였고, 97.4%가 의사로서 활동하는 데 도움을 주게 될 것이라는 항목에 긍정적인 의견을 표시하였다.

바)강화병원의 건립

1974년부터 실시된 강화지역보건사업은 1981년 '강화병원'의 건립이라는 결실을 맺었다. 그러나 2차 진료기관인 강화병원의 설립은 쉽게 이루어진 것은 아니었다. 강화지역사회보건사업이 진행되면서 2차 진료기관의 설치가 중요한 과제 중의 하나로 부각되었으나, 병원 설치를 위해서는 기존 개업의들과의 마찰을 고려해야만 했다. 이 문제를 해결하는 방법은 강화지역의사회를 이 병원 설립 사업에 동참하게 하는 것이었다. 이러한 노력의 결과 강화지역의사회에서 3인이 참여하게 되었다.

병원설립을 위한 자금은 독일의 EZE측이 연세대학교의 지역사회의료사업계획 후원의 일환으로 기증한 기금 8억 원과 강화군의사회의 자발적 참여기금 3억 원 등 총 11억 원이 마련되었다. 아울러 병원 설립을 위한 '의료법인 강화지역의료사업재단'을 설립하여 1979년 11월 5일 등기를 마쳤다. 법인의 이사는 9명으로 하고 이중 3명은 연세대학교에서 의무부총장, 세브란스병원장, 예방의학교실의 주임교수가 당연직으로 하며, 병원설립에 참여한 3인의 의사와 지역사회를 대표하는 인사 3명으로 이사회를 구성하였다. 교실에서는 김일순이 상임이사직을 맡았다.

법인 설립 이듬해인 1980년 11월 1일 강화읍 갑곶리에서 기공식을 갖고 공사를 시작하여, 1981년 10월 24일 개원식을 가졌다. 이틀 후인 26일에는 진료가 시작되었다. 지하 1층 지상 2층의 50병상을 갖춘 연건평 8백 평 규모의 강화병원은 내과, 외과, 소아과, 산부인과의 외래진료실을 갖추었다.[58] 의료사업재단 강화병원 이사장인 김효규 의료원장, 이성우 보사부 의정국장, 도 보건과장 및 지방유지 등 3백여 명의 내외 인사가 모인 가운데 성대히 거행된 개원식에서 김일순은 경과

건강을 유지하려는 노력을 지역사회 및 각 가정 자체의 일임을 이해할 수 있어야 한다. 4. 의료팀의 한 구성원으로서 활동할 수 있어야 한다. 5. 의료인의 새로운 역할을 이해할 수 있어야 한다. 6. 의료전달제도의 현대적 개념을 이해할 수 있어야 한다.

57) 연세대학교 의과대학 예방의학교실 지역사회의학교육위원회, 『지역사회의학실습 교육과정 1975~1976』, 1976. p.5.

58) 『연세대학교의료원소식』 1981년 9월 14일.

보고를 하였고, 강화군민들은 강화병원의 건립에 중추적인 역할을 하였던 김일순에게 감사의 뜻으로 감사패를 전달하였다. 또한 개원식에서는 연세의료원과 강화병원 사이의 자매결연식도 함께 이루어졌다.[59]

(6)소결 : 강화 지역보건사업의 정책적 의미

강화 지역보건사업은 국내에서는 이 분야의 가장 선구적이고 핵심적인 역할을 한 사업으로서 이 사업을 통하여 연세의대예방의학교실의 교육 및 연구수준이 괄목할 만큼 성장하였다.[60] 강화지역사회의학사업은 1990년대까지 20여 년 동안 교실의 역량이 투입된 대표적인 연구 및 실천 사업으로, 이 사업을 통해 교실은 많은 발전을 경험하였다. 강화보건소장으로는 박태근, 오희철, 서일, 손명세, 신동천, 이태용, 이영두, 이명근, 전병율, 박은철, 정상혁이 역임하였으며, 지소장에는 김문식, 박종구, 이원덕, 노재훈, 오대규등이 지냈다.

1985년 연세의대 예방의학교실은 강화지역사회보건사업에 대한 지난 10년의 성과와 교훈에 대한 보고서(주임교수 유승흠)를 발간하였으며, 강화지역사회보건사업이 한국의 보건의료분야에 기여한 바를 다음과 같이 평하였다.[61]

첫째, 우리나라 농촌보건의료 문제를 진단하고 해결방안을 제시함에 있어 당시 새롭게 발전된 지역사회의학의 개념 및 방법을 우리나라 농촌의료현실에 적용하였으며 그것들의 유용성을 증명했다는 것이다.

둘째, 대학에서 이루어지는 대부분의 학문이 이론에만 치우쳐 비현실적이라는 비판을 받고 있는데 반하여 이 연구사업에서는 이론과 실제를 잘 조화시켰을 뿐만 아니라 오히려 현실에서 이론을 도출함으로써 보건의료분야의 학문적인 유용성에 크게 기여하였다.

셋째, 이러한 보건분야의 학문적인 유용성에 대한 기여는 제4차 경제개발 5개년계획부터 포함된 보건계획 수립에 커다란 기여를 했다. 당시 우리나라 보건의료계는 국가적인 차원에서 보건계획을 수립해 본 경험이 없었으나 이러한 선구적인 노력의 결과 국가적인 차원에서의 계획 중 보건계획 수립을 가능하게 한 큰 원동력이 되었으며 현 우리나라 보건의료제도의 근간이 바로 이 당시의 보건계획에 의하여 자리잡게 되었다고 할 수 있다.

넷째, 강화 지역사회 보건의료 연구사업은 우리나라 의과대학 교육과정에도 크게 영향을 미쳐 많은 의과대학에서의 교육목표설립과 일차의료 및 지역사회의학 등의 교육을 실시하게 하는데 크게 기여했다.

1990년대에 들어서면서 지난 강화지역사회보건사업에 대한 평가가 지속적으로 진행되었다.[62]

첫째, 의료전달체계 모형을 개발하였다. 강화보건사업에서는 의료전달의 개념을 실제화하는 모형을 개발 및 운영하였다. 보건지소에 필수적이며 필수적이며 적정한 수준의 시설, 장비, 인력 등을 구체화하고, 강화군내 의원과 병원 그리고 삼차진료기관과의 연계를 실제화하였다. 특히 강화병원의 건립과 의료보험의 도입으로 이러한 전달체계의 개념이 현실에 맞게 정착되었다.

둘째, 보건사업을 통해 건강에 대한 주민들의 의식과 태도 등에 변화가 있었고 건강수준도 향상되었다. 1975년 사업초기에 중점을 두었던 영유아 건강관리사업을 통해 치료보다는 건강감시를 통해 질병을 예방하고 건강을 증진시키는 것이 중요하다는 인식을 심어주었다.

셋째, 지역사회 보건사업에 대한 현지 실습은 지역사회보건 발전에 기여하였다. 지역사회 보건사

59) 『연세대학교의료원소식』 1981년 11월 4일.

60) 연세대학교 의과대학 의학백년 편찬위원회. 의학백년, 1964. p.407.

61) 연세대학교 의과대학 예방의학교실. 강화지역사회보건 연구 및 교육사업 : 10년의 성과와 교훈. 1985. 12.

62) 연세의대 예방의학교실. 강화지역 보건사업. 1992. p.38-42.

업을 하는 동시에 이러한 사업을 의과대학생과 간호대 학생들에게 소개하고, 이들이 지역사회에서 의료 전문인으로 일할 때 의료인으로서의 새로운 역할과 기능을 실제로 보여주고 실습시킴으로써 태도의 변화를 가져왔다.

넷째, 보건 관련 연구의 발전에 큰 역할을 했다는 점이다. 보건분야에서 중요한 연구 중 하나가 인구집단이 분모가 되는 것이다. 강화는 이러한 구 집단을 대상으로 하는 연구 지역으로 각종 대규모 연구가 시행되었다. 즉, 강화보건사업이 없이는 하기 어려운 여러 연구들이 꾸준히 진행되었다. 이런 연구의 결과는 보건기획을 하는데 필수불가결한 자료와 정보가 되었으며, 학술적으로나 실제 행정적인 부분에서 큰 도움이 되었다.

1980년대 중반 이후 강화지역사회보건사업은 보다 장기적이고 지속적인 사업의 추진을 고민하였다. 학교보건사업, 지역보건의료정보망사업, 정신보건사업 등을 활발히 추진하였으며, 암 등록사업, 구강보건사업, 강화 코호트 추적사업, 신생아 감염예방접종사업, 아동혈압추적 조사 등의 연구사업도 지속적으로 추진되었다.[63] 특히 1983년부터 '강화 암 등록사업'으로부터 시작된 대규모 역학연구는 모두 강화지역사회의학을 통해 가능한 것이었다. 이후 65세 이상을 대상으로 한 '강화코호트', 1986년 시작된 '강화연구' 등의 연구작업이 추진되었다. 이 모두 강화지역사회보건사업이 가져다 준 성과라고 할 수 있다. 비록 20여 년 동안 교실원들의 땀이 서린 강화지역사회보건원은 폐쇄되었지만, 강화지역사회보건원과 강화지역사회보건사업의 역사적 의의는 영원히 기억될 것이다.

강화지역보건사업의 다른 의의는 정확한 역학적 데이터를 구축할 수 있었다는 점이다. 연희의 경우 유동인구가 많아 제대로 된 데이터의 구축이 어려웠으나, 강화는 유동인구가 적어 분모에 해당하는 인구의 변화가 적었고, 따라서 1~2년을 지속적으로 관찰할 수 있었다. 즉, 지역사회의사가 그 지역에 거주하면서 직접 진료를 보는 등의 활동을 병행하였고, 이를 통해 정확한 통계를 구축할 수 있었다. 예를 들어, 모자보건, 가족계획, 유산, 인공임신중절률, 사망률 등을 정확히 파악하는 것이 가능하였으며, 이는 그 지역의 동사무소나 보건소도 모르는 확실한 정보였다. 박태근 등이 이 당시의 역학적 데이터에 대해 쓴 자료도 있다.

또한 보건지소에 의사가 근무하면서 이런 역할을 한다면 국가의 보건수준을 올릴 수 있겠다는 확신을 가지게 되었다. 즉, 지역사회에서 임상의가 진료행위를 하면서 보건데이터를 수집할 수 있다는 것을 통해, 보건소의 역할에 대한 당위성과 실체를 보여주었다. 향후에 이러한 흐름이 경기도 및 전국으로 확산되는 밑거름이 되었고, 질병관리본부가 설립될 때에 데이터 확충의 중요성을 제시할 수 있었다. 즉, 데이터 구축이 미국 등 주요선진국의 사례를 그대로 차용한 것이 아니라, 수십 년 간의 경험을 통해 우리가 독자적으로 보건데이터를 구축할 수 있는 역량을 마련할 수 있게 되었다.

3. 결론

1960년대부터 1990년대까지 고양, 거제, 연희, 강화에서 연세대학교 의과대학 예방의학교실의 지역보건사업이 진행되었다. 1960년대에는 고양지역보건사업이, 1969년부터 1977년에는 거제지역사회개발 보건사업, 1972년부터 1981년에는 연희지역사회보건사업, 1973년부터 1990년대에는 강화지역사회보건사업이 시행되었다.[64]

수십 년 간의 지역사회보건사업을 통해 교실이 발전하였을 뿐 아니라, 우리나라 지역보건사업의

63) 『예방의학교실소식』 제39호, 1991년 7월 8일.

64) 유승흠, 양재모. 의료총론. 수문사, 1994. pp.346-347.

역사를 선도해나갔다. 교실의 여러 사람들을 현지에 파견하여 지역의 보건사업을 발전시키는데 기여하였다. 대표적으로 양재모, 방숙, 김명호, 김일순, 유승흠, 김기순, 박태근, 김문식, 김한중, 서경, 박종구, 오희철, 조우현, 서일, 손명세, 신동천, 오대규, 이태용, 전병율, 박은철, 정상혁 등의 의식이 있는 의사가 지역에 직접 투입되어 보건소 및 지역보건의 역사를 만들어갔다.

1946년에 재건된 예방의학교실은 1948년에 졸업한 양재모 교수가 1961년까지 교실을 거의 혼자 맡아 교육을 실시하고 발전시켰다. 1956년과 1957년에 방숙과 김명호가 예방의학교실 전임강사 발령을 받기는 하였으나 교실 근무기간은 길지 않았다. 김일순이 양재모 교수 이래 처음으로 졸업과 동시에 예방의학을 전공하기 위하여 교실에 들어온 뒤, 조교, 전임강사로 교실에 기여하였다. 윤방부는 졸업과 동시에 2년간 조교생활을 하고 군복무를 지원하여 제대한 후 조교 4년차로 근무하다가 다음해인 1973년에 전임강사 발령을 받았으며, 1975년까지 연희지역사회보건사업 현지 책임을 지고 활약하였다.

1970년대에 이르러 예방의학교실이 급격히 발전되고 교실체계가 잡힘에 따라 1970년 졸업생부터 교실 조교생활을 하였을 뿐 아니라 전문의 과정도 마쳤다. 1970년에 유승흠, 1971년에 김기순, 1972년 박태근, 1973년 김문식, 1975년 김한중, 서경, 1976년 박종구, 1977년 오희철, 1978년 이용호, 조우현, 1979년 노재훈, 서일, 1981년 손명세, 신동천, 오대규, 1982년 이태용, 1983년 이영두, 1985년 이명근, 1986년 전병율, 1987년 박은철, 1988년 정상혁 등이 모두 연세의대 예방의학교실 지역보건사업에 적극 참여하였다.[65)]

이런 교실의 노력은 첫째, 질병관리본부 체계 및 역할 확립에 도움을 주었고, 둘째, 전국적인 보건소망 건립에 큰 역할을 하였다. 실제로 이 당시에 지역에서 경험을 쌓은 의사들이 정부에 들어가 일하였으며, 현재도 우리나라 보건의료계를 이끌어 가고 있다. 예를 들어, 전병율(현 질병관리본부 본부장)은 강화보건소장의 경험을 바탕으로 후에 보건복지부에 들어가서 관료 생활을 하면서 지역보건에 기여하였다.

또한 김문식은 거제지역보건사업 때는 의과대학 학생으로, 연희지역보건사업과 강화지역보건사업 때는 조교로서 지소장 및 보건원장으로 파견되었고, 군 복무 후 1981년부터 보건복지부 공무원으로써 지역보건에 기여하였다. 이런 지역사회보건사업의 경험을 바탕으로 보건복지부에 들어가서 만성병과장, 방역과장, 정신병원 근무, 공주 결핵병원 근무, 보건국장, 의정국장, 보건원장, 질병관리본부 본부장 등을 역임하였다. 오대규는 군복무를 마치고 1984년에 전문의를 마친 후 보건복지부에서 근무하다가 국장을 거쳐서 질병관리본부장을 역임하였다.

연세대학교 의과대학 예방의학교실은 지역사회보건에 있어 시대 요구에 맞는 역할을 충실히 수행하였다. 하지만 이 분야에 대한 정부의 역할이 점차적으로 증가함에 따라 학교의 역할이 정부의 보건사업이 효율적으로 이루어질 수 있도록 지지, 지원하는 역할로 축소되었으며, 대학 본연의 역할로 돌아왔다. 연세대학교 의과대학 예방의학교실의 지역보건사업의 의의는 지역사회보건의 중요성을 선구적으로 개척하였으며, 지역에서의 교육을 정규 의학관리체계와 연계하였다는 데 있다.

[참고문헌]

· 연세대학교 의과대학 예방의학교실 지역사회의학교육위원회. 지역사회의학실습 교육과정 1976-1977.
· 연세대학교 의과대학 의학백년 편찬위원회. 의학백년, 1964.
· 대한예방의학회. 한국예방의학 교실사, 1994.
· 유승흠. 의료보험총론. 수문사, 1990.
· 연세의대 예방의학교실. 강화지역사회보건사업, 1984-1989, 1992.
· 연세대학교 의과대학 예방의학교실. 강화지역사회보건 연구 및 교육사업 : 10년의 성과와 교훈, 1985.
· 방숙, 보건사업 40년의 회고와 전망 : 나의 경험을 중심으로. 지역보건의료 제3권 제1호 1999년 및 제4권 제

65) 연세대학교 의과대학 의학백년 편찬위원회. 의학백년, 1964. p.409.

1호 2000.
· 유승흠, 양재모. 의료총론. 수문사, 1994.
· 유승흠. 내 삶의 편린들 : 정암 유승흠 실록. 한국의학원, 2010.
· 유승흠. 의료정책과 관리. 기린원. 1990.
· 양재모. 사랑의 빚만 지고. 도서출판 큐라인, 2001.
· 유승흠. 우리나라 의학의 선구자 제3집. 한국의학원, 2011.
· 조선대학교 의학전문대학원 예방의학교실. 지역보건의료와의 동행 40년 : 김기순 교수 정년퇴임기념집, 2010.
· 연세 위생학, 예방의학 및 보건학 120년, 연세대학교 의과대학 예방의학교실, 2005.
· 방숙. 보건사업 40년의 회고와 전망(상 하) : 나의 경험을 중심으로. 지역보건의료(Journal of District Health), 제3권 제1호 1999년 및 제 4권 제1호 2000.
· 유승흠, 김한중, 오희철외. 2종 의료보험의 모형 및 실시방안에 관한 연구. 의료보험조합연합회, 1984.
· 유승흠, 박은철. 의료보장론. 신광출판사. 서울 : 2009.
· 연세대학교 의과대학 예방의학교실 지역사회의학교육위원회, 『지역사회의학실습 교육과정 1975~1976』, 1976, p.5.
· Bureau of Medical Affairs, Ministry of Health and Social Affairs/WHO. Report on the operations research study on the basic health services in Yongins Gun, GyeonggiProvince,RepublicofKorea.WHO,WPRO,Manila,Philippines,1977.
· 『연세춘추』 1972년 4월 3일.
· 『연세춘추』 1972년 6월 19일.
· 『연세춘추』 1975년 3월 3일.
· 연세대학교 교무처, 『연세대학교 요람 1980~81』, 연세대학교 출판부.
· 『연세대학교의료원소식』 1981년 9월 14일.
· 『연세대학교의료원소식』 1981년 11월 4일.
· 『연세대학교의료원소식』 1982년 3월 3일.
· 『예방의학교실소식』 제39호 1991년 7월 8일.

전주 예수병원 완주군 지역사회 보건사업

- 이 글은 김기순 교수 정년퇴임 기념집 「지역보건의료와의 동행 40년」(조선대학교 의학전문대학원 예방의학교실, 2010)과 「예수병원 지역보건사업 20년(1970~1990)」(예수병원 기독의학연구원)에서 발췌 정리한 것입니다.

1. 사업배경

예수병원은 그 설립이념인 기독교 정신에 따라 소외된 지역주민에 대한 생명의 존엄성을 거양하기 위해서는 제한된 지역이나마 특정 지역사회를 선택하여 병원중심이 아닌 지역사회 중심의 일차보건의료사업을 시작하지 아니할 수 없었던 것이다. 예수병원이 이러한 농촌 지역사회 보건사업을 시작하는 근거는 1971년에 작성된 예수병원 유지재단 법인정관에 명시되어 있는데 즉 법인의 목적사업으로 의료기관의 유지경영, 의료사업을 통한 전도사업, 기독교인 의료요원 양성사업, 극빈환자에 추가하여 농촌보건사업 및 지역보건학 연구가 포함되어 있다. 즉 기독병원의 사명을 감당하기 위해 제한된 지역이나마 의료가 매우 필요하나 정부나 다른 민간의료의 손길이 부족했던 농촌지역이 체계적이고 종합적인 시범보건의료사업을 시행함으로써 한편으로는 해당 지역사회에 예수 그리스도의 증인의 역할을 수행하며, 한편으로는 타 지역에서도 지역사회 보건의료사업이 발전될 수 있도록 정부나 의료계에 경험을 제공하고자 하였다. 또한 농촌 일차보건의료사업과 관계되는 의사, 간호사, 마을건강원 등 일차보건의료 인력의 훈련장소로 기여하였다.

2. 사업연혁

예수병원 지역보건사업의 역사는 1897년 가을 미국 North Carolina주 Rocky Mountain시에서 의료선교사업을 위해 오신 여의사 Dr. Mattie B. Ingold에 의해 시작되었다고 볼 수 있다. 이 분은 제물포에 도착하였다가 연안 증기선을 타고 군산에 도착하였으며, 말을 타고 피로 얼룩진 동학혁명의 정경이 아직 채 가시지도 않은 전주에 오셔서 초가집을 한 채 짓고 진료실을 마련하여 이곳에서 처음 5개월간 여성과 어린이 환자를 400명 치료하였다 한다. Ingold 의사께서는 주민의 왕진요청이 있을 때 가마를 타고 가서 진료하신 일도 있었는데 이러한 사역이 오늘날 500병상의 현대적 종합병원에서의 진료, 임상 훈련사업 및 지난 20여 년간의 특정지역에서의 지역보건사업을 시행하게 된 원동력이었다고 하겠다.

1897년 초가집에서 시작한 의료선교사업은 많은 어려움 속에서도 전주 용머리 고개의 기적을 낳으면서 점차 발전하여 1924년에는 40병상 규모의 병원으로, 1935년에 60병상으로, 1954년 150병상의 4층 병원으로 성장하였다. 현재의 병원 건물로 옮기기 전 구병원에서의 마지막 해인 1970년 예수병원 통계를 보면 16명의 전문의 스탭, 8명의 인턴, 26명의 레지던트가 근무하였으며 연간 외래환자 35,835명, 입원환자 4,462명이었으며 2,585건의 수술을 시행하였다. 1970년의 병원 연간예산은 219,000,000원(US $709,000)이었는데 이 중 6%가 외원으로 충당되고 94%가 환자로부터 수입이었다. 정부의 의료보호나 의료보험제도가 없었던 당시 총 환자의 17%가 무상치료를 받았다. 즉 예수병원 설립 당시는 대부분이 무상치료였으나 병원이 발전되면서 점차 환자가 치료비를 부담하였고 1970년에는 거의 재정 자립상태에 도달하였다. 1971년에는 현대적 의료시설을 갖춘 현재의 병원을 완공하여 이전하였다.

그러나 보다 많은 환자를 과학적으로 치료하기 위하여 병원이 발전하는 것은 바람직한 일이나 병원이 발전한데 비해 병원경영상 치료비 감면을 제한할 수밖에 없어서 경제형편이 어려운 환자를 돌보는 것이 어려운 문제가 되었다. 이러한 기독병원의 이상과 현실에 대한 괴리는 세계적인 문제였는데 1960년 후반기 세계교회협의회(WCC)에서는 의료선교협의회(CMC)를 조직하고 의료선교 방향을 근본적으로 조정하였다. 즉 지역사회보건이란 개념을 도입하여 주요 의료선교정책으로 채택하였다.

1966년 Dr. Justice가 예수병원을 방문하여 의사들에게 특강을 하였는데 병원 내에서의 진료만으로 만족해서는 안 되고 지역사회 문제에 관심을 가져야 한다고 하여 그 당시 예수병원 스탭들의 공감을 얻게 되었다. 1968년 미국 소아과 의사인 Dr. John Wilson께서 예수병원에 봉직하게 되면서 지역보건사업이 비로소 적극성을 띄게 되었다. Dr. Wilson은 병원 내에서 진료한 것만으로 만족하지 않고 선교사 또는 예수병원 전도회에서 농촌오지에 개척하는 교회를 순회하면서 어린이 예방접종과 치료 사업을 실시했으며 군산 시내 8개 고아원을 순회하여 건강검진을 하고 수술이 필요한 어린이는 후송하여 예수병원에서 수술을 시행하였다.

또한 전라북도 내 각 군 보건소를 순회하면서 간질환자를 집단 치료하는 사업도 시행하였다. 1947년부터 예수병원 경영을 맡아 한국 최초의 인턴수련제도를 도입하는 등 수준 높은 교육병원 수련에 정열을 쏟았던 Dr. Paul Crane이 1969년 22년 동안의 근무를 마치고 병원장을 사임, 미국에 귀국함에 따라 새 병원장으로 취임한 Dr. David Seel은 지역보건사업으로 여러 지역을 순회하는 것도 좋지만 특정지역을 선정하여 보다 체계적인 지역보건사업을 시행할 것을 제안하고 이를 시행하였다.

미국 Medical Benevolence Fund(MBF)로부터 매년 $10,000의 원조를 받아 전라북도 보사국에서 추천한 완주군 소양면을 지역보건사업 시범지역으로 정하고 1970년부터 체계적인 지역보건사업을 시행하게 되었다. 당시 예수병원은 진료부서로 외과, 내과, 산부인과, 소아과, 신경외과, 안과, 이비인후과, 방사선과, 병리과의 9개과가 있었는데 농촌보건과를 신설하고 미국 소아과 의사인 Dr. Wilson을 초대과장으로 임명하였다. 농촌보건과 직원으로는 Dr. Wilson과 보건간호사인 Miss Holt 외에 조산원 1명, 간호조무사 1명, 전도사 1명, 부락보건요원 4명 등 9명의 상근직원이 근무하였다. 농촌보건과에서는 소양면에서 어린이 예방접종, 결핵발견 및 치료사업, 보건교육사업 등에 주력하였으며 전라북도 12개군의 장미회(간질환자 진료) 운영, 군산시내 고아원 아동 건강관리사업을 함께 실시하였다. 즉 일차보건의료팀인 농촌보건과가 각 마을을 순회하며 발견한 환자를 과목별로 분류하여 일정에 따라 소양면 보건지소에서 치료하고 해결이 안 되는 중증환자는 예수병원에 후송하여 입원치료나 수술을 받게 하였다.

지역보건사업을 시작한 Dr. Wilson이 3년간의 봉사를 마치고 1971년 귀국함에 따라 당시 전라북도 결핵관리의사이고 예수병원 유지재단 이사회의 이사였던 최승열 의사가 농촌보건과장으로

부임하였으며 연세의대 예방의학교실의 자문을 받을 수 있도록 협약을 체결하고 김명호 교수가 정기적인 출장 지원을 하였다.

등잔 밑이 어둡다는 속담처럼 농촌지역 보건사업을 실시하고 있는 동안, 현대적 의료시설이 있는 예수병원 인근지역인 전주시 중화산동이 도시영세지역으로서 보건문제가 심각함을 깨닫고 1973년부터 1981년까지 도시 영세민을 위한 보건사업도 시행하였다. 또한 지역보건사업 실시의 중심인 농촌보건과의 명칭도 지역사회보건과로 바꾸었다.

1970년부터 1973년까지 지역보건사업의 재원은 미국 Medical Benevolence Fund와 예수병원 자체부담으로 하다가 1974년부터는 오늘날의 현대적 의료시설을 갖춘 예수병원 본원 건축비의 약 50%를 지원해 준 서독일 기독교개발원조단(EZE)으로부터 지역보건사업에 대한 사업비 보조를 받게 되었다. 기독병원으로서 지역보건사업을 한 데 대하여 이념적으로는 많은 공감을 얻었지만 재정적으로는 병원경영에 부담이 되었으므로 병원 내 의사 및 직원들로부터 비판의 대상이 되기도 하였는데 이러한 외원보조는 큰 힘이 되었다.

지역보건사업의 재정자립을 위해 소양면에서 의료보험을 개발하였으나 보험료 부담은 가능한 적게 내고 의료 혜택은 너무나 많은 요구를 하여 실패하였으며 신용협동조합 조직을 통해 지역개발사업을 하고 보건사업비를 충당하기 위해 1977년 이후 소양지역 보건사업 자립을 위한 사업(Soyang Myun Community Self Help Project)을 추진하였다. 총 50,000,000원(D.M. 270,000)규모의 원조 신청서를 EZE에 제출한 결과 독일재단 측에서는 지원해 주기로 약속한데 반해 소양면 주민들의 일부 부담금 기피 등을 이유로 협조가 어렵다는 것을 깨닫게 되었다. 결국 소양지역 개발 사업에 대한 원조는 포기하게 되었다. 소양면에서는 예수병원의 많은 노력으로 주민의 건강수준을 향상시키는 것은 성공하였으나 주민들이 자기들의 건강문제를 스스로 해결하는데 책임지는 재정자립은 실패하였다. 따라서 소양면은 점차 예수병원의 개입을 줄이고 정부 보건사업에 의존하도록 유도하고 다른 지역으로 옮기기로 하였다. 전라북도 보건당국 및 관련기관으로부터 추천 받은 8개 후보지역 중 소양면 인근에 있는 완주군 용진면을 새로운 지역보건사업 지역으로 정하고 1976년부터 사업에 착수하였다.

용진면에서는 면장, 교회 목사 등을 비롯한 지역유지들이 예수병원의 보건사업을 적극 유치하는 활동을 하였다. 예수병원에서는 사업 시작 전부터 주민들이 일차보건의료사업을 시행하게 될 면 보건지소의 시설을 건축하게 하고 예수병원에서는 일정기간 동안 보건의료인력, 사업비 등을 투입하나 일정기간 후에는 주민이 보건사업을 맡아 운영하게 될 주체로서의 보건개발협의회의 조직, 보건의료비의 재원조달을 위한 신용협동조합의 조직을 하도록 유도하고 예수병원장, 완주군수, 용진면장 등이 상호 합의하는 협약서를 교환하였다.

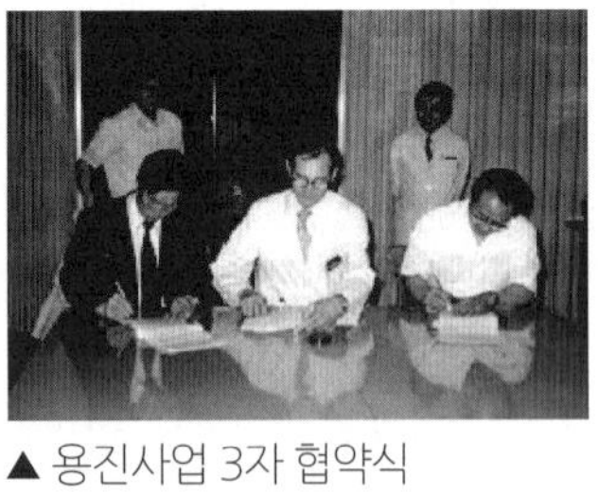
▲ 용진사업 3자 협약식

1978년 최승열 지역사회보건과장이 내과로 이동하게 됨에 따라 연세의대 예방의학교실 전임강사로 있던 김기순 의사가 지역사회보건과장으로 부임하여 용진에서 보다 적극적인 활동을 하게 되었다. 일차보건의료사업과 더불어 마을건강원 훈련 및 지원활동, 고혈압 발견 및 집단치료, 주택환경 개선사업 등을 활성화하였다. 그러나 무엇보다도 용진면에서 성공한 점은 신용협동조합 조직으로서 조합의 명칭도 용진 보건개발신용협동조합이라 하고 꾸준히 성장한 점이다. 신용협동조합은 지역보건사업을 지원하는 주민조직이 되고 의료비의 재원조달에도 주요한 역할을 하게 되었다. 즉 용진면에서는 주민의 건강수준을 향상시킬 수 있었을 뿐만 아니라 보건사업을 비롯한 지역개발사업을 종합적으로 추진하는 주민주체로서의 용진 보건개발신용협동조합 조직에 성공하였다. 신용협동조합은 1982년 이후 예수병원이 사업지역을 고산지역으로 이동한 후 용진면에서 보건사업을 추진하는 주요한 역할을 담당하였고 착실한 성장을 하여 1991년 7월 말 현재 조합원 1,072명에 총자산 30억 3천만 원에 달하였으며 신협사무실도 약 3억 원을 투자하여 현대적 건물을 갖추었다.

용진면에서 비교적 성공한 경험을 바탕으로 1982년부터 완주군 북부 산간지대인 고산지역 6개 면을 대상으로 하는 광역권 지역보건사업을 착수하게 되었으며 예방의료, 진료사업, 재활의료사업을 종합적으로 추진하였다. 고산지역 보건사업은 고산지역주민에게 일차보건의료 수요에 대해 적절히 대응하고 일차보건의료를 담당할 인력자원인 가정의학 전문의를 교육할 수 있도록 하였다. 1985년에는 고산지역의 예방사업을 전문적으로 수행하기 위한 체계를 갖추었으며 1987년에는 우리나라의 첫 시도인 지역사회중심의 재활의료사업을 실시하고 있다. 완주군의 절반 이상을 차지하는 지역을 대상으로 예방 진료 및 재활사업을 총체적으로 접근하고 있는 고산지역 보건사업은 단기간을 실시하던 소양 및 용진사업과는 달리 2006년까지 실시되었다.

3. 개요

전주예수병원 농촌지역사회 보건의료사업을 세 시기로 분류하면 ①1970년~1976년간의 소양면 보건사업, ②1976년~1981년까지의 용진면 보건사업, ③1982년부터 2006년 사업이 종료되기까지의 고산지역 보건의료사업으로 나눌 수 있다. 1970년도에 선교사이시면서 소아과 전문의이신 Dr. John Wilson의 지도하에 시작했던 예수병원 보건사업은 농촌사업과 도시사업이 있었는데, 농촌사업은 전주시를 둘러싸고 있는 완주군의 소양면에서 시범적인 지역사회 보건사업을 개발하는 것이었고 도시사업은 전주예수병원 바로 이웃에 위치하고 당시 경제수준이 비교적 낮은 중화산동 지역에서의 보건사업이었다.

전주예수병원 농촌지역 보건의료사업을 시기별, 지역별로 비교하여 보면 각각 특색이 있는데 자세히 설명하기는 많은 지면이 필요하지만 (표1)과 같이 간략히 정리하여 본다.

<표 1> 전주 예수병원 농촌지역 보건의료사업 개요

제1기 사업(1970~1976)	
대상지역	완주군 소양면 및 동상면
인구	13,000여 명
조직	① 예수병원 내에 지역사회보건과 운영하여 정기적으로 대상지역 방문, 사업 ② 예수병원 원장, 부원장의 강한 리더십 아래 병원 내 여러 임상진료부서와 보건사업팀이 협동진료 ③ 수 개 거점시설(교회, 마을회관, 보건지소 등) 중심으로 일차보건의료활동 ④ 지역 내 4~5명의 중년여성 선정, 교육 후 상근직원으로 활동하게 함
전략	① 기독교 선교를 연관시키기 위해 원목실과 공동활동 ② 지방자치단체와 협조를 하지만 정부보건사업과 별개로 많은 투자
주요 사업내용	① 거점지역 보건관리소 운영하여 일차진료, 모자보건사업, 결핵 발견 및 관리 ② 민영의료보험 개발운영 ③ 보건협의회 등 지역사회조직 ④ 신협 개발했으나 보건사업 연계는 못함
재원	· 예수병원 · 미국 MBF(Medical Benevolence Fund : 의료자선기금) · 독일EZE(Evangelische Zentralatelle Für : 독일기독교개발원조단)

제2기 사업(1976~1981)	
대상지역	완주군 용진면
인구	10,000여 명
조직	① 예수병원 내 지역사회보건과 본부 있으며 현장과 병원 경영진과 연결 ② 용진면 보건지소 중심 일차보건의료사업 ③ 보건지소에는 정부에서 파견된 공중보건의 중심으로 일차 진료하였으나 지역사회보건과장 및 예수병원 임상 일부과 전문의들이 특수 클리닉 지원 ④ 면내 3개 보건진료소와도 연계 ⑤ 40개 부락별 마을건강원 훈련 및 활용
전략	① 주민대표, 지방자치단체, 예수병원 3자간 사업개시 전 상호협조 협약 ② 사업시설은 지방자치단체 책임 ③ 보건사업을 일정기간 예수병원이 운영하다가 자립 운영할 수 있는 능력을 키워 지방자치단체나 주민에게 이양 ④ 주민 중심의 신협을 육성하되 시작부터 보건사업과 긴밀 연계하고 보건사업의 재원조달 역할을 하게 함
주요사업내용	① 보건지소에서 일차진료 및 특수클리닉 운영(고혈압, 암검진, 영유아예방접종) ② 마을 순회하여 적극적 보건교육 프로그램 ③ 4명의 보건간호사가 마을건강원을 지도, 가족건강기록 유지하여 모자보건사업 등 지원 ④ 마을 순회 건강검진하여 고혈압 발견 및 등록관리 ⑤ 주택환경 개선사업(부엌 및 화장실 개량)
재원	· 예수병원 · 독일 EZE · 독일 BFW(Brot Für die Welt : 세계식량구호기관)

제3기 사업(1982~2006)	
대상지역	완주군 북부 6개면(고산, 비봉, 화산, 운주, 경천, 동상)
인구	25,000여 명
조직	① 예수병원 또는 기독의학연구원에서 지역사회보건과 본부 운영 ② 6개면 교통중심지인 고산면에 지역보건의료센터 건축 운영(고산분원, 예방보건센터, 지역사회중심 재활의료센터) ③ 5개 보건지소, 13개 보건진료소와 연계 ④ 70개 부락의 마을건강원 훈련 및 활용
전략	① 주민대표(보건개발회), 지방자치단체장(완주군수), 예수병원장 3자간 사전 협약. 연장이 필요한 경우 일정기간씩 재협약 ② 예방, 진료, 재활팀이 별개의 조직으로 운영하되 예수병원 봉사부장 또는 지역보건의료사업 조정역이 병원 경영진과 연계하고 현지팀들도 상호 긴밀협조체제 유지
주요사업내용	① 가정의 중심 10개 병상 있는 의원 개설 및 운영(외래, 입원, 응급진료) ② 예방보건사업 담당 지역보건팀 유지(적극적 보건교육, 모자보건, 고혈압 등록 및 관리, 간질환자 등록 및 치료-장미회), 구강보건, 주택환경개선사업 ③ 지역사회조직 육성(보건개발협의회, 마을금고, 신협 등) ④ 지역사회 중심 재활의료 개발(재활의학전문의 클리닉, 장애자 가정방문치료, 장애자 직업재활교육, 장애자 상조회 조직 및 육성)
재원	· 예수병원 · 독일 EZE · 독일 CBM(Christo-Blinden Mission : 맹인을 포함한 장애자지원기관)

4. 완주군 소양면 지역보건사업

소양면 지역보건사업은 세 기간으로 구분할 수 있는데, 첫 번째 시기에는 사업지역의 보건상태가 열악하여 전염병이 만연하고 주민들은 의료에 대해 무관심과 의심을 가지고 있었다. 첫 사업은 예방접종사업으로 특히 어린이를 대상으로 실시하였는데 1971년에 예방접종건수는 19,464건이었고 진료는 3,246건이었다. 사업 2년째 말까지 지역 내 모든 결핵환자를 등록하여 치료하였다. 두 번째 시기에는 진료와 예방접종사업이 궤도에 오른 후 모자보건과 가족계획사업을 시작하였다. 모자보건사업의 일환인 가정방문은 1974년에 5,620건이었고 가족계획사업도 3,526건이었다. 세 번째 시기는 진료와 예방접종에 초점을 두던 이전 사업과는 달리 보건교육과 환경위생사업을 강조하였다. 이 시기의 사업비는 EZE에서 보조해주었는데 대상지역에 보건에 대한 책임감을 심으려 하였다. 야간학교를 개설하여 문맹을 퇴치하고 부녀회에서 지역사회교육을 실시하였다. 1975년에 보건교육건수는 532건으로 이는 진료대기실, 마을모임, 학교 및 교회방문을 통해 이루어졌다. 변소개량, 부엌개량, 상수공급사업 등의 환경위생사업도 실시되었다.

1)사업의 방침 및 조직

1970년에 시작된 소양면을 대상으로 한 농촌지역 보건사업과 1972년 중화산동을 대상으로 한 도시지역 보건사업은 기본적인 접근방법이 동일하였으며 같은 시기에 시작되어 함께 기술하고자 한다. 소양지역 보건사업은 진료사업과 예방사업을 수행하기 위한 장소로 사업지역 내 보건지소, 교회, 마을회관 등을 이용해 보건관리소를 설치 운영하였는데 소양면에 4개소와 중화산동에 2개소가 설치 운영되었다. 보건관리소에서는 예수병원 이동진료팀이 진료를 제공하였으며 예수병원에서 파견한 인력인 보건요원이 상주하여 보건사업을 실시하였는데 특히 농촌지역 의료전달체계를 확립하여 모델로 제시하고자 하였다.

또한 보건사업의 중요한 임무로 지역사회 보건에 관심과 역량을 지닌 보건요원을 양성하고 노력하였는데 예수간호전문대학생에 대한 지역사회간호학의 교육 및 훈련장소로 소양면과 중화산동을 활용하였다. 열악한 사회경제 수준에 있었던 당시 상황에서 보건사업의 또 하나의 접근방법으로 의료보험을 도입하고자 하였으며 이상의 보건사업이 지속될 수 있도록 지역사회 조직을 육성하여 보건사업에 대한 주민의 노력을 결집시키고 보건사업을 항구적으로 수행하고자 하였다.

소양사업의 가장 큰 특징 중 하나는 보건사업을 통해 전도사업을 직접적으로 시행한 것이다. 이는 예수병원 설립목적에서 보여주듯이 국민의 건강 및 복리에 기여하기 위하여 예수 그리스도의 이름으로 의료사업 및 전도사업을 함으로써 예수 그리스도의 증인이 됨을 목적으로 하기 때문이다. 이후 사업에도 예수병원의 정신인 예수 그리스도를 전파하는 것이 근원적 목표이나 소양사업의 경우 전도사업이 표면적이고 직접적인 목표이었다.

1970년 소양지역 보건사업을 실시할 당시 예수병원은 농촌보건과를 신설하여 사업을 수행하다가 1972년 중화산동지역 보건사업을 시작하면서 농촌보건과를 지역사회보건과로 개칭하였다. 농촌지역만을 담당하던 지역보건사업을 도시지역으로 확대하면서 취해진 조치였다. 소양지역 보건사업과 중화산동지역 보건사업의 총괄적인 책임은 예수병원이 지며 사업의 실무는 지역사회보건과장이 담당하였다. 소양지역 보건사업은 완주군보건소와 협력하여 실시되었는데 사업 초기에는 예수병원이 주도적으로 실시하다가 사업이 발전되면서 지역사회조직인 소양지역 개발협의회를 1973년에 조직하여 지역사회주민의 직접적인 참여를 유도하였다. 사업은 4개소의 보건관리소를 중심으로 이루어졌으며 각 관리소에는 해당지역 주민으로 예수병원에서 선발한 보건요원이 파견되어 사업을 실시하였고 이들은 간호사의 관리를 받았다. 중화산동지역 보건사업도 기본적으로는 소양지역과 같은 형태를 조직으로 운영되었으나 대상지역을 담당하는 전주시보건소와 연계되어 사업을 실시하였으며 지역사회조직인 중화산동지역 개발협의회는 1976년에 조직되었다.

2)사업 내용

1970년대 초 당시 우리나라 농촌의 현실은 낮은 수입, 교육수준의 저하로 인한 무지, 비위생적인 환경, 그리고 이에 연유해서 발생되는 급만성 전염병에 노출되어 생활하고 있었다. 빈곤과 무지가 건강상태를 약화시키고 건강상태의 약화가 빈곤과 무지를 심화시키는 악순환의 고리를 형성하고 있었다. 건강상태를 개선하고자 실시되는 보건사업은 이런 악순환의 고리 중 건강상태를 향상시키고자 하는 노력이며 이와 함께 지역개발을 통해 빈곤과 무지의 고리를 끊어야 한다.

소양면 보건사업의 계획시 보건사업을 원활히 수행하기 위해 보건사업 내용을 결정하는데 주민의 의견을 수렴하였다. 주민들이 원하는 보건사업은 첫째가 진료사업으로 주민의 51%가 이를 희망하였으며 그 다음으로 환경위생, 영유아 보건, 가족계획, 결핵관리, 구강보건, 모성보건 순이었다. 따라서 보건사업은 보건관리소를 설립하여 진료사업을 시행하였으며 전염병 예방을 위해 예방접종사업과 결핵관리사업을 먼저 착수하였다. 다음으로 모자보건사업과 이와 연계한 가족계획사업을 실시하였으며 환경위생사업과 보건교육사업을 실시하였다.

(1)보건관리소 운영

사업 시작 당시 소양면에서는 매약상 2개소 외에는 의료시설이 없었다. 이에 예수병원에서는 1970년에 소양면 보건지소 건물을 이용하여 보건관리소를 개설하고 이동진료팀에 의한 진료사업을 시작하였고 1972년에는 중화산동지역에 2개소의 보건관리소를 선정하였으며 1973년에는 소양면지역에 3개소의 보건상담소를 선정, 운영하였다. 진료사업은 이동진료팀과 지역사회보건과 직원에 의해 실시되어졌으며 진료과목은 내과, 소아과, 산부인과, 외과, 피부과, 안과, 결핵과이었다. 보건관리소는 진료이외의 간호학생의 실습장 역할과 예방사업의 사무실 역할로도 사용되었다.

(2)가정보건사업

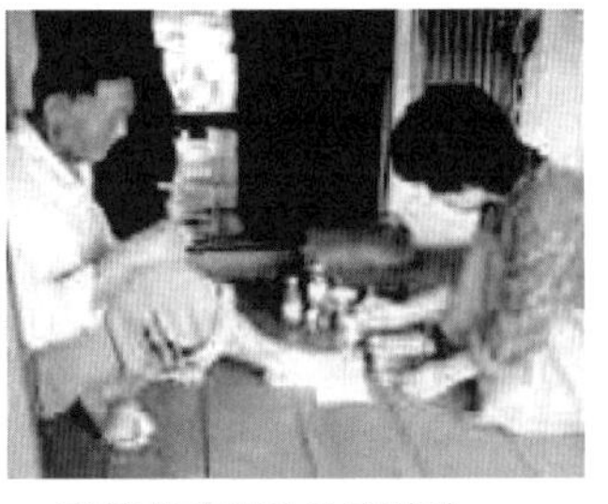
▲ 마을건강원의 응급처치

지역보건사업의 단위를 가정으로 하여 사업을 실시하였는데 가정기록을 통해 영유아 예방접종, 모성보건관리, 가족계획사업을 실시하였다. 완주군 소양면 1,858세대를 대상으로 가족현황, 질병 및 사망, 환경위생상태를 지역사회보건과 직원과 간호대생을 활용하여 조사하였다. 가정기록장부는 4개소의 보건관리소에 비치하여 관리하였으며 이를 기초로 가정보건사업을 실시하였다. 예방접종사업은 주로 대상집단을 영유아 집단에 초점을 맞추고 사업을 실시하였는데 B.C.G., D.T., D.P.T., Sabin, 홍역, 종두, 뇌염, 장티푸스, 콜레라 등을 접종시켰으며 그 외에도 예방접종 상담을 실시하였다.

모성보건관리는 산전관리, 분만관리 및 산후관리와 진료사업을 실시하였는데 임산부가 발생하면 등록을 시켜 상담과 처치를 해주어 산전관리를 실시하였으며 분만의 경우 시설분만을 유도하였다. 산후관리와 함께 가족계획사업을 실시하였으며 가족계획의 경우 실시하고 있지 않은 주민이 많아 주민 전체의 계몽과 시술을 함께하였다. 농촌지역의 노동력 감소로 여성의 노동량이 증가하여 농번기인 봄철과 가을철에 계절 탁아소를 운영하였는데 8개 부락을 대상으로 실시하였다.

(3)전염병 관리

전염병 관리는 예방접종과 더불어 환자의 조기발견에 역점을 두었는데 성인을 대상으로 장티푸스와 콜레라 예방접종을 실시하였으며 결핵, 나병, 성병을 발견 및 치료하였다. 결핵의 경우 방사선 촬영, 객담검사 등과 동시에 가정방문을 통해 환자발견에 주력하였으며 발견된 환자는 보건관리소에서 치료하였다.

(4)환경위생사업

지역사회에 흔한 전염병의 예방과 기생충 감염률을 감소시키기 위해 지역사회 내의 상수원, 변소, 퇴비장을 관리하고 개인 위생사업을 실시하였다. 전통적인 농촌의 가옥구조는 위생적으로 가장 문제가 되는 것이 상수원, 변소 및 퇴비장으로 소양지역사업에서는 농촌지역 실정에 적합한 개량사업을 유도하였으나 경제적 상황에 의해 취약지구의 방역 및 소독사업을 실시하였다. 환경위생사업의 참여를 증진시키기 위해 주민계몽활동을 함께 수행하였다.

(5)보건교육

보건 및 건강에 대한 주민들의 인식을 고취시키기 위해 주민들을 대상으로 한 겨울교실, 부락회, 가정방문교육을 실시하였으며 직원들의 지역보건사업의 이해를 제고하기 위하여 매주 토요일에 교육 및 연구를 실시하였다.

(6)학교보건

사업지역 5개의 초등학교를 대상으로 신체검사와 개인보건교육을 실시하였으며 이와 함께 학교 환경위생사업과 양호교사의 보건활동을 도왔다. 또한 우발사고를 미연에 방지하기 위해 학생들을 지도하였다.

(7)전도사업

예수병원의 설립목적에 따라 지역보건사업의 한 분야로 전도사업을 실시하였다. 전도사업은 예배를 통한 전도, 구두전도 및 전도지에 의한 전도를 실시하였다.

(8)의료보험 가입지도

의료비 재원조달을 위해 의료보험가입을 권유한 사업을 실시하였다. 1973년에 소양면의 567가구를 의료보험에 가입시켜 진료와 분만, 장제보조를 하였다.

(9)지역사회조직 육성지도

예수병원이 주도하고 있는 지역보건사업을 지역사회 자체에 의해 유지될 수 있도록 1973년에 소양지역 개발협의회를 조직하였다. 협의회는 단순히 보건사업에만 국한한 것이 아니라 지역개발사업의 일환으로 보건사업을 실시하도록 구상하였으며 특히 사업 중 예방부분을 담당하도록 하였다.

(10)간호학생 실습

보건사업의 실시와 함께 지역사회 보건에 관심과 능력이 있는 보건요원을 양성하고자 예수간호전문대학생을 대상으로 4주간의 도시지역 보건사업 실습과 6주간의 농촌지역 보건사업 실습을 실시하였다.

5. 완주군 용진면 지역보건사업

1)용진보건의료사업의 전반적인 방향과 조직

예수병원에서는 소양면에서의 경험을 바탕으로 용진면의 보건사업을 시작하기 전 몇 가지 조건을 제시한 다음 예수병원, 주민대표 및 지방자치단체 책임자인 완주군수 삼자간 협약을 맺게 되었는데, 그 주요내용은 다음과 같다.

첫째, 예수병원은 지역사회 보건사업을 위한 시설의 건축은 하지 않고 보건의료요원의 파견과 사업비만 책임지므로, 보건사업 사무실 및 일차 보건의료시설은 지역사회 주민이나 지방자치단체에서 책임진다.

둘째, 예수병원은 일정기간만 사업을 진행하고 지역사회 역량을 키운 후에 보건사업을 이양하기 위해 보건사업 재원 조달기구로서 신용협동조합을 개발 육성한다.

셋째, 이러한 협약은 일정기간(처음 2년간) 유효하며 그 후 다시 평가하여 재협약한다.

이상 3개 항목이었다.

따라서 1976년부터 용진면 보건사업을 시작하기 위해 공식적인 협약이 체결되고 지역주민의 보건상태를 파악하기 위한 실태조사 등을 시행함과 동시에 과거 용진면 보건지소로 건축되었으나 예비군 사무실로 쓰고 있었던 협소하고 낡은 보건지소를 증축하기 위해 용진보건개발회를 조직하고 모금하여 기초적인 일차보건의료사업을 시행할 수 있는 시설이 마련되었다. 예수병원에서는 사업시설은 건축하지 않지만 파견된 보건의료요원 및 간호대생 현장실습을 위해 30여 평의 기숙사를 신축하였으며 일차보건의료사업, 보건교육, 주택환경 개선사업 등 핵심사업을 추진하고 있었던 초기인 1978년 3월에 필자는 지역사회보건과장으로 합류하게 되었다.

당시 지역사회보건과 직원으로서는 보건업무를 총괄하는 이숙재 수간호사와 채영희 책임간호사, 육이미, 심재희, 정성옥, 정현신, 김화복 간호사, 보건교육자료 제작과 지역개발업무(화장실 개량, 부엌 개량, 지역사회 조직 등)를 전담하는 김천식 선생, 행정보조를 한 민영숙 선생, 그리고 호주출신 선교사이면서 보건간호사이셨던 Knight 여사가 한 팀을 이루고 있었다. Knight 선교사는 필자가 부임한 지 얼마 되지 않아 호주로 귀국하였다. 필자와 이숙재 수간호사, 김천식 선생, 그리고 도시사업인 중화산동 보건사업 담당간호사의 사무실은 예수병원 내에 주사무실이 있었으며 일부 간호사는 용진면 보건지소 옆에 예수병원이 건축한 기숙사에 상주하며 사업을 하고 있었다.

예수병원 내에 근무하는 직원들은 거의 매일 보건사업현장 출장을 하여 사업을 도왔고, 매주 토요일에는 현장 상주자를 합하여 모든 지역사회보건과 직원들이 예수병원 내에 있는 사무실에 모여 사업현황을 검토하고 새로운 사업의 방안을 모색하였다. 필자는 주당 하루는 도시사업을 도왔으나 나머지 날은 거의 매일 용진면에 출장하였다. 출장할 때는 병원에서 차량지원을 하였으며 매일 현장팀의 점심을 포함하여 보건간호에 필요한 모든 소모품 지원도 받았다. 우리의 요청이 있을 경우는 병원 임상 각과 전문의들의 지원도 받을 수 있었다.

2)용진 보건의료사업 내용

용진면에서 시행된 보건사업의 내용 중 보건교육 프로그램 운영, 모자보건사업, 화장실 개량, 부엌 개량을 포함한 지역개발사업은 기존에 이미 하고 있던 사업이었고 이와 더불어 용진보건지소에 찾아오는 환자에 대한 일차 진료도 시행되었다. 당시 예수병원장이셨던 Dr. Seel은 필자의 임무로서 지역보건사업의 기획, 관리도 중요하지만 용진보건지소에서의 일차진료책임도 함께 맡기를 원하셨으며, 이를 위해 가정의학 전문의 수준의 실력을 갖추게 하려고 예수병원 주요 임상과를 순회하며 임상공부를 하도록 지시하였다. 하지만 필자는 직접 환자를 치료하는 것보다 예방보건사업 및 지역개발 업무를 기획하고 관리하는 것이 더 중요하다고 판단하였다. 당시에 수련병원의 전공의들이 전문의 시험을 보기 위해서는 수련기간 중 6개월씩 의무적으로 면 단위 보건지소에 파견돼 공중보건의 근무를 마치게 하는 제도가 있었는데, 이러한 공중보건의가 아직 용진보건지소에는 파견되지 않는 상태였다. 필자는 우선 예수병원에서 수련 중인 전공의 중 희망자를 받아 용진면에서 활동하게 하는 것이 좋겠다고 판단하여 예수병원장 등 경영진의 도움을 받아 전라북도 도청에 협조를 요청한 결과 승낙을 받았다. 보건지소에서의 진료사업은 파견된 의사가 전담하게 되었고, 후에 6개월 전공의 파견제도가 폐지되고 의과대학 졸업자 중 군복무 의무가 있는 자 중 군복무 대신에 3년 의무기간의 공중보건의사 제도가 수립된 후에는 지방자치단체에서 공중보건의사를 파견 받게 되었다.

지역사회 보건사업 기획 및 관리에 전념할 수 있게 된 필자는 어떤 일을 중점적으로 할 것인가 모색 중에 있었는데 Seel 원장께서는 지역사회 중심으로 악성종양 발견사업을 개발해 보라고 하셨다. 필자는 학창시절 방사선과 교수님으로부터 일본의 조기 위암 발견사업에 대한 설명을 들었기 때문에 개발할 필요가 있다고 생각되긴 하였지만, 적절한 장비와 훈련된 요원을 확보하지 못해 어려움이 예상되었다. 또한 당시 여성들의 악성 종양 중 가장 흔한 자궁경부암을 조기발견하기 위해 보건간호사들로 하여금 중년여성들의 질 분비물을 채취하여 예수병원 병리과에 의뢰하여 Pap smear를 하는 사업을 하였다. 수개월 동안에 500여 건의 Pap smear를 시행하였는데 trichomonas 감염 등 다른 소견은 발견하게 되었으나 악성 종양과 관련된 것은 전혀 발견되지 않고 있었다. 그런데 우리 검사를 받아 정상이라고 판독 받았던 한 부인이 검사 시행이 된 지 얼마 되지 않은 시기에 매우 진전된 자궁암 판정을 받게 되어 이러한 악성 종양의 조기발견사업이 얼마나 힘든 일인지 다시 한 번 실감하게 되었다.

필자는 지역사회에서 중요한 다른 보건사업을 모색하였다. 당시 지역주민들의 사망원인 1위였던 뇌졸중의 주요 위험요인인 고혈압을 발견하여 관리해주는 방법이 비용과 노력은 절약하면서도 매우 효과가 높은 사업이라고 판단하였다. 그리하여 지역사회 보건사업팀에 참여한 보건의료요원들을 훈련시켜 보건교육-건강검진-고혈압 발견-고혈압 치료-추후관리와 같은 사업체계를 만들기 시작했다. 김천식 선생이 만든 뇌졸중 예방을 위해 고혈압 관리가 매우 중요하다는 내용의 만화식 교육자료와 이숙재 간호사가 만든 뇌졸중 예방노래를 이용하여 각 마을을 순회교육하고 이동건강검진을 하여 고혈압 환자가 발견되면 보건소 결핵관리카드를 참조하여 만든 문제 중심 의무기록 체제로 특별히 고안한 고혈압등록부에 등록시켰다. 등록된 고혈압 환자들은 매주 수요일 보건지소에 오도록 하여 심장내과 주보선 박사의 도움을 받아 규칙적인 진료를 시행하였다. 만일 정기적으로 오지 않는 환자에 대해서는 보건간호사로 하여금 환자 가정을 방문하여 지속적인 관리를 하도록 설득하게 하였다.

3)마을건강원 훈련 및 운영

우선 지역주민들과 우리 보건의료요원이 힘을 합해 만성질병을 예방하는 1차 예방, 2차 예방, 3

차 예방을 비롯한 여러 보건사업을 시행하는데 있어서 지역주민들과 우리 보건의료요원을 연결시켜 주는 요원으로서 자연부락당 1명의 마을건강원을 훈련시키고 활용하는 것이 매우 효과적이라고 판단하였다. 마을건강원(village health worker) 제도는 해외 일차보건의료사업에서 잘 활용하고 있는 방법이었고 필자는 강화에서 이미 경험한 적이 있었다. 무엇보다 용진면에서 시행된 마을건강원 제도는 전국 어디에서도 쉽게 적용가능하게 만들기 위해 강화에서 시행했던 가정건강요원의 역할을 보다 단순화시켜 적용할 필요가 있다고 생각했다. 우선 마을건강원이 쉽게 할 수 있고 가장 즐겁게 할 수 있는 사업은 가벼운 외상 치료 등의 응급처치와 모자보건사업이었으며 후일 만성질병 예방 및 관리에 일정한 역할을 하게 하였다.

강화에서는 2~3주간의 초기교육을 시행했지만 용진면에서는 최초 3일간의 집중교육을 실시하였으며, 교육이 끝난 후엔 교육이수증을 마을건강원 지침서와 함께 주었으며 두 개의 가방을 같이 분배하였다. 하나의 가방은 마을에서 손이나 발등에 가벼운 상처가 있을 경우 소독해 2차 감염을 예방할 수 있도록 소독약과 일부기구들이 들어 있는 응급처치용 가방이었고, 다른 가방은 서류가방으로서 모자보건사업 등 기록부, 마을건강원 사업지침서, 마을 내 가구원의 출생, 사망, 전입, 전출 등 인구변동사항을 조사하는 서류가 포함되어 있었다. 마을건강원의 서류가방에 포함되어 그들이 조사하고 기록해야 할 유배우 가임여성의 모자보건실태 조사표는 당시 전국적인 가족계획사업을 위해 가족계획협회에서 제작한 기록부가 간단하면서도 효용가치가 높다고 판단했다. 모자보건실태조사표는 가임여성의 매달 월경력을 표시하게 했고 중간에 월경이 중단되었을 때는 가능한 초기에 임신을 진단하여 조기에 산전관리를 받게 유도했으며, 출산 후에는 가족계획안내를 하며 피임을 원할 경우 적절한 피임법을 사용하게 하고 사용하고 있는 피임법 종류를 기록하게 하였다. 뒷면에는 출생아의 예방접종상태를 기록하게 되어 있어서 모자보건카드 1장으로 가임여성과 그들이 출산하는 어린이의 예방접종실태를 종합적으로 파악할 수 있었다. 이러한 조사표를 보건간호사가 직접 작성하기 위해서는 많은 시간이 필요했다. 보건간호사가 마을을 방문해도 농사일로 바쁜 마을주민을 만나기는 매우 어렵기 때문이다. 그러나 마을건강원들은 마을에 거주하며 지역주민과 생활리듬이 같아 별로 시간을 소비하지 않고 파악할 수 있었다.

용진면 지역보건사업에서는 이러한 기록이 지속적으로 유지되도록 마을건강원을 교육하고 지도했는데, 최초 3일간의 교육 후에 담당지역 보건간호사와 매달 세 번의 만남을 제도화했다. 매달 첫 번째 만남은 보건간호사가 마을의 마을건강원 가정을 방문하여 모자보건실태 조사표 기록 확인, 응급처치활동의 적절성 지도 및 응급처치용 가방 유지상태, 기타 마을 주민의 보건에 관한 사항과 애로점을 살펴보고 개별 지도해 주는 것이었고, 두 번째 만남은 한 보건간호사가 지도하는 5~10명의 마을건강원들이 함께 모여 사업내용을 보고하고 마을건강원 지침서 등 자세한 교육을 그룹으로 시행하는 시기였다. 세 번째 만남은 용진면의 전체 마을건강원(약 40명)들이 우리 보건팀과 함께 모여 교육을 시행하는 것이었다.

4)보건사업에 대한 지역사회 참여기전으로서의 신용협동조합 개발

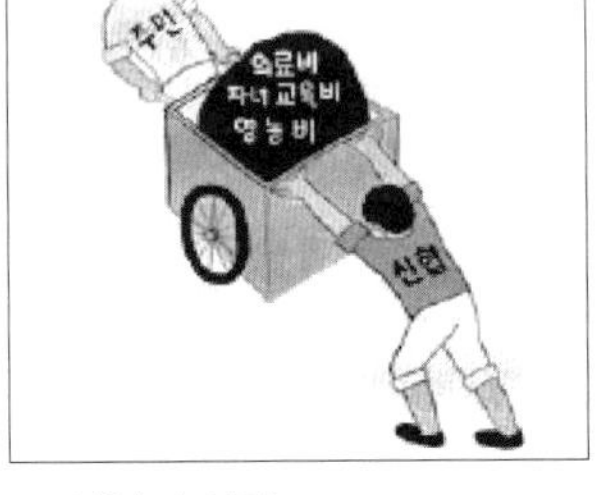

▲ 신협의 역할

필자에게는 주민중심의 지역보건사업을 계획, 실행, 평가하는 주체로서 지역사회조직을 육성, 발전시키는 책임이 부여되었는데, 주로 이러한 지역사회 기구들이었던 보건개발회, 보건사업과 연계되는 신용협동조합, 우리나라 전 국민 대상 의료보험이 시행되지 않고 있던 당시에 전주카톨릭계통에서 운영되고 있던 민영 의료보험조합과 연계시키는 일 등이었다. 당시엔 여러 의과대학 또는 의료기관이 중심이 되어 우리나라 여러 지역에서 시범적인 지역보건의료사업이 이루어지고 있었으며, 간혹 전국의 지역보건의료에 관한 세미나가

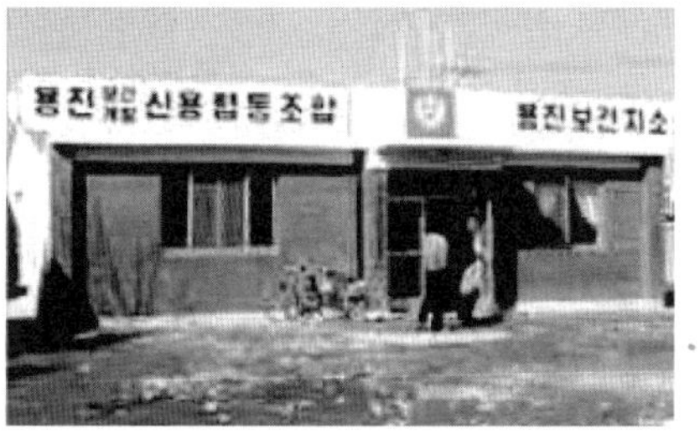

▲ 용진보건지소와 용진신협

열리면 전주예수병원 지역보건의료사업의 지역사회 참여기능이 비교적 성공적이라는 평을 들었는데 그 이유는 마을건강원 제도와 보건사업과 연계된 신용협동조합 조직에 있었다고 생각된다. 신용협동조합과 더불어 용진보건개발회는 주민의 보건에 대한 관심사를 집약하고 시범사업에 적절하게 반영될 수 있도록 건의하며 필요에 따라 보건의료시설이나 예방보건사업의 지원조달을 맡은 기구였다. 필자는 지역주민들에게 보건사업의 주인은 주민들이므로 책임도 같이 질 수 있어야 한다는 점을 강조했다. 또한 주민들에게 "지역사회 보건의료사업 또는 일차 보건의료사업에 있어서 지역사회 주민들의 역할은 다 차려놓은 밥상에서 밥만 먹고 돈을 지불하는 형태가 아니라 어떤 밥을 지어야 할 것인가 결정하고 재료를 마련하여 직접 밥을 지어 먹는 것"이라는 비유를 들어 설명하기도 했다.

이미 기술한 바와 같이 필자가 예수병원 지역사회보건과장으로 발령 받아 용진면 지역사회 보건의료사업을 이끌게 되기 전에 선임자들이 사업의 중요방향에 대하여 예수병원장, 완주군수 및 주민대표간의 협약이 이루어졌고 보건의료사업을 위해 협소하고 노후한 보건지소 건물을 용진보건개발회 주도로 개축했는데, 재원을 조달할 방법으로 용진면민 중 보건사업에 관심 있는 사람들에게 가구당 500원씩을 수납해 회원으로 가입시켜 회원 가정에 대하여는 용진보건지소에서 제공하는 보건사업 이용시 할인혜택을 주었으며 또한 용진보건개발회원들에게 신용협동조합에 대한 개념을 설명하고 이에 부응하는 사람들 중심으로 신용협동조합을 발기하였다.

1978년 필자가 예수병원에 부임할 당시 병원에서 신용협동조합을 개발 지원하는데 사용할 수 있는 자금으로 독일 'Bread for the World'라는 단체에서 1,000만 원의 원조자금을 받아 확보하고 있었다. 지역주민대표에세 신용협동조합 기금이 어느 정도 조성되었는지 문의해본 결과 40만 원 정도라는 답변을 들었다. 필자는 종자돈에 해당하는 1,000만 원의 원조자금을 어떻게 할 것인가에 대해 조합 운동을 하는 여러 지도자 및 용진면 지도자들과 논의한 결과 용진신협의 자본이 적은 상태에서 1,000만 원의 기금을 우선 원조한다면 주민들은 자기들의 돈을 예금하는 것보다 그 돈을 누가 먼저 사용할 것인가를 먼저 생각하게 될 것이므로 바로 지원하는 것은 적절치 못하다는 견해가 많았다.

그래서 예수병원팀들과 지역지도자들의 연석회의에서 그 기금을 우선 시중은행에 정기예금하여 매월 이자를 용진신협에 전달하고 1,000만 원 이상의 자체 자금이 조성된 이후에 기금을 전달하는 것이 좋겠다는 제안을 해 이를 채택시켰다. 당시는 정기예금의 이율이 연 20%에 육박하는 매우 높은 상태였기 때문에 매월 그 이자를 전달해주고 그 돈을 용진신협의 사무원 인건비의 일부로 사용하게 하여 신협이 발전하는데 큰 도움을 주었다. 용진보건개발회 조직이나 각 마을에서 활동하는 마을건강원에게도 신협운동의 장점을 홍보해 많은 효과를 얻게 되었다. 용진신협의 자본금은 매 6개월마다 약 2배씩 증가하는 경향을 보였다. 즉 100만 원이 2배가 되는 것이나 1,000만 원이 2배가 되는 것이나 1억이 2억이 되는 각각의 과정들이 모두 6개월 정도 소요되었다.

필자가 예수병원 지역사회보건과장으로 부임하게 된 1978년 당시에는 신협 자본금이 40만원에 불과했지만 용진면 보건사업을 지방자치단체와 용진신협에 이양한 다음 고산지역으로 이동한 1981년 말에는 자산이 2억 1,100만 원에 이르렀고 1991년 말에는 자산이 30억 3,100만 원에 이르렀었다. 또한 2009년 현재엔 자본금이 215억 7,200만 원이 되어 우리나라 농촌 1개 면의 건실한 금융기관으로 착실하게 성장하게 되었다는 소식을 듣고 개발자의 한 사람으로서 자부심을 느끼고 있다. 비록 용진신협이 농촌 1개 면을 담당하는 금융사업체이긴 하지만 30여 년 동안 금융사고 한 건 없이 조합원들의 신뢰 속에 착실히 운영되어온 이유를 유추해보면 다음 몇 가지로 요약할 수 있다.

첫째, 용진신협은 모든 조합원이 신용을 지키려고 노력했다. 용진면에서는 주민들이 농협협동조합의 대부금을 상환하지 못할 때 늦추어도 되지만 신협으로부터 신용을 잃으면 용진면에서 살기 어렵다는 인식을 할 정도로 상환을 우선시하며 신용을 지켰다.

둘째, 용진신협은 그 목적에 있어서 조합원의 경제적 지위 향상도 있었지만 조합원의 복지사업 특히 보건사업에도 책임을 지는 각종 시책을 실천함으로써 조합원들의 호감을 얻는데 성공하였다. 조합의 명칭도 용진보건개발신용협동조합으로 명명하고 의료비에 대한 긴급대출제도, 부엌 또는 화장실 개량에 대한 저이율 대출제도, 일정금액 이상의 출자금에 도달하였을 때 전주에서 운영되는 민간의료보험의 보험료 지급제도 등을 시행하였으며 예수병원이 보건사업을 이양한 뒤에는 한의원 개설, 마을건강원에 대한 지원, 이들을 지도하는 보건간호사의 급여 지급 등 지속적인 복지사업을 담당하였다. 이를 뒷받침하기 위하여 독일 원조자금 1,000만 원을 포함한 여러 기금을 합하여 상당한 양의 보건사업기금을 확보한 상태였으므로 대부분의 조합원들도 타당하다고 동의하였다.

셋째, 용진신협의 설립정신을 유지하기 위한 지역사회 지도자 및 신협 직원들의 희생적인 봉사가 있었다. 30여 년간 지속적으로 용진신협을 뒷받침하는 지도자들 중 이우설 장로, 소병선 장로, 마완식 장로 등 종교자도자들의 노력은 설립정신을 유지하는 데 있어서 큰 도움이 되었다. 또한 직원들은 조합의 자산규모가 작을 때는 매우 적은 급여를 받고 희생적으로 봉사했기에 자산 증가와 더불어 직원 수도 증가시키고 1인당 급여액수도 현실화시킬 수 있었다.

5)지역보건사업에 대한 재원 조달

예수병원 지역사회 보건사업의 재원은 주로 독일 기독교 계통 원조기관인 EZE의 지원금과 예수병원 자체 부담금으로 구성되었다. 독일 EZE지원금이란 독일정부의 지원을 받아 세계 여러 나라의 가난한 사람들에게 많은 원조 프로젝트를 시행하는 기독교기관의 지원금이다. 독일은 거의 대부분의 국민이 소득의 일정부분을 종교세로 지급하는데 이는 1,2차 세계대전에 대한 속죄의 뜻이 있다고 한다. EZE는 독일 정부의 지원을 받는 여러 원조단체 중 신교(protestant)계통의 원조기관이다. 이 지원금은 건축예산이 포함될 경우 건축일정에 부합되도록 편성되었으며 사업운영비는 보통 3년간 사업비에 대하여 예산을 세우고 75%를 지원받았다. 사업비 중에는 지역사회보건과장 이외의 지역보건사업에 참여하는 다른 보건의료요원의 급여도 포함하였다. 사업비의 25%와 지역사회보건과장의 급여는 예수병원이 부담하였다.

필자는 독일 EZE재단 관계자들과의 관계 속에서 느낀 바가 많았는데 그들은 원조사업에 대한 원칙을 매우 중시하였다. 우선 원조 신청서가 그들이 중요하다고 생각하는 바와 일치하여야 하고 만일 원조사업이 확정되면 치밀한 사후관리를 하게 된다. 즉, 재정보고서는 그들이 지정하는 감사를 통해 제출하여야 하고 매 6개월마다 사업의 진행을 서술적으로 기록한 보고서를 제출하여야 하며 보통 3년간의 사업이 종료되면 최종보고서를 제출하여야 한다. 모든 문서는 영어로 기술하는데 필자가 예수병원에 부임한 이후에는 서술적인 보고서를 담당하였다.

가끔 사업의 진행이나 새로운 사업을 확인하기 위해 관계자가 단기간의 출장을 오기도 하였다. 또한 우리의 사업이 적절히 이루어졌는지 한국 내에서 비슷한 일을 하는 분들을 통해 모니터링 하는 것을 느끼게 되었다. 필자가 부임한 이후에는 비교적 좋은 평을 받게 되었는데 후일 고산지역 보건의료사업을 진행할 때의 일인데 우리 사업의 EZE 책임자였던 Schonberg 박사께서 일주일간을 우리 지역에서 머무르겠다고 하였다. 그 이유는 자신이 한국 현실을 배우는 차원이라고 하였다. 우리를 도와주어서 고맙다고 하면 자기들은 재정적인 협조에 불과하지만 우리는 개척자정신으로 현장에서 일하고 있으니 오히려 자기들이 우리에게 고맙다고 하는 매우 겸손한 자세를 보고 저절로 머리가 숙여졌다.

용진면의 사업은 1976년부터 1981년까지 2회의 원조신청이 받아들여져 유지되었는데 독일에서 감당한 금액은 1차 350,000DM(유로화 이전 독일 마르크로 당시 환율은 1DM=약 200원), 2차

590,000DM이었다. 2차 사업시는 3년의 기간 내에 지방정부나 지역사회가 스스로 보건사업을 자립 시행할 수 있는 체계를 만들어 책임을 이양한다는 계획이었다. 따라서 필자는 용진면 지역사회보건사업을 이양한 후 1982년 지역보건사업팀이 무엇을 해야 되는지에 대한 구상에 착수하였다. 예수병원이 주도한 용진보건사업은 전국적인 지역사회보건 시범사업을 하는 분들에게 비교적 성공하였다는 평가를 받았고 이러한 평가에 힘입어 독일 EZE로부터 신뢰를 받아 추가적인 원조신청서를 낼 수 있었다.

6. 고산지역 보건의료사업

1)사업체계

필자는 완주군보건소장과 여러 가지 논의 끝에 완주군 북부산간지대인 고산지역 5개면(추후 한 면이 분할되어 6개면)에서 광역권 보건의료사업을 시행한다는 계획을 세우게 되었다. 먼저 10병상 규모의 예수병원 분원신축과 지역보건사업을 시행한다는 계획을 세웠고, 더불어 일차보건의료를 책임지는 가정의학 전문의 양성, 보건진료원 양성, 마을건강원 훈련 등 일자보건의료 인력 교육을 시행한다는 계획도 포함되었다. 필자는 이에 대한 사업계획이 포함된 원조신청서를 장장 60여 쪽에 이르는 영문문서 초안으로 작성해 예수병원장인 Dr. Seel에게 제출하였더니 모두 좋은 계획이라고 받아들여 영어문장 일부를 수정해 독일 EZE로 보냈다. 이후 EZE와 몇 차례의 보충질의와 답변을 주고받은 끝에 2,180,000DM(약 5억 원)에 이르는 사업비의 지원승인을 받게 되어 1982년부터 본격적인 사업을 시작할 수 있게 되었다.

2)예수병원 고산분원 운영

고산지역 보건의료사업에서의 우리의 첫 과제는 제일 먼저 고산지역 5개면의 교통중심지인 고산면에 10병상 규모의 예수병원 분원 신축을 위한 부지를 매입하는 것이었다. 필자는 지역사회 지도자들로부터 건립 후보지 제안을 받아 Seel 원장님과 상의를 거쳐 1981년 어느 날, Seel 원장님과 함께 고산면 현지를 방문하여 고산 버스터미널에서 걸어서 15분 이내 도착할 수 있는 특정부지가 적절하다는 결론을 내리게 되었다.

이후 그 땅의 주인이 향교 유림재단 소유라는 것을 알게 되어 유림재단 지도자들을 설득하여 2,000여 평의 땅을 매입할 수 있었고, 기초 토목공사 후 약 250평 정도 되는 지상 2층, 지하 1층의 건물이 신축되었으며, 1982년 10월에 개원식을 갖게 되었다. 후에 예수병원 고산분원은 예수병원이 우리나라에서 두 번째로 시작한 가정의학 전문의 수련과정의 농촌지역 훈련장으로도 활용되었다. 이후엔 고산분원의 진료를 책임지는 고산분원장과 고산분원 직원들을 채용하는 일이 급선무였다. 오랫동안 대우의료재단이 낙도 오지에 설립하여 운영한 신안 대우병원에서 진료책

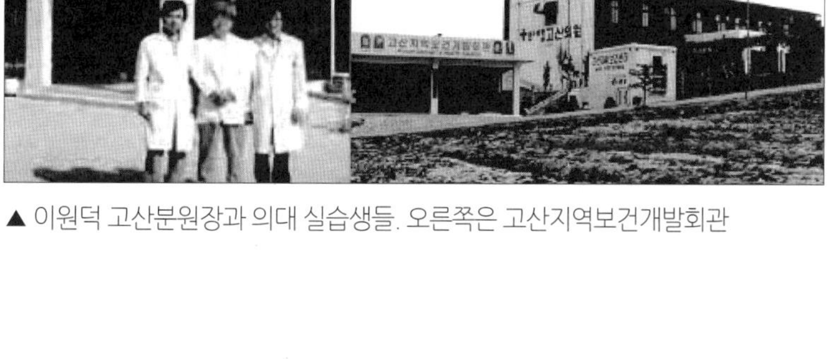

▲ 이원덕 고산분원장과 의대 실습생들. 오른쪽은 고산지역보건개발회관

임과 병원경영을 맡았던 이원덕 원장을 고산분원장으로 모실 수 있었고, 이원덕 원장님은 고산분원 2층에 있는 원장 가족숙소에 기거하면서 24시간 외래, 입원실, 응급치료실을 맡았다. 고산분원은 고산지역의 거점 일차의료기관인 동시에 지역 내 보건지소나 보건진료소에서 의뢰한 환자를 치료하는 2차 의료기관으로서 역할도 수행하였으며, 1983년부터 1994년까지 약 175,000명의 외래진료, 약 550명의 입원진료(분만 또는 수술)를 시행하였다.

3)예방보건사업

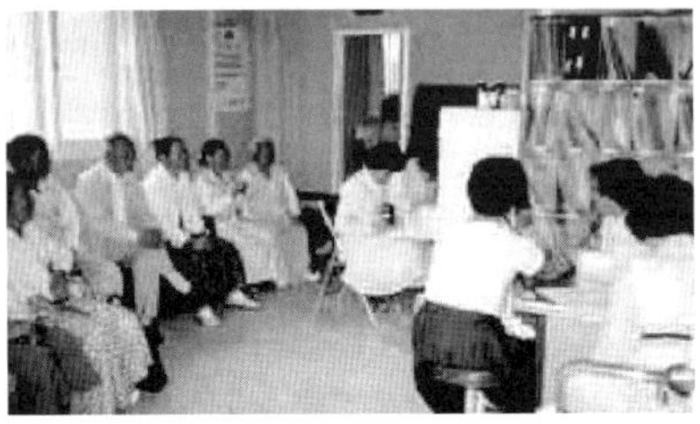

▲ 고산지역 예방보건센터의 대기환자들

필자를 포함한 예수병원 지역사회보건과 직원들은 고산지역의 지역사회진단 및 지역사회조직을 포함하여 여러 예방보건사업을 개발하는데 주도적인 역할을 했다. 또한 이러한 사업은 5개면에 흩어져 있는 지방자치단체의 보건기관인 보건지소 및 보건진료소와 긴밀히 공조하면서 실시하였다. 주요 예방보건사업으로서는 보건교육, 모자보건, 화장실 및 부엌 개량을 포함한 주거환경 개선사업으로부터 시작해 뇌졸중 예방을 위한 고혈압 관리사업 등을 집중적으로 실시하였다.

우리 보건사업팀은 용진사업에서 성공한 마을건강원 제도와 신용협동조합을 고산에서도 개발하기로 하였다. 당시 고산지역 5개면(1989년에 운주면에서 경천면이 분리되어 6개면에는 159개의 자연부락이 있었다. 우리는 고산지역 전체 주민의 건강을 관리하기는 어렵다고 판단하여 고산면의 모든 부락과 그 외 4개면에서는 보건지소나 보건진료소 주위 부락을 개발키로 하고 약 70여 개 자연부락에서 마을당 한 사람씩 마을건강원을 선발해 교육시켰다. 용진면에서와 마찬가지로 1년에 두 차례 1박2일의 집중교육 그리고 매월 세 차례의 우리 보건사업팀과 마을건강원과의 접촉이 있었는데 한 번은 마을건강원 가정에서 개인지도, 두 번째는 각 지역별 분반모임, 그리고 세 번째는 고산지역 전체 마을건강원이 고산의원 강당에 모여 그때그때 필요한 교육을 시행하였다. 마을건강원에게는 용진면에서처럼 응급처치가방과 서류가방을 분배하였다. 보건진료소장이 관할하는 지역은 해당지역 보건진료원이 중심이 되고 우리 보건간호사는 보조하는 역할을 하게 하였다.

우리 사업은 보건복지부에서도 좋은 평가를 받아 후일 전국 2,000여 곳의 보건진료소별로 마을건강원 제도가 운영되도록 하면서 우리가 개발한 응급처치 가방과 똑같은 응급처치셋을 당시 보건사회부가 제작해 전국 보건진료소에 분배하였다. 또한 전국 각 보건진료소별로 조직된 마을건강원 훈련요원 교재를 제작할 때 예수병원 지역사회보건과에서 제작한 마을건강원 활동지침서가 참고가 된 것을 볼 때, 개인적인 생각일지 모르겠지만 우리가 개발한 지역보건사업이 전국농촌지역에 귀감이 되어 폭넓은 영향을 끼치게 되었다는 것을 단적으로 보여준 사례라고 사료된다.

마을건강원 제도는 용진사업에서 이미 자세한 설명을 하였으므로 자세한 언급은 않겠지만 마을건강원은 원칙적으로 무보수 자원봉사자들이며, 이들의 교육 또는 활동에 정부 또는 민간의료기관이 지원한다면 매우 효율적인 도움을 주는 제도라는 것이 필자의 견해이다. 예를 들면 지역주민의 고혈압관리 목적으로 모든 주민들의 혈압을 우리가 직접 측정하는 것은 매우 어려운 일이었다. 우리 보건요원이 마을을 방문할 때 주민들은 농사를 위해 야외로 나가기 때문에 직접 접촉하기가 어려운 점이 있었다. 그러나 우리가 각 마을건강원에게 전자자동혈압계를 지급하고 이들이 편리한 시간에 모든 주민들의 혈압을 측정함으로써 일시에 많은 주민들의 혈압측정이 가능하였다. 단지 측정의 신뢰도를 감안하여 마을건강원이 측정하여 혈압이 140/90mmHg 이상이 되었을 때는 우리 지역사회보건팀이 마을 방문시 다시 측정하여 확인하거나 매주 수요일마다 고산분원에서 시행되는 고혈압클리닉에 모이게 하여 신뢰할 수 있는 혈압치를 확인함으로써 고혈압환자를 찾아 등록시킨 다음 지속적으로 진료를 받도록 인도하였는데, 이러한 제도로 인하여 하나의 효율적인 고혈압

관리체계 시범모형이 되었다.

고산지역에서는 용진보건사업에서처럼 적극적인 고혈압관리사업이 이루어졌는데, 8명의 보건진료원과 함께 사업을 하여 많은 도움이 되었다. 고혈압관리는 고혈압 발생 전에는 저염식, 체중조절 등으로 고혈압을 예방하도록 교육하고 경도 고혈압일 때는 일차적으로 식이요법, 적절한 운동, 금연과 절주 등으로 약물치료를 하지 않아도 정상혈압이 되게 하며 심한 고혈압이나 비약물요법으로 혈압조절이 안 될 경우 적절하게 단계적으로 약물치료를 하도록 유도하였다. 치료 받을 환자는 다른 의료기관에 가거나 매주 수요일 고산분원 부지 내에 있는 예방보건센터에서 치료받도록 유도하였다. 고산지역에서는 구강보건사업도 진행되었는데 영국 치과의사 Dr. Baker가 3개월 자원봉사자로 오셔서 사업지역 내에서도 소외된 취약지역 초등학교를 일주일 간격으로 3회 방문하였는데 첫날은 구강검사, 둘째 날은 발치 등 치과치료, 마지막 날은 구강보건에 대한 교육을 시행하였다.

4)지역사회 중심 재활의료사업

고산분원 운영과 예방보건사업을 추진하면서 장애자들의 재활을 위한 고산지역 장애자 재활의료사업의 필요성을 느끼고 예수병원 재활의학과의 주도 하에 지역사회 중심 재활사업(CBR, Community-based Rehabilitation Service)이 개발되었다. 당시 정형외과 전문의이면서 동시에 재활의학에 투신하여 예수병원 재활의학과를 창립한 Dr. Shaw의 지도로 재활의학과장이있던 김봉옥 과장(현 충남의대 교수)과 필자는 사업계획서를 작성하여 Dr. Shaw와 Dr. Seel의 도움을 받아 독일의 두 기관에 원조신청서를 제출해 사업비에 대한 승인을 받게 되었다. 독일 EZE와 CBM(맹인 등 장애자 후원기관)에서 지원이 결정되고 본격적으로 사업이 진행될 즈음에는 김봉옥 과장이 충남의대 교수로 전근하여 후임인 김연희 재활의학과장이 고산지역 CBR사업을 주도했다. 고산지역 CBR사업은 고산분원 부지 내에 고산지역 장애자 재활센터를 건립함과 동시에 고산지역 내 장애자 유병실태를 파악하고 지역사회 중심의 장애자 재활사업에 대한 구체적 계획을 수립하고 시행하였다. 고산장애자재활센터에서는 매주 2회 재활의학 전문의에 의한 외래진료 시행과 더불어 일부 장애자들의 직업훈련을 시행하였으며 간호사, 물리치료사, 작업치료사로 구성된 이동진료팀이 각 마을에 산재된 장애자 중 일부 가정을 방문해 장애자들이 가정에서의 생활을 보다 원활히 할 수 있도록 물리치료를 비롯한 다각적인 진료와 상담을 시행하고 장애자 가정의 주거환경 개선도 추진하였다.

또한 장애자 상조회를 조직하여 장애자들로 하여금 자기 가정을 떠나 가끔 단체로 관광하도록 도왔으며 여러 가지 친목활동으로 유대감을 형성하게 하였다. 예수병원 고산분원 부지 내에 고산지역 주민을 위한 1,2차 진료, 예방보건사업, 장애자재활사업을 시행할 수 있는 시설이 완비되고 6개 면의 보건지소, 보건진료소, 마을건강원 등과 연계체제를 만들어 이상적인 지역보건의료체계가 이루어졌지만 고산지역 보건의료사업은 농촌 1개면에서 시행된 용진사업과 달리 5~6개 면을 대상으로 한 광역권 사업이었고 시설 규모도 훨씬 크며(고산분원 등) 예수병원의 여러 임상진료부서와 지역 내 여러 보건기관(5개 보건지소와 13개 보건진료소)이 관여된 복잡한 사업이었다.

7. 일차보건의료 인력 개발

예수병원은 2010년 현재 110년의 설립 역사를 자랑하는 호남지역 유수 의료기관이며, 우리나라에서 종합병원으로서 최초의 인턴교육을 실시하였으며 여러 전문의 수련, 간호사 및 조산원 훈련,

임상병리기사·방사선기사·물리치료사 등의 의료인 및 의료보조인력에 대한 수련 병원의 역할도 이행함으로써 예수병원에서 수련을 거친 보건의료 인력이 우리나라 방방곡곡에서 봉사할 수 있게 하는 모체가 되고 있다.

1970년부터 1980년까지 농촌 및 도시 영세민을 위한 시범 지역사회 보건사업을 개발하면서 일차보건의료사업을 효율적으로 시행하기 위해서는 의사, 간호사, 보건교육전문가, 지역사회 개발 담당자 등이 어우러진 팀워크가 필요했다. 예수병원의 Seel 원장은 일차보건의료 중심인력으로서 미국의 가정의(family physician)와 nurse practitioner가 필요함을 느끼고 이들에 대한 훈련사업을 추진했다. 때마침 1980년에는 농어촌 보건의료를 위한 특별조치법에 따라 공중보건의사 제도와 보건진료원 제도가 우리나라에서 시행되었고 같은 해 서울대학병원이 국내 최초로 가정의학 전문의 과정을 개설하였다.

1982년부터 시작된 고산지역 광역권 보건의료사업에 대한 독일 EZE에의 지원요청시 일차보건의료 인력 훈련예산이 포함되어 있었는데, 그 내용으로는 가정의 수련 지원, 보건진료원 훈련 지원, 예수병원과 자매관계인 예수간호대 학생에 대한 지역사회 간호교육 지원, 마을건강원 훈련비가 포함되었다.

1)가정의학 전문의 훈련

미국의 가정의 수련제도를 알고 있었던 Seel 원장은 예수병원에서 가능한 조기에 이 수련제도를 시작할 수 있게 되기를 바랐다. 필자가 1978년 3월 예수병원에 근무하러 왔을 때, 병원 각과를 순회하면서 임상기초훈련을 쌓길 바랐으나 뜻대로 되지 않은 것은 앞에서 기술한 바와 같다.

당시 연세의대 윤방부 교수가 미국에서 가정의학 전문의 훈련을 받고 귀국하였고, 1980년부터 국내에서 최초로 서울의대에서 가정의학 전문의 수련을 시작하게 되었으며, 1982년부터 연세의대와 전주예수병원이 우리나라에서 두 번째로 가정의학 수련기관이 되었는데 이는 Seel 원장의 적극적인 추진 덕분이라 생각된다. 필자는 미국의 가정의학 전문의 양성제도를 관찰하고 귀국해 예수병원 가정의학과의 발전에 많은 참고를 할 수 있었다. 예수병원에서는 다행히 가정의학 레지던트들의 급여를 지원할 수 있는 예산이 이미 확보되었고, 고산분원은 가정의학 레지던트를 수련시킬 수 있는 농촌형 가정의학 센터로도 활용할 수 있게 되었다.

1985년에는 가정의학과 의사들이 직접 진료할 수 있는 클리닉이 고산분원과 별도로 예수병원 내에도 개설되었다. 또한 같은 연도에 정영숙 선생이 가정의학과 전문의가 되어 초대 가정의학과장이 되었다. 이후 정의식 선생이 예수병원 가정의학과장을 맡게 돼 활성화된 모습을 보였다. 가정의학 전공의 수도 한 연차가 4명 이상이 되어 예수병원 임상 각 과는 물론 특수 임상과의 수련에 도움이 될 수 있도록 정읍 아산병원, 남원 의료원 등과 협약해 가정의학과 의사들이 필요한 모든 임상수기와 의학 지식을 얻는 데 도움이 되었다. 1982년부터 2010년 2월까지 예수병원에서 가정의학 수련을 받아 전문의가 된 의사는 78명이다.

2)보건진료원 교육

필자가 예수병원에 부임했을 때 Seel 원장은 농촌보건의료문제를 해결하기 위해 의사의 힘만으로는 부족하며 특히 농촌 오지에 사는 주민들을 위해서는 미국의 nurse practitioner, 소련의 Feldsher와 같은 중간층 보건의료요원을 훈련시켜 의사의 역할 중 일정부문을 일임하는 제도가 우리나라에도 개발될 필요가 있다고 생각하고 필자에게도 이를 개발하도록 요청하였다. 필자는 1972년에 거제에서 Dr. Sibley와 같이 유사한 제도를 개발한 경험이 있었다. 또한 당시 미국의 AID차관사업으로 한국보건개발연구원(KHDI)이 설립되어 강원도 홍천군 등에서 비슷한 시범사업을 하고 있었으므로 Seel 원장은 필자와 공순구 예수병원 간호사업부장, 김국융 봉사부장으로 하여금 현지를 관찰해 경험을 습득하도록 요청하였다. 이러한 제도를 관찰해보고 1982년부터 시작한 고산지역 보건사업과 더불어 능력 있는 간호사 훈련에 사용할 수 있는 예산도 확보되어 있어서 훈련을 할 수 있다고 믿게 되었다.

때마침, 1980년에 한국보건개발연구원의 시범사업을 바탕으로 당시 무의면이 많은 우리나라 농촌 보건의료를 획기적으로 변화시키는 농어촌 보건의료를 위한 특별조치법이 만들어져 농촌의 면사무소 소재지에 있는 보건지소에 근무 가능한 공중보건의사 제도와 보건지소도 쉽게 이용하기 불편한 취약 지역을 위해 보건진료소가 설치되고, 이곳에서 봉사할 수 있는 보건진료원 제도가 수립되었다. 보건진료원은 간호사나 조산원이 보건복지부에서 훈련위탁을 받은 종합병원이나 대학병원에서 6개월 동안 직무교육을 받으면 이들을 지방자치단체장인 군수가 특정지역에 한해서 보건사업과 더불어 기초적인 의료행위도 할 수 있도록 위촉할 수 있었다.

필자는 보건복지부의 요청으로 보건진료원제도를 구체화시키고 직무교육에 대한 교과과정을 만드는 일을 위한 수차례의 전문가 세미나에 참석하여 도왔으며, 전라북도 보건진료원 직무교육을 예수간호대학에서 주관하도록 알선하고 이론 및 실습교육에 예수병원 임상과장들이 협조하도록 요청한 결과 기본방향을 이해한 임상과장들은 최대한의 협조를 하였다.

보건진료원은 예방보건사업과 진료사업을 겸하여 실시하도록 되어 있으나, 보건진료원이 단독으로 근무하고 주민들은 아플 때 보건진료소에 가서 치료를 받을 수 있도록 24시간 보건진료소에 대기하기를 원하여서 보건진료원이 진료업무에 치중하기가 쉬웠다. 그러나 고산지역에서는 예수병원 지역사회보건과가 있어서 보건진료원과 함께 일할 마을건강원도 훈련시키고 정기적으로 예수병원 소속 보건간호사가 지역을 방문하여 예방보건사업과 일차 진료사업을 동시에 종합적으로 시행하도록 지원하였다. 또한 예수병원이나 예수간호대에서 교육받고 있었던 보건진료원 교육생들은 고산분원이나 고산지역 보건진료소에서 생동감 있게 실습할 수 있어서 매우 훌륭한 교육프로그램이 전개되고 있다는 평가를 받을 수 있었다.

8. 예수병원 지역보건의료사업 및 일차보건의료 인력개발 사업의 장점과 제한점

용진보건사업, 고산지역 보건의료사업을 비롯한 예수병원 지역보건사업 및 일차보건의료 인력훈련사업은 지역사회 보건의료사업과 관련된 여러 대학의 교수님들은 물론 보건복지부 또는 지방자치단체의 보건기관에서도 관심을 가진 사업이었다. 예수병원 지역보건의료사업은 일부 성공한 점도 있었지만 제한점 또는 실패한 점도 있어서 예수병원으로서는 감당하기 어려운 사업이기도 했다. 성공과 실패 중 중요하다고 생각되는 점을 기술하면 다음과 같다.

성공한 이유 중 첫째로, 예수병원 지역보건의료사업은 우리나라에서 명성을 떨치고 있는 기독교 세동의 종합병원을 기반으로 하여 사명감을 갖고 특정지역을 지원하는 사업이었다. 지역사회 보건사업은 예수병원 유지재단 정관에 명시된 목적사업의 하나이었으므로 비록 재원의 일부를 외국으로부터 원조를 받기는 하였지만 재정적인 문제에 있어서 전적인 책임을 지고 있었으며 지역보건사업에 관여하는 거의 모든 직원은 예수병원으로부터 신분보장을 받아 안정감을 유지하며 근무할 수 있었다.

둘째로, 지역보건의료사업의 재정적 문제나 기본 사업방향은 예수병원 경영진의 지휘를 받았으나 구체적인 사업을 개발하는데 있어서는 현지 실무진들이 자유롭게 독창성을 발휘하였으며 탄력적으로 운영할 수 있었다.

셋째로, 지역사회 보건사업팀의 구성은 의사, 간호사 이외에도 보건교육 및 지역사회 개발 등을 담당하는 여러 직종의 인력이 조화롭게 팀을 이루어 사업을 하였다. 지역사회 중심 재활의료사업에서는 재활의학전문의의 지도 아래 훈련된 물리치료사, 작업치료사, 사회사업가 등이 팀원에 포함됨으로써 포괄적인 사업을 할 수 있었다.

넷째로, 용진사업에서는 1개면만을 대상으로 비교적 많은 수의 지역사회보건과 직원이 봉사하고 지역사회 조직 또는 지역개발사업을 한 마음으로 할 수 있어서 비교적 쉽고 주민이나 관련기관의 좋은 평가를 받을 수 있었다.

마지막으로 가장 중요한 것이 재정문제인데 지역사회보건사업의 재정적 부담을 예수병원이 책임지기에는 어려움이 있었지만 독일 기독교재단(특히 EZE)의 신뢰 속에 지속적인 지원을 받을 수 있었던 점은 큰 행운이라 하겠다. 용진에서의 EZE로부터의 지원을 받은 것은 이미 기술하였고 고산지역 사업을 위해 협약을 맺은 사업의 제목과 예산 규모는 다음과 같다.

<표 2> 고산지역 보건의료사업 외부 지원 내용

가. Project No 81-9-91	
Project Title	Support for a Community Oriented Health Action and Training Programme.
예 산 규 모	EZE 1,635,000D.M, 예수병원 545,000D.M 계 : 2,180,000D.M,(독일 마르크)
주요 사업내용	고산분원 건축, 지역사회 보건사업, 간호대생의 지역사회 보건교육, 지역사회 조산원 훈련(후에 보건진료원 교육에 활용), 가정의 교육
나. Project No 85-5-49	
Project Title	Continuation of a Community Oriented Health Action and Training Programme.
예 산 규 모	EZE 1,450,000D.M, 예수병원 485,000D.M 계 : 1,935,000D.M
주요 사업내용	지역사회 보건사업, 간호대생의 지역사회 보건교육, 보건진료원 훈련, 마을건강원 훈련, 신용협동조합 개발 등
다. Project No 87010	
Project Title	Community based Rehabilitaion Project.
예 산 규 모	EZE 800,000D.M, CBM 300,000D.M, 예수병원 100,000D.M, 계 : 1,200,000D.M
주요 사업내용	사업비, 인건비, 고산지역 장애자 재활센터 건축, 행정비, 예비비 등
라. Project No 90160	
Project Title	Integrated Community Health and Rehabilitation Promgramme at Kosan Area.
예 산 규 모	EZE 1,014,000D.M, 예수병원 546,000D.M 계 : 1,560,000D.M
주요 사업내용	사업비, 인건비, 행정 및 평가비, 예비비 등

이상과 같이 1981년부터 1993년까지 고산지역 보건의료 사업비로 예수병원과 같이 독일 EZE 및 CBM으로부터 4회에 걸쳐 인가를 받아 사용한 금액은 총 6,875,000DM이었으며 이중 5,445,000DM은 EZE, 1,676,000DM은 예수병원, 300,000DM은 독일 CBM이 담당하였다. 그러나 예수병원이 지역보건 의료사업을 지속적으로 추진하는 데에는 다음과 같은 제한점 및 애로사항들이 있었다.

첫째로는 용진사업에서는 당시 우리나라 형편에 비하여 인적, 물적 지원이 과하여 국내 다른 지역에서는 유사한 사업을 하기 어려울 거라는 비평을 받게 되었다. 지금에 와서 생각해보면 일본의 경우 우리나라의 면 수준에 해당하는 말단 자치단체에 예방보건사업을 시행하는 지역보건센터가 있고 그곳에는 정부에서 6~7명의 직원을 고용하여 상근 근무하는 것을 참작한다면 당시 예수병원의 사업규모는 결코 크지 않았다고 생각된다. 우리나라 면 단위는 지리적으로 매우 넓은 지역이기 때문에 예방보건사업이나 건강증진사업을 제대로 하기 위해서는 좀 더 많은 보건인력이 고용되어야 하며 환자진료를 중심으로 하는 공중보건의제도 필요성을 재검토하여 볼 필요가 있다 하겠다.

둘째로는 고산지역 보건사업은 소양사업이나 용진사업에 비해 사업의 규모도 컸지만 예방보건을 담당하는 지역사회보건과, 진료사업을 담당하는 고산분원, 지역사회중심 재활의료사업을 담당하는 고산장애자 재활센터의 탄생 시점과 재원조달기전, 지휘체계가 모두 다르고 한 지역에서 상부상조하는 좋은 점도 있었으나 신분상 차별이 있어서 인간적인 갈등을 유발하는 경우도 있었다.

셋째로는 외원기관의 지원을 받는 것이 일정기간에 국한하고 점차 자체적인 힘을 키워 자립하는 것이 목표였으나, 농촌보건의료사업의 경제적 자립은 현실적으로 매우 어려운 일이었다. 예방보건사업을 담당하는 지역사회보건과는 여러 지역사회조직을 활용하여 필자가 예수병원을 떠날 때까지 1억 원 이상의 자립기금을 확보하여 예수병원 경리과에 이양하기는 하였으나 보건사업팀의 인건비와 사업비를 감당하기는 턱없이 부족하였다. 고산분원은 진료능력을 향상시켜 자립한다는 목표였으나 의사를 포함한 인건비와 약품 등 재료비, 운영경비를 감당하기가 어려워 항상 적자를 면치 못하고 예수병원 본원으로부터 경제적 지원을 받을 수밖에 없었다. 250여 평의 건물 내에서 응급실, 외래진료실, 10여 병상의 입원실을 가정의학 전문의를 비롯한 15여 명의 직원이 24시간 병원에서 희생적으로 봉사하였지만 경제적 자립목표는 처음부터 잘못 세워진 것이라고 사료된다. 장애자 재활센터 역시 사회복지기관으로 인정받아 정부의 보조를 받거나 외원의 도움 없이는 운영이 어려웠다.

넷째로는 지역보건의료사업은 예수병원 본원도 의료환경의 변화로 인해 경영이 어려웠던 탓에 지속적인 지역보건의료사업을 지원하는 것이 어려운 일이었다. 또한 경영진의 의지가 약해질 때는 더 큰 어려움도 뒤따랐다. 결국 지역보건의료사업의 총 책임자라 할 수 있는 Seel 원장이 정년퇴직하고 후임 한국인 원장의 병원의 합리적 경영을 더 중시할 수밖에 없었으며 필자를 비롯한 지역보건의료사업의 주요 실무자들이 근본적인 문제를 해결하지 못하고 예수병원을 떠난 후 몇 년간은 예수병원 가정의학과와 재활의학과가 사업을 축소하면서 운영하다가 결국은 2006년 8월 말로 고산지역 보건의료사업이 종료되었다.

그러나 이러한 제한점에도 불구하고 당시 예수병원의 지역보건사업은 다른 지역의 사업 특히 우리나라 보건복지부 및 지방자치단체 산하 보건소의 보건사업 개발에 많은 기여를 하였다고 사료되며, 예수병원 지역사회보건사업을 모태로 하여 시행된 여러 일차보건의료 인력 훈련 사업을 통해 타 지방에 많은 영향력을 행사하였다고 판단된다. 당시 의료 취약지역이었던 특정 농촌지역에 병원으로서는 감당하기 어려운 책임을 부담하면서 25년 이상 지역보건사업을 실행하고 일차보건의료 인력 훈련을 시행하였다는 것은 종합병원이 지역사회와 긴밀한 관계를 유지하여야 한다는 기본 철학을 분명하게 보여주었다는 점에서 칭찬 받을 만하다고 생각된다.

필자는 예수병원 지역보건사업이 실행되었던 해당지역 주민과 예수병원에서 훈련을 받았던 가정의, 보건진료원, 마을건강원을 비롯하여 지역보건사업에 직접 참여하였던 직원 및 예수병원 본원에서 지역보건사업을 지원하였던 모든 분들의 마음 속에 예수병원의 설립 정신인 이웃사랑의 실천이 쉽게 사리 삽았다고 생각한다. 비록 예수병원의 지역보건사업은 종료되었지만 현재 각 지방자치단체기 중심이 되어 실행하고 있는 일차보건의료사업 또는 건강증진사업에 일정부분이나마 참고가 됨으로써 기여하였다고 생각한다.

서울대학교 보건대학원 춘성군 보건시범사업

- 이 글은 2001년 발간된 「지역사회보건과 건강증진」(남철현·위광복·하은필·이미경)에서 발췌 게재한 것입니다.

1. 사업목적 및 추진과정

1971년 서울대학교와 강원도는 춘성군 지역을 대상으로 시범보건사업을 하기로 합의하고 1차적으로 춘성군 신동면 동내지역부터 시작하여 점차적으로 그 지역을 확대하기로 했다.

1)사업의 목적

시범보건사업의 주요 목적은 ① 모범적인 시범보건사업 실시, ② 학생 및 보건요원의 교육훈련, ③ 지역사회 보건문제의 연구 등이었다. 이상과 같은 목적을 달성하기 위해 서울대학교에서는 기술 및 보건의료인력을 지원하고 강원도에서는 행정 및 지정지원을 하기로 합의하고 1973년 5월부터 현재에는 춘성군 8개면 전역과 춘천시까지 확대되어 증가했다.

2)사업 추진과정

시범사업의 출발은 1972년 7~8월 2개월 동안 보건대학원 학생 및 교수들에 의하여 실시된 지역사회 보건진료를 통하여 얻은 기초자료를 중심으로 하여 동년 10월 1일 신동면 동내지역에 시범보건사업소를 개소하였다. 1차년도인 1972년에는 주로 예방사업, 전염병 예방사업, 보건간호사업, 환경보건사업, 학교보건사업 등이었다. 또한 사업을 성공적으로 추진하기 위한 방안으로 자연부락단위로 1명씩의 부녀회 대표를 선출하여 마을 단위로 보건요원화하여 지역사회 참여를 적극화하였다.

사업 실시 6개월 후에 주민들의 보건의료에 대한 의식을 조사한 결과 주민의 85% 이상이 예방사업과 병행하여 진료사업도 실시해 달라는 요구가 있었다. 그래서 치료방법을 병행하여 실시하기로 실행위원회에서 결정하고, 그 방법을 모색한 결과 지역주민이 참여하는 의료보험조합을 조직하기로 합의를 하였다.

의료보험사업을 추진하기 위한 준비작업으로 각종 국내외의 의료보험에 대한 자료 수집과 함께 보건사회부 인가를 받기 위하여 주민에게 의료보험의 필요성을 계몽하여 신동면에서 675세대, 3,755명의 가입희망자를 모집하여 1973년 10월 5일에 창립총회를 개최하여 1974년 6월 5일 보건사회부로부터 인가를 받았다.

사업소의 1차 진료기능은 1973에서 1975년까지 2년 동안 보건대학원의 의사면허증을 소지한 staff 3명이 매주 2일씩 진료를 담당하였으나, 사업의 확대에 따라 1977년부터는 서울대학병원에서 일반의 및 치과의사를 파견하여 진료사업을 확대하였으며, 시내 개인병원·의원과도 진료계약을 체결하여 진료하였다. 물론 보건요원의 교육사업도 초년도인 1972년도에는 보건대학원 학생만을 대상으로 현지실습을 실시하였으나, 점차 그 기능을 확대하여 의과대학 의학과와 간호학과는 물론 타 대학교인 중앙대학 간호학과와 춘천간호전문대학에서도 실습을 의뢰하여 실시하고 있다.

2. 시범보건사업의 추진기구

시범보건사업의 최고 의결기관은 운영위원회로서 서울대학교와 강원도에서 각각 7명씩 14명으로 구성되어 있다. 서울대학교 총장, 의과대학장, 치과대학장, 서울대학교 사무국장이며 강원도측은 도지사, 부지사, 기획관리실장, 내무국장, 보건사회국장, 춘천시장, 춘성군수 등이며, 위원장은 개최시에 따라 결정되는 공동위원장제를 택하고 있다. 즉 서울대학교에서 개최시에는 총장이 위원장이 되고, 강원도에서 개최시에는 도지사가 위원장이 된다. 사업을 실제로 기획 운영하는 실행위원회는 양측이 5명씩 구성되어 10명으로 되어 있다. 서울대학교는 보건대학원 교수 5명, 강원도는 보건사회국장, 보건과장, 환경위생과장, 춘천시 보건소장, 춘성군 보건소장으로 되어 있다. 실행위원장 역시 공동위원장제를 택하고 있다.

〈그림 1〉 시범보건사업 추진기구

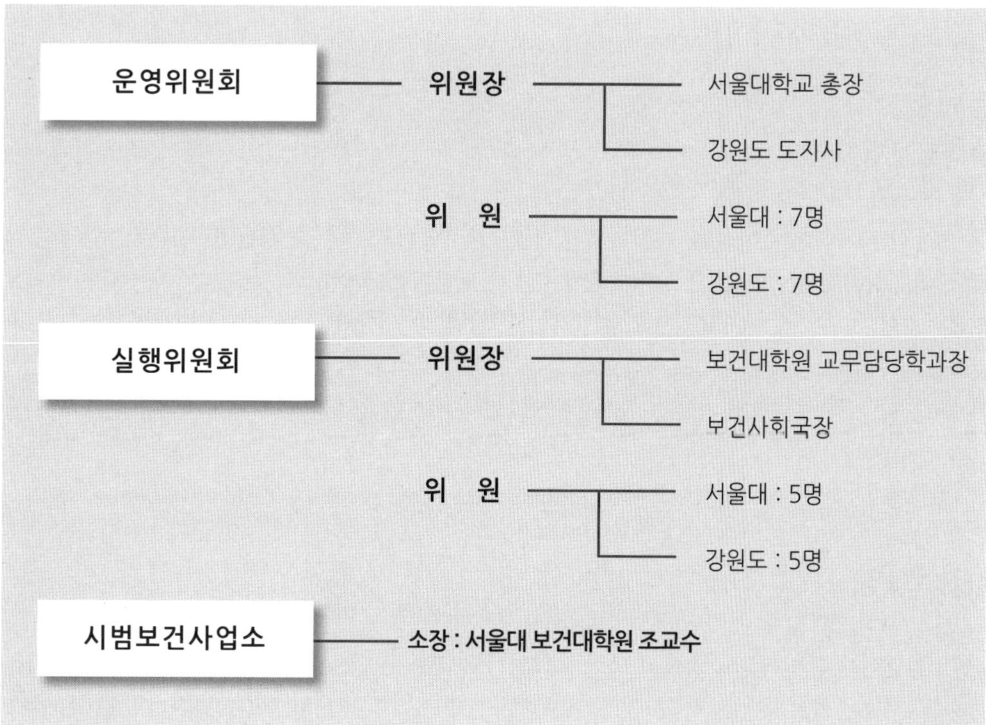

실제적으로 사업을 수행하는 시범보건사업소는 소장 외 18명으로 구성되어 있다. 시범보건사업 소장은 서울대학교 총장이 임명하는 서울대학교 보건대학원 부설 보건사업소장이 겸직하며 사업 수행을 위하여 설립된 두 개의 법인체에 사업소장이 상무이사로서 겸직토록 되어 있으며, 실행위원회에서는 의료보험조합 운영위원 추첨권을, 강원보건연구회에서는 실행위원을 겸직토록 법적으로 규정하고 있다. 사업의 업무분장으로는 보건대학원 부설 보건사업소에서는 학생의 교육훈련사업과 실제로 지휘하는 사업소장을 임명하여 의료보험조합은 주민에게 의료를 제공할 수 있는 재원조달을 위한 기구이며, 강원보건연구회는 1차진료사업과 연구사업을 수행하는 조직이다.

3. 사업내용

1)예방보건사업

예방보건사업은 정부에서 수행하고 있는 보건사업을 질적으로 향상시키는 방향으로 추진하고 있다. 따라서 기본방침으로는 ① 정부의 기본조직과의 협조, ② 사업의 질적 향상, ③ 주민이 적극적으로 참여하도록 하고 있으며, 추진전략으로는 ① 주민으로부터 신뢰를 얻고, ② 소규모의 질적인 서비스를 제공하며, ③ 인접주민에 파급효과를 얻고, ④ 자조·자립적인 사업이 되도록 초점을 두어 사업을 추진하였다.

사업내용은 ① 모성보건사업 산전관리, 안전분만(분만센터운영), 산후지도, ② 영유아보건사업 : 기본예방접종, 보건지도, ③ 가족계획사업 : 가족계획의 필요성 계몽, 부녀회를 통한 피임기구 공급, ④ 병원관리사업 : 전염병관리, 결핵환자관리, 성인병관리 ⑤ 환경보건사업 : 안전급수, 변소개량, ⑥ 보건교육 : 가정방문, 집단교육(어머니회, 예비군교육), ⑦ 예방구강보건사업(불소양치사업), ⑧ 부녀회를 통한 행정자료 파악 등이라고 할 수 있다. 이들 사업 중 1972년부터 현재까지 사업을 수행하는 동안 대부분의 예방보건사업은 보건소에 기관하고, 현재 중점적으로 실시하고 있는 사업은 ① 변소개량사업, ② 성인병관리사업, ③ 불소양치사업, ④ 보건교육사업으로서 앞으로도 강력하게 추진할 계획이다.

2)의료보험사업

주민들의 적극적인 참여와 요구로 조직된 의료보험사업의 목적은 ① 저렴한 의료비로 양질의 의료를 제공하고, ② 주민 스스로 지역사회에 필요한 보건의료문제를 해결하고, ③ 자영자 시범의료보험조합의 모형을 개발할 목적으로 출발하였다. 시범보건사업은 초창기에 예방보건사업으로 출발하였으나 주민의 요구가 진료사업으로 강하게 나타나 이를 해결하기 위해서는 보건의료를 위한 재원조달기능이 포함된 지역주민의 상부상조하는 정신에 입각한 의료보험사업을 계획하게 되었다.

3)진료사업

진료전달체계를 수립하고 의료의 낭비를 저지하기 위한 방법으로 피보험자의 가입기간에 따라 이용할 수 있는 의료기관을 지정하였다. 1980년도부터는 가입한 지 6개월이 경과하면 ENT, 안과,

피부과 지정병의원을 자유롭게 이용할 수 있게 하였고 가입한 후 1년이 경과하면 정형외과, 소아과, 내과, 일반외과, 신경정신과를 본인이 희망하는 1개 의원을 지정하여 자유롭게 이용하도로 하였으며, 2년이 경과하면 치과의원을 지정하여 자유롭게 이용하도록 하였다. 그러나 산부인과는 비급여 대상질환이 많아 중앙진료소의 1차진료를 의무화하고 있다.

〈표 1〉 의료기관 이용에 대한 가입기간별 제한

가입기간	이용 가능한 의료기관
0개월 ~ 2개월	중앙진료소에서 진료
2개월 ~ 6개월	의료권을 소지한 경우 타병(의)원 이용 가능
6개월 ~	이비인후과, 안과, 피부과 자유 이용
12개월 ~	내과, 소아과, 정형외과, 일반외과, 신경외과, 신경정신과 1개 의원 지정 이용 가능
24개월 ~	치과 1개 지정 이용 가능

이와 같은 장기가입자의 치료급여제한 완화와 급여확대가 탈퇴율의 감소와 장기가입자의 증가를 가져왔다고 판단되며, 1차 의원에서 2차 및 3차 진료기관으로 의뢰할 때에는 하급 치료기관의 의사의뢰서 소지를 의무화하고 있어 사실상 의료기관 이용을 일부 제한하고 있지만, 의료전달체계를 실시하기 위한 방안으로 시험적으로 운영하여 현재에는 정착화되어 가고 있다. 중앙진료소는 보건소건물과 공동으로 사용하고 있어 보건소와 인력, 장비, 기술면에서 상호협조 보완하여 운영하고 있다. 이 운영체계는 다음과 같은 세 가지 장점이 있다. ① 농어촌 또는 중소도시에 부족한 의료인력의 효율적인 활용, ② 행정기관(보건소)의 관료주의적 진료를 지양하고 의료인 활용의 융통성을 도모하며, ③ 현존하는 정부조직을 이용한 보험제도를 개발하는 데 도움을 줄 수 있다.

4)새마을 부녀회 사업

새마을 부녀회 사업의 목적은 첫째, 지역사회 개발에 적극적으로 참여할 수 있도록 조직화하고 둘째, 마을단위에서의 기초 보건인력으로서 활용하며 셋째, 지역사회 보건사업을 효과적으로 지속적인 사업으로 추진하기 위하여 조직 운영하는 데 있다. 신동면 시범부녀회의 조직은 1972년 당시 유명무실했던 부녀조직을 통합하여 행정리단위로 조직하고, 각 행정리마다 회장, 부회장, 총무를 선출하되 가능하면 자연부락 단위에서 골고루 선출되도록 하였다.

또한 자연부락이 3개 이상 되는 부녀회 회장단이 선출되지 않은 자연부락에 부녀회 간사를 별도로 선출하여 자연부락 단위로 평균 1명 이상의 간부요원이 선출되도록 하였다. 그 결과 22개 행정리에 회장, 부회장, 총무 등 66명과 32개 자연부락에서 간사 32명을 선출하여 98명의 회장단으로 구성되어 면 새마을 부녀회 운영의 중추기관으로 운영되고 있다.

5)교육 및 훈련사업 및 연구사업

서울대학교의 입장에서는 시범보건사업 중 가장 중요한 목표가 학생 및 보건요원의 교육훈련사업이다. 교육훈련사업의 목적은 학교에서 배운 이론은 지역사회보건에 실제로 참여하여 응용하며, 농촌지역의 보건사업에 대한 문제점 발견 및 해결능력을 배양토록 하는 데 있다. 본 사업소는 1972년부터 서울대학교 보건대학원 학생은 누구나 현지에서 일주일간 현지 실습을 실시하며, 학점도 필수 2학점으로 되어 있다. 그 후 의과대학 의학과, 간호학과 및 타교인 중앙대학교 간호학과에서도 이곳 실습장을 이용하고 있다. 학생들의 현장실습 보고서에는 사업수행의 평가자료가 많아 사업수행의 방향 설정에도 중요한 자료로 사용되고 있다.

연구사업은 춘성지역사회보건사업의 주요 목적의 하나이다. 시범보건사업은 지역사회에 적합하고 효과적인 사업방안의 개발에 중요한 목적인 바, 이 사업 자체가 실험적 연구라는 성격을 가지고 있다. 또한 사업조직 및 인원을 일상업무에 지장이 없는 범위 안에서 동원하여 연구 활용에 필요한 과제를 개발하기에 용이하다.

4. 시범보건사업의 교훈

① 시범사업의 운영은 초창기에는 외부의 각종 지원이 필요하지만 최종적인 목표는 지역사회가 사업을 자체적으로 운영할 수 있는 재정조달방법과 제도를 개발하여야 한다.

② 유관기관의 협조체제를 계속적으로 유지 강화하여야 한다. 특히 가장 협조가 필요한 정부 보건기관과의 원활한 협조체계 유지는 성공의 절대적인 여건이 된다.

③ 지역사회 참여는 적극적이고 지속적으로 유도하되 최종적인 목표는 자율적으로 참여할 수 있도록 제도적인 방법이 개발되어야 한다.

본 사업에서 지역사회의 참여는 재정적 조달장치와 제도가 개발된 의료보험사업이 기대 이상으로 나타났으며, 어머니회는 초창기에 사업소측의 적극적인 관심과 지원으로 활성화되었으나 정부의 제도적인 방향 전환으로 목적이 다양화되고 사업소측의 관심과 지원이 분산되어 기대에 미치지 못하는 결과를 가져왔다.

5. 시범보건사업의 평가

이 지역주민 및 진료소 이용환자에 관한 면접조사 등 얻을 수 있는 모든 정보에 의한 평가결과는 다음과 같다.

① 예방보건사업을 위한 노력은 1972년부터 시작하여 1978년까지 급증되어 목표달성에 거의 근접하는 성과를 올렸으나, 1978년 이후 의료보험사업의 확대와 사업의 이전으로 위축되었다.

② 가족계획에 있어서는 실천율의 증가와 더불어 영구적 피임방법의 이용비율이 크게 증가했으며 출산율도 감소되었다. 그러나 인공유산율이 아직도 높은 수준에 있어 더 적극적인 계몽의 필요성을 요구하고 있다.

③ 결핵환자의 관리사업에서 퇴록환자들 중의 완치율은 낮고 중도탈락 환자의 비율이 높은 것은 환자 관리의 문제점으로 지적된다.

④ 진료사업은 1978년까지 의료보험의 확대에만 치중하였던 인상이며 진료사업 자체에 문제가 많았다. 즉 의사들의 빈번한 교체, 수련의라는 이유, 불친절 등의 불만 때문에 의사의 진료를 요하는 질병이 많음(상병조사결과)에도 불구하고 수진율이 낮았다. 그러나 1978년 이후부터 점차 향상되어 현재 진료소 이용자(내소환자 및 주민대상)들의 태도는 호의적이고 치료효과도 높게 평가하고 있다.

⑤ 의료보험은 크게 성장하여 국고와 지방비 보조는 감소하고 있으며, 운영도 효율화되어 근래에는 재정상 흑자를 내고 있다. 그러나 보험료 징수율의 증대, 탈락조합원의 최소화, 보험제도에 대한 올바른 홍보활동 등 계속적인 연구가 큰 과제로 남아 있다.

⑥ 학생현지훈련사업은 학생들의 지식과 태도를 변화시키는 데 크게 공헌하고 있다. 실습 전후를 비교해 볼 때 실습 이전의 관념적 지식을 실제적 지식으로, 실습 목표의 개념이 감상적인 농촌봉사에서 보건문제의 파악 및 보건지식으로, 소극적인 태도에서 적극적인 태도 등 모두 전문 보건요원이 필요로 하는 자질로 바뀌었다. 보건대학원 졸업생을 대상으로 한 조사에서도 춘성군 현지 훈련이 현 직책수행에 유효히 활용되고 있는 것으로 나타났으며, 학생훈련에 대한 주민들의 반응도 호의적인 것으로 보아 학생들의 현지실습은 이들의 교육훈련이나 대민 보건사업 수행에 성과가 우수한 것으로 평가된다.

이화여자대학교 남양주시 수동면 보건사업

위자형, 이선희 (이화여대 의학전문대학원 예방의학교실)

1. 시범사업 배경

1)국내외 동향

세계대전 이후 전후체제를 복구하는 과정에서, 세계 주요 국가들에서는 국민 보건의료문제가 중요한 사회적 과제로 대두되게 되었고 보건의료 기술 및 제도를 정비하는 정책들이 적극적으로 추진되기 시작하였다. 그러나 1960년대 당시 개발도상국가들에서는 선진국에 도입되고 있는 첨단 기술기반의 의료가 자국 국민보건 향상에 큰 도움이 되지 못함을 인식하고 각 나라 실정에 맞는 적정 의료기술과 의학교육방법 개발을 위한 노력들을 모색하게 되었다. 이러한 흐름의 일환으로 1963년 개최된 록펠러재단 주최의 지역사회 의학에 관한 국제회의에서는, 각국 시범사업 결과를 토대로 양질의 포괄적인 의료를 전국민에게 효율적으로 제공할 수 있는 기본 방법의 원칙이 제시되었으며 1978년 WHO의 Alma-Ata 선언을 계기로 일차보건의료 개념이 체계적으로 정리되고 확산되게 되었다.

국내에서는 한국전쟁과 1960년대 정치적 혼란기를 겪은 후 범국가적 경제발전 계획이 추진되게 되면서 성장논리에 밀려 국민의 복지향상은 등한시되고 있다는 비판이 제기되었다. 또한 현대의학이 한국사회에 도입된 이후 양적, 질적으로 지속적인 발전을 이루어 왔으나 이러한 의학기술의 발전이 궁극적으로 사회구성원 각 개인들의 삶의 질을 향상시키는 데 그다지 큰 기여를 하지 못하였다는 회의적인 시각이 제기되었다. 이러한 비판적 입장은 현대의료의 한계에 대한 인식 및 당시 보건의료체계에 대한 구조적 문제점을 전제로 하는 것이었다.

당시 보건의료체계가 안고 있는 여러 문제점들 중에서도 시설, 인력 및 가용자원의 불균형 분포가 주요 관심이 되었으며 절대적인 자원부족도 문제가 되지만 기존 자원의 분포가 상대적인 불균형을 이루고 있다는 점이 심각한 문제로 인식되었다. 예를 들어, 의료시설 및 인력이 도시에 집중되어 있고 나머지에 해당하는 농어촌지역의 의료시설은 극히 취약하였으며 이러한 불균형 분포로 인해 농어촌 주민들은 의료시설에 대한 접근도가 낮아 건강유지를 위해 필요한 기본 보건의료 서비스를 적절히 제공받지 못하고 있었다. 특히 농촌은 1960, 1970년대의 공업화 및 경제성장 과정에서 상대적으로 발전이 늦어진 탓에, 진료과목으로 전문화된 의료기관 공급도 충분하지 않았으며 그나마 이들 기관에서는 병원에 찾아오는 환자들의 질병치료 기능만을 담당하였을 뿐, 지역사회 주민의 기본적인 의료요구를 충족시켜주지 못하고 있었다. 그 외에도 지역사회 주민들의 보건의료에 대한 인식 및 태도는 입증되지 못한 민간의료와 잘못된 공중보건적 지식으로 인해 자신들의 건강문제를 주체적으로 해결하기 어려운 상황이었으며 근대의학의 공급기반을 확충해야 하는 균등공급의 문제와 더불어 과학적 기반에 의거하는 공중보건 지식의 전파가 시급한 상황이었다.

이러한 문제들을 해결하기 위한 노력의 일환으로 지역사회의학이라는 새로운 개념 및 접근 방법이 대두되기 시작하여 1970년대 초부터는 몇몇 의과대학 및 연구기관 등에서 지역사회 보건사업을 실시하기 시작하였다. 이러한 국내 상황을 선도적으로 인식하고 문제해결을 위한 의지를 구현하고자 이화여자대학교의 수동면 보건사업이 추진되게 되었으며 비슷한 시기에 거제지역 지역사회개발 보건사업이 진행되었고 1970년 정부에서도 WHO 종합보건개발사업을 착수하게 되었다.

2)이화의대 수동면 보건의료사업 추진배경

수동면 보건의료사업 역시, 개발도상국가 및 우리나라 대부분의 농촌지역에서 갖고 있었던 문제점으로서, 지역주민의 건강을 지원해주는 보건의료 기반의 취약성이라는 문제점을 인식하는 계기에서 비롯되었다. 1964년 당시 무의촌 지역으로 의료봉사를 나갔던 이화의대 부속병원 인과 이명수 교수에 의해 수동면의 어려운 사정이 전해지면서 외방리를 시작으로 주 1회 대한의료선교회 주말봉사를 시작한 것이 단초가 되었으며 예방의학교실의 구연철 교수에 의해 체계적인 시범사업의 틀을 갖추게 되었다. 따라서 지역의료 시범사업지역으로 수동면이 선정된 데에는 수동면 지역이 의료자원부족의 전형을 보여주는 지역적 취약성이 직접적인 계기가 되었다고 볼 수 있다.

수동면은 당시 전국 여러 지역 중에서도 교통이 매우 불편한 산간오지의 성격을 지니고 있는데다가 기존에 근무하고 있던 한지의사가 의사면허증을 취득하여 수동면 지역을 떠난 후 무의촌 지역으로서 많은 어려움을 겪고 있었다. 정부에서도 이러한 어려움을 알고 무의촌을 해결하고자 의사투입을 위해 많은 고심을 하였다.

특히 농협중앙회는 공제의원제도(共濟醫院制度)를 발전시키고자 수동면에 20평의 진료소 건물과 기본적인 의료기구 및 약품을 마련하여 의사의 수동면내 개업을 유치하고자 하였으며 지역주민 역시 군보건소, 도보건당국에 의사 배치를 진정하였으나 지역주민의 지불능력 취약 등의 이유로 자발적인 의사를 유치하는 것이 현실적으로 어려운 실정이었다. 이러한 상황에서 이화여자대학교는 주민의 요청에 의해 일차의료를 담당할 의료인력을 파견하고 수동면을 농촌지역 면단위 보건의료 시범사업장으로 발전시킬 계획을 수립하면서 수동면과 인연을 맺게 되었다.

수동면을 시범 사업지역으로 선정하게 된 또 다른 중요한 이유는 수동면이 지리적 특성상 서울 외곽에 위치하고 있어 이 지역을 기점으로 하여 남양주군과 서울의 이화의대 동대문 부속병원을 연결할 경우 면-군-시-대학병원을 연계시키는, 보건의료 전달체계의 적절한 모형이 될 수 있겠다는 판단에 의거하였다. 당시 행정 및 정치분야에서는 정부주도의 경제성장 정책기조로서 중앙에서부터 기획 및 시행명령이 지역으로 전달되는 하향식 전달체계의 특성이 유지되고 있었으나 시범사업을 계획하던 대학의 입장에선 주민들의 자발적인 참여를 유노하고 지속적인 사업의 전개를 위해서는 지역주민조직에서부터 출발하는 상향식 전개방식이 중요하다고 판단하였으며 수동면 지역에서 자발적으로 시작되는 보건의료 사업모형을 실현해 보겠다는 의지를 가지고 있었다.

따라서 수동면 보건의료 시범사업은 개발도상국가 농촌지역의 취약한 의료기반을 지원하는 보편적 보건사업의 의미 외에도 면단위지역 종합보건의료 관리체계를 확립한 후, 군단위지역 보건의료 관리체계에 연결되도록 하는 지역사회 기반 의료전달체계 모형을 구현하는 시범사업을 추진하고자 했다는 점에서 고유의 정책적 특성과 의미를 부여할 수 있겠다.

2. 시범사업 목적

수동면 보건의료사업은 경기도 남양주군 수동면을 대상지역으로 하여 주민의 보건조직을 육성 발전시키고 이 조직을 기반으로 보건지소 기능을 모범적으로 발전시키며 보건의료 활동 속에 의과대학 학생을 참여시켜 학습활동을 경험하게 함으로써 우리나라 지역사회 실정에 부응할 수 있는 보건의료 인력을 양성하는 데 그 목적을 두었다. 이화여자대학교가 추진한 수동면 지역사회 보건의료시범사업의 목적 및 주요 영역을 대별하여 살펴보면 다음과 같다.

1)농촌지역 보건의료 제공체계 개발

우리나라 농촌지역사회 실정에 부합될 수 있는 적절한 보건의료 제공체계를 개발하는데 있어 1차적으로 면 단위 지역에서 보건지소를 중심으로 포괄적인 보건의료제공 체계를 구축하는데 주력하였다. 특히 보건의료 제공체계의 적절한 수립을 위해선 그 지역의 경제, 사회, 정치구조를 분석하고 이를 토대로 지역실정에 부합된 제도의 설계를 강조하였다. 이를 실현하기 위한 시범사업의 접근 원칙으로서 다음의 조건이 제안되었다. 첫째로, 사업이 지역사회 가족단위를 기초로 한 포괄적인 의료보호제도(모자보건, 가족계획, 결핵사업 포함)이어야 하며, 둘째, 조직과 의료비에 있어서 소비자들이 이를 잘 수용할 수 있어야 하며 셋째, 정부의 말단 행정조직과 지방의 리더십 및 새마을 운동조직과의 조화를 강조하였다.

2)지역사회 주민조직 구축

시범지역 내의 전주민이 세대단위로 참여하는 지역보건 조직을 결성하여 자력으로 지역보건 문제를 해결하려는 노력과 의료비를 공동으로 해결할 수 있는 기능을 갖고자 하였다. 1976년에 개최된 국가보건의료에 관한 세미나에서 구연철 교수는 이화의대 시범사업을 소개하면서 다음과 같은 제언을 하였는 바, 이러한 목적의식의 일면을 엿볼 수 있다. 즉 지역사회 보건기획과 정부보건의료에 사회과학자들이 참여해야 하며 나아가서 의료사업의 과제는 지역사회에 기초를 둔 조직을 설립하고 부락단위의 협조정신을 고취하며 의료목표를 지역사회의 문화형성에 일치시켜야 한다고 주장하였으며 이러한 정신이 다른 지역 보건사업과 구별되는 수동면 사업의 고유성을 형성하는 기본 토대가 되었다.

3)지역사회 의학교육 실적

의과대학, 간호대학 및 보건관계 대학의 학생들에 대한 지역사회 의학교육의 일환으로 면단위 농촌지역 보건의료 제공시설을 이용한 시범교육을 시행함을 목표로 하였다. 지역사회에 필요한 보건의료 인력의 양성을 위해서는 의학교육의 과감한 재조정이 필요하다는 인식하에 의사들 내지 간호사들의 교육과정에 농촌지역에서의 직접 현지훈련과 봉사의 경험을 하게 함으로써 지역사회에서 자신들의 역할을 고취시키고자 하였다. 특히 이화의대의 지역사회 의학교육 이념은 병원에서 높은 급료를 받는 서구식 전문가로서의 의사상보다는 지역사회 주민에 봉사하는 일차 의료봉사에 보다 적합한 일반적 의료요원을 양성하는데 주력하였으며, 이러한 과정에서 지역사회 현지 실습은 필수적인 과정이라고 할 수 있었다. 이상에서 설명한 사업목표는 이화여자 대학교의 농촌지역 보건의료 제공체계 발전을 위한 기본사업계획에 있어서 제1단계 사업 목표에 해당하며 수동면에서 면단위 지역의 사업모형이 수립되게 되면 제2단계 사업으로서 남양주군에 군단위지역의 보건의료제공체계 및 기능 발전을 도모하겠다는 비전을 가지고 있었다.

3. 사업추진 약사

수동면 보건사업이 추진된 경과를 주요 일정별로 제시하면 아래 그림과 같이 요약해볼 수 있겠다. 이러한 일정들을 배경으로 수동면 보건의료사업의 추진과정을 주요 연혁 및 사업 전개 방향 중심으로 구분해보면 다음과 같이 4단계로 대별해 볼 수 있다. 즉, 보건의료 사업을 시작하기 위한 준비단계인 태동기, 지역주민의 참여 기틀을 마련하고 학생실습 교육의 틀을 만들기 시작한 개발기, 본격적인 사업 추진과정인 발전기, 그리고 시대적 변화 속에서 사업방향이 재조정 되어온 전환기 등으로 구분된다. 이 장에서는 그동안 진행되어 온 시대별, 주제별로 구분하여 기술함으로써 수동면 보건사업의 의미를 살펴보고자 한다.

〈그림 1〉 수동면 보건사업 추진경과

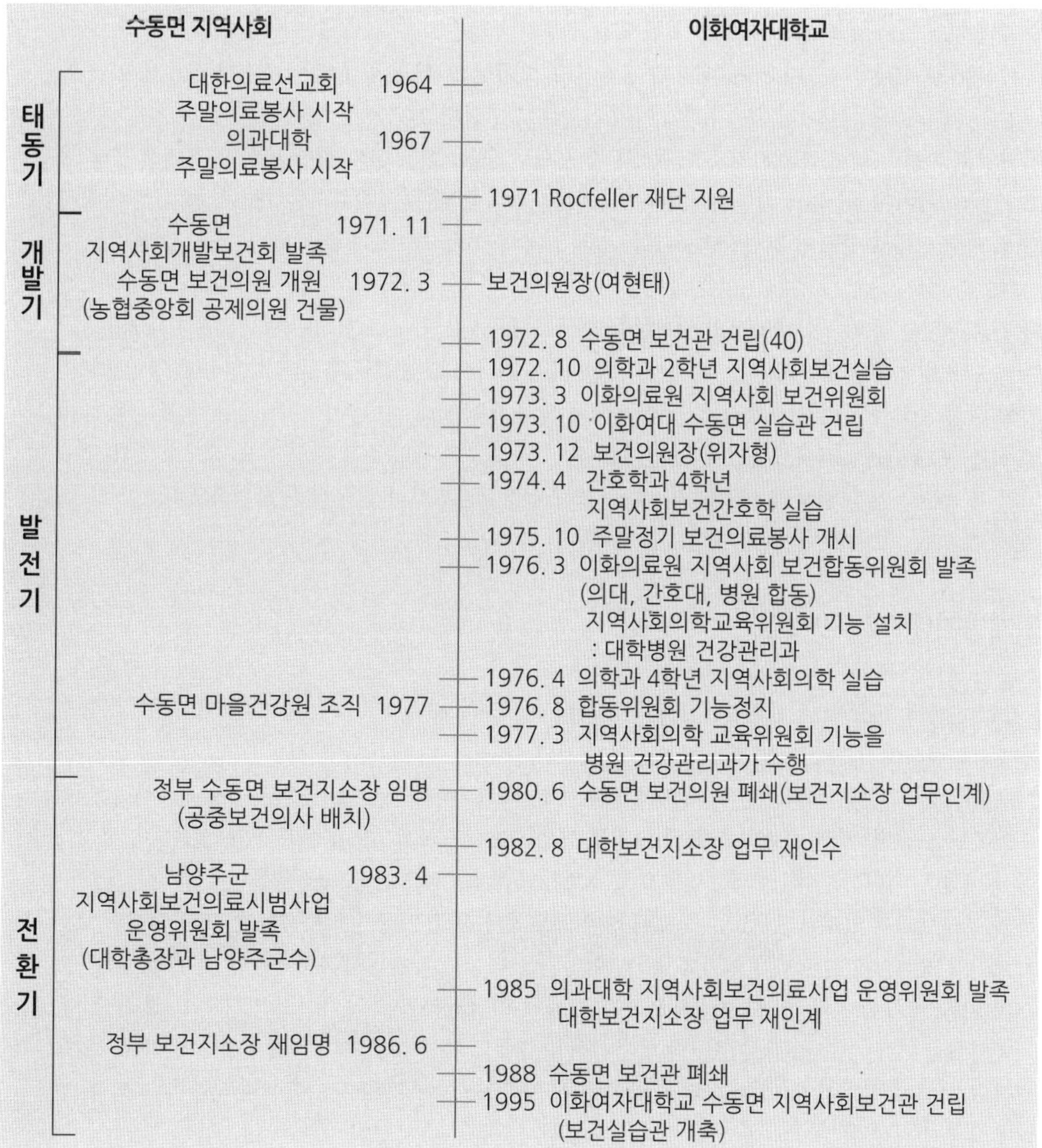

1)태동기(1964~1971년)

1964년부터 1971년에 이르는 기간은 수동면 보건사업의 태동기에 해당되며 당시 무의면 지역인 수동면을 대상으로 대한의료선교회에 의한 의료봉사 활동이 전개되어 의과대학 주말 의료봉사팀이 외방리를 중심으로 진료 활동을 전개하였다. 이화의대 주말방문팀은 지역사회의 지도자들과 접촉하여 교사, 면장, 이장을 한데 묶는 조직을 발전시켰는데 이것이 1971년 발족된 지역사회개발보건회의 모체이다. 이후 1967년부터 1970년에 이르는 4년 동안 여름방학과 겨울방학을 이용하여 의과대학 교수진에 의한 진료봉사와 학생들에 의한 지역조사가 이루어졌다. 지역조사의 내용은 사회, 경제, 주민 지도 등을 작성하였고 지역사회 이해를 위하여 사회학 분야의 협조가 필요하다는 인식에서 이화대학 사회학과에 지원요청을 하여 사회학과와의 공동 조사를 실시하기도 하였다. 그러나 사회교육 분야에 중점을 두는 사회학과 학생들의 계몽 활동은 지역사회 이해를 위하여 시작된 의과대학 활동의 취지와는 다소 일치되지 못하는 점이 있어 한시적인 활동에 그쳤다. 이후 방학기간을 이용한 지역조사 활동을 확대하여 1968년부터 5년간 대학 필수과목으로 '사회교육'과목을 신설하여 사범대학 주관 하에 각과 학생들이 1주일간 수동면을 방문하여 지역조사 및 봉사활동을 체험하도록 하였으며 그 결과를 성적에 반영하기도 하였다.

한편 포괄적인 보건의료 제공을 위한 기초자료로서 가정건강기록부 작성작업이 전개되었다. 수동면 924가구에 대하여 정기적인 가정 방문을 통하여 기초 자료와 부가적인 사항이 수집되었으며 수집된 자료는 실제 의료 서비스를 위한 자료제공의 역할뿐 아니라 실습 학생들에게는 좋은 교육훈련의 기회를 제공되었다. 조사 내용은 경제상태, 주거상태, 환경상태 및 예방접종 상태 등이 수록되었으며 가족 구성원의 건강평가 내용이 부가적으로 수집되었다. 이를 통하여 지역 건강지도가 작성되었고 이를 바탕으로 보건지소 활동계획이 수립될 수 있었다. 이와 함께 미국 뉴욕에 본무를 두고 있던 록펠러(Rocfeller) 재단은 1963년 지역사회의학에 관한 국제회의를 개최하고 각국 시범사업 결과를 토대로 양질의 전인간적 의료를 전국민에게 효율적으로 제공할 수 있는 기본 방법을 제시하였다. 당시 록펠러 재단은 보건대학원 건립을 추진하고 예방사업에 치중된 사업을 전개하였으나 진료활동을 축소한 상태에서의 예방활동의 한계점을 인식하고 고심하던 중이었으며 1969년 구연철 교수가 미국을 방문하였을 때 재단을 방문하여 한국의 남양주군 수동면 사업을 소개함으로써 이에 대한 관심을 불러 일으켰다. 다음해 한국을 방문한 록펠러 재단의 Dr. Grick은 당시 진행 중이던 여러 곳의 한국보건의료사업 현황을 시찰 후 특히 수동면 사업에 많은 관심을 가지고 확대 진행시킬 목적으로 1971년부터 1973년까지 3년간에 걸쳐 30,000$의 연구비를 지원하였다.

2)개발기(1972~1973년)

1972년부터 1973년에 걸친 2년간을 수동면 보건사업의 개발기로 구분할 수 있다. 이 기간 동안 주말의료봉사에 국한된 사업에서 체계적인 보건의료사업으로 확대 발전시킬 수 있는 기틀이 다져지게 되었다. 수동면 지역주민의 의료 욕구를 해결하고자 하는 과정에서 정부의 보조금지원, 지방주민들의 노동력 제공, 농협의 의료시설 기부 등의 공동노력으로 1971년 보건의원 건물이 완성되었고 이화여자대학교에서는 의료인력으로서 보건의원장을 파견함으로써 수동면 보건의원을 개원하여 지역사회의 일차보건의료를 주도해 나가게 되었다. 한편으로 지역사회에 필요한 미래의 보건의료인력 양성의 일환으로서 의학과 2학년 학생들을 대상으로 지역사회보건실습 과정을 개설하였으며 이를 계기로 한시적이고 간헐적인 현장교육에서 탈피하여 지속적이고 체계적인 교육과정을 개발하였다. 또한 1972년 4월 연구와 현지경험을 토대로 하여 이화의대는 새로운 시범의료사업을 주관할 이화대학교 지역사회의학교육 위원회를 구성하였으며 위원으로는 예방의학, 임상의학, 간호분야에 경험이 있는 의과대학 및 간호대학의 인사들을 위촉하였다.

3)발전기(1973~1979년)

1973년에 이르러 수동면 보건사업 내용은 확대되고 발전하여 가장 전성기를 맞이하게 된다. 이 시기에 이르러 보건위원장으로 위자형 교수가 부임하여 보건지소의 활성화가 이루어졌고 이화의료원 지역사회 보건위원회 및 합동위원회가 발족되었으며, 수동면 지역사회 내에서도 수동면 지역사회 개발보건위원회와 마을건강원 조직이 결성되어 자조적인 활동이 무르익었다.

1975년 수동면 보건지소는 오랜 기간의 운영경험을 토대로 몇 가지 혁신적인 조취를 취하였다. 첫째, 가구기록제도를 도입하여 진료시 환자의 병력과 예방접종기록을 볼 수 있도록 하였다. 또 다른 혁신적 조치는 분만시의 파상풍 발생률을 감소시키기 위한 노력을 들 수 있다. 학생교육과정에 있어서도 의학과 4학년 학생들을 대상으로 하는 지역사회의학 실습과정과 간호학과 4학년 학생들의 지역사회 보건간호학 실습과정이 시작되었다.

4)전환기(1980년~)

수동면 보건사업은 정부에서 파견하는 수동면 보건지소장 제도의 도입과 함께 일대 전환기를 맞게 되었으며 1차진료 기능을 포함하여 기존의 보건사업은 정부에서 파견된 보건지소장에게 위임되었다. 이와 함께 이화대학에서는 수동면 지역사회 보건관을 신립하여 학생 교육에 더욱 만전을 기하게 되었으며 남양주군 지역사회 보건의료 시범사업 운영위원회를 발족하여 대학총장과 남양주 군수의 협약 하에 대학 인력 및 사업 지원의 인프라를 정비하였다.

4. 주요 사업 내용

1)보건지소 기능 시범 사업

당시 수동면 보건지소의 기능은 지역보건의료를 구현할 수 있도록 포괄적으로 설정되었으며 지역주민 진료, 보건관리 기능 및 행정관리 기능으로 구분하여 접근하였다. 아울러 사업내용을 의과대학, 간호대학 학생들을 포함한 관련대학 학생들에게 시범적인 지역사회교육 프로그램으로 활용할 수 있게 하였으며 이러한 사업들을 추진할 수 있도록 이화대학 교수요원 1인을 보건지소에 파견하여 진료 및 교육을 담당하도록 하였다. 이화여대에서는 인력지원 외에 수동면 보건지소 운영비를 57.0%(1975년 시점) 지원하였으며 그 외, 지역사회 개발보건비 22.8%, 정부 보조 20.8%로 보건지소를 운영하였다. 보건지소의 운영재원은 의료보험 도입으로 정부지원 비율이 증가함에 따라 변화하였으며 1985년부터는 정부 지원이 69.7%로 증가하였고 대학부담금은 감소하게 되었다.

보건지소 보건의료 사업의 주요 내용을 보면 보건사업 분야에서는 모성보건, 영유아 예방접종, 가족계획, 결핵관리, 학교보건, 환경위생, 생정통계 수집활동을 시행하였다. 진료사업 부문은 수동면 보건지소 기능사업 중 가장 주안점을 두고 진행한 사업이라고 할 수 있으며, 무의면인 지역실정을 감안하여 1차 포괄의료를 수행하는 데 그 초점을 두었다.

(1)진료기능

진료기능 확보는 보건의료 기반이 취약한 수동면 보건의료사업 추진의 직접적 동인이었으므로 가장 중요하게 다루어진 활동부문이었으며, 주요 특징으로는 24시간 진료체계를 운영하여 양질의 의료를 제공하는 한편, 주민들에게서 '무료진료'의 개념을 없애는 대신 1회 진료비를 100원으로 정하고 진료비 후불제도를 도입하였다. 또한 4단계의 후송체계를 설정하였으며 수동면 보건지소에서 1단계 치료를 수행한 후 필요한 경우 군보건소, 군지역 의원, 서울의 일부 전문 의원을 2단계 기관으로 정하여 의뢰서와 함께 환자를 후송하도록 하였다. 3단계로는 서울위생병원을 3차 기관으로 설정하였으며 마지막 단계로서 이대부속 동대문병원을 4차 기관으로 정하여 환자가 의뢰될 수 있도록 하였다. 그러나 3차 의료기관인 위생병원으로의 환자 후송은 실제적으로 저조하여 실질적으로는 이화대학병원이 3차 의료기관의 역할을 담당하였고 이와 같은 수동면 보건지소의 의료전달체계 모형은 타 지역의 모범이 되었다.

(2)보건사업 활동

수동면 보건지소 보건사업으로는 마을순회 예방접종을 시행하는 모자보건사업, 가족계획 특수클리닉 운영과 사업대상자 월경확인제를 골자로 하는 가족계획사업, 가정방문기반 환자등록관리체계 운영을 포함한 결핵관리사업을 들 수 있다. 이들 보건사업 등은 보건지소 인력에 의하여 일원화 방식으로 제공되었으며 당시로는 보건요원의 재교육 훈련프로그램까지 갖춘 획기적인 시도로 평가받았다. 이 사업의 특징은 보건의원을 방문하는 주민만을 대상으로 하는 수동적인 사업에 그치지 않고 관리범위를 전 주민으로 확대하여 특정사업의 대상자를 전문가 판단에 의해 적극적으로 발견해 내었으며 정기적인 순회를 통하여 주민의 접근도를 높이고자 하였다는 점이 특기할 만하다.

(3)지역사회 주민 조직 사업

어떤 지역사회 보건의료사업이든지 지역주민의 적극적 참여 없이는 성공하기 어려우며 그 출발은 지역사회 주민의 리더십을 의료문제에 관련시킬 수 있는 적절한 통로를 찾는 데서부터 시작된다고 볼 수 있다. 수동면 지역사회는 다른 농촌지역에 비해 권위구조가 느슨하였으며, 농협활동 기반의 자생적 주민리더십이 형성되어 있었고 여성지도자의 리더십이 잘 구축되어 있어 지역사회 주민 조직사업이 성공적으로 구축될 수 있었던 지역적 특성을 갖추고 있었다. 구체적으로는 '수동면 지역사회개발 보건위원회'를 구성하여 대학, 지역사회 주민이 공동으로 사업을 추진하는 조직체계를 마련하고 각종 보건사업에 대한 의사결정과 전파통로로 활용하였다. 또한 이 조직을 통해 보건회비 징수와 의료비 재원마련체계를 구축하였고 의료공제제도의 성공사례를 운영할 수 있었다. 수동면 지역사회 특성의 하나로서 여성지도자들을 중심으로 한 마을건강원 제도를 운영하면서 다양한 보건사업의 현장요원으로 활용함으로써 지역사회 주민의 스스로 돌보기 기능을 모범적으로 구현할 수 있었던 점 또한 지역보건사업의 벤치마킹 사례로 평가될 필요가 있다.

(4)대학과 연계된 지역사회 사업조직체계 운영

남양주군 지역사회 보건의료 시범 사업의 활성화를 위하여 이화여자 대학교 총장과 남양주 군수간 협약체결로 '보건의료 시범사업 운영위원회'를 구성하고 지역사회 보건의료 사업을 적절하고도 효율적으로 수행하도록 하였다. 이에 따라 구성된 이화여자대학교 의료원 산하 '지역사회보건위원회'는 의료원장, 의대학장 등 대학운영진외에 지역사회의학 담당교수 및 관련 임상교수들이 참여하고 있어 의료지원과 대학의 사업지원기능을 동원할 수 있는 연계체계로서의 역할을 수행할 수 있게 하였으며 도 단위 보건위원회의 기능을 대행할 수 있도록 정부와도 연계를 확보하였다. 대학내에 이 위원회의 역할은 시범사업으로서의 보건의료 제공체계 발전을 위한 정책수립과 의과대학 및 간호대학 학생에 대한 지역사회 의학교육 계획을 보강하여 교육에 반영하는 것이었으며 의과대학 예방의학교실과 부속병원 건강관리과가 시범사업과 교육계획을 수행하였다. 아울러 지역보건사업 수행과정에서 대학과 파트너로서 사업을 추진할 수 있는 지역사회 사업추진체가 필요하게 되었으며 이에 따라 사업지역 내에 지역사회 보건의료 사업소를 설치하도록 하였으며 사업소는 시범사업의 원활한 추진을 위하여 다음의 기능을 수행하게 하였다.

- 당해 회계년도 개시 전에 당해 시범 지역 내에서 시행할 사업계획 및 예산안을 작성, 운영위원회에 제출
- 실행 위원회에서 확정된 사업의 효율적인 집행
- 파견한 보건의료 요원 또는 학생들의 교육 및 훈련

(5)보건장학생 제도

보건장학생은 지역부락 단위에서 1명씩 선정된 중학생이 보건 장학생이 되어 자신이 살고 있는 마을 주민의 생정통계를 조사하고 주 1회마다 변화 사항을 수동면 보건의원에 보고하게 하여 수동면 마을주민의 생정통계 자료 수집을 체계적으로 등록할 수 있게 하였다. 이들 학생에게는 보건 장학금이 지급되었고 이러한 조사활동은 1973년부터 3년 정도 지속되었다.

5. 결론 : 수동면 보건사업의 정책적 의미

1970년대를 전후로 하여 강화지역을 포함한 여러 지역에서 의과대학, 보건관련 대학 및 지역병원을 중심으로 지역사회 보건사업이 전개되었다. 현대의료의 문제점을 인지하고 이를 개선 발전시키기 위한 노력의 일환으로 의료전달체계를 확립하고 기본적인 1차 보건의료를 제공하려는 취지에서 시작된 사업들로 각 지역에서 그 활동을 전개하였으나 수동면 보건사업이 지니는 의의와 비교할 때 다른 이들 사업과 비교하여 수동면 사업이 지니는 몇 가지 구별점을 발견할 수 있다.

우선 그 사업의 시발점이 면 단위를 중심으로 시작되었다는 점이다. 다른 사업의 이념이나 목표에서 볼 수 있듯이 보건사업 및 의료전달체계 구성을 면단위 중심으로 전개하고자 하였으나 사업의 범위나 활동이 군단위에서 전개되고 있는 경우가 많았다. 이는 사업지역의 규모는 사업추진여건에 따른 불가피성에 기인하였으며 장단점을 각각 가지고 있겠으나 수동면 사업은 면단위 지역사회 접근이 갖는 집중성이나 사업구현의 용이성 측면에서 보다 내실 있는 성과를 이끌어낸 사례를 보여준다 하겠다.

또한 타 지역의 사업에서는 사업주체가 대학이나 지역병원이 되어 주민조직을 새로이 결성하고 운영한 데 반해, 수동면 보건사업의 경우 보건사업 이전부터 이미 주민 조직이 결성되어 활발히 운영되고 있었던 여건을 활용하였으며 대학이나 정부 개입 형식의 주민조직 결성이 아니었다는 점에서 평가할 만하다. 즉 자생적 주민조직을 수용하고 발전시킴으로써 보건사업의 운영이 더욱 용이하게 진행되었을 뿐 아니라 능동적인 주민참여에 기반한 사업을 추진할 수 있었다. 추가적인 특성으로서, 수동면 지역이 향후 수도권 확대과정의 혜택을 보게 되고 지역주민의 경제기반 개선이 보건사업 추진을 원활하게 하는 촉진 요인이 되었다는 점에서도, 지역사회보건이 사회 발전을 포함하는 경우에만 원만한 과정으로 진행될 수 있음을 보여주는 사례로서 연구될 만하다.

결론적으로 시대적 변화에 따라 수동면 보건사업이 종료되긴 하였으나 개발도상국가의 경제개발과정에서 농촌지역 면단위 보건사업이 어떻게 민주적이고 자주적인 발전과정으로 주민개발과 건강향상에 기여해갈 수 있었는지를 성공적으로 보여주는 사례로서 수동면 보건사업의 보건학적 의미를 부여해볼 수 있겠다.

KDHI 마을건강사업

- 이 글은 1977년 한국보건개발연구원에서 발간한「한국의 보건시범사업」에 게재된 'KHDI 새마을사업 현황 및 개요(한국보건개발연구원)'를 발췌 정리한 것입니다.

1. KHDI 설립경위

1972. 12	국제경제대한원조협의(IECOK) 파리회의에서 한국대표단이 군립병원 등 소요자본 차관 요청
1973. 11	상기 요청에 의거 USAID조사단 내한. 건의사항: 1. 보건의료 수요조사 2. 경비절약형의 보건의료체제 확립 3. 보건기획 전담부서 설치
1974. 6	한국정부와 미국정부(미국제개발처)간에 보건기획협정 체결 AID 지원내용 : 710,000달러(340,800천 원)
1974. 11	경제기획원에 5,000,000달러 차관 도입요청
1975. 1	경제기획원, 보건사회부, 미국제개발처간에 보건개발차관 사업내용에 관한 의견 조정
1975. 8	보건개발 차관사업 최종계획서를 경제기획원에 제출
1975. 9	한국정부(경제기획원장관)와 미국정부(미국제개발처)간 시범보건사업을 위한 AID개발차관 협정 체결
1975. 12	한국보건개발연구원법(법률 제2857호) 공포
1975. 4	동법시행령 공포(대통령령 제8061호)
1976. 4. 3	보건정책협의회 제1차회의 개최 (1)한국보건개발연구원 설립위원 위촉승인 설립위원 보건사회부 기획차관보 박승함 경제기획원 기획차관보 서석준 서울대학교 보건대학원장 박형종 대한가족계획협회 이사장 이종진 보건사회부 의정국장 장경식 (2)한국보건개발연구원 정관 승인 (3)동 초대원장에 박형종 박사 임명 승인 (4)사업계획 등 선행 조건 이행 승인
1976. 4. 7	초대원장에 박형종 박사 임명

1976. 4. 8	설립위원회에서 당연직 이사를 제외한 이사 선임. 이사 서울의대학장 권이혁 대한의학협회장 손춘호 대한가족계획협회 이사장 이종진 대한약사회 부회장 홍문화
1976. 4. 8	주사무소를 서울특별시 용산구 도동 1가 2의 10 제일빌딩 11층으로 내정
1976. 4. 8	보건사회부장관의 정관 승인 받음
1976. 4. 12	법인설립허가 받음
1976. 4. 15	법인설립 등기 완료
1976. 4. 19	개원식

2. KHDI 설립목적

한국보건개발연구원은 국민보건 전반에 관한 제도의 발전 및 이와 관련된 제부문의 과제를 현실적이고 체계적으로 연구함으로써 국가보건계획 및 보건정책 수립에 기여하게 함을 목적으로 한다.

3. KHDI 조직 및 기구

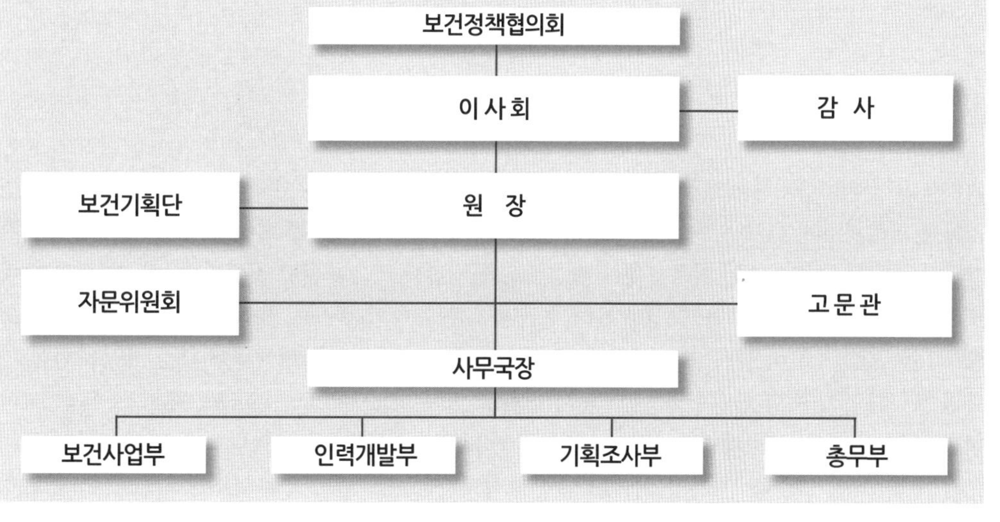

4. 마을건강사업

1)서론

의사를 포함하는 보건요원 및 의료시설의 도시집중으로 인하여 농어촌주민의 일부는 충분한 현대적 보건의료서비스를 받기 어려운 실정에 있으며 이들 지역에서는 보건문제가 지역사회개발에 하나의 주요과제가 되고 있다.

현재 보건의료서비스를 제공하기 위한 시설로는 병·의원 이외에도 보건소 및 보건지소가 농어촌 지역을 포함한 전국 각지에 설치되어 병원 예방을 포함한 국민의료를 담당하고 있다. 한국보건개발연구원은 3개도와 공동으로 착수할 "마을건강사업"을 통하여 시범지역인 강원도 홍천군, 경상북도 군위군, 전라북도 옥구군에서 기존 보건의료서비스 전달체계를 개편하고 새로운 유형의 보건요원을 개발하며 동시에 기존요원을 재훈련시켜 농어촌 지역을 대상으로 보건의료서비스를 향상시킴으로써 주민의 보건의료소요를 충족시키고자 하며 궁극적으로는 장차 전국적으로 실시가능한 저렴양질형 종합보건의료전달체계를 개발하는데 그 목표를 두고 있다.

2)현행제도

현재 군보건소는 질병의 치료, 의약사감시 및 관리, 가족계획 등을 담당하는 보건행정계와 예방접종 및 결핵관리 등을 주관하는 방역계로 구성되어 있다. 각 면에 있는 보건지소에는 공의가 배치되어 있으며 소수의 보건요원은 보건소장의 기능상 지휘감독과 함께 면장의 행정지시를 받으며 각각 담당분야인 모자보건, 결핵관리 및 가족계획업무를 추진하여 왔다. 면보건지소장은 의사로 보하고 군보건소장의 지휘 감독 하에서 면 이하의 보건의료사업을 총괄하도록 되어 있으나 실제 이들 군보건소와 면지소간의 유기적인 업무체제가 미비한 상태에서 환자의뢰체계마저도 완성되지 못한 채 운영되어 왔다. 환언하면 군보건소는 예방적 기능을 수행하여 왔으며, 면보건지소는 일정한 질병(예 : 결핵 등)에 대한 진료 및 보건지도를 주임무로 하고 있어서 현재로서는 전국민을 대상으로 한 종합보건의료서비스의 제공, 특히 면 이하 농어촌지역에 있어서의 보건의료서비스의 전달체계는 만족스러운 상태에 있지 못하며 이러한 점을 앞으로 "마을건강사업"을 통하여 개선하고자 한다.

3)계획개요

"마을건강사업"은 3개 시범군에서 종합보건의료전달체계를 개발하여 시범지역 내의 농어촌주민들이 편리하게 이용할 수 있는 저렴하고 양질의 1차보건의료서비스를 제공하고자 한다. 현재의 보건요원들은 보다 효과적인 업무수행이 가능하도록 개편되고 재훈련될 것이며, 이에 추가하여 1차 보건의료서비스에 관한 교육 및 훈련을 이수한 새로운 유형의 보건요원이 농어촌지역에 배치되고 일부 기존 보건시설이 신축 또는 개수될 것이며, 마을단위에서는 질병예방에 대한 계몽사업이 강화될 것이다. 3개 시범지역 중 홍천 및 군위군에서 "마을건강사업"이 시도하는 새로운 체계는 1차 진료를 효과적으로 제공하기 위한 "3단계 서비스 및 의뢰체제"이며 사업방향의 조정, 커뮤니케이션의 향상 및 협조체제의 강화를 위하여 현재 행정기관과 가일층 긴밀히 협조토록 할 것이다. 특히 홍천군에서는 벽지주민의 보건의료 자립기반 조성에 주력하게 될 것이다. 앞에 언급한 2개 지역과는 달리 옥구군의 "마을건강사업"에서는 기존 보건소 및 보건지소와는 별도로 지역병원을 중심으로 한 효과적인 건강증진기구(Health Maintenance Organization, HMO)의 개발에 주력할 것이다.

4)체계모형

"마을건강사업"이 시도하는 1차보건의료서비스는 아래와 같이 새로 조직 운영될 종합3단계체제(THREE-TIRED SYSTEM)의 보건의료요원 및 시설을 통하여 제공될 것이다. 홍천군에서 1차

보건의료의 제1단계는 인구 약 1,000명을 대상으로 하는 마을 수준에서 이루어진다. 마을주민들의 보건수요를 충족시키기 위하여 "마을건강상담소"가 설치되어 새로운 유형의 보건요원인 "마을건강원"이 보건의료원의 직접감독하에 간단한 처치 및 질병예방업무를 관장하게 된다. "마을건강원"의 능력을 벗어나는 것은 보건진료지소로 의뢰한다(마을건강원의 구체적 기능에 관하여는 부록의 "가"참조). 각 리 또는 자연부락에는 마을건강원에 의해서 운영될 마을건강상담소가 설치되며 이들 상담소는 주민조직 및 주민대표가 제공하는 기존 공공시설의 일부를 활용하게 될 것이다. 각 마을건강상담소에서 필요로 하는 건강킷(Kit)은 한국보건개발연구원이 제공한다. 또한 마을단위에서 주민의 보건향상과 질병 예방을 위한 자조기반을 조성하고자 새마을 사업의 일환으로 마을건강협동조합이 개발 육성될 것이다.

제1차보건의료의 제2단계는 새로운 유형의 보건요원인 보건진료원에 의하여 제공된다. 이들 보건진료원은 경험이 많은 정규간호원 또는 기타보건요원으로서 농어촌보건의료서비스에 관한 집중훈련을 약 1년간 추가로 받은 후 마을건강원이 의뢰한 (의사가 담당하기에는 극히) 경미한 수준의 보건의료서비스를 제공하는 데 활용될 것이다. 보건진료원은 지역 내 수개 마을에 대한 보건의료를 제공하도록 새로 설치되는 보건진료지소에 배치되며 이의 운영책임을 지게 된다.

그 외에도 보건진료원은 마을건강원의 활동 전반을 지도감독하며 필요시 마을건강원의 보수교육을 실시한다. 현재 주로 면사무소에서 근무 중인 모자보건, 결핵관리 및 가족계획요원은 1차 보건의료서비스 제공에서 보다 많은 역할을 담당할 수 있도록 재훈련될 것이며 훈련이수 후에는 보건진료소 혹은 보건진료지소 등에 배치될 계획이다. 이들 보건진료보조원은 의사 및 보건진료원의 활동을 보조하는 등 다목적으로 활용될 것이다. 이들은 종전보다 기술적으로 수개분야를 담당하게 될 것이나 반면 지리적으로는 좁은 지역을 담당하게 함으로써 맡은 업무를 보다 효과적으로 수행하도록 할 것이다.

1차 보건의료의 제3단계는 기존 민간개업의 또는 공의를 "마을건강사업"에 참여시킴으로서 제공될 것이다. 민간개업의는 군으로부터 수당을 받는 보건진료의가 되며 보건진료원에 대한 기술지도와 보건진료원이 의뢰하는 환자진료를 담당한다. 보건진료의가 근무할 보건진료소는 기존 시설을 개조하여 활용할 것이다. 이상을 간단히 요약하면 아래 (표1)과 같다.

〈표 1〉 홍천군

단계	주요원	시설	대상
제3단계	의사	보건진료소	면 10,000~30,000명
제2단계	보건진료원 및 보건진료보조원	보건진료지소	수개 리 2,000~10,000명
제1단계	마을건강원	마을건강상담소	리 또는 부락 1,000명

군위군의 경우 보건진료체계의 개념은 홍천군과 유사하지만 지역실정에 부합되도록 다음 (표2)와 같이 세부사항이 조정될 것이다. 군위군에 있어서의 1차 보건의료의 제1단계는 수개 리의 약 1,500~2,000명의 인구를 대상으로 설치되는 보건진료분소에서 제공된다. 이 보건진료분소에는 기존 간호보조원으로서 재훈련된 보건진료보조원이 배치되어 홍천군의 마을건강원과 유사한 기능을 수행한다. 이 시설에 필요한 기초장비는 한국보건개발연구원이 지원한다.

〈표 2〉 군위군

단계	주요원	시설	대상
제3단계	의사	보건진료소	복수 면 20,000~30,000명
제2단계	보건진료원	보건진료지소	면 5,000~10,000명
제1단계	보건진료보조원	보건진료분소	수개 리 또는 부락 1,500~2,000명

옥구군의 경우 지역병원을 중심으로 하여 5개소의 원격진료소(보건진료소)를 설치하고 지역병원 분원의 기능을 수행하게 한다. 1차보건의료의 제1단계는 인구 1,500명당 1명씩 배치되는 보건진료보조원에 의하여 제공되며 제2단계 진료가 필요한 경우 원격진료소(보건진료소)에 의뢰된다. 도서지역은 19개 유인도의 중심지역에 위치한 선유도에 보건진료소를 설치하며 13개 도서에는 보건진료분소를 설치하고 보건진료보조원을 배치하여 제1단계 보건의료를 제공하도록 하며 제2단계 진료가 필요한 경우 병원선으로 의뢰된다. 이를 도시하면 아래 (표3)과 같다.

〈표 3〉 옥구군

단계	주요원	시설	대상
제2단계	전문의 또는 일반의 및 보건진료원	원격진료소 (보건진료소)	1면 또는 복수면 16,000~23,000명
제1단계	보건진료보조원	보건진료소 및 분소	리 또는 수개 부락 1,500명

※도서 제외

5)의뢰체계

보건의료서비스는 마을 수준에서 홍천의 경우 마을 건강상담소에서 마을건강원에 의하여, 군위의 경우 보건진료분소의 보건진료보조원에 의하여 최초로 제공되며 필요한 경우 보건진료지소에 있는 보건진료원에게 의뢰하고 보건진료원이 처리할 수 없는 환자는 보건진료소에 있는 보건진료의에게 의뢰된다. 환자들은 가능한 한 말단단위에서 1차 진료를 받고 필요한 경우에만 상위 시설로 의뢰하도록 의뢰체계가 개발되고 활용될 것이다.

이러한 체계는 군보건소장의 통제하에 있게 될 것이며 따라서 모든 보건관계요원은 과거와는 달리 군보건소장의 행정지휘하에 일원화될 것이다. 옥구군은 보건진료보조원→원격진료소→(보건진료소)→지역병원을 연결하는 의뢰체계를 가지며, 이중 도서지역은 보건진료보조원(13개 도서의 보건진료분소)→병원선→도립군산병원의 의뢰체계로 한다.

[부 록]

1. 마을건강사업, 조직 및 체계

가. 마을건강원

"마을건강사업"은 지역개발사업의 이념인 새마을 정신에 입각하여 주민 참여를 적극화하는데 주력하며 소비자인 지역사회주민을 행정, 기술 및 여러 분야에 활용함으로써 새로이 개편되는 보건의료서비스 전달체계에 유효한 인적자원을 최대한 활용하는 데 목적을 두고 있다. 따라서 이들 지역사회주민을 활용한 새로운 유형의 보건요원인 마을건강원들을 개발하여 질병예방을 포함하는 간단한 보건서비스의 제공 및 이송체계를 통한 환자의뢰 등의 매우 경미한 사항을 담당하게 한다. 마을건강원은 일정 수준의 교육을 받은 사람으로서 마을 주민의 신임을 받을 수 있는 활동적인 사람 가운데서 마을대표 또는 새마을 기구에서 추천한 2명의 보조자 중 군보건운영위원회와 한국보건개발연구원의 합동심사에 의하여 1명을 선발하여 훈련한다. 마을건강원의 주요기능은 아래와 같다.

1. 마을수준에서 정상분만 및 산전·산후 지원
2. 영유아보건, 영양지도, 가족계획업무를 위한 교육 및 피임기구 공급
3. 환자 발견 및 마을의약함 관리

마을건강원은 지역 내를 순회하는 보건진료원에 의하여 계속적인 지도와 훈련을 현지에서 받을 뿐만 아니라 보건진료지소에 근무하는 보건진료보조원의 긴밀한 협조와 지원을 받는다. 마을건강원들은 업무에 임하기 전에 현지실습을 위주로 하는 이론 및 실기 등 통산 8주간의 훈련을 받으며 보수지급은 점차 부락별로 개발되는 마을건강협동조합이 부담한다.

나. 보건진료원

의사에 의한 진료가 부족한 농어촌지역의 보건수요를 충족시키고 장기적으로 새로이 개편될 보건의료전달체계에서 중요한 역할을 담당할 새로운 요원을 말한다. 이들은 의사 지도감독하에 경미한 환자의 진료 및 원격의료활동을 하며 신설되는 보건진료지소에서 근무하면서 의사와 지역사회간에 교량역할을 맡는다.

보건진료원의 역할은 아래와 같다.

1. 환자의 확인, 문진 및 신체검사와 필요한 병리검사 실시 또는 의뢰
2. 질병예방, 허용된 범위 내에서의 처리와 의사지시에 따른 진료활동
3. 환자의 경과상태 관찰(특히 만성질환) 및 보건진료소와 민간, 개업의에게 환자 의뢰
4. 정상분만 개조, 산전·산후관리, 보건교육 및 진료기록 유지

보건진료원들은 의과대학, 간호대학 및 병원의 협조하에 한국보건개발연구원에 의하여 필요한 기술훈련을 받으며 교육기간은 후보자의 교육배경과 현지경험에 따라 약 1년 정도로 한다. 이와 같은 훈련의 목적은 보건진료원들로 하여금 의사의 감독하에 현지에서 기초적 보건서비스를 제공할 수 있도록 자질을 향상시키는 데 있다.

다. 보건진료보조원

"마을건강사업"은 기존 보건요원들의 경험을 최대한 활용할 방침이며 보건진료보조원들은 현재 면사무소에 배치되어 가족계획, 모자보건 및 결핵관리를 담당하고 있는 간호보조원 중에서 선발하여 현재보다 종합적인 1차보건의료서비스를 제공할 수 있도록 추가교육을 실시한다. 각 보건진료소에는 지역에 따라서 약 1명 내지 3명, 각 보건진료지소는 2명씩의 보건진료보조원들이 배치된다.

보건진료보조원들은 의사와 보건진료원의 지휘감독하에 아래 기능을 수행한다.

1. 정상분만 및 산전·산후관리
2. 예방접종, 결핵환자 색출 및 관리
3. 경미한 외상 및 질병치료
4. 가족계획 상담, 영양지도, 보건교육 및 가검물 수집 등

보건진료보조원들은 기초임상이론 및 현지실무를 포함하여 8주간의 교육훈련이 추가 실시된다.

라. 보건진료지소

보건진료지소는 보건진료전달체계상 환자와 제공자를 연결하는 주요시설로써 아래와 같은 기능을 한다.

1. 종합1차진료 및 응급처치
2. 보건교육 및 환경위생
3. 보건진료분소 및 마을건강상담소의 업무지도, 감독

보건진료지소의 설치는 대상인구의 규모와 지리적 조건에 따라 결정된다. 주요 요원은 1명의 보건진료원과 2명의 보건진료보조원으로 구성된다. 이들 보건요원들은 의사의 지도감독하에 간단한 진단

및 치료를 실시한다. 보건진료지소 수준에서 치료 불가능한 환자는 차상위 시설로 의뢰한다. 지역사회 의사는 차상위 시설인 보건진료소에 위치하게 되며 필요에 따라 각 보건진료지소를 정기적으로 순회한다.

마. 보건진료소

보건진료소는 환자 의뢰체제상 의사가 진료를 담당하는 최초의 시설이다. 보건진료소는 면 수준에 위치하며 보건의료전달체제상 중간시설로서 아래와 같은 업무를 수행한다.

1. 하위시설에서 의뢰되어 오는 환자 진료, 응급환자 치료 및 상위시설로의 환자 의뢰
2. 모자보건, 가족계획, 학교보건, 보건교육 및 환경위생사업
3. 보건진료지소, 분소 및 마을건강상담소의 업무조정, 지도 및 감독

보건진료소 요원은 의사, 보건진료원, 보건진료보조원 및 기타 요원들로 구성한다. 홍천은 면 수준에 인구 약 10,000명당 1개 비율로 보건진료소가 설치되나 옥구는 1~3개면당 1개 보건진료소가 설치되며 군위는 전체 지역을 3등분하여 각 지역마다 2개~4개면당 1개 비율로 보건진료소가 설치된다.

2. 마을건강협동조합

사업을 효과적으로 수행하기 위하여 홍천군에서는 "마을건강협동조합"을 설치 운영한다. 이 조합은 보건의료비를 자체 조달하기 위한 하나의 시도로서 군보건운영위원회가 주관하여 새마을 자립마을을 주대상으로 설치된다. 조합은 해당마을 주민에게 1차보건의료서비스를 제공할 마을건강원의 업무수행 및 활동을 뒷받침하고 지역사회의 보건향상을 위하여 소요되는 경비를 조달한다. 군보건운영위원회는 한국보건개발연구원(이하 연구원)의 지원자금으로 처음 3년간 조합이 설치되는 마을에 기금을 제공하며 이 기금으로 운영되는 3년 동안에 조합은 주민으로부터 자발적으로 제1차년도에 지원받는 기금과 동액을 매년 갹출하여 6년 동안에 자립기반을 조성해 나가는데 자영단계에 들어가는 제4차년도 말에는 지원받은 기금의 일부를 군보건운영위원회에 상환한다.

연구원은 홍천군에서 1977년에 40개 조합, 1978년에 60개 조합을 설립하도록 지원할 계획이며 각 조합마다 제1차년도에 200,000원(100%), 제2차년도에 134,000원(67%), 제3차년도에 66,000원(33%), 합계 400,000원을 3개년에 걸쳐 군보건운영위원회를 통하여 지원한다. 조합은 이 기금을 마을보건비 및 마을건강원 활동비와 마을보건기초장비(예, 신장기, 체온계 등) 구입비로 활용한다.

조합은 6차년도까지 마을 주민으로부터 해마다 연구원이 제1차년도에 지원한 상당액수(200,000원)을 현금이나 현물로 갹출하여 "마을금고운영방식"에 따라 운영함으로서 자립기금을 조성한다. 조합 운영의 세부절차는 다음과 같다.

• 제1차년도 : 연구원 지원금 200,000은 마을의 보건비 및 조합운영비로 사용하고 마을에서 갹출한 200,000원은 조합의 자립조성기금으로 적립한다.
• 제2차년도 : 마을에서 갹출한 200,000원 중 36,000원은 연구원이 이해에 지원하는 134,000원과 합하여 마을보건비 및 조합운영비로 사용하고 나머지 164,000원은 기금으로 적립한다.
• 제3차년도 : 마을은 다시 200,000원을 갹출하여 그 중에서 104,000원은 연구원의 지원금 66,000원과 합하여 사용하고 96,000원은 또 적립한다.
• 제4차년도 : 마을은 이 해에도 같은 요령으로 역시 200,000원을 갹출하여 170,000원은 위와 같이 사용하오 30,000원은 적립한다. 그리고 4차년도부터는 연구원의 지원금 없이 자체로 운영하여야 함은 물론, 사업 제1차년도에 연구원으로부터 지원 받은 200,000원을 군보건운영위원회에 상환하여야 한다. 그러나 마을에서 갹출할 자금은 물가 상승률을 감안하여 마을주민의 합의에 따라 액수를 조절할 수도 있다.

• 제5차년도 : 마을은 계속하여 200,000원을 갹출하여 170,000원은 앞에서와 같이 사용하고 30,000원은 적립한다. 5차년도부터 군보건운영위원회는 상환받은 200,000원을 조합이 없는 다른 마을에 조합을 설치하는 기금지원금으로 사용한다. 즉 군보건운영위원회가 마을건강협동조합 설치에 있어서 연구원의 역할을 맡는다.

• 제6차년도 : 마을은 6차년도까지만 다시 200,000원(혹은 조정액)을 갹출하여 170,000원을 사용하고 30,000원은 또 적립한다. 조합은 6차년도 이후부터는 더 이상 마을로부터 자금을 갹출하지 않고 지금까지 적립한 기금과 연구원이 2년차와 3년차에 지원했던 200,000원으로서 자체운영해 나간다. 군보건운영위원회는 5차년도에 다시 설치한 조합을 위하여 5차년도에 134,000원 6차년도에 66,000원을 지방예산에 반영하여 지원한다.

위와 같이 마을건강협동조합이 설치 운영되면 1차보건의료서비스 수혜가 설립 전보다 확대되며 7년째부터는 마을 자체 기금에서 보건비가 지출되고 이러한 활동으로 질병예방 의식이 고취되는 한편, "마을건강사업"에 주민들이 능동적으로 참여하게 되어 지역사회의 보건수준이 향상될 뿐만아니라 생활개선에도 기여하게 될 것으로 기대된다.

옥구군 지역사회 보건사업

- 이 글은 1977년 한국보건개발연구원에서 발간한 「한국의 보건시범사업」에 게재된 '옥구군 지역사회 보건사업(김경식)'에서 발췌 정리한 것입니다.

1. 서론

1960년 이후 우리나라는 급속한 경제발전을 성취하여 왔으나 보건의료사업을 포함한 사회복지사업에는 정책적인 역점을 두지 못하였던 것이 사실이다. 정부에서는 1977년부터 시작되는 제4차 경제개발 5개년계획에서는 사회개발을 중요목표로 설정하고 획기적인 보건의료전달제도의 개선과 투자비율 증대를 위하여 연구와 준비가 진행되고 있는 것은 적절한 정책적 결정이라 할 수 있다.

이와 같은 때에 한국농촌위생원에서 40년간 실시한 농촌보건사업의 업적을 간단하게 보고하고 또 농촌위생원사업의 중추적 역할을 담당하는 개정중앙병원의 업무를 계승하여 1970년에 개원한 씨그레이브기념병원의 업적과 앞으로의 사업계획을 소개하게 됨은 뜻 깊은 일이라 생각된다.

사업에 있어서 농촌지역사회에서 보건의료사업을 수행하기에는 많은 어려운 문제점들이 있다는 것은 지구상 어디에서나 공통적인 사실이다. 특히 우리나라의 실정은 타선진국에 비하여 비교도 할 수 없으리만치 더 많은 어려운 문제점들을 안고 있다. 그러기에 이 사업에 투신하려고 나서는 의료인은 극히 소수에 불과하였고 따라서 농촌지역은 보건의료사업의 취약지역으로 낙후하게 되었다. 그러나 보건의료사업의 균점이라는 국가적 책임과 이 사업의 혜택을 받을 수 있는 국민의 권리를 생각할 때 국가 지역사회 또는 의료인은 이 사업을 이 이상 더 지연시킬 수도 없고 또 타인에게 책임을 전가할 수도 없는 시기에 도달하였다고 본다. 그러므로 한국농촌위생원 및 씨그레이브기념병원과 우리 직원들은 농촌보건사업을 충실히 수행하여 농촌주민의 건강증진을 위하여 일하는 것을 보람 있는 사명으로 알고 앞으로도 계속하여 헌신하려고 한다.

2. 역사적 배경

3천 정보의 농지를 소유하고 있던 구마모토농장이라는 일본인농장에 2만 명의 소작인과 그 가족의 건강을 보살피기 위하여 농장주인 구마모토 리헤이(熊本利平)씨와 이영춘 박사와의 협약에 의하여 1935년에 자혜진료소(4개소)를 설치하고 무료진료사업을 시작하였다.

1945년 해방 후 우리나라에서 농촌보건사업의 긴요성이 절감되었고 또 농촌보건문제의 해결은 의료사업뿐만 아니라 공중보건사업 및 농민생활의 과학적 조사연구의 동시수행이 불가결한 것으로 판단하고 1948년에 기구를 개편하여 농촌위생원을 설립하여 1951년에 재단법인 설립인가를 받았다. 의료사업으로는 오늘날 생각하고 있는 의료전달제도와 흡사하였다. 즉 병원(개정중앙병원과 화호중앙병원)을 두어 2차진료를 담당하게 하고 그 주변벽지에 진료소(9개소)를 설치하여 1차진료를 담당하게 하는 기구를 만들어 1948년부터 1959년까지 실시하였다.

〈그림 1〉 옥구 지역사회 보건시범사업 개념도

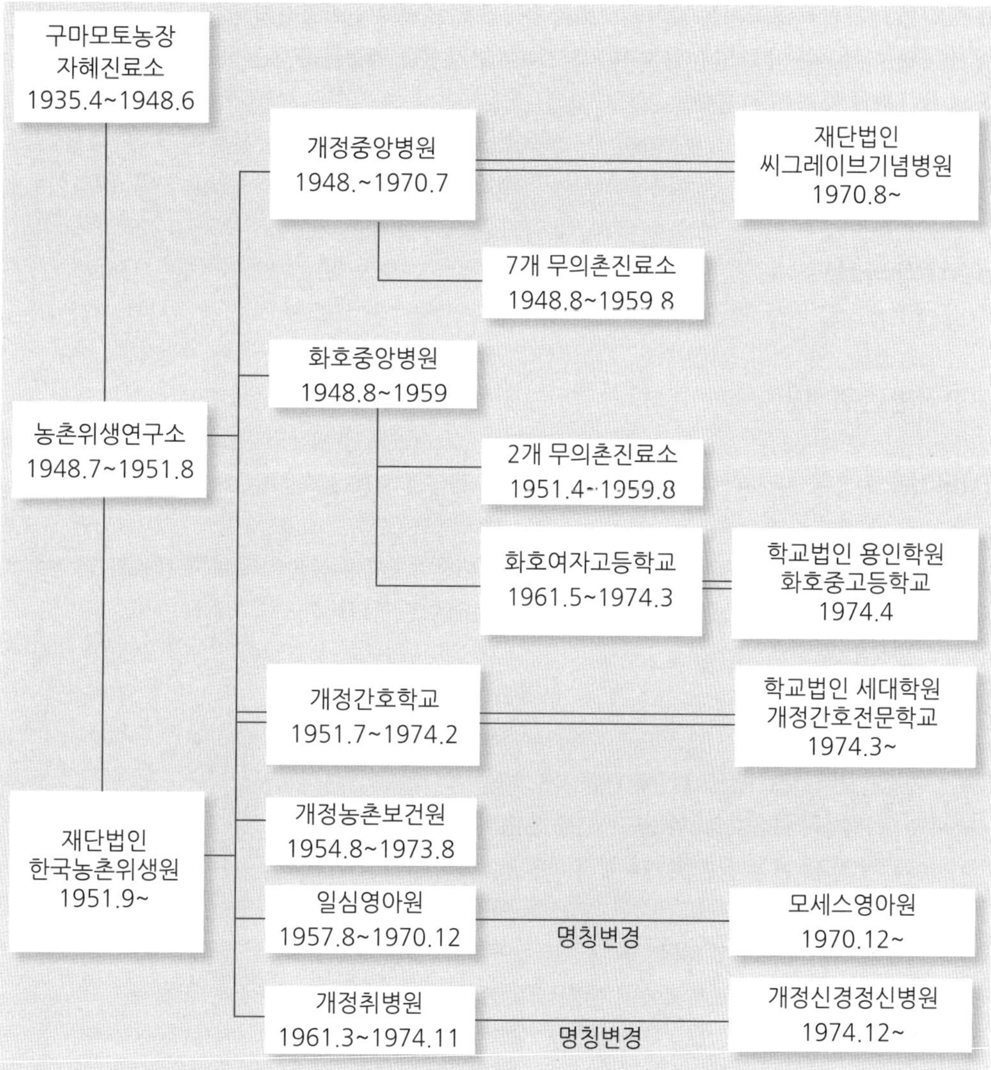

1970년에는 씨그레이브기념병원(재)이 신축되어 이전 개정중앙병원의 업무를 계승하였다. 씨그레이브기념병원은 버마의 농촌에서 농민들의 의료사업을 위하여 평생을 봉사한 유명한 미국의사인 故 G. S. Seagrave의 봉사정신을 영원히 기념하기 위해 한미재단을 통하여 미국민의 성금으로 씨그레이브의사와 같은 농촌보건사업을 하여온 개정에 건축되어 일반진료사업은 물론이고 1973년부터는 농촌주민의 복지를 위한 의료보험사업을 시범하고 있고 또 수많은 무의촌 순회진료사업 실시 등 활발한 사업을 전개하고 있다. 농촌사회에도 정신병환자가 도시 못지않게 많으나 여러 가지 여건으로 적합한 치료를 받지 못하고 있는 실정을 감안하여 1961년에는 개정신경정신병원을 설립하여 많은 환자를 치료하여 사회에 복귀시켰다.

공중보건사업을 농촌지역사회에서 실험하기 위하여 1954년에 개정농촌보건원을 설립하고 개정면을 시범지역으로 하여 사업을 실시하여 수년 내에 영아사망률은 물론 조사망률(1년간의 사망수를 그 해의 인구로 나눈 것)을 대폭 감소시키고 주요 사망원인도 감염성 질환에서 노인성 또는 퇴행성 질환으로 전환시킬 수 있었고 조출생률도 대폭 감소시키는 등 1973년까지 지속하여 다대한 성과를 얻을 수 있었고 우리나라의 농촌지역사회에서도 공중보건사업을 성공적으로 수행할 수 있음을 증명하였다.

농촌보건사업을 전개함에 있어서 간호원의 역할은 지대하고 그 필요성이 절실하여 1951년에 개정간호학교를 설립하여 농촌에서 봉사할 간호원을 양성하여 왔다. 또 1976년에는 간호보조원양성소를 설립하여 앞으로 계획하고 있는 옥구군의 지역사회보건사업에 있어서 제1선 요원이 될 간호보조원을 양성하기 위하여 각기 배치예정부락에서 선발하여 씨그레이브기념병원의 비용으로 교육하고 있고 자격취득 후에는 자기부락으로 돌아가서 보건사업에 종사하게 될 것이다. 이렇게 볼 때 오늘날 크게 거론되고 있는 종합적 지역사회보건사업을 불충분하기는 하지만 이미 약 40년간이나 실시하고 있는 셈이 된다.

3. 사업목표

1)한국농촌위생원

(1)목적

본 법인은 농어촌지역사회의 복지를 위하여 의료보건위생의 향상을 도모하며 간호교육, 영아보육 등을 실시하여 건전한 농어촌발전에 기여함을 목적으로 한다.

(2)사업

- 농어촌 주민에 대한 공중보건에 관한 지도계몽
- 무료 또는 적은 비용으로 농어촌 주민에게 현대의료 제공
- 농어촌 보건 및 의학에 관한 과학적 조사연구
- 농어촌 주민들에게 봉사할 간호원 및 보건요원의 교육 훈련
- 농어촌 복지사회를 위한 영아보육
- 정부의 농어촌 보건의료시책에 대한 건의 및 정부요청에 의한 특정조사연구의 실시 및 보고
- 기타 본 목적 달성에 필요한 사업

2)씨그레이브기념병원

(1)목적

본 법인은 대한민국의 농촌주민 의료 및 보건향상을 위한 기본이념에 기본하여 한미재단이 기부한 재산을 기본 재산으로 하여 의료 및 예방의학사업을 실시함을 목적으로 한다.

(2)사업

- 농촌주민을 위한 씨그레이브기념병원의 운영 및 육성
- 의료 및 예방의학사업 실시
- 농촌주민의 보건위생 개선
- 보건의료요원 훈련 및 지원
- 농촌의학 및 공중보건에 관한 연구개발의 촉진

4. 지역적 특성

1)지형 및 지세

옥구군은 전라북도의 서북단에 위치하여 동서는 만경강을 끼고 익산, 김제군과 인접하여 광막한 전북평야를 이루고 있으며 북으로는 약간의 고저산이 뻗어 금강에 연안하여 충남 서천군과 도계를 이루어 임옥평야를 이루고 있으며 서 및 서남부는 황해에 연안하고 있는 주산곡창지내를 이루고 52개의 도서(유인도 19, 무인도 33)가 있으며 총 면적은 330.36㎢에 달하고 있다.

2)농가소득수준

가구당 평균소득은 871,000원($1,742)이며, 인구 1인당 평균소득 14,747원($295)이었다.

3)의료시설

a)의료업소	b)약업소
보건소 - 1 의원 - 1 한지의원 - 4 조산원 - 2	약국 - 8 약종상 -13 한약종상 -12 매약상 - 4

5. 사업실적

1)한국농촌위생원의 사업실적

(1)의료사업

의료사업을 해방 전(1935~1945년) 및 해방 후부터 씨그레이브기념병원 개원 전(1946~1969년)과 그 후인 1970~1971년간의 개정신경정신병원으로 구분하여 진료실적(환자연인원수)을 보면 다음과 같다.

- 1935~1945년간 : 216,417명(무료진료 100%)
- 1946~1969년간 : 2,085,079명(무료진료 51%)
- 1970~1975년간 : 신경정신질환자(무료진료 15%)

(2) 공중보건사업

1948년에 농촌위생원을 설립 시에 그 기구 내에 공중위생부를 두고 산발적인 사업을 하였으나 그것으로 만족할 수는 없어서 일정한 지역에 공중보건사업을 실시하였을 때에 얻어지는 효과를 실험하기 위하여 인구가 약 만 명이 되는 전북 옥구군 개정면을 시범사업지역으로 선정하여 1954년에 개정농촌보건원을 설립하고 공중보건사업을 개발하였다. 사업의 주축은 모자보건사업이었다. 그 이유는 이 사업의 대상이 되는 인구가 전 인구 중에서 가장 고위험군인 이유로 이 사업에 주력함으로써 영유아 사망률을 감소시킬 수 있고 따라서 조사망률의 감소도 기대할 수 있고 또 건강한 아기의 생산은 결국에 가서는 국민건강을 증진시킬 수 있다고 믿기 때문이다.

개정면에는 36개의 자연부락이 있었고 이들 부락을 단위로 하여 어머니회를 조직하고 어머니회장을 선출하게 하여 본 사업에 협조하게 하였다. 그리하여 어머니회를 중심으로 하여 보건교육부터 시작하여 점차로 모성보건사업과 영유아 보건사업을 발전시켜 나갔다. 임신부의 50~80%가 산전지도를 받았거나 25~35%의 임신부가 의사 또는 조산원에 의하여 분만개조 되었다. 또 영유아의 약 70%가 보건지도를 받았다. 가족계획사업은 1962년부터 시작하였고 1964년부터는 이미 조출생률의 저하를 보기 시작하였다. 기타의 보건사업들 즉 보건교육, 전염병관리, 환경위생, 영양지도 등을 모자보건사업과 관련시켜서 실시하였다. 시범사업지역 내의 전 주민을 대상으로 하여 보건사업 전에 1944~1953년간의 출생, 사망 및 사망원인에 대한 조사를 실시하여 기본자료를 삼았고, 사업후인 1956~1968년간에는 3~4년에 1회씩 같은 내용의 조사를 실시하여 사업을 평가하였다.

그중 몇 가지의 통계자료를 보면 다음과 같다.

- 조출생률은 보건사업 전에는 34.5~35.3%, 사업 후에도 1956~1960년간에는 37.1%로 약간 증가하였으나 1962년부터는 가족계획사업으로 1961~1965년간에는 29.4%이고 1966~1968년간에는 21.1%로 크게 감소되었다. 조사망률을 5년 간격으로 평균하여 보면 사업 전인 1944~1948년과 1949~1953년간에는 각각 15.7% 및 16.3%의 고율이던 것이 사업 후인 1956~1960년, 1961~1965년 및 1966~1968년간에는 각각 8.8%, 5.8% 및 6.9%로 대폭 감소되었다. 영아사망률도 사업 전후를 비교할 때 사업 후에 대폭 감소된 것으로 나타났다.
- 0세 및 1~4세의 영유아 사망률은 전체 사망에 대하여 사업 전에 비해 사업 후에 대폭 감소되었다. 반면에 5세 이상의 사망률은 사업 전에 비해 사업 후에 점차 증가한 것으로 나타났다.
- 보건사업 전인 1944~1953년간에 초생아사망은 전영아사망의 39.9%를 점하였던 것이 사업 후인 1956~1968년간에는 62.8%로 대폭 증가, 영아사망의 대부분을 점하고 있다. 이들 초생아사망의 절대다수가 미숙아, 출생손상, 선천적 기형, 유전 등 주로 생물학적 인자에 유래되고 있어 영아보건사업의 영향이 직접 미치지 못하고 있음을 나타내며 영유아사망의 주원인인 감염성 질환의 격감으로 인한 상대성 증가라 하겠다. 한편 태아기의 모성환경의 영향 특히 농촌부인의 임신 분만에 관한 인습, 임신부의 과중한 노동, 영양부족 등의 사회적 인자가 태아 및 신생아 발육에 크게 관여되고 있을 것으로 추측된다.
- 연령별 유아사망률은 연령이 낮을수록 수치가 높다. 그러나 보건사업 전에는 연령간의 차이가 심하여 1세 유아의 사망은 전체 유아사망의 44.9%를 점하고 연령증가와 더불어 감소하던 것이 사업 후에는 1세 유아의 사망은 30.8%로 감소되고 연령 간 차이가 축소되었고 보건사업의 결과를 나타내고 있다. 한편 유아사망률(1~4세)도 1960년에는 93.1%이고 1964년에는 52.2%, 1968년에는 19.6%로 격감하였다. 이상의 몇 가지 통계자료에서 보는 바와 같이 보건사업을 농촌지역

사회에서 실시한 결과 큰 성과를 거둘 수 있었다.

(3)보건요원 훈련사업실적

보건사회부, 전라북도, 대한결핵협회, 한국기생충박멸협회, 농촌위생원의 위촉에 의하여 다음 표와 같은 보건요원을 훈련하였다.

훈련종목	기간	1952~1961	1962~1968	계
1. 학교보건교사(농위(農衛))	1~3주	320	114	434
2. 농촌보건 보건소장(보사) 보건간호원(보사) 위생사(보사) 의대생(의대)	1~3주 3주 2주 1~2주	17 33 38 72	333 331 6	350 364 38 78
3. 보건간호 보건간호원(보사) 보건간호원(농위)	3월 6월		40 23	40 23
4. 모자보건 보건간호원(보사)	4주		60	60
5. 정신과간호 간호원(보사)	3월		20	20
6. 조산(助産)산부인과 간호원(보사)	12월		0	20
7. 결핵관리 결핵간호원(결협)	2주		25	25
8. BCG 강습 의사·간호원(전북도)	4일	120	19	139
9. 위생동물 중고교교사(농위)	3일		150	150
10. 가족계획 보건간호원(전북도)	2주		70	70
11. 기생충검사 검사기사(기협)	2주		16	16
계		610	1,227	1,837

(4)연구조사사업

약 150편의 조사연구결과를 농촌위생지 및 기타 의학잡지, 학회, 기타 회합에서 발표한 바 있다.

(5)간호원 양성

1951년에 개정간호학교를 설립하여 1976년까지 1,028명의 졸업생을 배출하여 우리나라의 농촌지역사회를 비롯하여 국내외에서 간호사업에 봉사하고 있다.

2)씨그레이브기념병원의 사업실적

씨그레이브기념병원은 한국농촌위생원 산하의 개정중앙병원을 계승, 1970년 8월에 개원하였다.

(1) 의료사업

		1970(8~12월)	1971	1972	1973	1974	1975	계
입원	연인원	2,413	5,796	5,327	9,344	11,793	13,198	42,871
외래	실인원	3,419	7,466	9,543	17,653	20,660	19,931	78,672
	연인원	12,700	25,639	43,919	97,486	81,386	82,750	343,880

※1973년 4월부터 의료보험사업 개시

(2) 순회진료사업

순회진료사업은 1971년부터 시작하였고 옥구군 내의 10면에 대하여 각각 매월 1회씩 순회하여 진료를 실시하고 있다. 환자 1인당 50원을 징수하고 이 돈은 그 환자의 부락으로 보내져서 부락 내의 보건사업에 보태어 쓰도록 하고 있다. 연도별 실적을 보면 다음과 같다.

		1971	1972	1973	1974	1975	계
순회진료회수		17	24	160	118	95	414
진료인원	실인원	857	4,995	17,128	8,145	6,377	37,502
	연인원	5,212	25,924	94,715	82,157	36,630	244,638

(3) 의료보험사업

의료보험사업의 목적은 ① 상호협동정신을 앙양하고 농민의 건강증진으로 경제적 생활의 안정, 노동생산성의 제고와 국민복지생활의 향상을 기하고, ② 농촌자영자형 의료보험 시범사업을 통한 제반 통계자료를 수집, 분석하여 농촌의료보험모형을 구축하는 데 있다.

6. 옥구군 지역사회보건사업계획

1)목적

옥구군 지역사회 주민들에게 새로운 보건의료전달제도를 채택하여 저렴하고 양질의 보건 및 의료봉사 제공 및 질병 예방과 조기치료로 군민의 건강유지와 증진을 도모함을 목적으로 한다.

2)시범대상지역 : 전라북도 옥구군

3)전제

옥구군 지역사회 보건사업의 전제는 다음과 같다.

- 본 사업대상지역 내의 모든 국가행정기관은 본 사업에 전적으로 협조할 의무를 갖는다.
- 사업대상지역 내의 모든 주민은 의료보험에 의무적으로 가입되며 구호대상자의 의료보험료 및 본인부담치료비는 국가 또는 지방자치단체에서 부담한다.
- 현 보건소사업은 본 사업에 완전 흡수 통합하여 사업을 일원화한다.
- 국가 또는 특수법인체에서 본 사업에 소요되는 경비의 전부 또는 일부를 지원한다.
- 공중보건사업의 공공부문에 소요되는 경비는 정부에서 부담한다.

4)사업구성 및 조직

(1)사업추진방법

본 사업의 기본 모토는 농촌주민들에게 저렴하고 양질의 보건 및 의료를 전달하는 것이다. 지역사회 보건사업을 보건문제의 해결과 보건수준 향상을 위한 종합적인 활동으로 보고 그 주요구성요소로서 ① 보건의료전문가의 전문적 지도 통솔, ② 주민의 주체적 참여, ③ 행정의 적극적 지원 등의 3자가 중요시된다. 본 사업의 추진에 있어서 씨그레이브기념병원의 선도적 역할 아래 군내 의료인의 협조, 새마을 정신에 입각한 주민들의 적극적 참여(경제적, 정신적 및 실천적)와 지방행정기관과의 긴밀한 행정지원을 얻어 새마을보건사업으로 전개 추진하고자 한다.

(2)사업조직

본 사업의 효과적인 기능을 위하여 보건단체의 자문위원회와 행정기관과의 협조 및 주민의 참여를 위하여 각급 보건협의회를 둔다. 보건의료사업의 조직은 옥구군보건소의 사업을 통합하여 일원화하고 전 군민에게 보건교육, 보건 및 진료 등의 종합적 보건사업을 1차와 2차 보건사업으로 구분하여 실시한다. 조직표에서 보는 바와 같이 1차 보건사업은 보건초진소에서 실시하고 2차 보건사업은 후송병원인 씨그레이브기념병원에서 실시한다.

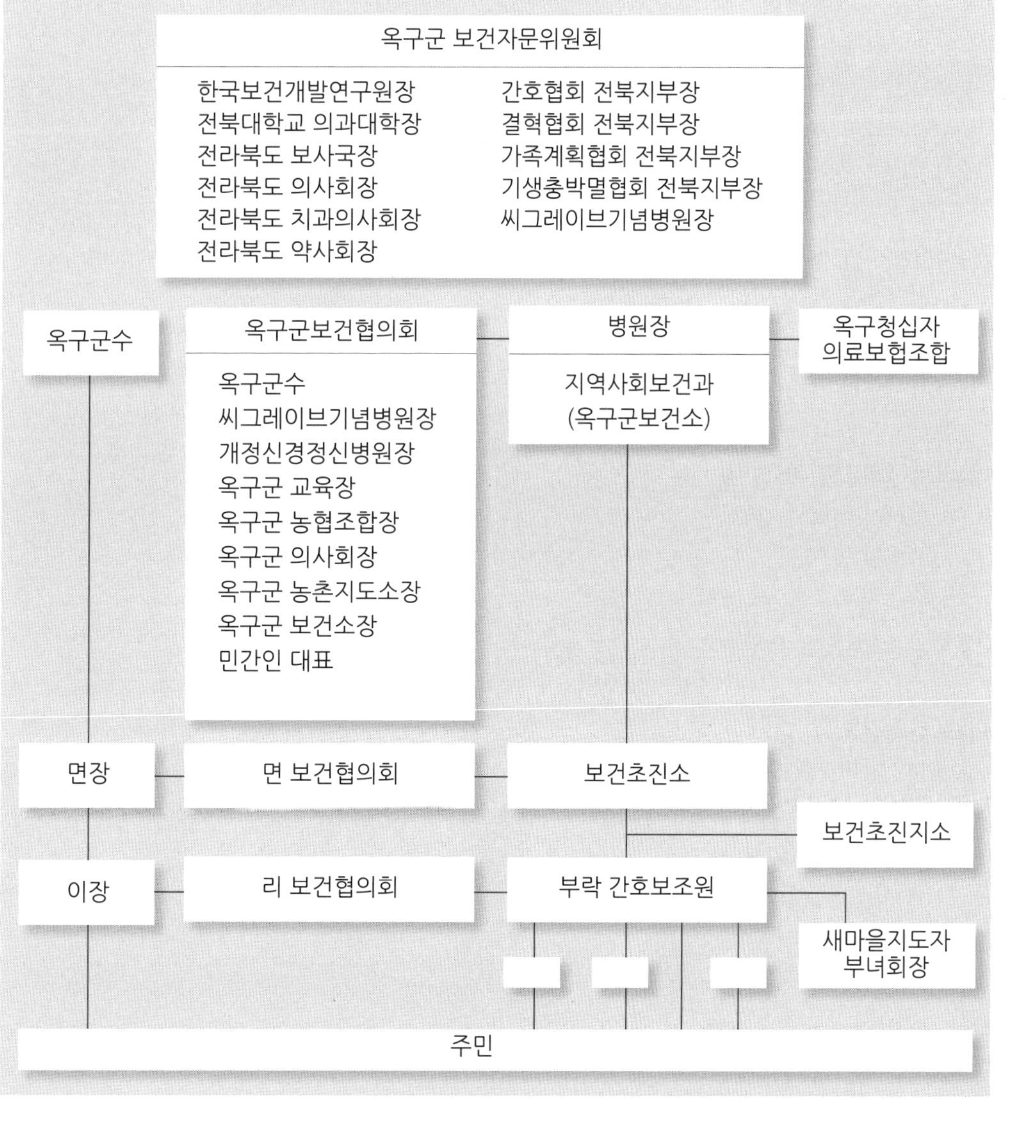

보건초진소는 인구의 크기에 따라서 만 명 이상의 면에 두고 만 명 미만에 인접면은 2개 면을 합하여 1개면에는 보건초진소를 타면에는 지소를 설치하여 의사는 겸임하고 기타직원은 동일하게 배치한다. 환자의 처리 후송은 Dr. Sibley의 모델을 적용하였다.

① 총 환자의 약 40%에 달하는 예방가능한 환자는 부락간호보조원 수준에서 예방 또는 간단한 치료를 하고 나머지 60%의 환자는 상급수준인 보건간호원 또는 조산원에게 후송한다.

② 보건간호원 또는 조산원은 후송 받은 환자 중 처리가능한 약 20%를 처리하고 40%는 보건초진소의 일반의에게 후송한다.

③ 초진소의 일반의는 치료가능한 약 20%의 환자를 진료하고 전문의의 진료가 요구되는 약 20%의 환자는 후송병원으로 후송한다. 수술을 요하지 않은 분만환자는 초진소에 입원 분만케 한다.

④ 후송병원에서는 초진소에서 후송된 환자를 진료한다.

⑤ 응급환자는 이상의 계통을 거치지 않고도 후송병원으로 직접 후송할 수 있다.

⑥ 진료된 환자의 추후관리는 이상과 같이 반대순서의 계통으로 이송하여 관리한다.

(3)업무분장

가)옥구군 보건자문위원회

- 각 전문별 분야 지도 및 지원

나)옥구군 보건협의회

- 보건사업계획 조정
- 예산 및 결산의 의결
- 사업추진의 지원
- 사업평가

다)씨그레이브기념병원(장)

- 사업의 주도적 역할을 위한 지휘감독
- 후송병원으로서의 전문적 진료
- 보건사업의 지도

라)지역사회 보건과(병원)

- 보건사업 계획 수립
- 사업추진 및 지도
- 요원 교육
- 사업보고, 분석 및 평가

마)보건초진소

- 초진소장(비전문의)
  - 초진, 지소 및 간호보조원의 업무 지휘감독
  - 다음 사항을 주관한다.
    - ①치료사업 40%
    - ②공중보건사업 30%
    - ③보건요원 지도 10%
    - ④보건요원 교육 10%
    - ⑤기타 10%

- 보건간호원(보건간호학 이수자)
  - 의사진료사업 보조
  - 간호보조원 감독
  - 모자보건(영유아보건)
  - 보건교육
  - 급성전염병 예방
  - 결핵관리
  - 간단한 치료
  - 제 보건통계수집
  - 기타
- 조산원(조산원 면허소지자)
  - 의사진료사업 보조
  - 보건요원 감독
  - 모자보건(모성보건)
  - 분만개조(초진소 및 가정분만)
  - 보건교육
  - 가족계획
  - 기타
- 간호보조원(자격증소지자)
  - 부락주민과 협조분위기 조성
  - 가정방문(가구당 월2회)
  - 보건교육 및 상담
  - 가정간호 및 간단한 처리
  - 모자보건 협조
  - 가족계획 권장
  - 예방접종
  - 결핵약 투여
  - 출생·사망·질병 기타 보건통계의 수집 및 보고
  - 기타 보건사업
- 부락 보건요원(새마을지도자 및 부녀회장 등)
  - 부락 간호보조원과 긴밀한 협조 연락
  - 부락 보건문제 발견 및 협조 요청
  - 환자 발생보고(특히 전염병)
  - 출생·사망 및 주민이동 정보의 제공
  - 기타 보건사업 협조

5)실시계획

(1)사업내용

본 사업은 3대 범주 즉 보건교육, 보건 및 치료사업으로 대별하고 다음 표와 같은 사업을 실시한다.

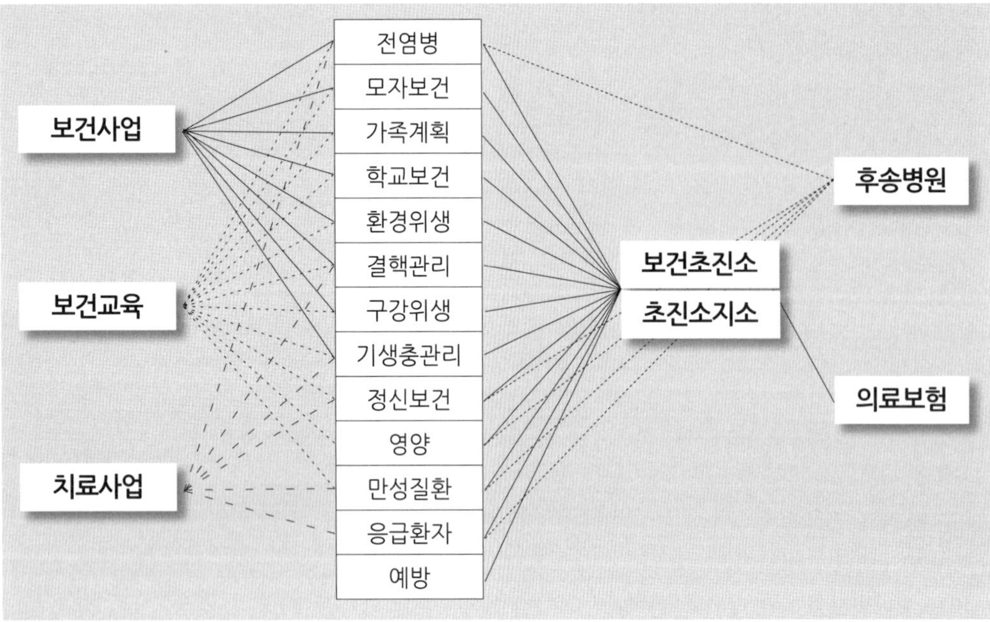

(2)기초조사

사업 착수 전년도에 사업지역에 대한 특성, 보건수요 및 사회자원을 파악하기 위하여 기초조사를 실시한다. 아울러 사업목표의 설정 및 사업평가의 기준이 되는 제반자료를 얻는다.

(3)보건초진소 설치

3개년의 사업기간 중 보건초진소를 1차년도에는 1개소, 2차년도에는 2개소, 3차년도에는 3개소를 설치하고 초진소가 관할하는 면수에 따라 각 면에 지소를 두어 초진소의 의사가 겸직한다. 도서지방의 보건사업은 지리적 여건으로 본 사업에 포함시키지 않았다.

(4)지역사회 주민의 참여

현재까지의 보건사업을 보면 지역사회 주민의 참여는 수동적이고 소극적이다. 그러나 앞으로의 보건사업에 있어서는 반대로 주민의 주체적인 참여가 요망되고 또 이것이 본 사업의 성패의 관건임은 재론의 여지가 없다.

1971년부터 새마을 운동이 시작된 이후 오늘의 농어촌은 자조, 근면, 협동의 정신으로 일대혁신이 이루어지고 있다. 새마을운동을 살펴보건대 사업의 많은 분야가 보건사업이며 또 생활개선사업도 인간의 건강과 직접적 또는 간접적으로 유관사업들이다. 이 거대한 사업에 보건학자들이 시초부터 깊이 관여하였더라면 보다 더 과학적으로 합당한 결과를 얻을 수 있었던 점과 좀 더 추가하였더라면 하는 점도 허다하게 발견할 수 있다. 그러므로 보건학자들은 적극적으로 본 사업에 참여하여 기왕에 전국적으로 강력히 추진되고 있는 일대국민운동을 더욱 효과적으로 전개할 수 있게 협력하여 국민보건향상에 기여함이 책임을 다하는 것이라고 믿어진다.

새마을사업의 표어인 자조, 근면, 협동은 지역사회 보건사업을 추진 전개할 때에 채택하여야 할 표어와도 일치한다고 하겠다. 옥구군 지역사회 보건사업은 지역주민의 강력한 새마을 정신을 바탕으로 추진되어야 하며, 또 새마을 사업에서 구축된 지역사회조직 즉 부락새마을 지도자와 새마을 부녀회장을 중심으로 한 전 부락적 조직을 그대로 이용함으로써 효과적인 보건사업이 성취될 것으로 믿는다.

따라서 새마을 지도자와 부녀회장은 본 지역사회 보건사업의 조직에서 가장 첨단이면서 가장 중요한 책임을 맡는 요원이 될 것이다. 이 사람들과 부락을 담당하는 간호보조원의 활약은 본 사업의 성패의 관건이라 하겠다.

6)의료보험사업의 확대계획

옥구군 지역사회 보건사업에서 진료사업은 가장 중요한 사업의 하나이다. 경제적이고도 양질의 의료를 필요로 하는 모든 주민에게 적시에 제공할 수 있게 되어야 하겠다. 이러한 진료사업의 재원은 모든 주민이 의무적으로 의료보험에 가입하는 방법으로 대부분 해결될 것이다. 보건사업이 활발히 전개되면 유병률은 저감되고 또 의료비 지출도 감소되고 의료의 질은 더욱 향상될 수 있다. 보건사업과 의료사업은 이와 같은 불가분의 관계에 있고 상호부조하여 상승효과를 가져올 것이다 본 확대계획은 옥구군 지역사회 보건사업 확대계획과 때를 같이하면서 연차적으로 확대하여 1979년에는 전 군민이 보험에 가입되도록 한다. 생활보호대상 및 영세민의 보험료, 본인 부담분의 치료비는 정부 또는 지방자치단체에서 대납하여야 할 것이다.

경북대학교 경산군 남천면 보건시범사업

- 이 글은 1977년 한국보건개발연구원에서 발간한 「한국의 보건시범사업」에 게재된 '면요원 간호보조원을 주역으로 한 면단위 지역사회보건사업(이성관)'에서 발췌 정리한 것입니다.

1. 서론

오늘날 세계 여러 나라 특히 개발도상국가들에 있어서 의료인의 부족, 의료제도의 미비, 경제적인 취약 등으로 농어촌주민들의 의료문제는 심각하다. 더군다나 그 수가 부족한 의료인마저 도시에 편재하고 있어 의료의 원래사명인 모든 국민에 대한 의료시혜의 보편성을 잃고 많은 주민들이 이에서 소외되고 있음은 공통된 문제라 하겠다. 그러나 의료문제는 소비적인 사업인 만큼 항상 경제적인 문제가 뒤따르기 마련이다. 때문에 많은 나라에서 개발도상국가는 물론, 개발국가에 있어서도 저렴한 의료전달체제 개발에 주력하고 있다. 우리나라에 있어서 우선 국민생활의 기본조건인 의식주 해결을 위하여 그간 1,2,3차 5개년 경제개발사업을 통하여 성공적인 경제의 향상을 이룩하였으나 이들 경제적 발전의 궁극의 목적인 국민의 복지향상을 위해서는 너무나 등한시되어온 것이 사실이다. 즉 국민의 8할이 현대의학의 혜택을 받지 못하고 임시방편적인 매약으로 불완전한 치료를 받거나 심지어 이것마저 못 받는 인구가 1할에 달하고 있다. 그러나 이들 주민들의 의료요구가 한꺼번에 의료인(의사)에 의해서 해결되기에는 인력, 시설, 예산 등이 미비하고 현대의료인들이 가진 재래식 의료지식이나 사고방식(철학)으로서는 이들 지역사회 보건문제를 해결하기에는 거리가 멀다고 생각된다. 따라서 우리나라 기존 보건체제를 변형하여 기존 보건요원들로 하여금 지역주민들의 의료요구를 충족시킬 수 있게끔(포괄적인 의료 및 보건사업)자질의 향상을 도모하고 지역주민들로 하여금 적극적으로 참여시켜 농촌의료보건사업의 개선방안을 모색하고자 시도한 것이다.

2. 역사적 배경

경산군보건소는 1965년 이래 도보건과와 경북대의대 예방의학교실과 구두로 의대생들의 교육장 및 공중보건조사연구사업장으로 계약이 되어 학생교육을 실시하여 왔다. 1973년에는 동군 남천면

이 무의면임에 비추어 동지역 주민들이 가장 갈망하는 의료문제해결을 위하여 대학에서 주2회 치료를 비롯하여 모자보건사업을 전개하여 왔다. 그러나 대학직원들의 시간적 제한 때문에 주민들에게 충분한 의료를 베풀 수 없었다. 따라서 1973~1978년까지 5개년계획으로 보건문제를 파악, 지역사회에 알맞은 의료체제를 연구할 계획을 세웠다. 진료사업활동과 농어촌보건사업 전개에 필요한 자료로서 이 지역주민들의 의료필요도를 조사하였다. 조사사업은 1976년 1월부터 시작하여 의료전달에 있어서 모든 주민들의 의료를 비롯한 보건문제를 해결하기 위하여 현 면보건요원을 주축으로 하고 이들의 업무를 보조할 부락주민을 활용하였으며 대학에서는 사업지원 및 지도감독을 위해 수 명의 예방의학 전문의와 임상의가 참가하여 다소 수정된 방법으로 의료사업을 전개하였다.

3. 사업목적

기존 면요원들에게 일정기간 보충교육과 수시 지도를 통하여 자질을 향상시키고 지역주민들의 참여의식을 고취하고 동시에 단기간의 보건교육을 실시하여 면요원 업무 중 비전문직이 할 수 있는 분야를 담당할 부락부인 중 지도자적인 부인을 채용 활용하여 지역주민들의 의료혜택을 향상시키는 데 ㄱ 목적이 있다. 이러한 목적을 달성하기 위해서는 면요원들의 부담이 너무 과중하므로 신료사업만은 전 면부락 17개 중에서 11개 부락에 대하여만 실시하기로 하였다.

4. 지역적 특성

1)면적 및 인구

사업지역인 경산군 남천면은 경산군의 동남쪽에 위치한 경산군 중에서도 가장 주민소득이 낮은 빈한한 지역으로서 총면적 72㎢이나 90%가 산악지대로서 경작지는 10%에 불과하다. 총 인구는 6,000명 내외로서 ㎢당 인구의 밀도는 84명으로 전국의 319명에 비해 현저하게 희소하나 경작면적 ㎢당은 840명이나 된다. 가구당 가족수는 5.6명으로서 전국평균 5.4명에 비하여 높았다

2)의료기관

면내 의료기관은 동면은 무의면이며 면내에 약포 3개소가 있고 이중 두 개는 양약종상이고 1개는 한약종상이다. 주민들은 질병이 발생했을 때 이들 약포를 이용하고 중한 질병인 경우는 4~16㎞ 거리에 있는 경산읍내 병원이나 16~32㎞ 지점에 있는 대구시내 의료시설을 이용하고 있다. 보건지소에는 간호보조원이 상주하여 각기 모자보건 가족계획 및 결핵관리사업을 담당하고 있다.

3)환경위생시설

지역 내 음료수로서 우물물을 사용하고 있는 가구가 50%를 차지하고 있고 새마을 사업의 일환으

로 보급되고 있는 간이급수시설을 이용하는 가구가 43%(1973년 10%에 비해 현저하게 증가됨), 하천수 이용자가 7%를 차지하고 있다. 이들 음료수의 수질검사결과를 보면 우물물은 70%, 간이급수는 50%가 음료부적합으로 나타나 앞으로 그 개선이 요망된다. 특히 간이급수를 이용하는 주민들은 마치 도시상수와 같이 안심하고 사용하고 있는데 실제 답사한 결과 4개소 중 수원이 부적합한 곳이 1개소, 관리 유지가 소홀히 되고 있는 곳이 3개소로서 관리 운영면에서 개선할 점이 많았다.

5. 기구 및 조직

1972년 동지역은 경상북도, 의과대학, 경산군 3개 기관이 남천면을 의과대학시범보건지역으로 활용하기로 합의하고 군단위 보건기구로서 부지사를 위원장으로 하고 의과대학(학장, 병원장, 예방의학교수), 군(군수, 보건소장, 군의사회장), 도(보사국장, 보건과장) 3개 기관에서 9명으로 구성, 면보건위원회를 조직하여 보건사업의 운영에 관하여 논의하기로 되어 있다. 위원으로는 예방의학 직원 2명, 면장, 보건소장, 주민대표 5명으로 구성되었다. 그러나 군보건위원회 활동은 적었다.

1)동지역 의료보건요원

전임요원으로는 동지역 면요원인 간호보조원 3명뿐이다. 이들 면요원을 보조하는 요원으로 8명의 부락요원(대개가 어머니회 회장)이 있어 이들은 주간에는 가사에 종사하고 틈이 있거나 야간에 가정방문 기타 보건사업을 돕는다. 예방의학교실에 근무 중인 레지던트(G.P)는 주2회 간호보조원들의 치료를 지도 감독한다. 예방의학전문의는 주로 공중보건분야의 지도와 학생 실습을 위하여 매주 1회(3인)씩 사업지역을 방문 지원한다. 보건소 근무 중인 조산원은 모자보건, 가족계획사업을 위하여 주 1회 방문한다. 임상의 내과, 소아과, 부인과전문의(대개 레지던트)는 월 2회, 산전관리, 유아보건, 만성병진료를 위하여 동 지역에 출장한다.

2)의료전달체계

의료사업을 원활히하고 다목적사업을 추진하기 위하여 동면을 3구역으로 등분하고 각 지역의 사업지구 중심지부락에 마을보건분소(Village Health Station)를 설치하여 간호보조원을 상주토록 하고 이곳을 기반으로 의료 및 보건사업을 분할된 구역에서 수행한다. 각 간호보조원 밑에는 각 부락에 부락보건요원을 배치하고 있으며 이들은 최저인구 300명에서 최고 750명을 담당하고 있다. 따라서 각 간호보조원이 담당하는 주민은 약 2,000명이고 이들 중 본 사업대상인구수는 약 1,500명이며 의료는 대상인구에만 국한하여 실시하나 보건사업은 전 2,000명을 대상으로 실시한다.

3)각 요원들의 업무

- 부락보건요원 : 부락보건요원은 자기가 담당한 주민들에 대한 가정방문을 비롯하여 보건교육, 임부 발견, 발견된 임부들의 이상여부를 확인하기 위하여 월1회 가정방문을 실시하고 이상자는 면요원에게 의뢰한다. 분만 개조기 배치, 순산일 경우 분만개조, 가임부 및 미취학아동 명단 작성,

병자, 만성환자, 불구자, 병원입원자, 결핵환자 및 피임실시자를 확인하고 출생·사망·전출·전입 등의 생정통계의 정보를 조사 통지할 것을 책임지고 있다.

- 간호보조원(면요원) : 간호보조원은 자기지역에서 오전에는 주민들 중 간단한 질병환자를 진료하고 오후에는 정부사업인 모자보건, 가족계획 및 결핵관리사업을 통합한 다목적 활동을 하기로 되어 있다. 가정방문은 마을부락요원들이 확인한 이상 있는 가정 즉 임신합병증자, 결핵환자, 영유아, 피임실시자 및 희망자 등을 방문하고 그 외 보건교육, 미취학아동 및 학교아동들에 대한 예방접종, 피임권유, 분만개조, 결핵균검사를 위한 채담, 가족검진 등을 책임지고 있다.
- 조산원 : 조산원은 사업지역 내 3개 분소를 순회하면서 면요원들이 확인한 임신합병증환자 진료, IUD 삽입사업 임부 및 영유아들의 가정방문을 통하여 산전관리와 유아보건지도 및 보건교육을 실시한다.
- 일반의 : 예방의학 레지던트(인턴 수료)인 일반의는 주2회 사업지역 내 3개 분소를 순회하면서 간호보조원의 지도, 감독과 치료를 돕고 있다.
- 예방의학전문의 : 주1회 출장하여 부락요원 및 면요원들에게 주로 공중보건분야에 대하여 지도하고 부락주민들에게 환경위생지도, 보건교육을 실시하고 수질 및 기생충검사, 그리고 의대생에 대하여 농촌보건에 대한 개념을 체험시키고자 현지실습을 지도하고 기타 연구사업을 실시한다.
- 임상 전문의 : 산부인과, 소아과 및 내과의사는 월2회 동지역에 출장하여 산부인과의는 면요원이나 조산원이 의뢰한 임신합병증환자와 보건지소로 방문한 임부에 대한 산전관리(동지역 임부들은 의사에게 최소한 2회의 검진을 할 것을 권고하고 있다)와 산부인과 환자를 취급하며 소아과의는 유아건강상담과 다소 복잡한 소아질환을 진료하며 내과의는 만성질환, 특히 내과환자를 진료하기로 되어 있다.

6. 사업실적

1)보건의료사업

(1)보건상태

가)영양상태

사업지역 초등학교 다동 650명에 대한 혈색소검사에서 평균혈색소는 11.5㎎이며 6세 이상 아동에서 11.5㎎, 6세 이하의 빈혈아동이 52%에 달하고 있다. 이는 부적당한 영양섭취와 기생충감염 등이 원인일 것으로 추측된다.

나)사망원인

1973년에서 1975년까지 사업지역 내 총 사망자 수는 89명이며 이들의 사인조사에 있어서 일부는(약 50%) 생진에 병원 등에서 진료 시 알려신 병명에 의한 것이고 나머지 50%는 사망 전에 증상을 가족들에게 청취하여 추측한 병명이다. 이들 중 신생물(종양), 뇌혈관질환(뇌졸중), 고혈압 및 심폐질환 등 소위 만성퇴행성질환으로 인한 것이 전사인의 약 50%를 차지하였고 이는 연대가 지나감에 따라 점차 증가하는 경향이었다. 젊은 사람들의 사인은 교통사고를 비롯한 사고사가 주였고 또한 아직 영유아 사망률도 높았다.

다)이환율(어떤 일정한 기간 내에 발생한 환자의 수를 인구당의 비율로 나타낸 것)

동지역 주민들을 대상으로 1973년 각년 군별로 질문을 통해서 조사된 바에 의하면 월간 상병발생률은 19.6%였고 조사가 여름철인 관계로 위장질환이 6%로 가장 많았고 호흡기질환이 4%, 피부질환 1.4%, 전염병이 1%의 빈도로 발생하였다. 연령적으로 1~4세 및 60세 이상군이 36%로 가장 고율이고 10~14세는 10%로 가장 낮았다. 질환내용은 연소자에서는 호흡기질환이 소화기질환에 비해 높았고 40세 이하에서는 소화기질환이 고율이었다. 전염병은 9세 이하에서 국한해서 발생하였고 심장질환은 50세 이상에서 발생하였다. 신경통은 20세 내외에서 발생하기 시작하여 연령에 비례해서 증가하였고 피부질환은 전연령을 통하여 골고루 발생하였다. 외상은 40~59세 사이에서 많이 발생하였다. 휴양을 요하는 질병자(중환자) 발생률은 총대상자에 대하여는 12%이고 전환자에 대하여는 56%에 해당하였다. 연령별로는 1~4세 군에서 높고 5~19세 사이가 가장 저율이며 그 이상의 연령에서 증가하기 시작하여 50세부터 급증하여 60세 이상군에서는 19%의 고율이었다. 질병별 휴양을 요하는 질병발생률은 외상에 가장 높았다.

연간 상병발생률은 75%이고 휴양을 요하는 질병발생은 35.3%였다. 0세군에서 가장 높았고 다음이 60세 이상군이고 15~19세군은 최저율로써 월간발생률 때에 10~14세군이 가장 저율인 것과 상이한 점을 볼 수 있었다. 질병별로는 호흡기질환이 소화기질환에 비하여 비교적 낮았다. 질병 발생빈도는 전체 주민에 대하여 평균 1.5회이며 여자가 약간 횟수가 많았다. 가장 횟수가 많았던 것은 여자가 40~49세군의 2.1회이고 가장 적은 것은 15~19세군의 0.9회였다. 질병 종류별로는 한 가지가 39%, 두 가지가 20%, 그리고 세 가지 이상이 18%였다. 병와로 인한 휴양일수는 월간 질환에서는 전 대상인구에 대해서는 1인당 0.7일, 환자당 8일간이었고 성별로는 여자가 약간 길었다. 연령별로는 60세 이상이 가장 길었고 10~14세군에서 가장 짧았다. 질병종류로는 신경통에서 18일이 가장 길었다. 연간 휴양일수는 전인구에 대하여는 16일간, 환자 당으로는 44일간이었으며 60세 이상군에서 전체 같은 연령인구에 대하여 91일간, 환자당 182일로써 1년의 반을 차지하였다. 10~14세군은 전인구당 3일간, 환자당 3일로서 가장 짧았으며 신경통이 191일로써 가장 길었다.

라)의료기관 이용 상황

월간 의료기관 이용률은 전 환자의 73%였고 27%는 하등의 치료를 하지 않고 있다. 휴양을 요하는 질환에서는 82%, 경한 질환에서는 61%가 치료를 하고 있었다. 의료기관 중 병·의원 이용률은 35% 한의원 이용이 10% 약국 이용은 53%였으며 보건소 이용은 아주 저율이었다. 연령별로는 병·의원 이용은 0세에서 가장 높았고 60세 이상에서 낮았다. 질환별 의료기관 이용률은 순환기, 소화기 등이 높았고 이비인후과질환은 낮았다. 연간 의료기관 이용에서는 전 환자의 67%만이 진료를 받고 있고 33%는 하등의 치료를 하지 않고 있다. 그중 휴양을 요하는 질환에서는 82%, 경한 질환은 52%만이 치료하고 있었다. 연간 진료에서 이용한 의료기관은 월간 때와 대동소이하여 병·의원 이용이 32%, 한의원 이용이 9%, 약국 이용은 58%, 보건소 이용은 1.5%였다. 연령군별로는 0세군과 5~9세군이 이용률이 가장 높았고 병·의원 이용률은 0세군에서 많았다. 질병별로는 외상, 안질, 부인과질환은 병의원 이용률이 높았고 호흡기질환은 약국이용률이 높았다. 이용빈도에 있어서 총 대상인구의 2.6회 질환개인당 5회였고 연령별로는 50~59세군이 7.8회로 가장 많았다. 민간요법으로 굿, 푸닥거리, 점 등에 의한 것이 1.7%였고 조약(調藥)은 민간약 사용이 5%에 달하고 있다. 병원 입원율은 전 대상인구의 1.7%이며 주로 외과 소화기질환 및 전염병이며 환자 당 입원기간은 평균 12일이었다.

마)결핵환자

현재 보건소에 등록된 결핵환자수는 35명이며 과거 등록되었다가 퇴록되어 동지역에 생존하고 있는 환자는 70명, 그리고 사업시작 후 발견환자 26명을 합쳐서 총 131명(2.2%)이다. 이들 중 현재 활동성인 환자는 98명(1.6%)이며 균양성자는 35명(0.6%)이었다.

바)나병환자

면내 나병환자수는 19명으로 인구 1,000명당 3명으로 전국에서 예상되는 1,000명당 2명보다 많았다.

사)기생충 감염자

주민 226명에 대한 기생충 검사에서 65.4%가 양성이고 두 가지 이상 기생충 소지자가 20%였다. 회충이 가장 많았으며 균충(鈎忠)도 11%를 나타내었다.

아)만성병 질환자

사업지역 주민들 중 장기간에 걸친 질병소유자는 133명으로 전인구의 3%였고 그 중에서 신경통이 가장 많아 농업이라는 직업에 기인한 것 같다. 다음의 천식(폐기종 포함), 고혈압(95~160) 위궤양을 포함한 위장질환이 많았다. 이들의 육체적 활동상황을 조사한 바 전혀 요동할 수 없는 사람이 3명, 경제적 활동을 못하는 사람이 약 50%를 차지하였다.

자)불구자

동지역 내 총 불구자수는 67명으로써 전인구의 1.5%에 해당하였고 사지마비가 가장 많고 다음이 맹(盲), 농(聾), 아(啞)였다. 정신박약아도 비교적 많았다. 이들의 육체적 활동상황은 요동불능이 7명, 생활활동불능이 26명(39%)으로 50%가 활동불능자이었다.

차)입원환자

과거 8개월간의 입원환자수는 35명으로써 종양이나 외과적 수술을 요하는 위장병 등이 많았고 분만시 난산으로 인한 입원도 6차례나 되었다. 병원은 대개 종합병원에 입원하는 자가 많았다.

(2)보건의료봉사

가) 모자보건

(가)모성보건

① 산전관리

산전관리 부락요원들이 가급적 월1회 임부가정을 방문하여 이상 유무를 확인하는 것과 이들이 확인한 이상이 있는 임부를 간호보조원이 방문하여 처치 및 지도하고 어려운 것은 부인과의사나 조산원에게 의뢰하여 조산원은 주1회 부락 보건분소를 순회하면서 임부가정을 방문하여 이상자는 진료를 베푸는 것 그리고 월2회 보건지소에서 실시되는 부인과 외래에서 내방하는 임부를 진료하는 등으로 되어 있다. 그간 가정방문과 부인과 외래에서 수진한 총 임부는 120명이고 수진회수는 평균 4.5회였다. 부락요원에 의한 가정방문이 반 이상을 차지하였고 의사에 의한 수진은 극히 소수였다. 이상자수는 총 52명(43%)으로써 그중 빈혈환자가 가장 많았다. 한편 산전관리는 총 107건으로 산부 77명에 대하여 평균 1.4회였고 부락요원에 의한 가정방문이 가장 많아 61%였다. 이상자수는 17명(22%)이었으나 별로 중한 환자는 없었다. 의사에 의한 산전관리는 최소 2회 수진할 것을 권하고 있는데 이것은 처음 임신이 확인되었을 때 제반 검진을 실시하여 만성병 유무를 확인하고 (필요하면 X선 촬영) 이상자에게는 이에 대한 적절한 지도를 하고 다음 2차 검진을 산월에 난산가능성 여부를 확인하기 위하여 실시 난산우려가 있는 임부는 입원분만을 권하도록 하였다. 그간 부인과의에 의한 산전관리를 받은 임부는 45명으로써 사정에 의해서 부인과 의사의 출장횟수가 적기는 했지만 의사검진은 아주 부진하였다. 산전관리를 받은 횟수는 6회가 가장 많았고 산전관리는 2/3가 1회에 달했다. 월별 수진율은 2월과 3월에서 가장 많았고 4월부터 격감했는데 이는 농번기가 4월부터 시작하는데 기인된다고 생각된다. 산전관리를 받은 부인들에게는 비타민 D, 유황철, 그리고 칼슘 등을 공급하였다.

② 분만개조

1976년 1월부터 8월말까지 총분만수는 77건이었고 난산 사례 6건을 제외하고는 모두 가정분만을 하고 있다. 분만개조는 조산원이 4건, 면요원 9건, 부락요원이 29건으로써 종래에 비하여 가족들에 의한 분만개조는 현저하게 줄었다. 분만소독기는 모든 임부에게 배치되었으나 3명에 있어서 분만예정일이 부정확해서 배포가 늦어서 사용하지 못하였으며 종래와 같은 낫을 사용하는 제대절단은 완전히 없어졌다. 분만자 중 난산은 7건으로서 주로 태반배출의 지연으로 인한 것이며 그중 6건은 가정에서 분만도중 병원으로 이송한 것이다.

(나)유아보건

① 건강상담

건강상담에 있어서도 부락요원들이 가정방문을 통하여 주로 영유아들의 건강상태를 확인하고 이상 있는 아이들은 면요원에게 통지하여 이들이 다시 가정방문을 실시하여 적당한 지도를 한다. 또한 조산원은 분소 순회 시에 산부들을 방문할 때에 동시에 유아의 건강상황을 관찰하며 어려운 문제는 소아과의에게 의뢰한다. 부락요원들에 의한 유아관찰은 총 건수의 1/3을 차지하고 있고 소아과 외래에서 상담한 수는 68건로써 1/5에 불과하였다. 미취학아동 총 670명 중 건강상담을 한 적이 없는 아동은 58.5%였고 연령이 많은 아동일수록 상담률이 낮았고 금년 출생영유아는 97%가 상담을 받고 있고 2회 이상 관찰한 것이 45%에 달하였다. 이들 영유아에 있어서 (지난해 출생자 중 아직 만1세 미만도 포함) 127명 중 이상자는 질환을 제외하고 조산아 2명, 선천적 기형아 1명, 빈혈 7명 등이었다. 건강한 아동들에게는 비타민 A, D와 유황철을 공급하였다. 조산아에 대하여는 소아과의의 지도 하에 조산원이 전적으로 보호간호하기로 되어 있다.

② 예방접종

예방접종은 정확한 기록을 시작한 1973년(만3세) 이후에 대하여 조사하였다. 만2세까지는 법정 예방접종도 80%에 달하였으나 장티푸스 예방접종은 아주 부진한 상태였다. 그러나 1975년, 1976년의 출생아에서 BCG, DPT는 상당히 고율로 접종되었으나 천연두와 소아마비 접종성적은 아주 저율이었다. 이는 백신의 공급이 원활하지 않은 까닭이라고 생각된다. 한편 접종시일에 있어서 BCG의 이상적 접종시기일인 1개월 이내 접종률은 10% 내외이고 DPT 및 소아마비 예방접종도 생후 6개월부터 시작하게 되어 있으나 이 기일에 시행하는 율은 DPT가 30%, 소아마비는 10% 내외이고 천연두는 적어도 1년 이내에는 접종하여야 하는데 1년까지 접종한 율은 50%였다. 따라서 많은 아동들이 예방접종 전에 이들 질병에 노출되어 이환될 것이 추측되므로 앞으로 양적 문제 뿐 아니라 질적으로 접종시일을 적기에 할 것이 요망되었다. 또한 DPT나 소아마비 예방과 같이 기초면역에 2회 이상 접종을 요하는 종류는 1972년까지는 대개 1회로 그치는 수가 많았으나 1973년 이후에는 소기의 회수를 완전히 맞는 것이 월등히 많은 것을 관찰할 수 있었다. 현 우리나라 도시 농촌을 막론하고 장티푸스 유행이 극심한데 비추어 지역주민들에게는 (이는 성인들을 더 중점적으로) 장티푸스 예방접종을 권장할 것이 절실히 요망된다. 월별 예방접종 상황은 백신이 공급되는 달에만 국한해서 하고 있다.

나)결핵관리

사업시작 당시 등록자는 35명이었고 그 중 2명은 중단했으며 5명은 완전치료로 퇴록하였고 과거 퇴록한 70명 중 재검진결과 37명이 활동성결핵이고 그중 병에 균양성자 15명은 재등록하였다. 한편 퇴록자 및 현 등록자 가족 240명 검진한 결과 12명의 신환자와 일반주민 279명 중 2명의 신환자를 등록시켰다. 용담(容痰) 검사는 현 등록환자를 포함해서 전체 380건을 실시하였고 그 중 35명이 균양성자이었다. 배양 양성자는 현재 내성검사를 실시 중이며 만일 1차약 전부에게 내성이 발생시에는 환자와 의논해서 2차약 사용도 고려 중에 있다.

다)가족계획사업

(가)가족계획사업

사업지역에서 시작 당시 가임부는 545명이었고 그중 배우자가 있는 가임부는 485명이며 그 중에서 현재 피임 실시 중인 사람은 29.3%로써 1973년에 37%에 비하여 많이 감소하였다. 그리고 이 지역 가임부들의 이상 자녀수는 남아 2명이 대부분인데 현재 남아 2명 이상 소유자 37%가 피임을 하지 않고 있어 현재 피임법에 여러 가지 문제점이 있음을 시사한 것으로써 앞으로 이상적 새로운 피임법 개발이 요망되기도 한다. 8월말까지 새로운 피임실시자는 자궁내장치가 49명, 먹는피임약이 15명 정관수술이 3명, 난산결번(卵産結繁)이 1명, 콘돔이 6명, 주기법 2명으로 총 76명이었으나 그간 중단자가 35명으로 현재 실시자수는 183명(37.6%)으로 사업개시전에 차이에 약간 증가하였다. 월별 실시상황은 2,3월에 많이 실시하고 있는데 이것도 농번기와 관계가 있는 것 같다.

(나)인공유산

피임률이 부진한 대신 농촌에서도 인공유산은 증가일로에 있다. 동지역 1975년도 인공유산현황을 보면 경산읍에 있는 한 개업의원에서 1975년 1년간 남천면 부인에게 실시한 인공유산의 예는 107건으로써 이는 동년 출생수 117명과 거의 동수이고 만일 타의료기관에서 실시한 것을 합친다면 오히려 출생률을 능가할 것이 추측된다. 금년에도 8월까지 출생수 77명에 대하여 동 의원에서 실시한 인공유산수는 70회로써 출생수와 거의 동수였다. 이러한 현상은 농촌에서도 소수자녀를 원하는 징조로서 좀 더 계몽교육을 한다면 피임 수닥률를 높일 수 있을 것 같다.

라)보건교육

주민들의 질병에 대한 견식부족으로 등한시하는 풍조의 시정 환경위생개선을 비롯한 예방가능한 질병에 대한 계몽교육을 위한 보건교육은 농촌보건향상에 있어서 중요한 위치를 차지하고 있다. 이곳에서의 보건교육은 부락요원, 면요원 및 조산원들의 가정방문시 개인이나 가족들에게 실시하는 개별교육과 부락요원이나 면요원들이 어머니회와 같은 부녀자들의 모임에서의 집단교육으로 나눌 수 있다. 기타 조산원은 피임시술 시에 부인들을 상대로 집단교육을 실시하였고 의사는 마을 유지와 학교학생들을 대상으로 보건교육을 실시하였다. 즉 개별교육은 총대상자가 3,597명으로 주민의 과반을 차지했고 집단교육은 1,074명에 대하여 실시하였다. 교육내용은 환경위생을 비롯하여 모자보건, 가족계획, 예방접종 등에 관해서 교육하였다. 실시상의 애로점으로서는 주민들의 시간적 여유가 야간이기 때문에 집단교육하는 데 불편이 많았다.

마)진료사업

전술한 바와 같이 본 사업의 주목적의 하나는 농촌주민들에게 어떤 형태이든 진료혜택을 베푸는 방안을 모색하는 데 있다. 그래서 본 사업에서는 면 요원을 1차 치료자로서 시도할 목적으로 사업 시작 때에 단기간 농촌에서 흔하게 볼 수 있는 간단한 감기, 설사, 상기도감염, 피부질환, 기생충질환에 대한 증상 및 치료법을 강의와 실습을 통하여 교육 훈련하였다. 그리고 동 지역교통이 불편한데 비추어 진료장소를 주민들에 접근된 장소에서 시행하기 위하여 3개소에 설치하고 2개소는 수개 부락의 중심지에 설치(대개 어머니회장집을 이용함)하고 1개소는 종래의 보건지소를 이용하였다. 이렇게 함으로써 진료뿐만 아니라 다목적 보건사업을 수행하는 데도 효율적이다. 면요원들의 진료는 오전 중에만 실시하는데 약 3개월 동안은 일반의에 의해서 월4회씩 지도를 받고 있다. 또한 전문적인 진료가 필요한 환자는 월2회 출장 오는 전문의에게 의뢰하고 있으나 출근율이 좋지 못하여 충분히 활용을 못하였다. 진료사업을 실시한 2월부터 8월말까지의 총 환자수는 1,940명이고 이들 중 사업지역 내의 환자수는 1,721명으로 총 인구에 대하여 42.2%에 해당하였다. 질병건수는 3,026건으로 사업지역에서만 2,728건이며 이는 전 인구의 67.4%로서 월 10% 내외의 발생률을 볼 수 있었다. 부락별 환자진료율은 인원으로는 최저 26.2%에서 최고 72%였고 건수로는 최저 36.9%

에서 최고 141%에 이르고 있다. 부락별 진료율은 대체로 진료장소와의 거리에 반비례하였다. 면요원이 실시한 총 진료건수는 2,693건으로써 그 중 A지역 보건분소가 1,226건으로 가장 많았는데 이것은 이 지역에 3개 부락이 접근되어 있기 때문에 이용률이 많은 까닭이라고 생각된다. 일반의에 의한 진료수는 290명이이었다. 전문의에 의한 진료는 총 185건으로서 산부인과의는 산전관리와 진료를 합쳐서 58건, 소아과는 건강상담과 진료를 합쳐서 68건, 내과는 59건으로 대체적으로 성적이 부진하였다. 이들은 월 2회 출장하에 진료에 종사하나 진료시간은 불과 1시간 내외이고 이것도 때때로 결(欠)함으로 인하여 주민들이 충분히 이용을 못하기 때문이다.

월별 진료건수는 2월, 3월은 진료수가 많았으나 4월부터 농번기로 접어들면서 점차 줄어들어 5월에 최저선으로 감소하였다가 6월부터 점차 증가하였다. 이는 이들 농촌주민들은 병을 등한시하는 경향이 있어 농번기에는 경한 질병은 전혀 치료할 생각을 하지 않는 때문에 병이 악화되고 고질화하여 난치병으로 이행하는 수가 적지 않다. 그러므로 이들에게 충분한 계몽교육을 실시하여 자진 수진하도록 할 것이 요망되나 우선 이들에게 진료를 용이하게 받을 수 있도록 야간진료 등을 개설하여 주민들에게 편의를 도모해 줄 것이 요망된다. 성별로는 남자보다 여자에서 진료건수가 많았고 연령적으로는 10세까지는 남녀간의 진료율이 거의 같았으나 20세부터 항상 여자의 진료수가 많았고 전 연령군 중 10~29세 사이가 가장 진료율이 낮았고 그 이후 연령증가에 비례해서 점차 증가하였다. 특히 여성에서는 35세부터 100% 이상이 진료건수를 나타내고 있다. 질병분류별 예방가능성을 보면 질병 중 단순한 설사, 피부질환 및 기생충 질환 등은 환경위생 개선만 하여도 거의 완전하게 예방될 수 있는 질병이고 감기, 위장질환 등은 생활환경이나 식생활개선으로 부분적 예방이 가능하며 신경통, 호흡기질환 등은 평소부터 건강관리에 주력한다면 상당수가 예방가능할 것이 예상된다.

바)생정통계(生政統計)

1975년 사업지역의 생정동태는 인구 1,000명당 출생이 25명이고 사망이 10명으로서 자연증가율은 15명이나 대상인구가 너무 적어서 일반화할 수는 없다. 영유아 사망은 1,000명 당 30명 정도이나 모성사망은 출산 100에 1명으로 대단히 높으나, 사례가 적어서 확언하기는 곤란하다. 인공유산이 출생수와 비등한 점은 피임률이 감소하는 반대현상으로서 모자건강을 위하여 앞으로 개선이 요망되는 분야이다. 한편 전출, 전입에 있어서 항상 전출자가 많으며 특히 적을 농촌에 두고 취직을 위하여 이농하는 젊은 사람들이 전 인구의 3%를 차지하여 농촌인구 수급에 문제점이 되고 있다.

사)출생신고

1975년 1년 동안 면 호적계에 신고된 출생 계출(屆出)은 모두 74건으로 이는 해당년 출생수인 149명의 50%에 해당한다. 이를 출생 후 기간별로 분석한 바 법정기일인 14일 이내 계출은 14명이고 6개월 이내가 36명 그 이후가 27명이었다. 1974년 출생한 133명 중 법정기일 내 신고는 11명에 불과하였고 생후 1년까지 43명, 32%만이 신고하였고 1976년 5월 현재 미신고자는 85명, 64%나 된다. 1975년 출생자 117명 중 22명만이 현재 등록되어 있고 95명, 81%는 미신고상태이다. 여하튼 출생신고는 대단히 부진하여 이로 인하여 인구통계는 물론 기타 여러 가지 보건사업 수행 및 평가에 많은 지장을 주고 있다.

2)의료보험사업

동지역 진료사업에 있어서 당초 면 보건위원회와 동장 연석회의에서 진료비를 어떤 형태로 충당할 것인가를 논의하였다. 대다수의 의견이 아직 면 전 주민의 경제상태가 빈약해서 보험은 할 수 없으니 수혜자부담식으로 하는 것이 좋겠다는 데 합의를 보아 연구사업비에서 일부(월 5만 원)를 부담하고 환자 1회 진료에 100원(2일분 투약)을 징수하여 이와 합쳐서 약품 구입에 충당하였다. 그리고 생활보호대상자나 영세민에 대하여는 무료진료를 실시하였다. 즉 무료권과 유료진료를 구분하여 면 사회계 직원에게 생활보호대상자 및 영세민 명단을 작성케 하여 이들에게는 무료진료권을 배포하였다. 8월말 현재 총 진료건수는 3,168건으로 소요약품대는 59만 5천 원으로서 인건비를 합쳐서 (면요원은 월급의 반액, 의사는 월 30만 원으로 주1일이므로 5만 원으로 계산해서) 환자 개인당 382원이고 만일 정부에서 지급하는 면요원 월급을 가산 안한다면 298원, 인건비를 충분히 제외하고 약품대만 계산한다면 188원이었다. 아직 최종평가를 하지 못했으나 동 지역 동장회의에서 현재 지불하고 있는 진료비를 배로 투액하여 동 사업을 계속해 줄 것을 건의하고 있다(동사업이 10월로 종료되기 때문에). 이로 미루어 보아 지역주민들이 자기들에게 유익한 사업이라고 인정한 것만은 알 수 있다.

3)연구사업

사업지역 내 부락 중에 현재 보건소에 등록된 결핵환자나 과거 퇴록자 수가 다른 부락에 비하여 월등히 많은 부락이 있어서 어떠한 요인으로 이와 같은 높은 결핵 유병률이 있었는지 그 요인을 구명하기 위해 대조부락을 선정하며 결핵 실태조사를 실시하였다. 즉 산고동은 현 등록환자가 18명, 과거 퇴록자가 9명으로 인구 620명에 대해 4.4%로서 발견된 환자만이라도 1975년 전국 실태조사에서의 유병률 3.3%를 능가하고 있었다. 대조부락은 전각2동으로 현재 등록환자 1명 과거퇴록자 8명으로 인구 451명에 대해 2.0%였다. 투버쿠린 양성률 비교에서 산전동은 63.5%였고 금곡동은 51.6%로서 큰 차이를 볼 수 있었고, 특히 14세 이하 아동들의 자연감염율(BCG 미접종자의 감염)은 산전동이 19.5%인에 비해 금곡동은 감염자가 없었다.

유병률은 산전동이 6.4%인데 비하여 금곡동에서는 1.7%의 저율로서 양가간에 현저한 차이를 볼 수 있었다. 이와 같이 산전동에서의 결핵감염률이나 유병률이 높은 요인을 추구한 바 동민 중 많은 사람과 접촉이 빈번한 사람에서 균 양성자가 있었으며 특히 가공할 일은 이 환자는 균을 배출하면서 임부들의 분만개조를 오랫동안 하고 있어서 아이들에게 감염시켜 그 중에 결핵성 뇌막염까지 야기하고 있었다는 사실이다. 또한 동 지역에서 이용소를 운영하는 이발사가 활동성 결핵환자로 발견되어 이 환자 또한 중요한 감염원으로서 작용한 것으로 추측되었다. 또 한 가지 이유는 이것은 비단 이 부락에만 국한된 문제가 아니고 농촌의 공통적인 요인으로서 각 부락마다 씨족부락을 형성하고 있다는 점이다. 이들 씨족부락인 경우 타인끼리는 결핵이나 나병환자 등이 있는 가정과는 접근을 꺼리나 이들 친척간에는 별로 거리낌이 없이 접촉을 자유롭게 하고 있는 현상을 볼 수 있는데 이것이 전염을 용이하게 하는 한 요인이 될 것으로 생각된다.

또한 농촌에서는 도시에 비하여 어머니회 등 동민들의 회동하는 기회가 많은 것과 질병에 대한 무지나 등한시 등도 한 역할을 할 것이 추측된다. 그래서 이들 씨족들과 혼합씨군간의 결핵만연상을 비교하였다. 즉 산전동에서는 최씨가 전 주민의 15%, 손씨는 25%를 차지하고 있었다. 결핵유병률(활동성 결핵, 의사(疑似) 결핵, 석태활착(石態活着), 동막유착(胴膜癒着), 비활동성 결핵 및 활동성 미정 등) 비교에서 최씨 가족은 14.3%, 손 씨 가족은 17.0%인데 비하여 혼합씨군에서는 8.3%였고 활동성 결핵만을 비교했을 때 최씨 가족은 13.0%, 손씨 가족은 9%인데 비해 혼합씨군에서는 3.5%로서 양 군간에 현저한 차가 있음을 볼 수 있었다. 이러한 현상은 대조군이 금곡동에서도 한씨 가족은 전 동민의 15%, 석씨는 20%를 차지하고 있었는데 전체 결핵유병률은 한씨 가족이 5.7%, 석씨가 10.0%인데 비하여 혼합씨군에서는 2.4%였고 활동성결핵은 한씨에서 4%, 석씨에서 5%로 혼합군의 0.5%에 비하면 큰 차이를 볼 수 있었다. 따라서 농촌주민들에 대한 결핵관리에서 이들 씨족 부락에 대한 특별한 대책을 연구할 것이 요망되어 결핵이 전염성 질환인 것은 확고하게 인식시켜 줄 것을 절실하게 느껴졌다.

4)기타사항

(1)각 요원별 활동실적과 평가

요약컨대 본 사업은 무의면에 있어서 간호보조원에게 진료사업을 수행케 하고 현재 분담한 공중보건활동을 통합한 다목적 보건활동으로 변형함과 동시에 지역주민들의 적극 협조를 도모할 목적으로 부락요원을 활용 하에 포괄적 의료보건사업을 시도한 것이라 하겠다. 사업기간이 짧아서 명확한 단정은 할 수 없으나 면단위 보건의료사업은 간호원을 중추로 하고 비상근 일반의의 지도하에 전개한다면 1차적 의료사업은 별다른 어려움이 없이 수행될 것을 인정할 수 있다고 생각된다. 따라서 현재 공의가 주재하는 면은 공의로 하여금 본 사업의 일반의 역할을 담당케 하여 분소의 간호보조원의 진료사업을 지도케 하고 간호보조원의 수를 다소 증원한다면 전국적으로 활용할 수 있는 문제가 아닌가 생각된다.

(2)문제점과 권고사항

- 환경위생 특히 수인성 전염병이 아직 유행함에 비추어 상수문제는 조속히 해결되어야 한다. 현재 안전하다고 생각되는 우물도 병충해방지를 위한 각종 유해농약을 사용하고 있어 농지주변 우물은 항상 이러한 위험에 노출되고 있다. 또한 간이급수시설에 있어서도 수원자체가 부적당한 것, 관리 운영을 소홀히 하고 있어 문제점이 많다. 부락민으로 하여금 이런 시설이 자기들 건강에 직결된다는 점을 깨우쳐서 스스로 건강을 지킨다는 자체정신으로 부락민 자체에서 관리하도록 지도할 것.
- 모자보건, 가족계획 등의 일부는 전문직이 아니더라도 할 수 있는 분야이므로 가능한 부락민 자체에서 수행하도록 새마을 사업 안에 보건새마을 운동을 전개하여 지역주민들이 적극 참여하는 방향으로 유도함이 바람직하다.
- 농번기에는 사소한 질병은 무관심하게 방치될 뿐 아니라 시간적인 제한 때문에 상당히 중한 질병도 이용할 기회가 없다. 따라서 분소요원들은 가급적 해당지역에 상주하여 언제라도 주민들의 요구에 응할 수 있도록 편의를 도모할 것이 요망된다.
- 질병예방 건강관리의 철저 및 질병 경시의 풍조 시정을 위하여 상시 어느 곳에서든지 보건교육을 주민들에게 베풀어주어야 한다.
- 분소요원(간호보조원)의 자질 향상과 치료분야의 확대를 위하여 매년 일정기간 보수교육을 실시하며 평상시에도 일반의의 지도 감독이 요망된다.

(3)보건인력문제

가)면 단위 보건사업 시행에 필요한 인력

본 사업성적을 근거로 하여 면 인구 10,000명에 대한 보건요원의 인력을 추산한 바 다음과 같다. 제일 말단 보건요원은 간호보조원으로 하여 인구 2,000명당 한사람 꼴로 배치하고 이들은 담당지역 내 마을 보건분소(가칭)에 상주하여 진료를 포함한 포괄적인 보건사업을 전개하고, 지역주민의 적극 참여와 보조원 업무의 일부를 담당할 부락요원을 인구 500명당 1명씩 활용한다. 이들의 업무는 새마을 사업에 통합해서 수행함이 바람직하다. 간호보조원을 통솔, 지도할 면 보건분소에는 보건간호원이나 조산원을 임명하여 제반업무를 수행케 한다. 그 외 면 보건분소에는 면 단위로 검사사업을 충실하게 하기 위하여 병리기사 1명, 계몽교육 및 생정통계사업을 겸한 보건교육 담당자 1명 그리고 환경위생개선은 마을 생활개선회에서나 새마을 사업에 통합해서 해결토록 한다. 면 단위 2~3개를 합쳐서 1차 보건전달중심소를 보건지소로 하고 면단위 보건요원과 이들 면을 총괄하는 일반의를 지소장으로 임명하고 각 면 보건분소장을 지도, 감독함과 동시에 마을 보건분소에 있는 간호보조원의 진료사업을 지도한다. 그 외 보건지소에는 X선 시설을 구비하여 X선 기사를 배치한다.

나)군보건소의 인력

군 보건소장에는 예방의학 및 공중보건에 관해서 전문적인 지식을 갖춘 의사를 임명하여 각 보건지소 및 분소장에게 각종 보건사업을 지시하고 이를 지도 감독한다. 또한 보건소에는 군 전체 보건사업을 지도 감독할 제반요원이 배치되어야 한다. 2차진료대상자는 지역 내 사설의료기관이 있으면 이를 활용하고, 없을 경우는 보건소에 내·외과 두 과를 설치하여 각 면에서 후송되어온 환자를 진료한다. 1명의 위생사는 군내 각 부락에 있는 생활개선반원에게 환경위생에 관한 계몽교육과 직접 간이급수시설, 변소개량 등 제반 환경위생에 관해서 지도 감독한다. 병리기사는 세균배양을 비롯한 제반시설을 갖추어 보건분소 지소에서 할 수 없는 검사를 하고 분소 기사들을 지도 감독한다. X선 기사는 지소 기술자의 지도 교육을 담당하고 간촬(間撮)에서 확인된 이상자의 직찰(直擦)을 하여 판독할 능력을 구비한 사람을 배치한다. 사회사업가를 배치하여 군내 주민들의 각종 단체의 조직 운영을 지도하고 저소득층의 검정 그리고 앞으로 실시될 보험사업의 계획, 조직, 운영 등을 연구토록 한다. 1명의 보건교육가를 채용하여 분소에 있는 교육요원의 훈련지도와 군내 각 기관장을 비롯한 제 단체의 간부들에게 보건사업 전반에 대한 협조, 참여 등을 위해서 설득 계몽 등을 실시한다.

7. 요약

의사가 없는 무의면을 대상으로 의료를 포함한 보건사업을 전개함에 있어서 현존 정부 의료요원을 활용하여 1차적인 간호보조원들에게 가능성을 시도한 사업이다. 즉 면에 배치된 간호보조원들에게 다목적 사업요원으로서 필요한 교육과 이들에게 간단한 의료사업을 전담시키고자 질병진료에 관한 교육과 훈련을 시킨 후 종래와는 달리 부락단위(3~4개 부락)에 마을 주둔소를 마련해서 하루 중 오전은 자기담당마을 주민들에게 진료를 실시하고 오후에는 정부의 보건사업인 모자보건, 가족계획 및 결핵관리사업을 위한 가정방문, 예방접종, 환자관리사업 등을 실시하였다. 그러나 이들은 종래에 비하여 그 업무가 과중하기 때문에 이들 업무 중 전문직이 아니더라도 할 수 있는 일은 일반주민에게 대행시키기 위하여 부락 부인 중 유능한 사람을 각 마을마다 1명씩 선정하여 전기 간호보조원과 같이 진료를 제외한 일반보건분야에 관하여 교육을 실시하여 이들이 간호보조원의 업무를 덜어주는 방향으로 사업을 진행하였다.

이 사업을 통하여 진료분야에서 주민들에게 요긴한 것은 인접한 곳에 치료소가 설치되는 것이며, 복잡하고 중한 질병 외에는 진료자의 자격에는 별다른 관심이 없는 듯하다. 특히 간호보조원들과는 접근이 쉬워서 이용률이 높았다. 또한 다목적사업에 있어서도 담당 지역주민과 자주 접촉함으로써 친근하여져서 사업추진에 있어서 종래의 분산된 활동보다 능률적임을 확인하였으며, 부락요원들도 자기들 자신의 보건향상을 위하여 봉사할 수 있다는 긍지를 가지고 적극 협조하여 많은 부분에서 보건요원들의 업무를 원활하게 수행할 수 있음을 확인하였다. 따라서 무의면에 있어서 1차적 의료보건사업은 간호원을 중추로 하여 주민들의 자발적인 참여하에(새마을 운동 이념으로 보건분야에 새마을 운동을 유치) 추진한다면 농촌주민들에게 의료혜택과 보건향상이 이룩될 수 있을 것을 확신하였다.

부산 청십자의료보험조합 시범사업

- 이 글은 1977년 한국보건개발연구원에서 발간한 「한국의 보건시범사업」에 게재된 '부산청십자 의료보험사업(장기려)'에서 발췌 정리한 것입니다.

1. 서론

사회보장제도의 첫걸음이라고 할 수 있는 의료보험제도를 위하여 1963년 12월 의료보험법을 입법한 후 우리나라 풍토에 맞는 가장 적절한 의료보험제도를 도입하기 위한 목적으로 의료보험 시범사업장을 두고 그 제도를 연구키로 한 정부의 시책에 부응하여 본 조합(부산청십자의료보험조합)은 1969년 7월부터 정부의 인가를 얻어 자영자 의료보험 시범사업장으로서의 역할을 오늘까지 약 8년간 계속하여 온 것이다. 그런데 오늘 우리 정부는 고도의 경제성장을 이룩하고 제4차 경제개발 5개년계획에 있어서는 사회복지정책에도 많은 역점을 두고자 의료보험제도에 대한 시책을 확정하고 내년부터 실시하려고 하는 이때에 그간 본 조합이 걸어온 발자취를 간결하게 보고함으로써 의료보험제도에 관심을 가지신 분들에게 다소나마 참고가 될 것으로 생각하며, 이 보고서를 작성 발표하는 바이다.

2. 역사적 배경

1950년 12월 남한으로 피난 온 필자는 치료비 문제로 치료를 받지 못하는 환자들을 치료하여 줄 수 있는 길을 모색하기 위하여 의료협동조합을 결성해보려고 시도하였으나 관심 있는 협조자들을 얻지 못하고 있었는데, 1968년 어느 일요일 성경공부를 마친 뒤에 덴마크에 가서 공부하고 돌아온 채규철 선생님이 그의 개인적인 경험담을 이야기하면서 의료협동조합의 필요성을 강조하였다. 즉 그는 덴마크에서 공부하고 있을 때 갑자기 병이 나서 입원치료를 받게 되어 치료비에 대하여 몹시 염려하고 있었는데 병이 완치되어 퇴원할 때에는 무료라고 선언 받게 되어서 그때의 기쁨과 감사는 말로 다할 수 없었다고 하면서 의료협동조합을 이룩해보자고 제안하였다.

필자는 당시 생활이 곤란한 사람들의 진료비 문제로 항시 고심하고 있었던 때인지라 채규철 선생님의 제안을 듣고서 마음이 흐뭇해져서 다른 두 분의 동의를 얻어 의료협동조합을 창설하기로 결정하였다. 부산지역에 기독교회가 많이 있으므로 만약 한 교회에서 성실하고도 동정심이 많은 집사의 도움을 받아 그들로 하여금 각자 자기교회에 가난한 사람을 돌보게 한다면 그 교회의 구제비로써 가난한 세대의 가입비와 월회비를 내주도록 하게 되겠고 또는 교우들에게 의료협동조합에 많이 가입하도록 계몽과 권유를 하여 회비 징수까지 책임을 지도록 하면 훌륭한 협동조합을 형성하게 되리라고 생각하였다. 한편 필자가 운영하는 부산 복음병원은 비영리병원이어서 구제대상자는 무료진료를 해주고 있으므로 조합원들로부터 실비라도 받게 되면 운영이 가능할 것이라고 생각하였다.

이러한 두 가지 조건이 우리의 하고자 하는 의료협동사업에 크게 도움이 된다고 생각이 되어 사업계획을 수립했고 그것을 각 교회에 호소한 결과 23개 교회에서 호응하게 되었다. 즉 "건강할 때 병자의 진료비를 도와주고 병났을 때 도움을 받자"라는 표어 아래 1968년 4월 23일 부산시내 기독사회관에서 23명의 동지들이 모여 창립총회를 갖고 청십자의료협동조합을 조직하게 되었고 복음병원에서는 본 협동조합 환자의 진료비는 수가의 60%만 받겠다는 적극적인 협조를 받아 저소득층을 위한 의료협동조합을 이루게 된 것이다. 당시 조합비는 1인당 월 60원(담배 값이 한 갑에 100원이었음)을 받고 급여에 있어서는 외래환자에 대해서는 무료로 제공하고 입원환자에 대해서는 진료비의 20%만 본인부담 시키도록 하여 그 나머지 진료비는 본 조합비를 가지고 급여하도록 하였다.

그해 6월에는 약 700명의 조합원을 확보하게 되었으며 이들 조합원 중 2명의 환자가 발생하여 1주일간 치료로 한 달의 조합비 42,000을 다 써버렸다. 이 두 환자는 모두 부산 복음병원 직원이었다. 의료협동조합의 후원기관인 복음병원 직원이 조합비를 다 써버린 결과가 되었으므로 병원직원들에게 양해를 구하여 조합이 육성될 때까지는 잠정적으로 조합직원은 발병되어도 의료급여를 제한하여 약값의 실비만을 부담하도록 조치한 일도 있었다.

한편 서전아동구호연맹에서는 스웨덴 국민들이 보내주는 보조금으로 극빈자 약 2,700세대(13,000여명)를 도와주었는데 도움을 받는 분들이 그 보조비를 가지고 생업을 위하여 조그만 장사라도 하려고 자금을 모아 놓으면 그 가족들의 질병으로 모아 놓았던 자금이 진료비로 소비되어 정성껏 세웠던 생업계획이 수포로 돌아가는 일이 종종 발생하게 되므로 이문제의 해결책으로 의료협동조합을 조직하기로 결정하고 이 조직을 스웨덴 아동구호연맹 사회부장 김영환 선생님이 그 책임자 야곱슨씨의 협조를 얻어 사회사업가들이 자기들이 담당하고 있는 대상자들에게 1년간 지도 계몽하여 13,000여 명 중 11,000명을 조합원으로 확보하였고, 1969년 2월 1일부터 조합업무를 개시하게 되었는데 이 조합도 또한 복음병원의 협조를 얻어 그 병원에서 조합원 환자들의 진료를 담당했다.

위의 두 조합은 같은 목적과 같은 사업을 하고 있었기 때문에 협동의 기본 정신에 입각하여 청십자 의료협동조합이라는 이름 아래 통합하기로 결정하고 1969년 4월 28일 부산기독사회관에서 통합총회를 가졌다. 지역 또는 인원수를 감안하여 총 75명의 대의원을 책정하였는데 그중 52명이 참석하여 새 정관을 통과시키고 13명에 의한 사단법인 청십자의료협동조합이라는 법인체로 인가를 받았고 동년 9월 26일에 자영자 의료보험시범사업장으로 지정을 받아 일을 하게 되었으며, 1974년 3월 31일 의료보험법에 의한 특수법인으로 개편하여 부산 청십자의료보험조합이라고 개칭하게 되었다.

3. 사업 목표

중산층 이하의 주민들을 중심으로 한 국민들의 건강관리를 가장 경제적이고 합리적인 방법을 모색해서 많은 국민들이 기꺼이 이 운동에 참여하게 하며 환자의 치료비를 경감케 함으로써 의료혜택을 균점케 하는 데 사업목표를 두었다. 이 목표를 구체적으로 열거하면 다음과 같다.

1) 회비(보험료)를 적게 책정하여 경제적으로 중산계급 이하의 사람들이 많이 참여하도록 한다.
2) 조합원이 확충됨에 따라 지역병원을 여러 지역에 설치함으로써 조합원의 이용편리를 돕는다.
3) 1년에 1회 이상 또는 적절한 횟수로 건강진단을 실시하여 질병예방 및 조기발견 조기치료의 성과를 얻고자 노력한다.
4) 협동정신을 앙양시켜 사회생활의 명랑을 기한다.
5) 국민과 의료요원 사이의 상호 신뢰감을 증진시켜 친밀하게 함으로써 심적 부담 없이 건강관리에 임하도록 한다.

4. 지역적 특성

본 조합은 부산시 동구 수정동에 위치하고 있으며 부산 전역을 대상으로 하고 있다. 본 조합의 사업과 관련된 특성을 보면 다음과 같다.

1) 부산시는 270만의 주민을 가진 광활한 지역이다. 조합사무실과 지정병원과의 거리가 먼 조합원들에게는 교통상 많은 불편을 주게 된다. 특히 부산은 지역이 길기 때문에 조합사무실이 1년 전과 같이 송도 복음병원 안에 있었을 때에는 많은 불편을 느끼었다.
2) 부산은 항구도시이며, 교통의 종착점이기 때문에 인구 이동이 심하여 조합원들의 이주가 많다.
3) 도시민의 특징인 지역주민들의 "우리감각"이 적음으로 협동정신이 희박하고 조합원의 개개인은 각자의 이해득실에 민감하다.

5. 조직 및 기구

본 조합은 조합원들이 선출한 대의원들로 총회를 구성하며 운영위원은 총회에서 선출한 운영위원 10명과 조합에서 추천하여 시장이 위촉한 공익위원 5명으로 운영위원회를 조직하고 그 위원회에서는 정·부위원장을 선출하며 위원장은 대표이사를 겸무한다. 대의원 총회에서는 운영위원회에서 제출한 예산 결산 및 사업계획서 기타 보고서를 보고받는다.

운영위원회는

1) 예산과 결산에 관한 사항
2) 사업계획 및 보고에 관한 사항
3) 재산의 관리와 처분에 관한 사항
4) 정관 변경에 관한 사항
5) 임원진의 임면 및 보수에 관한 사항
6) 보험료의 징수 및 보험급여에 관한 사항
7) 공익위원의 위촉 및 추천에 관한 사항
8) 기타 탈퇴 회원 및 조합운영에 관한 사항 등을 의결 처리하며, 본 조합은 운영위원 중심체제로 조합이 운영되고 있다.

운영위원회 밑에 사무국을 두어 조합업무 전반적인 문제를 관장하도록 하고 사무국 안에 서무과, 경리과, 지도과를 두고 이 모든 업무를 관리하고 있다. 그 밖에 본 조합에는 후원회가 있어서 이 후원회가 조합 발전에 크게 이바지하고 있다. 본 조합 후원회는 부산시와 각 지방에 있는 독지가들로 구성되었는데, 이들은 청십자의료보험조합의 가장 필요로 하는 청십자의원을 설립 운영하는데 크게 이바지하고 있다. 즉 그들은 자금을 모아 건물을 구입하고 시설을 갖추어 청십자조합원들의 진료를 가장 편리하고 가장 염가로 할 수 있도록 하고 있다. 그래서 작년 8월 이후 신규 가입자 수가 점점 늘어나고 있다. 또 이 후원회는 앞으로 사회사업기관을 설립하여 청십자조합은 물론 어려운 가정을 도와줄 계획을 가지고 사단법인 설립을 추진 중에 있다.

6. 사업실적

1)의료보험사업

회원동태, 가입금과 보험료(회비), 환자의 본인부담금, 수입, 지출 즉 보험급여 실적과 요양급여 실적 그리고 진료비 부담실적 들을 연도별로 분류해보면 다음 표와 같다.

(1)연도별 회원 동태현황

구분	일반회원				기관회원				총 계			
	가입	탈퇴	현재원	%	가입	탈퇴	현재원	%	가입	탈퇴	현재원	%
1976	3,570	1,634	14,077	69	34	1,170	6,205	31	3,604	2,804	20,282	
1975	4,899	4,256	12,140	62	78	969	7,342	38	4,977	5,225	19,482	
1974	7,281	2,017	11,499	58	1,984	2,075	8,731	42	9,625	4,092	19,730	
1973	3,433	1,626	6,237	43	98	497	8,320	57	3,531	2,146	14,557	
1972	2,860	1,599	4,430	34	460	346	8,742	66	3,320	1,945	13,172	
1971	2,258	3,432	3,170	27	448	1,247	8,627	73	2,706	4,679	11,797	
1970	2,103	2,064	4,344	32	465	1,637	9,426	68	2,568	3,701	13,770	
1969	0	0	4,305	29	0	0	10,598	71	0	0	14,903	

위의 표에서 보는 바와 같이 조합원은 1969년 말에는 일반(각 교회와 시민들의 개별적 가입자) 회원이 4,305명(29%), 기관(서전아동구호연맹의 클라이언트들과 양친회) 회원이 10,598명(71%), 합계 14,903명(100%)이었다.

1970년 말에 일반회원이 4,344명(32%) 즉 가입회원과 탈퇴회원의 그 수가 비슷하여 전년도의 회원 수를 유지했으나 기관회원은 가입자보다 탈퇴자가 훨씬 많아 9,426명(68%)로 감소되어 합계 13,770명으로 전년보다 약 1,267명의 감소를 보였다. 그 까닭은 클라이언트들로서 건강가족들은 탈퇴하려는 경향이 있었던 것이다. 1971년에는 일반회원에 있어서도 그런 경향이 있어 가입회원보다 탈퇴회워이 더 많아 174명이 감소된 3,170명(27%)으로 되었고 기관회원도 약 800명 가량 줄어 8,627명(73%)이며 이로 인한 총회원수는 11,797명으로 되었다. 이 탈퇴하는 원인을 분석해보았더니 가장 많았던 것이 일반회원에 있어서는 건강가족들이었고 기관회원에 있어서는 원조가 끊어진 데 기인하였으며 둘째원인은 진료의 불만 셋째 원인으로서는 사망과 거주지의 이동이었다.

그러나 그해 건강가족을 조사했더니 회원 4,000여 세대 중에서 500세대가 있었던 것을 감안하여 계몽사업을 더 강화하고 의료인들의 적극적인 협력을 얻어 비회원 환자에 대한 것보다 더 정성 있게 대하였더니 그 다음해 1972년부터는 회원이 증가되기 시작하여 1972년 말에는 13,172명으로 늘게 되었고 1973년 말에는 14,557명으로 완전히 시발했던 수준으로 회복되었다. 또 하나의 주목할 만한 것은 일반회원이 43%로 늘어나는 반면 기관회원은 57%로써 2,3년 전보다도 훨씬 줄어져가는 경향을 보여주었다는 점이다. 1974년에는 부산시장께서 이 청십자운동의 중요성을 강조하여 저소득층 주민에게 가입을 권유하고 그 가입비와 회비를 반액 도와줌으로써 회원이 갑자기 늘어나서 일반회원이 11,499명(58%), 기관회원은 8,731명(42%)이어서 합계 19,730명(58%)으로 늘어났다. 그 후 1975년도에는 그 수를 유지하였고 1976년 초부터 다시 증가의 경향을 보여주어 현재 20,282명이다.

(2)연도별 가입비와 보험료 산정

물가상승률에 따라 보험료와 가입비를 상승케 하였다. 1976년도 보험료는 적정선이 320원이란 결론을 얻었음에도 불구하고 탈퇴회원을 줄이기 위하여 280원으로 내렸고 직영 부속병원을 운영함으로써 그 결손을 메우려고 하였다.

(3)연도별 환자 부담액

다음에 연도별 환자 부담액을 책정한 것을 보면 외래환자에 대해서는 1974년까지에는 아무 부담도 시키지 않고 투약하였으나, 약값의 상승으로 인하여 외래환자에 대해서도 1975년부터는 매회 100원을 부담케 하였고 1975년 4월부터는 외래진료비의 일부부담액을 200원으로 올렸다. 입원환자에 대해서는 1970년까지는 수가의 20%를 부담케 하였으나 1971년부터 현재까지는 수가의 30%를 부담케 함으로써 수지를 맞추도록 하였다.

(4)연도별 수입 내역과 비율

1970년도에 있어서는 보험료 수입이 11,363,430원(60%)이었고 국고보조는 2,856,000원(15%), 수익자 부담액이 4,390,317원(23%), 기타 병원보조금이 680,818원(4%)이었다. 1971년에는 회원본위의 정책수립으로 인한 병원 보조가 2,209,157원(9%)으로 늘어났다. 1972년은 병원 보조액을 감소케 하려는 정책을 세웠기 때문에 수익자부담액이 늘었고 국고보조금도 늘었다. 1973년에는 다시 회원의 부담을 줄이기 위하여 보험료를 많이 책정하지 아니하였으므로(120원에서 150원으로 올렸을 뿐) 복음병원의 보조금을 많이(7%) 받게 되었다. 1974년과 1975년도의 운영실태로 보아 본 사업은 궤도에 올랐다고 생각된다. 이 결과로 추정한다면 보험료 수입이 50%, 국고보조금 수입이 15%, 수익자부담금 수입이 35%가 적정선이 아닐까 생각한다.

(5)연도별 지출내역과 그 비율

1970년도에는 조합운영비가 2,231,142원(20%)이었고 보험급여비가 8,717,794원(80%)으로 합계 10,948,936원이던 것이 1975년도에는 조합운영비가 7,839,937원(13%)이었고 보험 급여비가 54,329,360원(87%)이었다. 우리는 보험급여에 치중하고 조합운영에 인색하였으므로 사무국 실무자들에게 지나친 희생을 요구한 느낌을 가진다. 조합운영비와 보험급여비의 비율은 15% 대 85%가 적정선이 아닌가 생각된다.

(6)연도별 보험급여실적

연도별 보험급여실적을 요양급여와 분만급여 장제급여별로 나누어보면 본 조합이 발족한 초기에 있어서는 즉 1969년에서 1972년까지는 보험급여는 모두 다 100% 요양급여액이었다. 1973년부터는 장제급여를 실시하여 요양급여와 장제급여의 비율은 99.5% 대 0.5%였다. 그 다음해 1974년도부터는 분만급여도 아울러 실시했는데 분만급여비는 1974년에 0.3%가 1975년에 0.7%로 늘었고 장제급여는 0.5% 내외에 머물고 있으며 99%가 요양급여이었다.

(7)연도별 요양급여 실적

연도별 요양급여 실적을 외래와 입원으로 나누어 보면 입원건수는 회원 수와 비례하여 1970년도와 1975년도에 많았고 입원 건당비용은 1976년도에 이르러서는 1970년도에 비하여 약 2.8배로 늘어났다. 외래환자 건수도 대체로 회원 수에 비례하며 건당비용은 1975년도와 1976년도에는 1970년도에 비하여 약 2배 가량 증대되었다. 입원비와 외래진료비의 비율은 11:89로 나타났다. 1976년도 건당비용은 외래환자는 1,585원이었고 입원환자에 있어서는 하루 13,326원이었다.

(8)연도별 환자 부담액의 실적

총진료비에 대한 환자본인 부담액과 조합부담액과 병원 감액과의 관계를 백분율로 비교해보면 본인 부담액은 1970년도의 13%에서 1976년도에는 23%로 늘어났고 조합부담액은 46%에서 28%로 줄어들었다. 병원감액은 1970년도의 41%에서 1976년도에는 49%로 늘어났다. 이것이 조합을 유지하는 데 적정한 부담액과 병원감액의 비율이라고 생각된다. 물론 병원이 큰 희생을 한 것이다.

2)보건의료실적

보건의료사업은 회원들의 건강진단을 하여 기생충검사와 빈혈환자, 만성신장염, 당뇨병, 고혈압 및 결핵환자 등을 조기 발견하여 병을 예방하는 것이었다. 1968년 1969년도에는 회원들이 건강진단을 원하는 분들이 많아서 기생충검사에 있어서는 약 30%의 회충증을 가지고 있었으므로 구충제를 무료로 투약하였다. 빈혈환자는 혈색소가 9㎎% 이하의 환자에 대하여 그 원인을 조사하면서 류산철정을 투약하였으며 만성신장염환자와 당뇨병환자에 대하여 식사요법과 섭생법을 가르쳐주었다. 고혈압환자에 대해서도 섭생법을 가르쳐주는 동시에 혈압강하제를 투약하였고 결핵성 폐침윤을 나타내는 환자에 대해서는 보건소나 결핵진료소에 소개하여 치료받도록 하고 있다.

1971년과 1972년도에 있어서는 외래환자와 입원환자에 대한 치료건수와 치료액, 그리고 건강 치료비를 환산해 보았으며 질병의 분류는 보사부의 요청에 의하여 대략 17종으로 나누었고, 1973년도에는 실인원수와 건수를 나누어 더 자세히 관찰해보았다.

3년간 관찰한 결과, 가장 많은 것이 일반호흡기 질환으로서 가을과 겨울에 많았고 특히 소아과환자가 대다수를 점하였다. 일반 호흡기질환은 전체 건수의 약 1/3을 차지하였다. 다음에 많았던 것은 일반 소화기질환으로써 일반 호흡기질환 환자건수의 약 1/3을 점령하고 있다. 그 다음에 많은 것은 증상 노쇠 및 진단불명으로써 그 수는 일반 소화기질환 환자수에 필적하였으며 그 다음에 많았던 것은 피부 및 소생결합조직 질환이었다. 그다음 순차적으로 많았던 것을 열거하면 이비인후과 질환, 부인과 질환, 안과 질환, 정신장해, 순환기, 내분비기, 영양대사, 알레르기, 골 및 운동기 질환, 전염병 및 기생충질환, 중독, 폭력 및 기타 불의의 사고 등의 순서였다.

치료비에 관하여 살펴보면 건수와 비례하여 증감이 생기는데 1973년도의 분포를 살펴보면 가장 많았던 호흡기질환은 외래환자 15,804건 중에서 실인원수는 7,741명이었고 그 총치료비는 15,790,268원이었다. 다음으로 많았던 일반소화기 질환은 건수가 5,229건에 실인원 2,683명, 치료비는 7,620,393원이었으며 중상, 노쇠 및 진단불명 환자 치료건수는 5,049건에 실인원 2,097명, 치료비는 4,376,116원이었다. 다음에 많았던 피부 및 소생결합조직 질환은 4,030건에 실인원 1,576명, 치료비는 3,174,802원 등의 순으로 되어있다. 다음으로 안과 및 이비인후과 환자는 치료건수와 인원수는 많았으나 치료비는 부인과 여성성기질환에 비해서는 다소 적은 편이었다. 즉 안과 환자는 1,666건에 375명의 실인원이었으며 치료비는 710,864원인데 비하여 부인과 환자는 실인원 637명, 건수는 1,491건에 치료비가 1,426,422원이어서 안과 치료비 보다는 다소 위였다. 정신장해 환자는 1,168건에 실인원 611명이었고 치료비는 1,757,183원이어서 치료비는 거의 부인과와 비슷하였다. 다음 입원환자에 대해서 생각해보면 가장 많았던 것은 일반소화기질환으로서 952건에 실인원 103명, 치료비는 3,348,510원이었다.

다음으로 많았던 것은 일반호흡기질환으로써 193건에 실인원 24명, 치료비는 556,370원이었고 그 다음이 여성성기질환으로써 220건에 실인원 21명이었고 치료비는 948,425원이었다. 안과 환자와 이비인후과 환자는 실수에 있어서는 일반호흡기질환이나 여성성기질환보다 훨씬 많았으나 치료비는 그것들보다 훨씬 적었다. 즉 안과질환은 80건에 실인원 53명으로써 치료비는 166,060원이었고 이비인후과 환자는 35건에 실인원 29명으로써 313,680원이었다. 이 치료비가 다른 질환에 비해서 훨씬 적은 이유는 안과와 이비인후과는 조합의 치료비 부담이 수가에 10%에 지나지 않은 까닭일 것이다. 다음에 많았던 것은 골 및 운동기 질환으로써 219건에 16명의 실인원, 치료비가 437,972원, 그다음 증상, 노쇠 및 진단 불명은 188건에 실인원 23명 치료비는 426,378원 그다음은 중독, 폭력 및 기타 불의의 사고로써 146건에 실인원 15명이어서 치료비가 371,545원이었다. 전염병으로 입원하여 치료한 수는 217건에 13명 치료비가 175,936원이었고 내분비, 영양대사, 알레르기질환은 133건에 실인원 10명, 치료비는 376,698원 그리고 종양으로 입원 수술 받은 사람은 48건에 6명으로써 치료비가 215,470원에 불과하였다.

3)연구조사 사업과 기타

우리들은 계획을 세워 연구조사를 한 것은 없다. 그러나 우리가 과거 7개년 청십자 의료협동조합을 운영하는 가운데 여러 가지 어려움을 겪고 나가면서 얻은 바 소신을 몇 가지 적어보기로 한다.

1969년의 조합원수 14,903명이 1970년에는 13,770명으로 줄고 1971년에는 11,797명까지 줄었다가 1972년부터 다시 증가하기 시작하여 1972년 말에는 13,172명, 1973년에 이르러 14,557명으로 증가되어 거의 최초의 조합원수에 가깝게 되었고 그 후 계속 증가일로를 걷게 된 것이다.

처음에 기금도 없이 또 경험도 없이 문외한들이 이 일을 시작하여 성의를 가지고 임했지마는 신용을 얻을 수가 없었던 까닭이라고 생각된다. 그런데 1974년 거제도 하청면 건강원에서 지역사회의학에 관한 세미나가 있었을 때 Dr. Bryant가 우리 청십자의료협동조합의 성공의 비결을 써내라하므로 과거의 우리의 일을 검토해보았다. 첫째로 우리 직원들이 맡은바 책임을 완수하고자 박봉을 받으면서도 8시간 내지는 12시간씩 일한 분들의 노고를 들지 않을 수 없다. 우리는 이 사회에서 신용을 얻어야 하는데 첫째로 감독관청인 보사부의 신용을 얻어야 했다. 둘째는 조합원 환자들에게 좋은 약을 드려야 했는데 조합비만 가지고는 좋은 약을 구하기가 심히 어려웠다. 1971년도에 개혁선교회 의료선교부에서 멀티비타민 15만정과 항빈혈제 6천정을 보내와서 신경성환자와 영양상태가 좋지 못한 빈혈환자에게 무료로 줌으로써 환자들에게 많은 유익을 주었다고 믿는다.

또한 조합원이 감소될 때 낙심하지 않고 지도원들이 나가서 열심히 해설과 계몽을 통해서 조합원을 증가시키도록 노력하였고 또 운영위원회에서 조합원의 유익을 위한 정책을 세웠

다. 즉 회비 증액을 물가상승률보다 적게 책정을 하였고 도 지정병원인 부산복음병원에서는 본 조합을 유지하도록 환자들에게 친절로써 대해주었다. 이 모든 것이 협동하여 이루어졌다고 생각되는데 그 방식이 모두 자발적 노력으로 했기 때문에 경험의 부족도 채워졌다고 믿는다.

그리고 우리 조합은 협동조합으로 운영되었기 때문에 의료보험조합이 면세대상 명단에 들어있지 않다고 해서 과세된 것을 재무부장관의 시달로써 면세 받은 일이 있다. 이와 같이 사회에서 우리들의 일을 인정해 주고 협조해주었기 때문에 우리는 조금씩이나마 발전하고 있다고 믿는다.

또 최근에 와서는 의료비가 너무도 많이 들게 되었고 또 지정병원이 부산시의 동남단에 위치해 있어서 통원하기가 불편하므로 시 중앙부에 외래진료소를 가져보려고 힘썼다. 그런데 본 조합원은 저소득층이 많으므로 그들로부터는 진료소의 건물을 구하기는 생각도 할 수 없는 형편이었으므로 사회의 유지들에게 호소하였던 바 이에 호응해주셔서 지금은 부산시 중앙부 즉 동구 수정동에 진료소를 갖게 되었다. 이 모든 것은 사회의 협조에 의한 것으로 신용을 얻는 것이 가장 중요한 일이라고 믿게 된다.

본 조합은 의료보험조합이니만치 의료가 양질이어야 하는 것이 무엇보다도 중요하다. 양질의 의료를 제공하려고 하면 무엇보다도 훌륭한 의료인이 필요하다. 현 청십자의원의 의사들은 이 사업을 잘 이해하고 발전시키고자 하는 열의를 갖고 있으므로 모든 고난을 극복하고 일하고 있는 것이 가장 큰 힘이라고 믿고 있다.

7. 결론

자영자 의료보험조합은 조합원이 자발적으로 참가하여야 하며 운영은 민주주의 방식으로 하여야 한다. 그리고 사회의 신용과 협조를 얻어야 한다. 자영자 의료보험조합의 성공을 위해서 중요하다고 생각되는 것은 ① 조합원과 의료인과 조합 운영원과의 상호신뢰, ② 의료인들의 적극적인 협조와 참여, ③ 정부보조금(급여비 및 사무비)의 증대(총 사업비의 15% 이상) 들이다.

용인군 종합보건개발사업

- 이 글은 1977년 한국보건개발연구원에서 발간한 「한국의 보건시범사업」에 게재된 '용인군 종합보건개발사업(Dr. R.H. Herniman/이동모)'에서 발췌 정리한 것입니다.

1. 서론

경기도 용인군 종합보건개발사업은 보건사회부 의정국 소관사업으로 의정국장 지휘 하에 정부 측 연구관으로 의사, 보건간호원, 위생사 각 1명, WHO기술자문관으로 의사, 보건간호원, 위생사, 각 1명의 core team을 구성하여 UNICEF의 기술지원을 받으며 사업을 수행하였다. 종합보건개발사업은 용인군 시범지역의 보건소 면단위의 보건의료 전달체제가 연구 조사되어 새로운 체제를 개발하였고 보건요원이 개발된 체제에 따라 충분한 활동을 할 수 있도록 종합보건개발사업요원 활동 지침서가 마련되었다.

새로운 체제의 주요개혁 내용은 다음과 같다.

① 완전한 가정기록부 작성

② 군·면단위 보건활동 종합, 즉 군·면단위 보건요원 활동을 단일목적에서 다목적요원으로 전환

③ 보건소 내에서 면단위 다목적 보건요원을 지원, 감독할 수 있는 unit 수립

2. 사업배경

정부는 지난 제3차 경제개발계획에서는 경제개발에 중점을 두었으나 사회개발에 대한 요구가 점증함에 따라 보건의료시혜 확대에 큰 관심을 기울이고 있다. 제4차 경제개발 5개년계획이 끝나는 1981년까지 우리 실정에 적합한 보건의료전달체제를 개발하도록 계획되어 있다. 현 상태에서는 국민의 요구에 충족될 수 있고 장래의 요구에 만족할 수 있는 보건의료전달체제가 확정이 안 되어 있으나 보건사회부는 좀 더 효율적이고 충분한 의료시혜의 확대에 최선의 방법을 모색하고 있다. 보건사회부, WHO, UNICEF는 1971년부터 새로운 체제 개발에 관심을 기울여 현존하는 보건소, 보건지소 및 자원을 최대로 활용하여 전국적으로 확대하기에 적합한 보건의료전달체제의 개

발을 서둘러왔다.

3. 사업목표

용인군 시범사업지역에서의 보건의료전달체제의 개발의 관점에서 본 사업목표는 다음과 같다.

- 지역사회 전 주민의 요구에 지리적 또는 경제적으로 만족할 수 있는 의료전달방안을 마련한다.
- 민간 및 비공공 의료기관의 적극적인 참여를 촉구한다.
- 지역사회가 적극적으로 참여하고 관리 지도할 수 있는 제도를 개발한다. 즉 정부의 투자와 지역사회의 투자가 혼합된 제도이어야 한다.
- 국가 보건계획과 정책에 일치할 수 있는 의료전달체제를 마련한다.
- 지역사회의 보건요구에 적합하도록 충분히 융통성을 가진 제도를 마련한다.

4. 지역적 특성

용인군은 경기도의 남동쪽에 위치하고 있으며 경부고속도로와 영동고속도로가 교차하고 있다. 일반 환경으로는 군 전체가 산, 시냇물이 많아 안개가 많고, 연중 평균기온은 서울보다 2℃정도 낮으며, 3군사령부가 주둔함에 따라 인구증가율을 유발하여 곧 읍으로 승격될 예정이다. 인구는 21,134세대에 109,363명으로 인구밀도는 178명/㎢이며 주민들의 생업은 거의 농업이었으나 점차 공업부문이 개발되어 가고 있으며 현재는 주민의 약 63%가 농업에 종사하고 있다. 행정구역은 11개면으로 나누어져 있으며 보건소 1개 보건지소 11개 각 보건지소에는 각기 공의가 근무하고 있다.

5. 사업실적

1)보건의료사업

용인군에서의 포괄적인 1차건강관리(Primary Health Care)를 위한 시범사업은 국가의 기본 보건망을 활용하는데 기초를 두고 있으며 면단위 보건지소의 활동을 강화하여 현실적으로 운영하는데 있다. 보건지소는 군 단위 보건소의 지시를 받고 있으며, 군보건소는 일정한 2차건강관리(Secondary Health Care)를 위해 가능해야 한다. 군과 도단위 일반병원으로 환자를 의뢰하는 것은 역시 2차건강관리와 3차건강관리(Tertiary Health Care) 중 일부의 치료를 위한 것이다. 좀 더 전문적인 기술을 요하는 3차건강관리는 도시의 종합병원에 의뢰되어야 하며, 특히 대학병원에 의뢰되는 것이 바람직하겠다. 여기에서 언급한 1차건강관리라 함은 ① 전 면주민에게 1차의료진료, ② 2차진료를 위한 환자 이송, ③ 모자보건사업, ④ 예방접종, 환자색출 및 치료, 환경정화를 포함하는 전염병 발생 방지, ⑤ 학교위생, ⑥ 가족계획과 영양상태 개선, ⑦ 환경위생 활동, ⑧ 보건교육 등이 포함된다. 현 상태에서는 대부분의 환자는 의학지식이 거의 없는 가족이 간호하는 것이 보통이며 그중 일부가 약국을 이용하고 극소수가 개인병원 또는 보건소, 보건지소를 이용하고 있다고 말할 수 있다. 그러나 용인군은 새로운 의료전달체제하에서 모든 환자는 지역주민의 도움을 받아 다목적 면보건요원(Multipurpose Myeon Health Worker)을 통하여 보건지소장, 보건소장의 진료 및 치료를 받도록 되어 있다. 용인군에서 시험되고 있는 새로운 보건의료전달체제의 구성요소는 ① 각 가구, ② 부락, ③ 다목적 보건요원, ④ 면보건지소, ⑤ 보건소, ⑥ 공의, 개인의원, 개인병원, ⑦ 시·도립병원, ⑧ 기타 종합병원으로 되어 있으며 환자 이송은 보건지소와 보건소를 통하여 이루어지고 있다.

(1)보건소

보건소는 군 단위 보건의료활동의 중추로서 정부 및 민간단위의 모든 보건활동을 계획하고 감독, 협조해야 할 뿐만 아니라 기타 기술지원 및 보건지소를 보조하여야 한다. 지침서에 기술된 용인군 보건소의 활동을 요약하면 다음과 같다.

- 정부와 도 당국의 정책과 보건계획을 수행하며 군의 보건계획을 마련한다. 보건소의 보건계획은 모자보건, 학교위생, 전염병관리, 진료활동, 치과진료, 학교위생활동, 병리실험실 활용, 보건교육과 결핵관리 등 특수계획을 포함한다.
- 상기한 활동을 위하여 보건소 및 보건지소에 행정지원을 한다. 이것은 예산 및 자원 획득, 보급품 및 장비, 교통수단, 보고서 작성, 인사관리, 보건소 및 보건지소에 행정 및 기술지원, 감독을 필요로 한다.
- 수립된 보건계획이 군단위 사업이 될 수 있도록 타 부처와 협의, 노력한다.
- 보건계획을 지역주민이 인식하여 자발적으로 참여하도록 적극 유도한다. 상기한 보건소의 활동을 수행하기 위하여 용인군 보건소 내에 보건행정계안에서 운영되는 Nursing Unit를 만들었다. 이곳에 1명의 주임감독간호원(Chief Nursing Supervisor)과 3명의 감독간호원(Nursing Supervisor) 제도를 두고 주임감독간호원을 보건행정계장을 통하여 보건소장의 지휘를 받고, 감독간호원은 주임감독간호원의 지휘를 받는다. 주임감독간호원은 조산원 자격을 갖추고 있으며 보건간호원의 자격도 갖추고 있다. 다른 3명의 감독간호원 중 1명은 조산원자격을 다른 2명은 자격간호원이다. 그 외에 진료실을 위하여 1명의 간호원이 활동을 하고 있다.
- 보건소 Nursing Unit의 업무
  ① 간호활동과 보건활동의 계획, 착수 및 평가에 참여한다.
  ② 군과 면에서 간호활동이 계속 유지되도록 조정
  ③ 면 보건요원의 간호, 보건활동의 정기적 기술감독 및 지도
  ④ 필요시 다목적 면요원의 실무훈련 및 특수훈련을 주관하고 지도한다.
  ⑤ 보건소 진료실에서 직접 간호활동에 참여한다.

(2)면 보건지소

정부가 지역주민에게 제공하는 보건활동은 면 보건지소로부터 시작한다고 하겠다. 보건지소는 어느 정도의 보건봉사를 하여야 하며 기술적 물질적인 자원이 있어야 하나 이것만으로는 충분한 활동이 되지 못하며 지역보건사업의 성공을 위하여서는 지역주민의 자발적이고 적극적인 참여의식의 고취와 동기유발을 유도하여야 한다. 보건지소의 요원은 부락 및 각 가구에 접촉하는 최첨단의 접촉자이므로 모든 보건활동 뿐만 아니라 지역주민의 참여와 동기유발에도 책임을 져야 한다. 보건활동의 방향을 제시하고 여론을 형성하는 것은 지역주민이므로 보건요원과 지역주민 사이에 충분한 의견의 교류 및 정보교환이 있어야 한다. 따라서 보건지소 요원은 지역주민과 친숙하여야 하고 또 지역사회에서 거부당하지 않아야 한다. 이상적으로는 다목적 보건요원은 지역사회에서 선발되어야 하며 그들이 일하는 곳에 생활기반이 있어야 한다. 또 보건지소장도 상기와 같은 기본요건을

갖추면 더욱 이상적이며, 면의 다른 관리들과 마찬가지로 면의 지도자가 되어야 하고 또 영향력을 발휘하여야 한다. 부락 내 각 가구를 단위로 하여 보건활동을 수행하고 있다.

가)보건지소 요원의 활동

① 지역주민에게 1차 건강관리 사업을 제공한다.
② 담당면의 전반적인 건강상태를 확인하고 보고한다.
③ 보건지소의 한계를 벗어난 환자 및 보건문제 상담을 보건소에 의뢰한다.
④ 다른 지역사회 사업계획과 활동 특히 새마을 운동에 협조하여 보건활동을 기획한다.

용인군 보건지소는 지소장과 3명의 다목적 요원으로 구성되어 있다.

나)지소장의 임무

① 보건지소 업무에 관계되는 행정책임 및 관리
② 전체적인 계획과 다목적 요원의 활동 조정
③ 면 보건요원이 의뢰한 환자에 대한 정기적인 상담 및 자문
④ 기본적인 진료 준비
⑤ 보건지소의 제한된 시설, 혹은 의사의 전문분야 때문에 2차 및 3차 건강관리를 위해 군보건소와 타의료기관에 환자를 의뢰하는 것을 임무로 하고 있다.

다목적 면보건요원은 기술훈련과 특수교육을 통해서 자질이 향상될 때 일반적인 보건에 관계되는 기능과 모자보건사업, 가족계획사업, 전염병관리(특히 결핵), 치료 및 환경위생상의 업무를 담당할 수 있다.

(3)세부 활동

상기한 보건소, 보건지소의 활동을 기초로 하여 용인군에서 새로운 보건사업을 착수하기 위하여 다음과 같은 활동이 취해졌다.

- 군보건지소 개발을 위하여 적은 예산 확보와 보건지소의 환경개선을 하였다.
- UNICEF에서 기본간호 및 조산활동에 필요한 의료기구를 11개면 보건지소에 비치하도록 제공받았다(소형 전기소독기 포함).
- 보건소와 보건지소에 필요한 종합보건개발사업요원 지침서를 발간하였다.
- 기존의 기록 및 보고서 양식을 수정하고 간소화시켜 통합하였다(기록 양식 중에서 가정기록부를 개발하였다).
- 자연부락마다 지도를 만들어 각종 공공시설 및 논밭 표시를 하고 각 가구마다 고유 가구번호를 주었다.
- 효과적인 업무 수행을 위해 보건소에 Nursing Unite를 만들고 면보건요원을 면사무소에서 보건지소로 근무지를 변경시켰다.
- 종합보건개발사업 요원 활동지침을 기초로 하여 보건지소와 군보건요원에게 특별훈련을 실시하였다.
- 도·군·면단위 기관장들에게 새로운 개발사업에 대한 소개 및 협조를 얻었다. 위와 같은 준비과정을 마친 후 1974년 9월 용인군 보건소의 모든 직원을 다목적 활용하기 위한 특별교육을 실시하였으며 1974년 10월에는 최초로 1개 면의 보건지소장(공의)과 3명의 보건요원의 훈련을 실시하였다. 나머지 10개면은 점차적인 요원 훈련을 실시하여 1975년 11월 말에 완전히 11개 면의 교육이 끝나 다목적 사업이 실시되었다.

이러한 새로운 보건사업의 운영에 있어서 보건소 Nursing unit의 기술적 감독과 지시는 보건지소 요원에게 절대 필요하다. 주임감독간호원은 보건소 소재지인 용인면과 인근의 다른 한 면의 다목적

요원을 직접 감독할 책임이 있다. 다른 3명의 감독간호원들도 각각 3개면씩 맡아 감독하고 있다.

(4)전반적인 사업기구로서의 Nursing unit의 기능

- 적어도 일주일에 한 번은 각 면을 방문하고 각 면보건요원은 매6주마다 2일은 감독간호원의 직접 지도를 받는다.
- 보건소 내 간호업무가 정상적으로 운영되기 위해 한 사람씩 교대로 감독간호원은 보건소에서 근무하는 것을 원칙으로 하며 진료실 업무를 수행한다.
- 매주 토요일마다 정기회의를 개최하여 문제점 토의와 해결방안을 모색하며 면·군·도단위 보건관계자들과의 의사소통을 원활히 유지한다.
- 진료실 간호요원을 포함하여 집단교육활동, 집단예방접종, 이동진료 등 특수보건사업에 참여한다.

(5)면 보건요원의 활동범위

지역별로 나누어 활동하여 기능의 효율화를 기한다. 즉 한 면에 3명의 다목적요원은 3개의 활동지역으로 나누어 활동하고 있다. 다목적요원은 가정방문, 보건지소 내의 활동, 상담, 집단 예방접종, 그룹활동 등과 같은 지역사회 활동을 통하여 업무를 수행한다. 요원은 근무시간의 2/3를 지역주민과 보내며 1/3은 보건지소에서 보내도록 계획한다. 월별 계획을 세우는데 3명의 보건요원은 계획과 수행에 서로 협동하여 보건지소에 남아있는 보건요원은 다른 요원지역의 환자를 돌보아주며 담당지역이 아닌 가구의 문제점이나 계획치 않은 방문을 보건지소 내에서 주관한다. 감독간호원은 월별 계획을 세우는데 도와준다.

(6)다목적 보건요원의 세부적인 활동내용

- 중요한 기본활동으로 각 가정마다 가구등록을 위한 가정방문을 실시, 가정기록부를 작성한다.
- 임산부를 등록, 산전진찰계획을 세워 등록시 알려주며 영유아 및 미취학 아동 전원을 등록한다.
- 만성 및 급성질환 환자를 발견하여 보건지소장에게 의뢰한다.
- 결핵환자를 발견하여 보건소에 의뢰하여 약복용, 투약 및 추후 관리를 한다.
- 환경위생상태를 가구마다 기록하여 적절한 조언과 해결방안을 모색한다.
- 일반적인 보건교육을 실시하여 정보를 수집 보고한다. 매년 1회 정기 가정방문을 실시하여 변화상태를 기록하고 보건정보에 만전을 기한다.

2)연구조사사업

1972년 11월 22일부터 1972년 12월 11일까지 용인군에서 시행하고 있는 보건활동을 강화하기 위한 체제를 개발하기 위하여 기초조사가 시행되었으며 여기에서 얻어진 자료는 새로이 고안된 체제하에서 보건활동이 수행된 후 나타난 결과와 비교 검토하는 데 많은 도움을 줄 것이다. 활용 가능한 보건인력의 실제업무와 활동량을 질적, 양적으로 분석하여 얻는 자료로 임무를 재분배하고 여러 가지 업무에 소요되는 시간의 재구성을 하는 것도 기획 수정의 한 방법이 될 수 있겠고, 실제로 지역사회에 무슨 일이 일어나고 있는가를 발견하기 위하여 특별히 고안된 설문서를 이용하는 방법도 있겠다. 용인군에서는 1972년 11월 22일부터 12월 11일까지 가구중심지역조사(Household-Oriented Community Survey)를 실시하였으며 1976년 10월부터는 운영분석(Operation Research Study)사업을 실시할 계획이다.

(1)기초조사(Baseline Survey)

조사방법으로는 첫째로 63개의 질문내용을 갖춘 설문지를 준비하였고 둘째로는 사전조사로 7명의 면담자를 선발하여 경기도 광주군에 있는 70가구의 부락을 선정한 후 면담자를 설문지 내용의 항목별로 교육하여 직접 26가구를 조사하였다. 그 조사결과를 분석하여 설문지 내용 중 불합리한 점은 수정하였다. 셋째로 표본추출을 하였는데 처음에는 용인군 11개면 모두를 포함하는 전 가구의 7~8% 표본조사를 실시할 예정이었으나 농업을 주로 하는 부락들은 거의 모든 면에서 성격이 비슷하였다. 또 기존 가용통계자료를 분석한 결과 각 자연부락의 통계자료가 서로 유사한 것을 발견하여 전 부락의 7~8%의 표본조사를 하는 것보다 전 부락수의 15%를 추출하여 선택된 부락의 전 가구 중 두 가구마다 한 가구씩을 표본으로 추출하였다. 표본 추출한 결과 1,200가구 7,126명을 대상으로 하였고 이는 용인군 전체의 6.8%의 가구, 7.37%의 인구에 해당되는 것이었다. 넷째로 실제 조사활동은 다음과 같다. 면담자는 사회학을 전공한 대학졸업생 12명과 용인군에서 10명이 선발되었다. 용인에서 선발된 10명의 가구의 주부 또는 50세 이상의 며느리들이었다. 조사가 시작되기 전에 면담자들에게 세부항목별로 교육이 행하여졌고 조사가 끝난 것은 1972년 12월 11일이었다.

조사결과 다음과 같은 자료가 수집, 요약되었다.

- 주민의 78%가 농업에 종사하며 65%가 자신의 토지를 소유하고 있었고, 60%가 자작농이었다. 가구의 약 3/4이 한 곳에 10년 이상 살아왔다.
- 문맹률은 대체로 높았고 학교 등록률은 상당히 높았다.
- 경제상태는 추정하기 어려웠으나 일반적으로 수입보다는 지출이 많아 비교적 빚이 많았다.
- 대부분의 가구가 자기가옥을 소유하고 있었으나 가족수(평균 5.9명)에 비해 가옥이 협소하였다.
- 라디오는 많았으나 TV, 신문은 적었다. 냉장고 보유율은 극히 낮았다.
- 주식은 보리를 많이 혼합한 쌀이었고 동물성 단백질은 섭취할 기회도 적었고 양도 충분치 못하였다. 달걀, 쇠고기, 돼지고기보다 생선과 닭을 섭취할 기회가 많았다.
- 주간 비누 소비량과 월간 대청소로 보아 개인위생상태는 비교적 만족할 만하였다.
- 전 가구의 1/3은 자전거를 소유하고 있었으며 택시와 버스 이용률도 높았다. 응급환자 발생시 42%가 택시를 이용하였고 24%는 버스를 이용하였다.
- 지난 3년간 의사 또는 조산원의 도움으로 분만한 경우는 13%였고 조산원이 분만을 유도한 것은 4%에 지나지 않았다.
- 사산을 경험한 가구는 7%, 자연유산 15%, 인공임신중절은 22%였다.
- 지난 12개월 동안 292가구(24%)가 분만을 하였는데 이것은 1,000명당 40.9의 출생률을 나타내었고 1971년 용인군의 42.9보다는 낮았다.
- 지난 12개월 동안 가구의 5%의 사망자가 있었고 1,000명당 사망률은 9.4, 1971년의 12.6보다는 낮았다. 영아 사망률은 1,000명당 14로 계산되었는데, 이것은 표본조사 당시 보고가 정확치 않은 듯하다. 사망원인으로는 노환이 25.4%, 순환계질환 20.9%, 종양 및 경련이 각각 9%, 소화기질환 4.5%, 전염성 질환 1.5%였다.
- 출생신고율은 76%, 사망신고율은 77%였다. 조사하기 전 2개월 동안 138가구(12%)의 가족(1~2명)이 보건소, 보건지소를 방문하였는데 방문원인으로는 가족계획상담, 예방접종, 건강진단, 결핵상담, 유아건강상담 등의 순서였다. 보건소, 보건지소를 방문하지 않은 이유는 "방문할 필요성을 느끼지 않는다."가 대부분이었고 "너무 바쁘다" "너무 멀다" 등이었다. 간과해서는 안 될 것은 그 중에는 보건소 보건지소에서 어떠한 진료를 받을 수 있다는 것조차도 모르는 사람이 있었으며, 보건소 보건지소의 요원들과 설비를 불신임하는 경우도 있었다.
- 면보건요원들 중에서 실제로 각 가구를 방문하여 활동하는 순서는 2개월 동안 가족계획요원 16.6%, 결핵요원 5.9%, 모자보건요원 5.8%였다.
- 가구원 42%가 보건소, 지소요원으로부터 가족의 건강을 돌보고 병을 예방하는 지식을 배웠다

고 응답하였으나 나머지는 그러한 보건교육이 시행되었는지조차도 모르고 있었다.

▪ 보건요원들에 의한 미취학아동의 예방접종은 지역사회 주민의 협조로 잘 이루어지고 있었다. 거의 대부분의 미취학아동이 예방접종을 받고 있었다.

▪ 지난 3년간 임산부를 가진 가구의 거의 대부분이 산전·산후관리에 관하여 상담을 받은 사실이 없었고, 상담을 받은 사람의 1/3만이 그 내용이 보건요원들의 상담내용과 같았다.

▪ 2세 이하의 어린아이를 가진 가구의 10%만이 보건소 지소의 육아상담실(well-baby clinic)을 정기적으로 방문하고 있었다. 만약에 산전·산후관리에 대한 상담이 행하여진다면 육아상담실 방문율이 높아질 것은 틀림없었으나 이미 산전·산후관리에 대한 상담을 받은 어머니의 3/4이 육아상담실 방문시 어린아이 없이 혼자 방문하고 있었다.

▪ 가임부부의 30%가 피임을 하고 있었으며 그중 루프 삽입 49%, 피임약 복용 33%, 그리고 기타의 순이었다. 경제적인 상태와 피임과의 상관관계는 이 조사로서는 확인이 안 되었으며 종교적인 문제는 피임에 어떤 영향도 미치지 못하였다. 자연유산이나 인공임신중절의 경험을 가진 가임부부가 경험이 없는 부부보다 피임법을 훨씬 더 많이 활용하고 있었다.

▪ 만성병 유병률은 6.2%였고 급성질환의 발병률은 매월 4.1% 연간 49.2%였다. 수술을 요하는 외과질환의 발병률은 연간 0.4%였다. 성별로는 큰 차이가 없었으나 남자가 여자보다 급성질환의 발병률이 높았다. 노년층에 만성질환의 유병률이 높은 반면 젊은 층에는 급성질환의 발병률이 높았다. 수술을 요하는 질환의 발생은 10~49세로 국한시켰다.

▪ 급성질환 중 전염성질환, 기생충질환이 75%, 소화기질환 10%, 증상은 있으나 진단 확인이 안 된 경우 4%, 호흡기질환 3% 등이었다. 급성질환자의 3/4이 의료기관에서 치료를 받지 못하였고 대신 대부분이 다른 곳에서 약을 구입하여 복용하였다. 치료도 못 받고 약 복용도 못한 경우는 9%였다. 치료를 받은 의료기관은 병원 54%, 개인의원 36%, 한의사 7%, 보건소 보건지소 3%였고 의료기관 치료를 받은 환자의 10%는 입원환자였다.

▪ 수술을 요하는 질환은 소화기질환 32%, 신경감각기질환 16%, 임신, 분만 및 산욕의 합병증 13%, 불의의 사고중독 및 폭력에 의한 질환 12%, 호흡기질환 10% 등이었다. 보통 입원기간은 1~2주였으며 치료비는 대부분 10,000~100,000원이었다. 61%가 완전회복이 되었고 39%는 완전히 회복되지 못하였으나 이중 약간 명은 회복기에 있었다.

▪ 만성질환자 중에서 소화기질환 27%, 신경계 및 감각기질환 23%, 호흡기질환 13%, 순환기질환 11%, 전염성질환 중 기생충질환 8%였다. 전염성질환에는 폐결핵도 포함시켰다. 대부분의 경우가 3년부터 시작하여 10~14년의 기간을 앓고 있었으며 4%만이 입원 중이고 5%는 정기적으로, 32%는 간헐적으로 외래진료를 받고 있었고 60%는 아무 치료도 못 받고 있었다. 어떤 치료혜택도 못 받고 있는 환자 중 83%가 치료를 받은 적이 없다고 하였다.

▪ 요약하면 급만성질환을 처치할 수 있는 시설이 제한되어 있어 급성질환자의 77%, 만성질환자의 60%가 치료를 못 받고 있었고 이 만성질환자 중 83%가 치료를 받은 적이 없다고 실토하였다. 그 이유는 의료시설이 없는 것과 경제적인 이유 등이었다.

▪ 환경위생상태는 일반적으로 좋지 못하였으며 대부분이 초가집이거나 슬레이트 지붕이었다. 전기를 사용하는 가옥은 47%였고 가구의 1/2 이상이 통풍상태가 좋지 않았다. 배수상태도 나빴으며 쓰레기처치도 불결하였다. 거의 대부분의 가구가 두세 군데 쓰레기 퇴적장, 인분 퇴적장 등 파리가 서식할 장소가 있었다.

▪ 대부분의 주민들은 우물과 펌프에 식수를 의존하고 있었다. 50%가 펌프를 사용하여 38%가 덮개 없는 우물통을 사용하여 3%만이 덮개 있는 우물을 사용하고 있었다. 이 우물과 펌프의 대부분이 인분, 쓰레기 오염이 쉬웠으며 우물의 8%만이 오염가능지역으로부터 15m 이상 떨어져 있었다. 우물의 반 정도가 가끔 보건요원에 의해 소독권고를 받았으나 실제로 소독한 것 같지는 않았다. 가구의 1/4은 식수를 안전한 상태로 보관하고 있었으며 55%가 소독 없이 식수로 사용하고 35%는 끓여서 사용하여 소독약을 사용하는 경우는 10%에 불과하였다.

(2)운영분석 연구(Operation Research Study) 사업

용인군에서는 1976년 10월부터 1977년 5월까지 OR Study를 계획하고 있으며 이 연구사업의 목적은 현재 실시되고 있는 본 사업의 인원, 물자, 수용력을 포함한 각종 자원을 분야별로 분석하여 이 시범사업을 최종 평가하여 결론을 얻고, WHO나 다른 국제기관에서 항상 지원할 수 없으므로 그들의 지원 없이 지역보건사업을 실시하는데 효율적인 보건사업을 위한 방향을 모색하는 데 있다. 접근방법으로는 먼저 개념상의 골격을 완성하여 프로토콜(protocol)을 만들어 수행방법, 수행과정 등을 계획한 후, 여기에 소요되는 자원을 마련하고 이 프로토콜에 따라 세부 분석이 실제로 현장에서 조사될 예정이다. 여기에서 수집된 기초 자료를 분석하여 용인군에서 적용되어온 의료전달체제의 활동에 관계되고 영향을 미칠 수 있는 문제점을 도출하여 해결방안을 마련하여 수정을 가한 후 이 수정된 체제의 수행 적합성, 지역사회반응을 다시 현장에서 직접 테스트하여 평가한 다음 최종 보고서가 작성될 예정이다.

6. 결론

① 적은 보건지소 운영예산과 기존 보건요원을 가지고 현존보건의료제도를 활용하여 1차 건강관리 사업을 유효하게 수행할 수 있다는 가능성을 제시했다.

② 1차 건강관리 전달제도의 적절한 기능을 수행하기 위해 보건요원들의 재훈련과 활동통합은 절대 필요한 것이다.

③ 보건소 Nursing unit는 면 단위 보건지소 운영을 위한 기술제공 및 지도협조에 필수적이다.

④ 보건지소장은 보건지소의 행정적 관리업무 수행에 필요하다.

⑤ 면 보건요원의 근무지를 면사무소에서 보건지소로 전환하는 것은 보건사업의 질적 향상을 위해 절대 필요하다.

⑥ 가정기록부에 기록된 건강 및 보건기록은 미래 국가단위 보건계획, 진행에 큰 기여를 할 것이다.

⑦ 조직적이고 계획적인 활동이 수행될 때 특별계획이 가능하다. 즉 각 가정마다 가구등록을 거쳐 영유아와 미취학 아동이 완전히 등록될 때 하향식의 집단 예방접종계획보다는 개인별 예방접종계획과 적절한 목표를 세울 수 있다.

⑧ 새로운 시범사업 전에 군 감독간호원들로부터 직업훈련을 충분히 받아야만 일선 면보건요원의 사기와 책임감 및 확신을 얻을 수 있다.

7. 요약

경기도 용인군 종합보건개발사업은 1971년 보건사회부 주관하에 WHO, UNICEF의 지원으로 시작되었으며 시범사업 활동과 목적을 수행하기 위하여 경기도의 협조로 용인군이 선정되었다. 처음에는 기초조사가 수행되었으며 이에 따라 우리 실정에 적합한 의료전달체제가 개발되었고 점차 용인군의 모든 면에 확충, 적용되었다. 현 상태는 이러한 시범사업의 마무리 작업으로서 그동안의 실적을 평가하여 한층 더 우리 실정에 적합한 의료전달체제로 개선하기 위하여 운영분석사업을 1976년 10월부터 1977년 5월까지 계획하고 있으며 1977년 5월에는 최종보고서가 출간될 예정이다.

고려대학교 여주군 보건시범사업

- 이 글은 「도시농촌별 일차보건의료의 접근」(고려대학교 지역사회보건개발위원회, 1993)과 「지역사회 보건과 건강증진」(남철현 외) 에서 발췌 정리한 것입니다.

1. 사업의 추진배경 및 목표

1)추진배경

사회복지와 국민보건향상을 위한 경제개발 5개년계획이 세 번에 걸쳐 실시된 1976년을 전후하여 우리나라 경제는 고도의 성정을 이루었다고 인정되며 1975년 수출액이 50억 8천만 불로 거의 수입실적 72억 7천만 불에 육박하여 국제수지 흑자를 눈앞에 두고 있었다. 당시 국민총생산은 90억 8천만 불(1인당 532불)이었다. 한편 1975년 국세조사에 의하면 인구는 약 3,468만 명(밀도는 3561.2㎢)이었다. 출생률 24, 사망률 7로써 인구자연증가율은 16.8이었으며, 급속한 공업화에 따라 농촌인구 대 도시인구가 52 대 48로 되었다. 전국의료기관의 반 정도가 서울과 부산에 집중해 있고 병상수가 외국에 비해 적음에도 불구하고 병상이용률은 60% 내외에 불과하였다.

전국에 무의면이 많아 1977년부터 공중보건 장학제도를 시행하여 4~5년 후부터 무의지역에 파견하려 시도하였고 1980년부터는 군 수요에 충당하고 남은 의사 또는 치과의사를 군복무기간만큼 정부가 지정한 지역에서 근무하게 하는 공중보건의사제도를 도입하였다(농어촌보건의료를 위한 특별조치법, 1980.12.31). 당시 몇 개의 부락단위로 보건진료소를 설치하여 24주간 직무교육을 받은 간호사 또는 조산원이 보건진료원이란 자격을 갖고 주민들에 대한 보건예방활동 및 경미한 환자에 대한 1차진료를 담당하도록 하였다. 1977년에 국민소득이 1인당 800불선을 넘어섰다. 이에 따라 정부에서는 제4차 경제개발 5개년계획에서 사회개발에 역점을 두었고 그 일환으로 영세민 의료보험 및 500명 이상을 이용하는 사업장의 직장의료보험제도를 도입하였으며, 전국민의 20% 정도가 의료보험의 혜택을 입을 수 있게 되었다. 1988년부터는 전국민에게 보험제도를 확대 실시하였다.

1977년 당시 정부는 영세민 직장의료보험제도를 수립하면서 증대되는 의료수요에 대응코저 공업단지 및 의료취약지구에 병원 설치계획을 수립하였다. 그 계획에 의하면 제4차 경제개발 5개년계획이 끝나는 1981년까지 의료수요가 급증하는 신흥공업단지와 의료시설이 부족한 의료취약지구를 대상으로 25개 병원(2,500병상)을 설치하여 의료시혜의 기반을 확충하고 균형있는 의료공급체계를 확립하겠다고 하였다. 이에 맞추어 고려대학교는 1978년 8월 대전, 울산, 반월, 구로, 여주, 제천지역에 의과대학 부속병원 분원 설립계획을 수립하여 보건사회부에 제출하였다. 그 후 본 사업계획은 구로, 여주, 반월, 제천지역의 분원설치계획으로 축소되어 1978년 9월 한국보건개발연구원(후에 보건사회연구원으로 바뀜)이 타당성조사를 실시하여 결국 여주, 구로, 반월지역으로 확정되었다.

1983년 3월 16일 한독각료(노신영 외부장관과 Herbert Beyer)간에 본 차관사업의 합의가 이루어졌다. 병원의 건립을 위한 외자는 1978년 4월 17일 서독에서 개최된 제8차 한독경제협력회의에서 합의한 바에 근거하였으며, KFW평가단이 건립인준한 시기는 1979년 말이다. 평가단은 차관제공 조건 중 마지막 항에 고려대학교가 병원을 건립하는 여주, 구로, 반월에 지역사회보건사업을 실시할 것을 명기하였으며, 1980년 고려대학교 예산으로 사회학자 1명을 채용하여 3개지역보건사업을 위한 기초조사를 실시하도록 하였다. 독일기술협력공사(GTZ)는 DM 1,455,400을 제공하여 4년간 총 DM 2,246,958을 투입하기로 합의하고 이 구체적인 내용은 1982년 9월 17일 고려대학교 GTZ 협의서에 넝시하였다. 1982년 10월 1일부터 사업이 시작되어 1986년 말 끝내기로 하였으나 사업 연장의 필요성이 인정되어 1987년 1월부터 진행되어 1990년 말로 사업을 종료하게 돼 편의상 앞의 것을 전기, 뒤의 것을 후기 사업으로 나누어 명명하도록 한다.

2)목표

본 사업은 사회·경제적으로 한국문화에 적합한 포괄적 보건사업체계의 모형을 개발하기 위한 것이며, 궁극적으로는 현존하는 지역사회 자원을 이용하여 병원 기능을 통합하고 그로 인해 본 사업지역 내에서 보건사업, 연구활동 및 교육활동을 실시하는 것이다. 본 사업이 가진 네 가지의 목표는 다음과 같다.

① 지역사회에 적합하고 또한 통합된 기능을 가질 수 있는 새로운 병원이 될 수 있도록, 모든 지역사회 보건자원을 적절히 운용할 수 있는 보건분야 체제로 통합하여 포괄적이고 사회 문화적으로 적합한 지역사회 보건사업의 모형을 개발하고자 한다.

② 통합된 보건봉사 체제의 개발을 돕고 성공적으로 적용, 운영할 수 있도록 하기 위하여 보건사업연구를 실시하고자 한다.

③ 상기 연구결과는 지역사회 보건과 병원사업 기능의 지속적인 적응과 증진을 위해서 활용하고자 한다.

④ 의학도와 간호학도를 위한 지역사회 보건사업 분야의 훈련장으로 제공하고 개발된 보건의료 방법들을 의학 교육에 활용하고자 한다.

2. 사업의 추진과정

1)사업의 시작

1982년 10월 4일 고려대학교 지역사회보건개발위원회가 발족되면서 본격적인 사업이 시작되었다. 위원장은 차철환 교수, 사업실무대표에 염용태 교수, 그리고 의과대학장, 여주·구로·반월병원장이 당연직 위원으로, 그 외 관련연구소 소장을 필요에 따라 위원으로 추대하도록 하였다.

2)시범지역사회의 특성

(1)여주지역사회보건사업

여주지역사회보건사업은 1982년 경기도 여주군 점동면을 대상으로 사업을 전개하였으나 1988년부터는 여주군 여주읍에 있는 고려대학교 여주병원을 중심으로 여주군 관내 전체 지역을 대상으로 사업을 전개하였다.

여주지역은 전형적인 농촌지역으로 점동면은 여주군 1개읍 8개면 중의 하나로 여주군청으로부터 약 11.1㎞ 떨어져 있으며 면적은 약 71.07㎢이다. 인구수는 시범사업 초기에 7,125명에서 말기인 1990년도에 5,659명으로 주민수가 약 1,466명 감소했음을 알 수 있고, 평균가구원수도 점차 줄어 핵가족화되고 있음을 알 수 있다. 호적에 의한 인구동태신고를 보면 출생신고수와 사망신고수가 다같이 줄어들고 있으나 출생자수가 사망자수에 비해 급격히 감소하고 있음을 알 수있다. 이는 농촌지역이 젊은 생산연령층의 유출과 소자녀관 정착으로 출생아수는 감소하고 있는데 비해 노인인구층의 증가로 인한 노령화 현상으로 사망수는 급격한 변화가 없는 것으로 추론된다.

(2)구로 6동 지역사회보건사업

사업 착수 당시 서울시는 17개구로 구성되어 있었다. 구로6동은 구로구의 28개동의 하나로 서울시 북서변두리에 위치하고 있으며 동 전체면적이 약 0.4㎢로 구로구 전체의 1.05%를 차지하고 있었다. 구로6동의 오른편을 따라서 흐르는 도림천은 주민들의 생활환경에 심각한 악영향을 주는 요인의 하나로 평상시에는 구로공단의 공장폐수에 오염되어 있으며, 특히 여름철에는 상습적으로 범람하여 도림천 뚝방에 있는 13,14,15,16,21통 주민들 뿐만 아니라 구로6동 전주민들의 생활기반 및 환경위생에 큰 타격을 주고 있었다. 1982년 당시 구로 6동의 주민수는 14,164명이었고 청장년층의 비율이 월등히 높았다.

1982년부터 실시된 구로6동 지역사회 시범보건사업은 동단위 보건의료조직을 구축하여 도시 일차보건의료를 향상사키기 위한 효과적인 방안 개발에 목적을 두고 시범사업을 실시하여 성과를 올렸다. 그 성과(봉천동 시범사업 포함)를 토대로 1987년 정부는 도시 일차보건의료사업 실시를 위해 3개 지역(구로6동, 봉천2,5,9동, 상계4동)에 진료센터를 건립했는데, 구로구는 구로6동에 구로6동진료센터를 설치하였다. 이 센터에서는 모성보건사업, 영유아보건사업, 가족계획사업, 결핵관리사업, 지역사회보건관리사업을 추진했다.

3. 사업 내용

1)보건사업관련 요원의 교육

전·후반기 8년 동안 지속적으로 이루어진 교육은 마을건강원 교육이었다. 처음 29명이던 마을건강원 수는 다소 변경이 되기는 했으나 충원에 큰 애로는 없었다. 매월 정기모임이 점동면 보건지소에서 이루어져 주민의 보건정보를 수합하며 문제가 있을 때 이를 토의하고 해결책을 강구하도록 하였으며, 토의가 끝나면 소정의 보충교육이 실시되어 소지역별 토의가 보건진료원 중심으로 이루어졌다. 마을건강원 자체기금 축적을 위해 사업전기 후반부(1985.9)부터 시작한 참기름 판매사업을 통한 기금이 증대됨에 따라 마을건강원들의 열의는 점차 증대되었다.

후반기사업이 마감하는 시기에 이르러서는 여주병원에 일차보건의료사업을 담당할 수 있는 간호사를 1명 배치하여 병원과 지역사회를 연계하는 창구역할을 하고, 병원에 주민건강증진을 위한 특수보건사업프로그램(예:주민건강진단, 자궁암집단검진)을 계속 운영할 수 있기를 바랬으나 여건이 되지 못하여 아쉬웠다.

보건진료원 및 공중보건의사의 정기모임이 후반기 사업기간에 활성화되었다. 후기 사업의 특징인 보건교육의 지역확대방안의 일환으로 점동면 내에서의 교육을 여주군 전체로 확산하면서 우선 여주군 내 모든 보건진료원과 공중보건의를 대상으로 확대 실시하였다. 여주군 내 13명의 보건진료원과 8명의 공중보건의는 매월 1회 여주병원 회의실에서 2시간 정도의 모임을 갖고, 보건진료원은 일차보건의료와 기본임상의학 여러분야에 대한 지식을, 공중보건의사는 지역사회보건사업과 임상각과의 기본진료실무를 주제로 강의 및 세미나를 진행하였다.

이같은 교육으로 보건진료소, 보건소 그리고 병원의 각과와 연계를 돈독히 할 수 있는 계기를 마련하였으며, 이 과정에서 환자후송문제 등 의료기관과의 수준차이에서 오는 제반문제 해결에 도움을 받기도 했다.

2)주민보건서비스

전반기의 보건서비스는 점동면 및 구로6동 지역의 주민참여를 유도하기 위하여 기본보건서비스에 해당하는 사업을 펼쳐나가는 것이 골자였다. 여기에 특히 구로6동사업소와 점동면 보건지소의 활성화와 기존 의료기관 즉 고대 여주병원 및 고대 구로병원의 연계 강화였다. 즉 모자보건 및 가족계획사업, 주민보건교육이 기본업무이고 점차 성인병관리를 위한 사업으로 고혈압관리, 자궁암검진사업 그리고 만성감염병관리사업으로 B형 간염검사와 결핵관리 등을 추가하였다.

(1)주민건강진단사업

전반기 사업이 종료될 즈음 점동면 농업협동조합이 시도한 이익환원사업의 일환인 주민건강진단사업이 실시되었다. 1987년 농업협동조합이 스스로 착수한 주민건강진단사업이 성과를 거두지 못하여 그 기획과 운영을 본 사업측에서 위탁받아 여주병원과 협의하에 확대실시를 시도한 것이다. 해당 읍·면 단위농협조합원과 그 가족을 대상으로 농촌의 바쁜 시기를 피하여 추수 전이나 추수 후에 실시하였다. 검진장소는 고려대학교 여주병원 회의실에서 실시하였고 검진항목은 B형 간염검사, 체격검사, 신장병검사, 고혈압검사, 시력검사, 결핵검사, 당뇨병검사, 청력검사, 내과진찰의 9개 종목으로 하였다. 마을건강원 또는 영농회장을 통해 홍보를 하였고 1987년에서 1990년 사이에 6회 프로그램이 운용되었다. 이 기간 중 검진받은 주민수는 2,761명이다.

최소한의 본인부담금으로 양질의 신체검사를 받고 그 결과통보에 정확성, 신속성을 감안한 사업으로 그 파급효과가 커져서 여주군 전체로 확산되었으며 농협중앙회(서울)에서도 정책에 반영하기도 했다.

(2)자궁암검진사업

사업 전반기(1985)에 점동면에서 시범적으로 실시하였던 자궁암검진사업을 점동면 이외의 주민들로부터 요구가 많아 여주군 전체로 확대 실시하여 현재까지 지속되는 보람찬 사업 중의 하나이다. 자궁암은 크게 자궁경부암과 자궁체부암을 나눌 수 있는데 부인암 중에서 가장 빈도가 높은 암 중 하나라고 할 수 있다.

자궁암집단검진사업은 여주군 관내 거주여성들을 대상으로 여주군보건소, 여주군 관내 보건지소, 여주군 관내 보건진료소의 협조하에 시행되었다. 자궁암집단검진을 위한 홍보방법은 마을건강원이 있는 지역은 마을건강원을 통해, 마을건강원이 없는 지역은 부녀회장을 통한 홍보방법을 사용했다.

이 사업은 자궁암집단검진사업을 병원에서 정기적으로 운영될 수 있는 자궁암집단검진클리닉으로서의 운영가능성을 타진하기 위한 시도였으므로 월 2회 정도 격주로 실시하는 것이 적합하다고 판단, 월 2회 실시하는 것으로 하였다. 검진장소는 고대 여주병원 산부인과 외래진료소로 하였고 산부인과 주관 하에 자궁암집단검진클리닉을 운영하도록 하였다.

일차보건의료기관 종류별 자궁암집단검진 실시현황을 살펴보면 보건지소 지역은 10.6%로 보건지소에 근무하는 공중보건의사는 소극적인 태도를 보였고, 보건진료소 지역은 89.4%로 대부분이 보건진료소 지역에서 참여했다. 즉 점동면 지역을 제외하고는 여주군 관내 타지역은 보건진료소지역만 자궁암집단검진사업에 참여했음을 알 수 있다. 보건진료원이 이 사업에 호의적으로 적극 참여하였던 것이다.

〈표 1〉 연도별 자궁암 검진현황(1986년 12월~1990년 6월 현재)

연도	검진사업횟수	검진자수(%)	평균검진자수
1986	4	93(5.3)	23
1987	8	297(16.9)	37
1988	21	418(23.7)	20
1989	28	666(37.8)	24
1990	13	287(16.3)	22
계	74	1,761(100.0)	24

(3)간염관리

우리나라 B형 간염 표면항원 양성자가 약 10%에 달하며 표면항체 양성자가 약 40%에 달하고 있는 사실은 잘 알려져 있다.

이에 본 사업에서는 사업전반기 초기부터 한국건강관리협회에 의뢰하여 항원 항체검사를 실시토록 하여 본 사업에서는 가교역할을 하였으나, 항원 양성자에 대한 대책이 없어 딜레마에 빠지게 되었다. 물론 수직감염에 대한 예방대책을 홍보하였으나 가시적 효과의 한계성 때문에 적극적으로 전개하지 못하고 소극적이며 간헐적으로 필요에 따라서 실시할 수밖에 없었다. 항원 양성자에 대한 대책 이외에 항체 음성자에 대한 예방접종 접근성(가격)의 문제도 제한요소로 등장하였다. 간염검사는 전기사업과정에는 점동면 보건지소와 2개의 보건진료소, 후기에는 고려대학교 여주병원에서 실시하였다. 검진결과 통보는 개인별로 통보서식을 작성하여 마을건강원에게 배부하여 마을건강원이 가정방문을 하여 검사결과지를 전하여 주도록 하였다.

(4)고혈압관리

평균수명 연장에 수반하여 성인들에게 점차 심각해지는 고혈압문제를 직접 주민수준에서 접근하고자 농촌에서는 마을건강원에게 일정교육을 실시하고 가정방문시 성인들에게 혈압측정을 실시하고 고혈압 해당자는 일단 보건지소에서 재검사를 하도록 하였으며, 도시지역인 구로6동사무소에서는 매주 1회씩 고혈압상담실을 설치하여 혈압 측정과 보건교육상담을 실시하였다. 방문자들은 이를 통해 정기적으로 혈압을 측정하고 식이요법 등 건강상담을 받을 수 있음에 대해서 만족한 반응을 보였다. 그러나 방문자들의 대부분이 투약이 필요한 상태여서 투약에 대한 요구가 강하였다.

(5)모자보건 및 가족계획사업

출생아 중심의 모자보건과 가족계획사업을 시도하고자 전반기 중간(1985년)부터 구로6동사무소에 등록된 출생아를 파악하여 신생아관리, 산후관리, 예방접종, 영양관리, 성장발육, 산후가족계획에 대한 우편물을 발송하여 우편물을 통한 보건교육을 실시하고(생후 1~2개월), 생후 3개월이 되면 보건간호사가 가정방문을 실시하였다. 이 때 성장발육을 평가하고 이유식에 대한 교육을 실시하며 예방접종안내를 다시 실시한다. 생후 7개월이 되면 해당지역 부녀회원이 다시 방문하여 이미 권유한 사항들의 실시상태를 점검하고 미비사항을 다시 권유하고, 생후 15개월이 되면 보건간호사가 방문하여 추가접종을 점검하고 가족계획상담을 실시하며 임산부가 발견되면 산전관리를 적극적으로 권유하여 모자보건분야에서 현실적으로 가장 부진한 산전관리사업을 체계적으로 시도하는 것이다.

그러나 인적자원의 투자가 큰 일종의 노동집약적인 서비스이기 때문에 농촌까지 제도적으로 시도하지는 못하였다. 그러나 도시밀집지역에서는 전국적으로 확대실시해 볼만한 사업으로 판단되었고, 사업이 종료될 때까지 구로 6동에서는 원활히 수행되었다.

(6)기생충관리사업

1976년 초에는 우리나라 인구의 80% 이상이 한 종류 이상의 윤충류에 감염되어 우리나라를 "기생충 왕국"이라고까지 했으나 급격한 사회문화의 발전으로 1980년대 중반인 현재는 특정지역을 제외하고는 기생충 감염자가 거의 없는 실정에 이르렀다. 따라서 구로6동의 경우 기생충문제는 별로 심각하지 않으나 여주지역은 남한강 지류의 영향을 많이 받아 간디스토마(간흡충) 충란의 감염률이 상당히 높은 지역으로, 학교를 통한 채변검사결과 기생충감염자는 총 검사자 10,082명 중 11.1%앤 1,120명이었다.

시범사업측은 열대풍토병연구소와 협력하여 보사부 만성병과로부터 간흡충 치료제인 디스토시드를 수령 받아 여주병원과 협렵하여 간흡충과 요꼬가와흡충에 대한 치료사업을 전개하였다. 사업 전반기에 점동면 뿐 아니라 여주읍까지 포함하여 대대적인 기생충 구충작업을 시도하여 충란양성자에게는 직접 구충제를 복용시켰다. 이 지역에서 문제가 되는 간디스토마는 한강지류의 물고기(특히 붕어종류) 생식이 문제되어 구충제 복용과 동시에 민물고기생식을 금하라는 보건교육이 철저히 시행되었다.

그러나 2년 뒤 다시 충란검사를 실시한 결과 종전의 구충제 복용자의 대부분이 다시 양성이어서 지식의 전달은 쉬우나 의식구조의 개선과 나아가 바람직한 건강행위로의 전환은 역시 어렵다는 현실을 깨닫게 되었다.

3)지역사회모형의 개발

보건의료기관들이 지역사회 주민들에게 양질의 의료를 효율적으로 제공하고 지역보건수준의 향상에 기여할 수 있는 방안은 지역사회 내 기존 인력과 시설을 최대한으로 활용하고 각급 보건의료기관들의 기능분담을 유도하여 각 기관이 담당해야 할 고유의 업무에 충실하게 함으로써 의료자원의 활용을 효율화할 수 있을 것이다.

지역사회 여건에 적합하고 통합한 서비스를 제공할 수 있는 새로운 병원 모형을 개발하고 이와 연계하여 보건의료자원을 유기적을 통합할 수 있는 새로운 지역사회 보건사업 모형을 개발하는 것이 바로 본 사업의 목표 중 하나이다. 그 목표를 실현하기 위해 시도한 좋은 예는 여주 고대병원을 중심으로 환자의뢰프로그램으로 시범사업소가 점동면에서 여주읍에 있는 여주병원 관리과(지역사회보건과)로 1987년 5월에 이전하여 보다 활발하게 진행되었다.

본 사업이 지역사회보건자원을 유기적으로 통합하고자 시도한 내용은 다음과 같다.

(1)군단위 공공 보건의료자원 활동에 참여

① 보건지소 및 보건진료소에 의뢰한 환자에 대한 관리
② 보건지소장 및 보건진료원에 대한 기술적 지원 및 보수교육과정 운영
③ 병원이 지역사회보건사업 직접 참여 특별사업 프로그램 개발을 통한 치료 및 예방교육
④ 여주군 점동면 주민에 대한 의료부조

(나)집단검진을 통한 환자 발견 및 병원 의뢰를 통한 치료 제공

① 결핵집단 검진 및 추후관리
② 건강진단 및 진료 실시
③ 간염집단 검진 및 추후관리
④ 기생충검사 및 투약 실시
⑤ 자궁암 검진 및 추후관리

4. 사업 평가와 교훈

본 사업을 간략히 평가해보면 먼저 여주군 점동면 보건지소 사업에 있어서는 모성 및 영유아 보건사업에서 진전이 있었다. 면내 보건진료소 사업의 경우도 주민들의 집단보건교육 및 보건상담의 경우 질적, 양적으로 크게 진전이 있었다고 판단된다. 그러나 면보건요원의 업무측면에서는 괄목할 만한 진전이 없었다.

지역사회 자생조직의 참여 즉 마을건강원들의 동기화에 크게 진전이 있으나 주민들의 사랑을 얻기에는 시기상조였다. 그들의 기능면에서는 거의 만족할만한 단계에 올랐다. 주민의 보건에 관한 지식, 태도, 행동의 변화에 있어서도 변화가 있었다. 영유아 보건분야에서는 예방접종률의 향상이 있고 모성보건에서는 산전 및 분만관리에 관한 지식이 향상되었고 가족계획에 관한 지식 및 실천율이 증가하였다. 보건사업 수행자원에 대한 태도도 긍정적으로 변했으며, 본 사업에 대하여 주민의 50%가 능동적으로 접근하여 참여하고 69%는 실제로 유익하였다고 인정하였다.

위의 요약된 평가성적을 근거로 결론을 유도하면 본 보건사업은 기존 보건자원의 활성화, 보건사업을 위한 하부조직의 개발, 주민의 보건에 관한 지식, 태도, 실천의 고무 등의 국면에서 뚜렷한 효과가 있어 어느 정도 성공적이라고 인정된다. 그러나 앞으로 고려해야 할 몇 가지 문제는 예를 들면 주민의 경제수준과 연관 지을 것인가 하는 것과 보건하부조직 특히 마을건강원이나 부녀회조직이 보건사업부문에 외부지원 없이 활용될 수 있는 방안의 모색 등이다.

과거 지역사회 보건사업이 지역주민이나 다른 전문분야 전문가들의 무관심이나 냉대 속에서 소수의 보건의료 전문가들의 선구적이고 열정적인 노력에 의해 개척되어 이후 보건의료계에서 주목을 끌게 되었지만 현재는 그 열기가 식어가고 있다. 그러나 과거 보건에 관심이 적었던 일반주민이나 다른분야 전문가들은 이제 건강과 보건문제에 관심을 보이고 있고 또 환경보호운동에서 보

는 것처럼 조직화되어 열성적으로 참여하고 일정한 성과를 얻고 있다. 보건의료인들도 주민들의 변화하는 건강문제와 건강욕구에 능동적으로 대처하는 지역사회보건사업의 정신이 다시 진작되기를 기대한다.

순천향대학교 음성군 보건시범사업

- 이 글은 「보건사업 40년의 회고와 전망」(방숙, 지역보건의료 제4권 1호 통권 제5호, 2000)에서 발췌 정리한 것입니다.

1. 음성지역 보건의료사업 개요

음성군 지역보건사업에 관한 자세한 보고서는 「순천향 음성병원 진료권내 보건의료사업 연구 보고서」(지역의료자원의 활성화를 위한 다학문적 접근, 순천향대학 인구 및 지역사회의학연구소, 1989.3)에 수록되어 있다. 여기서는 그 일부를 요약하여 소개하기로 한다.

1)음성사업의 목적

보건의료자원의 효율적 활용을 위해서는 일정의료권 내에 있는 모든 보건의료자원들이 상호 유기적 관계를 갖는 하나의 체계적 단위로 구성되어, 이 체계를 바탕으로 기능분담이 이루어져야 할 것이며, 또 그 체계화와 기능 분담은 "주민(이용자)"의 입장에서 고려되어야 한다. 음성사업은 지역사회의 보건의료문제를 지역사회주민의 입장에서 해결의 실마리를 찾아보고자 하는 데 그 목적이 있었다. 다시 말하면 "사회적·문화적인 측면에서 지역주민에게 부합되는 보건의료자원들의 연결 및 효율적 기능화를 통한 보건의료전달체계의 개발"이라 할 수 있는 것이다. 이것을 위한 방법으로는 지역사회에 대한 보건의료 제공자의 이해와 지역사회 주민의 참여에 기반하는 참여연구(participatory research)와 참여연구를 지원, 평가하는 다학문적 접근을 하는 것이었다.

2. 사업 및 연구내용

1)음성지역의 개관

본 사업 대상지역인 음성군은 충청북도 북부에 위치하는 군으로서 2개읍 7개면으로 구성되어 있고, 인구는 1985년 당시 약 9만 명이다. 이중 본 사업에서 시범지역으로 하는 지역은 순천향음성병원에서 지리적으로 멀지 않은 소이면과 원남면 등 2개면이며, 이들 면의 인구는 각각 6,632명, 7,245명이었다.

(1)지역진단(Community diagnosis)과 사업방향(model) 설정을 위한 기초연구 (1985.1~1985.8)

음성사업의 방향과 사업의 내용을 구체적으로 설정하기 위해서는 음성지역이 갖는 보건의료문제를 보다 정확히 파악, 진단하기 위한 기초연구가 선행되었다. 이 기초연구는 1985년 1월부터 8월까지 8개월간 시행되었으며, 그 세부적 연구과제로는 "역학적 기초조사", "지역사회조직 연구", "병원이용률 연구", "인류학적 지역진단연구" 등이 있었다. 이러한 연구들을 통하여 음성지역 주민들이 보건의료자원을 이용함에 있어 어떠한 경제적·사회적 그리고 문화적 장애요인이 개재되는가를 밝히고자 하였는데, 주로 산업화에 따른 농촌사회의 인구변화, 노동력변화에 따른 보건관리문제, 환경오염문제, 의료전달체계의 이용실태 파악, 그리고 지역보건협의회 구성이 가능한 지역사회의 관계 망과 조직은 무엇인가를 분석하였다. 이러한 기초연구의 결과, 음성병원을 비롯한 지역의료자원을 효율적으로 활용하기 위해서는 다음 그림과 같은 상호연계체계가 필요하다고 사료되었다.

〈그림 1〉 지역보건의료자원의 연계체계

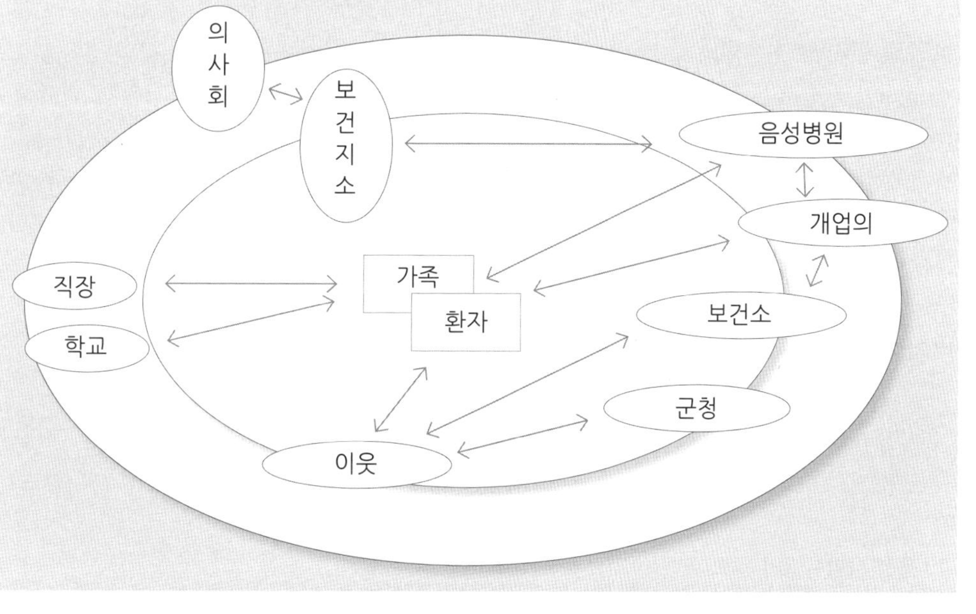

한편 이러한 지역진단을 위한 기초연구와 우리나라 기존 보건사업의 경험을 바탕으로 음성사업의 모델을 설정하기 위해 전술한 바와 같이 "한국의 기존지역 시범보건의료사업에 대한 평가세미나"를 개최하였는데, 여기에서 제기된 문제들(전기함)을 논의한 결과 본 사업의 방향성은 ① 시범사업의 조직, ② 시범사업의 내용, ③ 지역사회참여, ④ 재원조달 등 네 가지로 요약될 수 있었다.

2)사업의 전개(1985.9~1986.12)

(1)사업의 조직

지역사회의 자체적인 사업추진이 가능하도록 군수를 위원장으로 하는 군 운영위원회를 결성하고, 그 산하 집행실무기구로서 시범사업소를 두도록 하였다. 이러한 사업조직은 본 음성군의 지역보건사업이 민·관·학(음성병원, 음성군, 순천향대학)의 삼위일체적 사업이라는 의미를 나타내는 것이다. 본 사업의 기본인력은 다음과 같다. 시범사업소에는 일차보건의료자원의 진료기능강화 및 자원간의 중재역할을 위한 가정의학전문의 1명과 지역사회의 보건간호교육과 훈련 및 주민교육자료 개발을 위한 보건간호원 1명, 그리고 지역사회참여와 보건문제연구를 위한 보건연구원 1명을 배치하였다.

〈그림 2〉 음성 시범사업 기본 인력

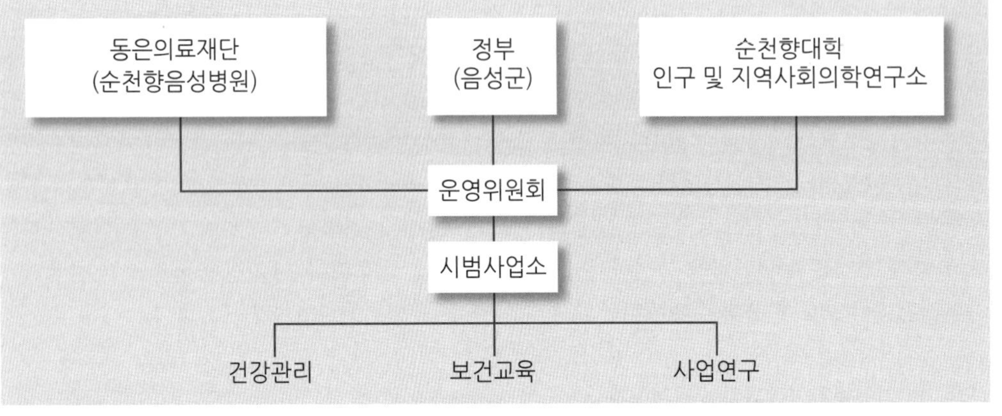

대학에서는 예방의학(역학 : 방숙, 이인숙), 보건통계학 교수(한성현), 가정의학전문의(김양호, 조홍준), 보건간호원(이정자, 최정심), 사회학(정경희), 의료인류학(김은실, 강득희, 김종호, 백귀순), 보건정보학(채영문, 정영철) 각각 1명씩 계 7명(연인원 13명)이 참여하였으며, 보건소에서는 보건소 및 보건지소 직원이, 음성병원에서는 병원 직원이 참여하였다. 본 사업에서는 이러한 인력들이 상호 긴밀한 연계아래 참여연구(participatory team approach)가 되도록 운영위원회는 3개월마다, 시범사업소는 매 주일마다 모임을 갖고 사업의 내용을 검토하였다.

(2)보건의료서비스 개발

본 음성사업은 다음 예에서 보는 바와 같은 '포괄적 보건, 의료'에 그 목표를 두고 있었다. 그러나 사업기간 중에 모자보건과 고혈압과 관련된 보건의료서비스 개발에 힘썼다.

〈표 1〉 음성 시범사업의 목표

구 분	예 방	조기발견	치 료	재 활
임산부 및 영유아 성인, 노인 전염병환자(결핵) 정신질환환자	예방접종 건강교육 BCG 알코올중독예방교육	정기검진 고혈압관리 결핵검진 정신위생상담	주산기 구급의료 당뇨병, 암치료 항생물질치료 약물치료	심신장애재활 뇌졸중환자재활 저폐기능자재활 정신과재활

가)모자보건관리

음성 시범사업이 지향하는 모자보건관리에 대한 포괄적 서비스 내용은 다음과 같은 것을 생각하였었다.

〈표 2〉 모자보건관리 서비스 내용

	보건서비스(보건소 보건지소)	의료서비스(병·의원, 특히 병원의 건강관리과)
임 신 전	예방접종 건강교육 위험요인보고 유전상담	성병 조기발견치료 유전병 진단치료 진료 위험임산부 파악 및 진료
임 신 중	산전지도	시설의료
주 산 기	정보의 제공	주산기 구급의료
영유아기	예방접종 영유아상담 건강진찰	소아과의료, 정기적 건강진찰 선천성이상 영유아 발견 발육 및 발달검사

그리고 모자보건관리체계는 다음 그림과 같은 모형으로 제도화되어 상호 긴밀한 관계를 갖도록 노력하였다. 이를 위한 본 사업에서는 2주에 1회 보건지소에서 산전진찰을 하도록 하고, 마을건강원을 통해 임산부를 파악하여 위험산모에 대한 조기발견에 힘썼다. 또 모자보건센터와 2차 병원의 산부인과와 유기적 관계를 맺게 하여 의뢰제도가 정착될 수 있도록 노력하였다. 한편, 모자보건에 대해 의학적으로 볼 때 그릇된 문화적 인식, 이를테면 "많이 낳을수록 분만이 쉽고 덜 위험하다", "잘못된 아이는 팔자소관이다" 등의 관념을 바로잡기 위한 보건교육을 실시하였다.

〈그림 3〉 임산부의 의료자원 이용경로

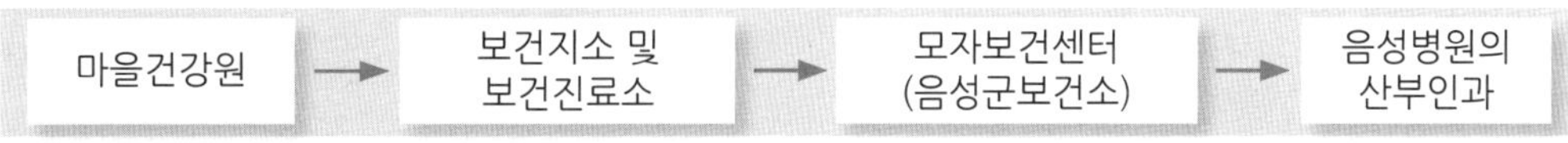
마을건강원
보건지소 및
보건진료소
모자보건센터
(음성군보건소)
음성병원의
산부인과

나)성인병 관리(고혈압 관리)

1985년의 역학조사의 결과, 주민이 호소하는 질병 중에 퇴행성관절염, 고혈압 등이 농촌 성인주민들의 흔한 질병으로 파악되어져서 고혈압의 위험요인(염분과다 섭취 등) 연구를 위한 환자대조군 조사를 실시하였고, 그 후속조치로 고혈압관리를 주1회 보건지소에서 실시하였다. 시범지역 내 고혈압환자를 모두 관리하기 위해 보건지소에 오지 않는 고혈압환자도 정기적으로 혈압체크를 하도록 하였으며, 고혈압의 원인이 되는 "짠 음식", "콜레스테롤 함유음식"에 대한 교육도 강화하였다. 그리하여 주민들 스스로 혈압측정기를 비치하는 등 관심을 보이기 시작하였다. 그렇지만 다음 그림에서 보는 바와 같이 진료를 받는 환자가 전체 환자의 일부분이므로 앞으로 진료 받으러 오지 않는 환자를 어떻게 관리하느냐가 과제가 되었다. 이러한 문제는 재원조달의 방안과 더불어 건강검진사업으로 대처할 계획이었다.

〈그림 4〉 환자의 진료 여부 비교

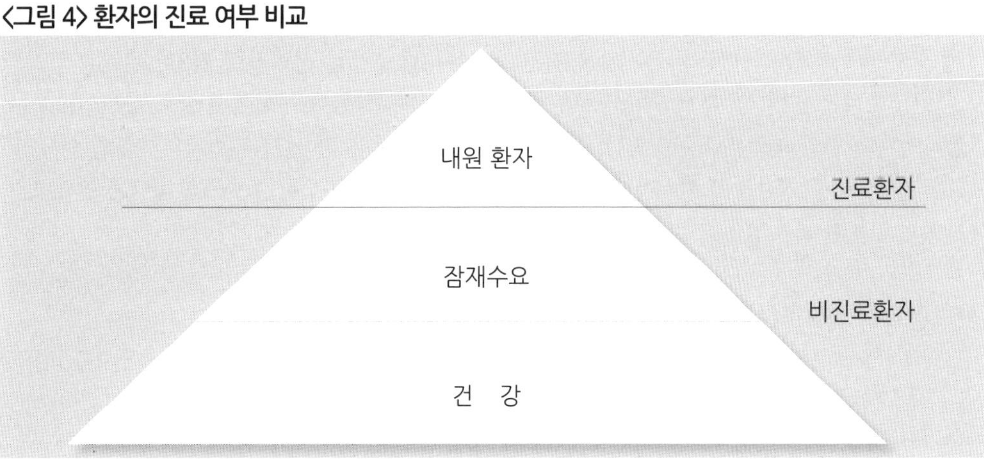

다)전염병관리(유행병조사)

우리나라 급성전염병은 급격히 감소하였으나, 결핵 등 만성전염병은 아직도 2~3%의 유병률을 가지고 있어 이에 대한 박멸관리대책이 강조되어야 하는데 여기에는 대한결핵협회 등의 협력이 필요하리라 보았다. 또한 간혹 보고되는 식중독 등에 대한 유행이 보고되지 않는 경우가 많으나 공중보건의의 보건지소 배치와 더불어 그 유행조사를 통한 감시제도가 발전되어야 한다. 예컨대 1986년 9월 본 사업지역인 음성군 삼성면에 이질 집단발병이 있었는데, 본 사업에서 서울대학교와 합동으로 이에 대한 역학조사를 실시하여 이에 대한 예방대책을 세운 것은 그 좋은 사례가 될 수 있었다.

(3)교육훈련사업 및 인력 개발

가)공중보건의(보건지소장) 훈련

공중보건의사(보건지소장)는 일차보건의료관리를 담당하는 지도자 역할을 하여야 할 주요 인력이어서, 이들이 보건의료계획 개념으로서 지역보건에 힘쓰도록 매월 1회 정기모임을 갖고 유도하였으며, 또한 상호 수평적 연계(지소와 지소, 지소와 보건진료원)와 의뢰체계(병원과 지소)가 유기적으로 되게끔 훈련과 더불어 리더십 훈련을 마련하였다. 위와 같은 목적을 달성하기 위한 교육목표는 다음과 같다.

① 공중보건의사들에게 조직화에 관한 자극과 동기를 주고 이를 지원한다.

② 조직된 모임이 지역사회중심의 지향성을 갖게 하여 지역사회에 밀착된 공중보건의사의 역할을 개발하게 한다.

③ 공중보건의사의 활동이 지역사회 그리고 지역병원과 구체적으로 상호 연결됨으로써 지역보건의료체계 내에 그 위치를 정립시킨다.

즉 사업기간 중에 공보의 스스로의 조직화를 통하여 ① 월례 임상세미나, ② 농약중독연구모임, ③ 임상진료에 관한 소그룹 모임(공보의 4명, 보건소 관리의사, 시범사업소의 가정의), ④ 공보의들의 협의처인 '대한공중보건의학회'활동에 참여, ⑤ '마을건강소식' 발간 주도 및 참여, ⑥ 지역보건사업(이질 및 장티푸스 역학조사, 고혈압사업, 구강보건)에 참여하였으며, 이들 경험으로 보아 공중보건의사의 자율성을 최대한 존중하면서 필요한 부분은 도와줄 수 있는 지원조직만 있으면 그들의 지역보건의 일선의사로서의 리더십을 발휘할 수 있다고 보았다.

나)보건진료원훈련

벽지에 배치된 보건진료원들의 활동 중에 치료적 측면의 봉사는 주민의 호응을 많이 받는 것으로 보고 있다. 그러나 예방적 측면과 지역사회보건활동에서 문제가 되는 것 같다. 본 사업에서는 시범사업지역내의 보건진료원에게 이러한 면에 대한 훈련을 매월 1회씩 순회 실시하였다.

다)마을건강원 조직 및 훈련

2개면 52개 마을에서 1명씩 마을건강을 위해 자원봉사할 주부를 선발하여 월2회 보건교육을 실시하였는데, 마을건강원은 주민참여의 기초적 교량역할을 담당할 인력이어서 본 음성사업에서 이 훈련사업은 상당한 비중을 차지하였다. 이 훈련사업의 가장 중요한 성과로는 지역사회의 의료, 비의료기관장들이 보건사업의 중요성과 활동을 인정하게 되었으며, 주민들이 자신들에게 필요한 지역사회의 정확한 의료정보를 마을건강원을 통해 획득할 수 있게 되었다는 것이다.

(4)보건교육 및 지역사회 참여

주민에 대한 보건교육은 의사 및 보건간호원 그리고 마을건강원들에 의해 정기적으로 교육하였으며, 여기에는 슬라이드 등의 교육시설과 '마을건강소식'지 등이 이용되었다.

가)마을건강소식

음성군 내에 근무하는 보건지소장(공중보건의)들의 자원봉사를 통하여 주민의 보건교육을 위한 '마을건강소식'을 매월 발간하였다. 여기에 본 사업팀에서는 가정의나 인류학자가 참여하여 주민에게 보다 알기 쉬운 내용구성에 협력하였으며, 매월 5,000부를 발간하여 시범 2개면의 전 가구와 기타 면의 지도자들에게 배부하였다. 기존의 지역사회조직의 참여에 관해서는 이 사업기간 중에 주민의 자생적 조직이라 할 수 있는 '신용협동조합'을 통해 주민들의 건강검진사업에 필요한 경비를 신협 예산에서 어느 정도 부담할 수 있는지 즉 주민조직이 재정적으로 참여하는 가능성/유용성을 검토하였다.

나)보건협의회 조직

보건의료활동에 대한 참여의식을 함양하기 위한 사업의 일환으로서 지역사회주민을 중심으로 보건협의회를 조직하고자 하는 본 사업의 구상은 다음과 같았다.

〈그림 5〉 보건협의회 조직도

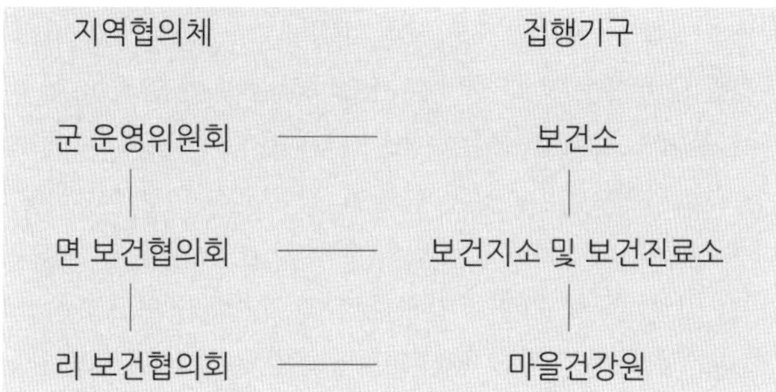

그러나 사업기간 중에 군운영협의회와 마을건강원은 조직되었으나, 면 보건협의회나 리 보건협의회는 구성되지 못하였다. 지역사회의 참여는 지역보건계획과 실행의 의사결정과정에 주민이 참여하게 됨으로써 가능해질 것이다. 본 사업에서 주민참여는 그림에서 보는 '형식적 단계'에 머물렀으며, '자주관리'의 단계에 도달하기 전에 사업이 끝났다.

〈그림 6〉 시범사업에의 주민참여의 단계 비교

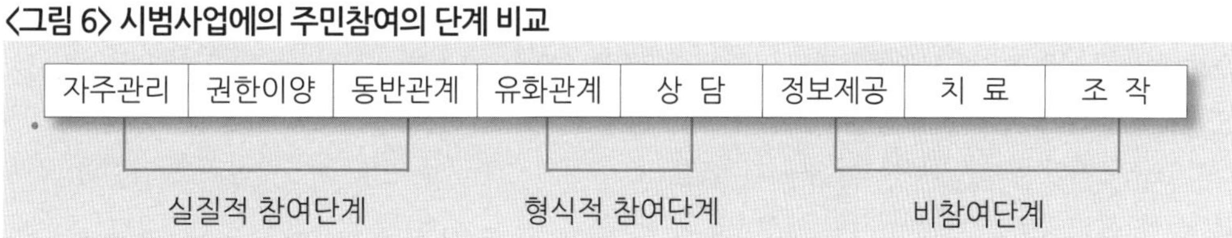

(5)재원조달(치료에 대한 재원 조달)

이 사업에서는 별도로 재원조달기구의 창설은 시도하지 않았다. 그 대신 1988년부터 정부가 실시할 개보험에 따른 재원조달의 문제(예컨대, 농가의 의료비 지불문제에 대한 연구)를 주민과 더불어 논의하기 위하여 의료보험에 대한 토론회를 개최하고 한국의료보험제도의 문제점 정리와 조세방식에 의한 의료보험제도에 대한 제안을 시도하였다.

(6)보건의료정보관리제도(가정건강기록부 작성 비치): 전산화

주민의 보건정보관리 개발에 대한 일환으로서 시범지역 2개면 외 전 가구(6,000가구)에 대해 '가구'를 단위로 한 '가정 건강기록부'를 작성하고, 이를 해당지역 보건지소와 보건진료소에 배치하였다. 이 '가정건강기록부'는 일차의료기관에서의 진료가 가정단위의 포괄적 진료가 가능하도록 하는 기반이 되며, 지역의료자원을 통한 환자에 대한 관리가 체계적으로 이루어질 수 있는 바탕이 되리라 믿었다. 이를 위해 면단위 인구에 기초한 가족건강정보자료의 전산화를 처음 시도하였다. 본 보건지소의 정보관리체계의 구체적 목적은 다음과 같았다. 첫째, 지역사회의 모든 주민을 가구별로 보건의료에 관한 사항을 등록시키고, 둘째, 보건사업의 우선순위를 결정하는 데 필요한 정보를 제공하며 보건사업 수행에 있어 효율적인 가정방문 계획표를 제공하고, 셋째, 지역별 사업평가자료를 제공하며, 각종 통계정보를 이용하여 보고서식 작성에 활용하고, 넷째, 한정된 기존 보건자원을 가장 효율적으로 활용하기 위하여 지역주민의 보건에 관한 정보를 관리하는 체계를 전산화하고자 하는 것이었다.

따라서 본 보건정보체계는 면보건지소 단위의 전 지역주민을 대상으로 개발한 것으로, 궁극적으로는 지역주민 개개인의 보건(건강)관리를 종합적으로 꾀할 뿐 아니라 지역 내 민간부문과의 정보교환, 나아가서 보건소 정보체계와도 연계되어 업무의 효율화와 보사행정 각종 통계자료의 자동적인 산출로 보건사업에 필요한 목표설정 또는 평가에 기여코자 하였다. 또한 앞으로 정부의 보건의료부문의 정보망 개발의 초기단계로서 이용될 것을 기대하였다.

본 연구는 일차적으로 면보건지소 업무를 지원하는 정보체계를 위해 개발되었으나, 이것이 활성화되기 위해서는 첫째, 현재 강화군에서 개발되고 있는 것과 같이 보건소와의 정보망 연결이 이루어졌을 때, 둘째, 정보체계는 사업의 지원업무이므로 보건사업이 활성화되어 자료수집자, 이용자의 역할이 확실하고 그들이 자신의 역할을 충실히 수행할 수 있는 환경이 조성될 수 있을 때, 셋째, 시스템 개발자가 현지에서 일어나는 문제를 신속히 파악하여 시스템의 수정·보완·평가작업이 빠르게 이루어져서 실행에 Feedback되는 조직을 갖출 때, 넷째, 자료입력, 컴퓨터 시설 및 유지·교육 등 정보관리체계의 이용을 지원할 수 있는 기능을 위하여 투자를 높임으로써 더욱 보건정보관리체계의 기능을 효과적으로 수행할 수 있을 것으로 생각된다.

3. 사업의 경과

1차보건의료 자원과 2차 지역병원과의 연계는 잘 되었는가?

본 사업은 1차보건의료와 2차 병원과의 후송 및 통합 보건관리체계를 개발하는 노력의 일환으로 공적의료차원의 공중보건의사들과 민간차원의 2차 지역병원인 순천향 음성병원과의 연결을 모색했다. 2차병원과의 연결에서 가장 핵심적으로 해결되어야 할 것은 임상적인 차원에서 보건지소가 안고 있는 시설 및 장비부족, 그리고 공중보건의사들의 임상실습 부족에서 오는 환자의 의료처치에 대한 부족함을 해결해 줄 수 있도록 하는 2차병원 측의 지원 및 의료에 대한 보장이었다. 지역사회의 공적의료 부문이나 사적부문에서는 이러한 공중보건의들의 어려움에 대해서 거의 관심이 없는 상태였고, 2차병원 측에서 도 공중보건의들이 후송하는 환자의 수가 많지 않기 때문에 별로 관심을 쏟고 있지 못했다. 또한 공중보건의 측에서도 이 문제에 대해 보건소나 사(Private)병원에게 어떤 요청을 하고자 하는 의도도 별로 없었다.

그러나 공중보건의 자체 세미나를 통해 지역사회에서 제기되는 여러 문제 사례를 추적하는 토론이 진행되면서 환자의 후송 및 거기에 따른 공중 보건의사의 관리 및 책임에 대한 논의가 차츰 중요한 주제로 부각되었다. 이러한 공중보건의사들의 문제를 시범사업소장은 순천향 음성병원 측에 전달했고, 병원 측에서는 재정적인 차원의 협조는 어렵지만 비공식적인 차원에서 기술적인 그리고 교육적인 기회를 제공하는 지원 내용을 약속했다. 이런 과정을 통해 병원에서 제공한 연계방안은 다음과 같다.

① 모자보건센터에서 실시하는 산전관리, 분만, 산후관리에서 공중보건의는 위험대상 임산부를 순천향 음성병원의 산부인과 의사에게 의뢰하며, 이에 대한 회신을 받고, 1차 의료기관에서 다시 관리가 가능할 시는 순천향 음성병원에서 Back Referral을 한다.

② 병원에서 실시하는 월2회 학술집담회(Clinical Pathology Conference)에 공중보건의들을 참석시키는 임상교육장을 제공한다.

③ 순천향병원의 검사실 이용과 의뢰한 환자를 수술할 때 이에 대한 참관 기회를 제공한다.

위와 같은 순천향 음성병원의 제의가 원칙적으로 공중보건의들에게 표명되었기는 하지만, 실제적인 차원에서 이 연계는 공중보건의의 현실과 2차 병원이 갖는 사회적 그리고 지역사회 내 수용가능성에 따른 차이로 인해, 활발하게 전개될 수 없는 구조적인 한계를 지니고 있었다.

우선 모자보건센터와 순천향 음성병원 산부인과 의사와의 연계를 살펴보면, 임산부가 모자보건센터에서 병원으로 의뢰된 경우, 의뢰가 양측 의사간의 비공식적인 인간관계 채널을 통해 이루어졌기 때문에 그 의뢰 관계가 지속·확대되지는 못했다. 연계의 어려움은 첫째 2차 병원과 모자보건센터의 진료비 수준격차에서 기인한다. 즉 모자보건센터에서 의뢰한 환자에 대한 경제적 고려를 거의 해주지 못하는 상태에서, 공중보건의 의사가 굳이 2차병원으로의 의뢰를 고집하여, 지역사회 주민들로부터 불필요한 의혹을 살 가능성도 없지 않은 것이다. 음성지역의 모자보건센터 이용자 연구에 따르면, 모자보건센터와 순천향 음성병원 산부인과를 이용하는 이유 중에서 가장 중요한 차이는 경제적 수준의 차이라고 보고하고 있다. 모자보건센터를 이용하는 대부분의 임산부가 이 기관을 이용하고 있는 것은 저렴한 의료비 때문이어서, 아무런 경제상의 혜택이 없는 상태에서 모자보건센터보다 거의 3배 이상이나 비싸고, 현재까지 지역주민들에게 지역병원으로서의 이미지를 심어주지 못한 순천향 음성병원으로 단지 기술적인 상위자원이라는 이유만으로 의뢰하는 것은, 주민들을 납득시키기 곤란했다.

따라서 의료기술상의 이유만으로 순천향병원 산부인과 전문의에게 갈 것을 권유할 경우에는, 도리어 주민들은 의료비가 2차병원보다 저렴하고 심리적으로 친숙한 청주 및 충주의 산부인과 개업의를 선호하여 가는 경향이 있다. 1986년 하반기에 들어서면서 위험임산부에 대해 지역의료체계 내에서 해결을 하여 보고자 하는 모자보건센터의 요구에 대한 순천향 음성병원측의 대응은, 모자보건센터 의뢰환자에 대한 5%의 의료비 할인을 최대의 협력선으로 제시했을 뿐, 음성군 내에서 유일하게 산부인과 전문의를 보유하고 있는 지역병원으로서 지역 내 위험 임산부의 보편적 관리에 대한 적극적 수용자세를 갖지는 못했다.

병원 내의 임상 학술집담회의 참여 문제도 공중보건의들의 지속적인 참여를 유도하지 못했다. 그 이유는 학술집담회가 고도로 전문화된 병원 중심적인 주제로 진행되었기 때문에, 지역사회에서 일차의료를 담당하고 있는 일반의들의 사회적 심리적 현실과 충분히 연결되어 있지 못했고, 또 전문의 중심의 위계적 병원체계 속에서 충분히 자발적이고 창조적인 지역보건 책임자로서의 공중보건의의 참여가 유도될 수 없었기 때문이다. 그리고 병원시설의 이용에 대한 순천향 음성병원측의 제의 역시 지역사회 측의 사정이 전혀 고려되지 않아 활성화되지 못했는데, 그 이유는 공중보건의들이 병원측의 제안을 자신들을 병원의 보조적 하부자원으로만 연계하려고 할뿐이어서 적극적인 의미의 지원이나 교육으로서 인정할 수 없었기 때문이다. 그리고 순천향 음성병원이 공중보건의와의 관계설정에 대해 갖고 있는 태도 역시, 상위 고급자원으로서의 권위적 자세로 군림할 뿐, 공중보건의들이 부닺치고 있는 임상적, 심리적 좌절을 해결해 주거나 보건지소와 2차지역병원이 갖는 기술적, 재정적 위계의 차이에서 오는 사회적, 심리적 거리감을 좁히려는 적극적인 노력을 기울이지 못했다는 데서 그 이유를 찾을 수 있다. 이런 상황 하에서는 공중보건의들이 굳이 환자를 특정병원인 순천향 음성병원으로 의뢰하면서, 지역사회 주민들로부터 병원과 유착되어 있다는 오해를 살 필요가 없다고 느껴 2차병원을 단지 위급환자가 발생할 때 후송할 수 있는 상위 자원정도로 인식할 뿐이었다.

4. 사업의 평가 및 연구

본 사업의 평가전략은 지역보건의료자원의 체계화 모델이 주민들에게 대한 실질적 혜택을 어느 정도 증진시켰는가를 살펴보는 것이었다. 사업평가 개념은 다음과 같은 도식으로 나타낼 수 있다.

〈그림 7〉 음성 시범사업 평가 개념도

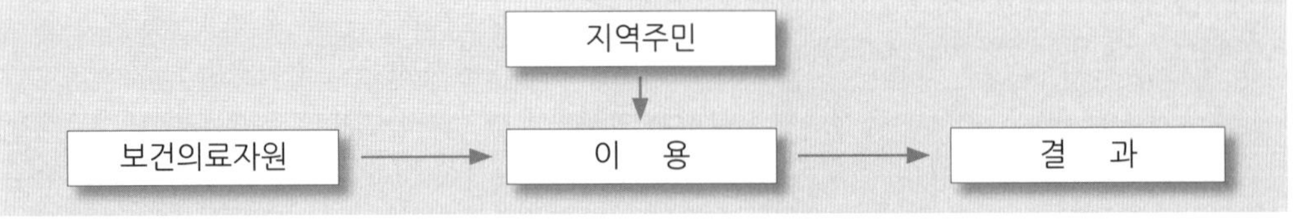

이러한 평가를 위하여 본 사업에서는 1985년 병원과 보건지소에 대한 이용 연구를 실시한 바 있고, 사업의 첫 2년간의 사업을 정리하고 자체평가를 위한 중간평가세미나를 1986년 10월초에 개최하였고, 사업의 평가를 위해서 1987년 7월에는 보건지표에 관한 사후조사를 통해 그 변화를 검토하였다. 그 이외에도 (1) 의료이용의 결정요인, (2) 모성의 보건행위, 고혈압환자의 질병설명 등에 관한 인류학적 연구가 있었다.

5. 결론 및 제언

이 글은 음성지역보건사업이 어떠한 맥락 속에서 진행되고 있었는가 하는 바를 간략하게 소개하기 위해 쓰였다. 따라서 연구결과나 사업진행에 따른 자세한 부분들이나 사업진행에 나타난 많은 어려움과 노력들이 제시되지 못했다. 지금까지의 사업진행과정을 통해 나타난 문제점은 (이것은 우리나라 보건의료전달사의 전반적인 문제일 수도 있다) 다음과 같이 정리될 수 있다.

① 지역사회주민이나 보건의료제공자 양측 모두 '자기중심적'이어서 건강한 삶에 대한 사회적 인식이 부족하고 또 질병을 지나치게 경제적인 차원에서 생각한다는 점과 그 문제해결에 대한 대외의존(정부·의료기관)의 기대가 매우 높다는 것이다.

② 정부의 보건의료원으로서의 공공기관인 보건소는 사회의 변화에 따라 변화되고 있는 주민의 의료욕구와 기대에 일차적인 관심을 두고 있다기보다 중앙정부부처의 행정상의 목표를 수행하는 형식적인 기구로서 인식되고 있으며, 단지 예방주사나 가족계획 이외에는 별로 주민의 일상적인 보건의료상의 문제를 해결하는 조직으로 인정되고 있지 않다. 따라서 개인의 병문제는 모두 개인적인 능력에 따라 해결할 수밖에 없다는 결과를 낳게 되며 보건문제에 대한 참여의식이 아직도 희박하다. 또 참여의사가 있다고 하더라도 제도적 장치가 마련되어 있지 않다.

③ 현재 지역 내의 병·의원도 내원환자 개개인만 관리대상으로 하고 있을 뿐이며, 일차보건의료기관과는 어떠한 제도적 채널도 갖고 있지 못하다.

④ 지역 내 보건의료문제를 관장하는 행정당국도 아직 지역사회 자체를 향한 지역 내 보건의료문제의 계획화(planning)나 해결방안 모색이라는 측면에 거의 관심을 두고 있지 않고 그 능력도 없다. 이러한 문제점과 함께 음성지역 주민들이 안고 있는 낮은 수준의 보건의료자원에 대한 지리적·경제적 접근성 그리고 이들의 환경이나 여건을 개선해 줄 '지원체계'가 부족하다는 현실을 감안할 때, 앞으로 지역보건의료사업이 풀어가야 할 과제는 '어떻게 주어진 자원을 가지고 주민들의 건강증진을 위한 조직화와 지역사회의 자발성을 유발·실현할 수 있는가'하는 바를 끊임없

이 연구 실천하는 일이라 사료된다.

이는 일차적으로 지역사회의 생활 속에서 '건강한 삶'에 대한 민·관·학의 목적합의와 참여방식에 의해서만 보다 포괄적으로 실현될 수 있다고 본다. 이러한 과제는 다음 그림과 같이 주민 스스로의 노력은 물론 이를 뒷받침하는 정부, 의료 및 교육기관의 협력체제를 구축하는 끊임없는 노력이 필요하다고 보겠다. 이러한 노력이 음성사업의 목적이라 하겠다.

〈그림 8〉 참여 유도를 통한 통합

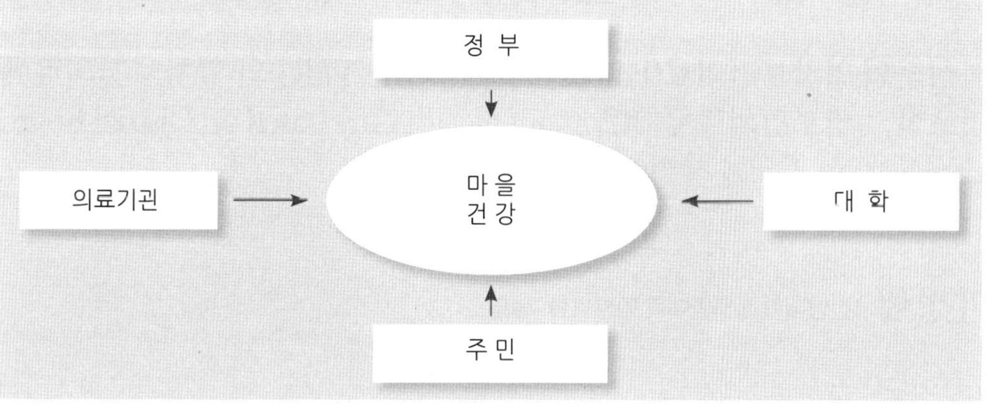

이런 차원에서 ㅗ간의 음싱지역 보건사입을 통해 얻은 경힘에 비추이 현지 시범사업소에서는 위의 문제에 접근하기 위해 다음 사항에 대한 정부, 교육 및 기타 기관의 협조 및 지원이 필요함을 느껴 몇 가지 건의사항(지역보건의료자원 활성화를 위해 지원이 요청되는 사항)을 제시하는 바이다.

① 정부측 : 일차보건의료기관인 보건지소의 지소장을 지역의보건의료지도자로 훈련시키는데 필요한 행정적 지원(연구 및 교육훈련에 필요한 시설)

② 의료기관측 : 지역사회주민을 이해하는 의료서비스를 제공하는 것이 지역병원으로서의 책임이며 의무라는 사실에 관한 목적 합의와 그 실천을 위한 Community Service 및 교육의 일환으로 지역보건과 설치 운영

③ 대학측 : 장기적으로는 '의료'의 공익성과 인간화를 위한 교육/예방의학, 임상의학, 가정의학의 개념을 통합한 '지역사회의학' 교육과정 및 교재의 개발, 이러한 교육개발작업을 담당하는 교실이나 연구기관에 대한 문교부와 보사부의 지원

④ 주민측/민간단체측 : 주민의 참여의식을 높이고 자신들의 보건의료문제를 의료기관과 같이 참여, 문제를 해결하려는 자발적기구인 지역보건개발위원회 결성/포괄적인 일차보건의료접근을 위한 각종 민간조직(즉 의학협회, 결핵협회 등)의 군 또는 면단위 주민에 대한 지원

이상과 같이 주민건강증진이라는 공동목표를 세워 민·관·학의 각 기관들이 지역보건에 관련된 사항들을 계획하고 실행할 때 지역보건사업의 의의가 현상화될 수 있을 것이다.

음성군 지역보건사업에서 절실히 느낀 것은 매년 3,000명이라는 공중보건의사들이 지역에서 근무하고 있는데, 이분들이 올바른 '지역보건'에 관한 활동을 한다면 우리나라의 지역보건의료의 기초가 확고해지리라 믿고 그분들의 연수교육에 관한 일들을 계속하였으면 생각되었다. 그래서 일차보건의료인력(특히 공보의) 교육개발에 관한 연구계획서를 GTZ에 제출하였다. 즉 순천향대학의 음성사업이 끝날 무렵, 공보의들의 인력개발을 위해 1987년 6월에 GTZ에 "The Development of the Functional Health Manpower Education Program for Primary Health Care in Rural Korea"(한국농촌에서의 일차보건의료를 위한 기능적 인력교육 개발)에 관한 연구사업 계획서를 제출하여 승인을 받았다. 그러나 순천향대학측에서는 연구책임자인 방숙 교수가 정년퇴임하고 또 그 '계획서'는 '대학'에 도움이 안 된다는 뜻에서 그 수용의사가 없어 승인된 GTZ의 연구비(약 DM 70만 마르크)는 결국 서울대학 연천군 보건사업(신영수 교수/김용익 교수)에서 사용하게 되었다.

전남대학교 곡성군 보건시범사업

곡성군의 일차보건의료(Primary Health Care, PHC)와 일차보건의료에 기초한 지역보건의료체계(Primary Health Care based on District health Care System, DHS) 사업

이 정 애 (전남대학교 의과대학 예방의학교실)

1. 사업 배경

1978년 9월 소련 Alma-Ata에서 WHO와 UNICEF 공동주최로 세계 134개국의 정부대표 및 관계자들이 참석하여 "Health for All by the year 2000"기조로 알마-아타 선언을 통해 일차보건의료(Primary Health Care, PHC)의 원칙과 접근방법을 천명하였다. 일차보건의료는 건강은 인간의 기본권리로서 모든 사람에게 균등하게 보건의료서비스를 제공해야 하며, 기본적이고 필수적인 서비스 내용으로는 보건교육, 영양증진, 안전한 식수와 위생, 모자보건 및 가족계획, 예방접종, 지방병의 예방과 관리, 간단한 치료, 필수 의약품 공급 등으로 제안하였다. 우리나라도 일차보건의료를 주요 국가보건의료정책에 도입하여 농어촌지역을 중심으로 지역주민의 보건의료 문제를 해결하기 위하여 1980년 12월 '농어촌 등 보건의료를 위한 특별조치법'을 제정하고 농어촌 지역에 무의면을 해소하는 정책을 추진하였다. 즉 보건소에 의사인력 강화, 보건지소에 공중보건의사 파견 그리고 마을단위엔 보건진료원을 배치하는 등 농어촌 주민들이 가까이에서 저렴한 비용으로 보건의료서비스를 받을 수 있게 하였다. 그리고 일차보건의료에 대한 연구개발사업(Research and Development Project, R&D)으로 보건사회부(현재 보건복지부)와 세계보건기구(WHO)의 후원과 협조로 전남대학교 의과대학과 전라남도가 공동으로 전라남도 곡성군 동계지역에서 1983년부터 1989년까지 5년간 실시하게 되었다.

1988년 외부 전문가(세계보건기구 단기 자문관)에 의한 평가에서 곡성군의 일차보건의료 사업은 지역사회 차원(보건지소, 보건진료소 중심)의 활동에서는 중요한 결과를 가져왔지만 더 넓은 지역(군 또는 다른 지역)으로 확대하기 위해서는 보건의료서비스를 위한 체계적인 조직 구축과 효율적 관리능력이 필요하다고 하였다. 즉 곡성군의 일부 지역에서만 실시해 온 풀뿌리 수준의 일차보건의료 활동을 책임이 있는 완전한 지방행정조직을 통해 보건의료사업을 기획, 관리 및 평가할 수 있는 곡성군 보건의료관리체계의 개발을 위하여 "일차보건의료에 기초한 지역보건의료체계' 프로젝트를 세계보건기구의 지원 하에 실시하게 되었다. 따라서 이러한 사업을 곡성군에서 시작하려는 1989년은 전 국민 의료보장에 대비한 농어촌지역 의료공급기관의 확충과 주민의 기대에 부응하는 전문 진료서비스를 위한 보건소 기능 활성화를 목적으로 보건소를 병원화 보건소(지역병원, 보건의료원)로 전환하는 국가보건정책과 시기가 일치하여 일차보건의료에 기초한 지역보건의료체계 사업을 가속화시킬 수 있게 되었다.

2. 일차보건의료 사업

1)사업의 목적

사업의 목적은 지역사회 주민들과 함께, 그들이 받아들일 수 있는 방법들을 통하여, 지역사회에 필수적인 보건의료 서비스를 지역주민들이 가까이에서 쉽게 접근할 수 있도록 하는 것이다. 이는 보건의료 서비스를 주민들에게 직접적으로 제공하는 것보다는 지역주민들이 PHC 사업을 시행하는 과정을 통하여 개인 및 지역사회의 자립능력을 키워서 그들의 건강문제를 스스로 해결하는 즉 개인과 가족뿐 아니라 지역주민의 건강을 스스로 지켜나갈 수 있는 지역사회의 잠재능력을 개발하는 사업이다.

구체적인 목표는 다음과 같다.

(1) PHC 사업 활동은 사회경제 관련 그리고 다른 건강관련 기관과의 협력을 구축하여 지역사회의 건강에 영향을 미치는 요인들과 현존하는 건강문제를 해결한다.

(2) 지역사회의 주민들의 건강증진과 삶의 질을 향상하는 데 중점을 둔다.

(3) 개인과 지역사회의 책임을 강조하여 지역주민들의 적극적인 참여를 유도한다.

(4) PHC 사업 활동은 지역발전의 한 부분으로 인식하여 지역발전계획에 포함되도록 한다.

접근전략은 다음과 같다.

(1) 건강관련 기관 및 사회경제 관련 기관과의 협력체계를 구축한다.

(2) 보건인력자원을 개발하여 지역의 empowerment를 증진시킨다.

(3) 지역자원을 적극적으로 활용한다.

(4) 새마을운동 정신 즉 근면, 자조, 협동의 정신을 일차보건의료사업과 연계한다.

(5) 지역주민의 요구와 관심분야를 우선순위에 두고 사업을 한다.

(6) 지역사회 주민의 적극적 참여를 유도한다.

2)사업 연혁

(1)준비기(1982.7~1983.6)

준비기에는 도와 대학 참여 staff들의 정기회의, 지역사회진단 실시, 지역리더들과의 모임을 통해 일차보건의료사업의 배경 및 필요성 인식 제고 및 기본적인 사업계획 수립 등의 활동을 했다.

(2)시행 초기(1983.7~1984.9)

이 시기에는 지역사회의 활동으로 지역위원회를 구성하고 각 마을단위별로 일차보건의료에 대한 설명 및 지역사회 진단 결과에 대한 해결방안을 논의하고, 워크숍이나 선진지 견학 등을 통해 주민들의 적극적 참여 유도로 사업 시행을 위한 준비작업을 했다.

(3)시행기 및 발전기(1984.10~1987.6)

본격적으로 일차보건의료 사업 활동을 실시한 시기이며 다른 지역에서 견학을 오는 등 다른 지역에 일차보건의료의 필요성과 성과들을 확산하기 위한 회의 등을 수차례 개최하였다.

(4)평가기(1987. 7~1987. 12)

자체 평가 및 외부 전문가에 의해 사업에 대한 평가를 실시했다.

3)사업 추진기구

사업을 위하여 도단위부터 마을단위까지 위원회를 구성하고 정기적인 회의를 통하여 사업을 위한 계획, 우선순위 결정, 시행, 피드백 및 평가를 실시하였다(그림 1).

<그림 1> 곡성군 일차보건의료 사업 조직

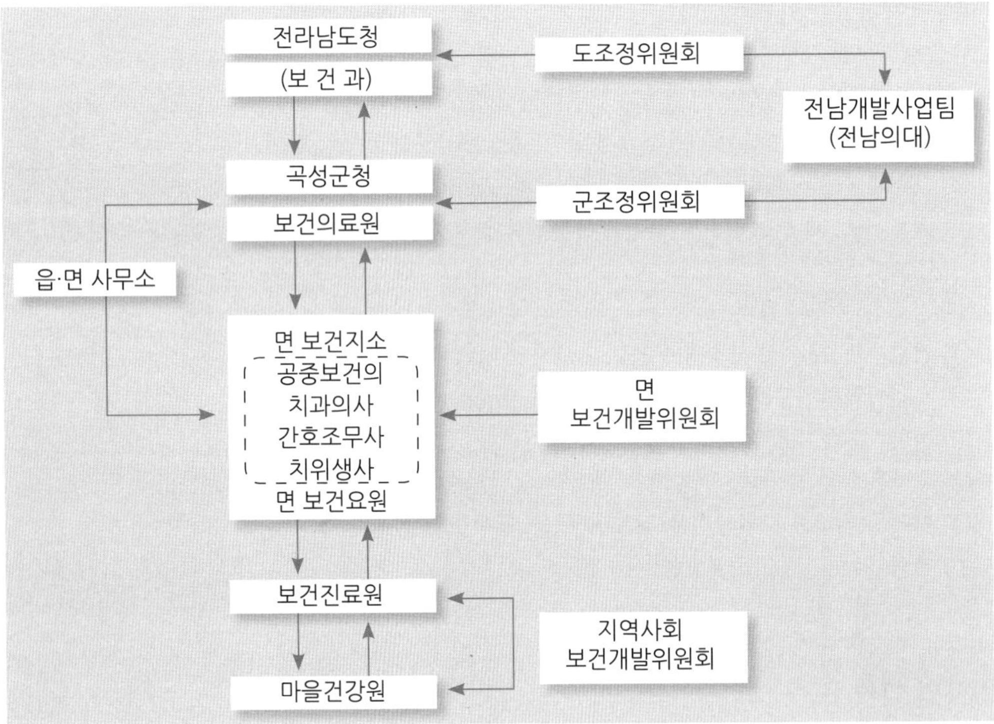

4)사업 내용

(1)지역사회의 건강관련 기관과의 파트너십 형성

곡성군청, 보건소, 보건지소, 보건진료소, 동계초등학교, 농협, 농촌지도소 등 관련기관과의 파트너십을 형성하여 일차보건의료 사업을 위해 함께 협력하고 지원하였다.

(2)지역사회주민들로 구성된 사업 추진위원회 조직 및 활동

1984년 11월에 주민들로 구성된 사업추진위원회(동계새마을보건연구개발위원회)를 발족하여 PHC 사업을 추진하였으며 위원회 구성은 14명의 주민 대표들과 9명의 초등학교, 교회, 농협, 도, 대학, 군 등 관련 인력중심으로 구성되었다. 사업추진위원회의 아래에 7개 마을 각각 마을개발위원회를 두었으며 또한 마을건강원(village health worker)을 선발하여 마을에서 일어나는 문제들을 보고하는 활동을 하도록 하였다. 그 외에도 작목반(농작물 재배반)을 구성하여 마을 소득을 올리는 지역개발사업을 추진하였다.

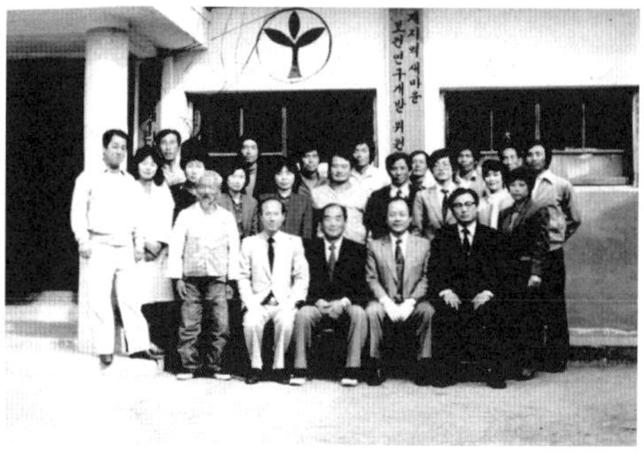

▲ 일차보건의료 사업을 위한 지역주민들로 구성된 추진위원회

(3)지역사회조사 실시

1983년 3월에는 사업지역의 건강문제, 주민의 요구, 지역자원 등을 파악하기 위하여 지역사회조사를 실시하였다. 즉 지역의 인구사회학적 특성(소득수준, 교육수준 연령구성 등), 환경위생상태(화장실, 부엌 등), 사망원인 및 유병률이 높은 질환, 풍토병, 지역기관 및 시설 등에 관하여 조사를 실시하고 분석하여 사업계획을 수립하는 데 활용하였다.

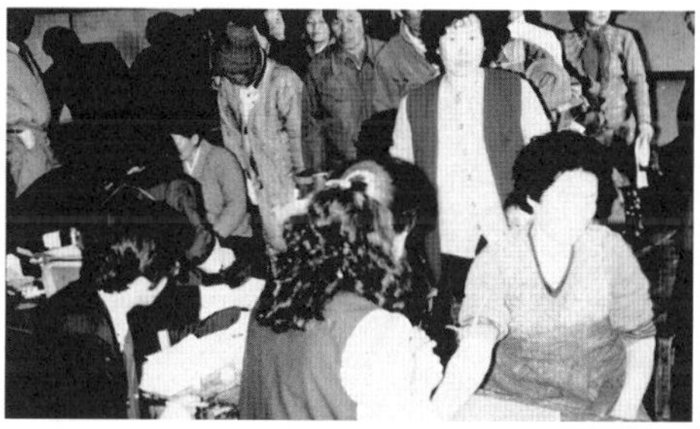

▲ 지역주민 건강검진 등 지역사회진단

(4)지역 인력 개발 및 훈련

사업추진위원회 위원들을 중심으로 지역사회진단 결과를 가지고 문제의 우선순위, 목적, 대상, 활동, 책임자, 가용자원, 시간스케줄 등 향후 활동계획을 세워 스스로 시행할 수 있도록 훈련하였다. 또한 마을건강원들에게 응급조치와 정보보고 등에 관해 교육시키고 응급처지 구급상자와 매일 활동을 기록하는 보건정보활동보고서를 배부하였다. 보건지소의 보건요원들과 보건진료원을 대상으로 주민들을 위한 보건교육 내용들에 대하여 지속적인 교육과 훈련을 실시하였다.

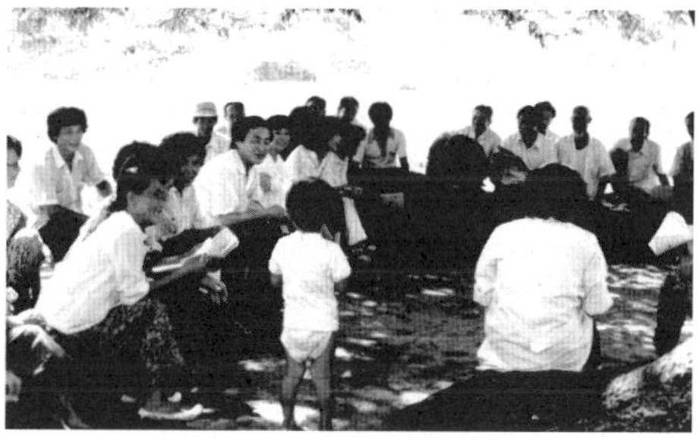

▲ 지역주민 참여 : 마을 회의

(5)지역개발사업

지역주민들이 건강보다는 우선순위를 소득증대 및 자녀교육 등 사회경제적 발전에 두었기 때문에 지역개발사업과 함께 일차보건의료사업을 추진하였다. 지역개발사업으로 완두콩, 딸기, 고추, 양파 등 농작물 재배를 하였고 그 수입금 중 일부를 마을 기금으로 모아서 부엌 및 화장실 개량 등 환경위생 개선사업에 사용하였다.

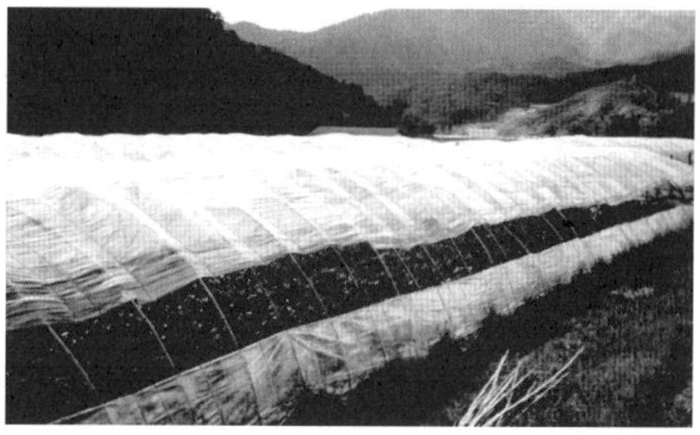

▲ 지역개발 사업 : 딸기 비닐하우스재배

(6)일차보건의료의 보건의료 서비스 제공

보건의료 서비스의 제공을 위해서 먼저 서비스제공체계를 강화하고 다양한 프로그램을 개발하고 보건정보체계를 구축하였다. 서비스 내용으로는 보건교육, 모자보건, 학교보건, 개인위생 및 환경위생 개선, 풍토병(간디스토마 등) 예방 및 관리 그리고 간단한 치료 등이었다(그림 2).

<그림 2> 일차보건의료의 보건의료 서비스 제공

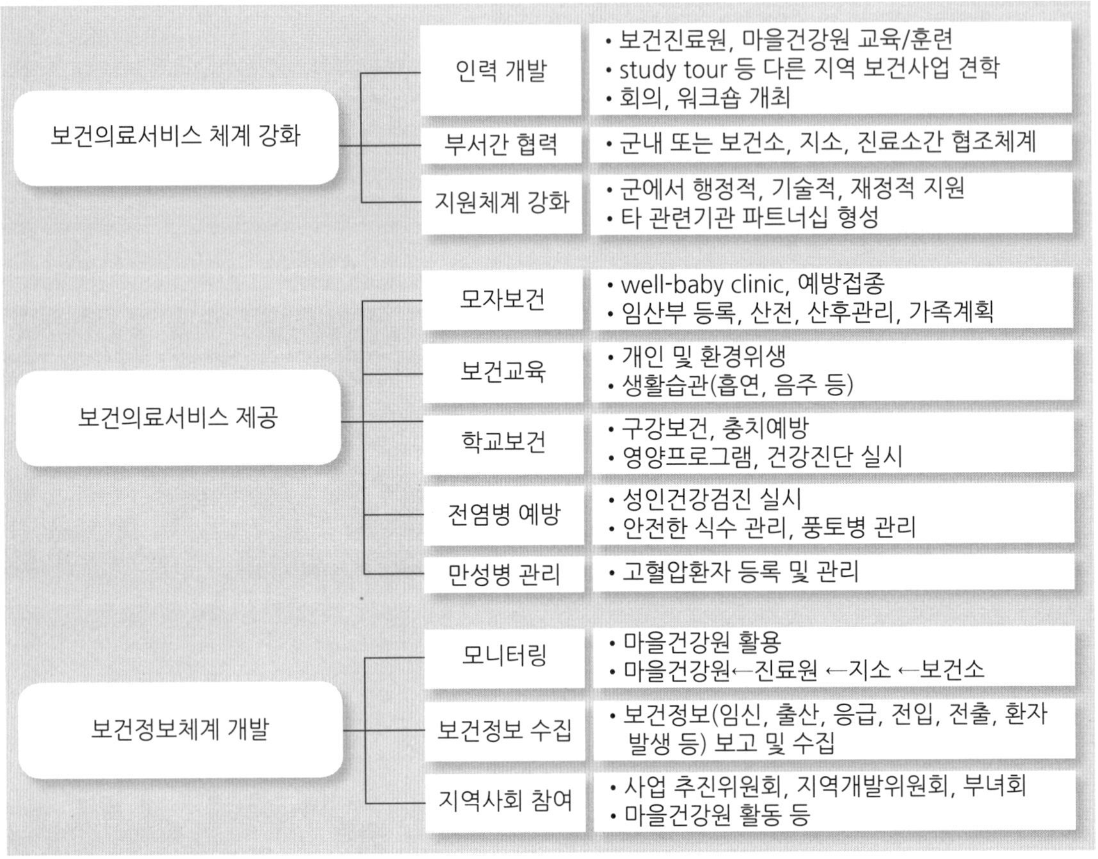

(7)마을 건강정보시스템 개발

마을건강요원을 선발하여 구급처치 및 지역에 흔한 질병에 대한 교육을 한 후 자기가 맡은 지역 내에서 발생하는 건강관련 문제들(임신 및 출산, 사고 및 사망, 질환발생, 이사 등)을 보건진료원에게 정기적으로 보고하는 보건정보체계를 1984년 12월부터 시작하였다.

5)사업 평가 및 교훈

- 일차보건의료를 위한 보건부서간 및 다른 사회경제적 기관과의 협력을 통한 효율적인 조직이 개발됨으로서 사업의 효율성을 높일 수 있었다.
- 지역주민의 요구를 우선순위로 받아줌으로써 주민들이 적극적으로 참여하여 지역개발 사업을 포함한 지역보건 문제들을 스스로 해결하는 자립심 및 능력이 개발되었다.
- 마을단위의 보건정보체계가 구축되어 마을에서 일어나는 문제들을 빨리 파악하여 해결할 수 있는 기전이 생겼다.
- 사업추진위원회 등 지역자원을 최대한 활용하고 보건인력의 지속적 교육 및 훈련을 통하여 지

역의 empowerment가 증진되어 지역주민이 자체적으로 문제의 우선순위를 정하고 실천해 나가는 자조, 자립, 협동정신이 증대되었다.

- 참여하지 못했던 이웃 지역에서도 참여를 희망하거나 타 지역에서 견학을 오는 등 다른 지역에서도 일차보건의료에 대한 관심이 증대되었다.

3. 일차보건의료에 기초한 지역보건의료체계 사업

1)사업의 목적

곡성군 일부 지역에서 실시했던 일차보건의료 사업을 곡성군 전체로 확대하기 위하여 곡성군의 지역보건의료체계를 강화하여 일차보건의료 활동을 활성화시켜 곡성군 전 주민들에게 양질의 보건의료서비스를 제공함으로서 주민의 건강수준을 향상에 기여하고자 함이다.

2)구체적 목표

(1) 군 수준에서의 일차보건의료의 수행을 위한 적절한 관리과정을 수립한다.
(2) 보건진료소로부터 1차 의뢰병원(보건의료원)까지의 효과적인 후송체계 및 각 단계별 기능을 재정립한다.
(3) 지역보건의료체계에 맞는 인력, 의료시설, 장비를 포함한 적절한 자원을 결정한다.
(4) 지역단위에 있어 각 수준별 보건요원의 독자적인 관리능력을 증진시킨다.
(5) 지역단위에서 적절한 보건정보 관리체계를 구축한다.
(6) 지역보건의료체계 지원을 위한 부문간 협조체제를 강화한다.
(7) 일차보건의료사업에서 지역사회 참여 종류와 정도를 결정한다.

3)추진 전략

(1) 지역보건의료체계 전략과 실행계획에 정책을 반영시키기 위한 과정을 확립한다.
(2) 문제점 중심으로 보건의료체계를 검토한다.
(3) 지역사회 일차보건의료 체계 내에 병원을 연계시킨다.
(4) 보건요원의 관리능력을 향상시키기 위하여 교육프로그램을 개발하고 실시한다.
(5) 부분간, 부서간 정보를 고유하고 공동 활동을 위한 협력기전을 형상화한다.
(6) 자원의 효율적 사용과 사업의 효율성의 증대를 위해 노력한다.
(7) 일차보건의료에 지역사회 참여를 위한 지원체계를 확립한다.
(8) 지역 내에 기존 일차보건의료 사업을 확대하고 촉진한다.

4)연혁

이 사업은 1989년부터 1992년까지 4년간 보건사회부와 세계보건기구의 지원과 협조 하에 실시되었다.

(1) 1단계 : 사회적 및 기술적 준비기(1989.1~1989.12)

(2) 2단계 : 사업 시행기(1990.1~1991.12)

(3) 3단계 : 사업평가기 및 확대기(1992.1~1992.12)

5)사업 활동

(1)사업조직

사업조직은 일차보건의료의 사업조직체계와 같으나 도와 군 수준의 위원회가 강화되었으며 부문간, 부서간 협조체제도 강화되었다.

- 도 조정위원회: 사업에 대한 행정적, 재정적, 기술적 지원 및 장비 등을 지원하며 전반적인 사업조정에서부터 실무적 활동에 이르기까지 협조체제를 유지하였다.
- 군 조정위원회: 군수, 기획 및 예산 부서 직원, 의료원장으로 구성되며 군의 행정적, 기술적 지원 등을 하였다.

(2)지역 보건의료전달체계

곡성군 지역보건의료체계를 구축하여 효율적이고 책임있는 역할을 담당할 수 있도록 다음과 같이 역할 및 기능을 구분하여 사업을 추진하였다.

가)보건의료원의 역할

- 1차 의뢰병원의 기능(외래, 입원 환자 진료)을 수행하고 일차보건의료 기관을 지원한다.
- 지역의 보건문제 해결을 위항 각종 보건사업 프로그램의 개발 및 조정을 한다. 즉 만성병 관리, 노인보건, 정신보건, 장애자 재활 등 주민 보건의료 요구 충족을 위한 서비스를 실시한다.
- 보건지소, 보건진료소에 대한 행정적, 기술적, 재정적 지원을 한다.
- 보건의료인력의 교육 및 훈련을 담당한다.

나)보건지소장의 역할

- 면 보건사업 책임자로서 면 보건개발위원회의 회의를 주최한다.
- 지역사회 일반의로서 환자를 진료하고 의뢰한다.
- 보건사업 계획, 관리, 평가를 한다.
- 보건진료원와 보건요원을 지도한다.
- 부문 간 협력자 역할을 한다.
- 지역사회 주민들의 참여를 유도한다.

다)보건진료원의 역할

- 마을단위의 보건사업 계획, 시행, 평가한다.
- 일차보건의료의 8가지 서비스를 제공한다.
- 마을건강원 활동에 대한 지도, 감독, 지원 및 보건교육을 실시한다.
- 만성병 질환에 대한 환자 및 가족에 대한 관리 및 지도를 한다.
- 지역자원 및 지역주민과의 유대관계를 갖고 지역조직의 활성화에 지원한다.
- 지역 내 보건정보의 기록, 보고, 통계에 대한 책임을 갖는다.

- 적절히 환자를 의뢰한다.

라)읍·면 보건요원의 역할
- 보건사업의 계획 및 평가에 참여한다.
- 모자보건사업 및 가족계획 사업을 수행한다.
- 결핵관리사업을 수행한다.
- 고혈압, 당뇨병 환자를 조기 파악하고 관리한다.
- 주민들에게 사업을 홍보하고 주민 보건교육을 실시한다.
- 보건활동을 기록, 보고, 통계를 담당한다.

마)마을건강원의 역할
- 마을 주민과 보건진료원과의 교량 역할을 한다.
- 주민들에게 일차보건의료사업을 홍보한다.
- 마을단위 개발사업에 주민참여를 장려한다.
- 간단한 구급처치 및 신속하게 환자를 후송한다.
- 보건진료원의 지도하에 모자보건 및 가족보건사업을 수행한다.
- 자기 지역의 임신, 출생, 질병, 사망, 전입, 전출 등 통계의 기록과 보고를 담당한다.

(3)지역보건정보관리체계

지역보건정보체계란 일차보건의료에 기초한 지역보건의료체계의 가장 기본적이고 중요한 부분으로서 지역단위 보건활동에 필요한 자료와 정보를 적시에 제공하여 사업을 계획, 수행, 평가하는데 바탕이 되며, 궁극적으로는 지역주민에게 제공되는 보건의료서비스의 질과 양을 극대화하기 위한 것이다. 이를 위한 활동으로는 지역보건사업 담당자교육, 기존 보건정보체계의 검토 및 평가, 각 단계에서 필요한 정보의 종류와 범위 확정 및 역할 분담, 중앙에 보고하는 기록과 보고 서식 간소화 및 표준화, 상호간 정보교환을 위한 보건정보망 구축, 그리고 보건소 전산화시스템 도입 등이었다. 이러한 활동을 통하여 보건사업의 정확한 대상자를 파악하여 실질적인 목표량 산출할 수 있었으며 보건요원들의 업무의 능률화 및 지역보건통계 등을 산출할 수 있었다.

(4)보건요원의 적절한 기술 훈련 및 교육

보건지소와 보건진료소는 제한된 시설과 장비 및 임상적 경험부족으로 주민에 대한 질적 서비스 제공이 어려운 실정이므로 보건인력에 대해 흔히 부딪히는 보건문제들에 대한 지속적인 교육 및 훈련을 실시하였다. 또한 보건소의 전산화를 위해 컴퓨터 교육을 실시하였다. 마을건강원을 선발하여 구급처치, 마을건강원의 역할, 생정통계에 대한 기록과 보고 등에 대하여 교육시켰다.

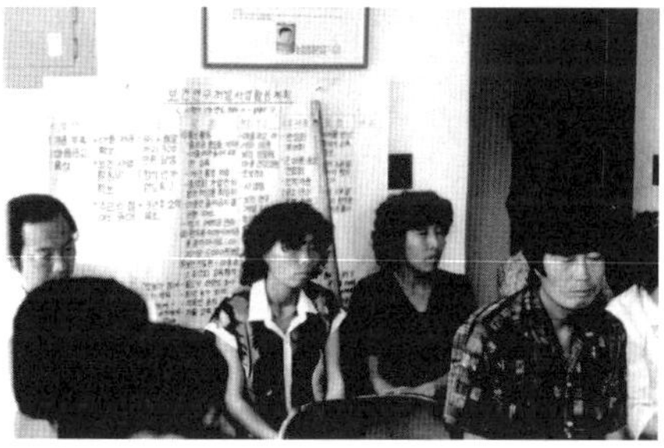

▲ 보건인력 개발: 마을건강원 교육

(5)지역사회요구에 따른 새로운 프로그램 개발

일차보건의료 서비스 제공 이외에 이 사업에서의 새로운 프로그램은 "지역사회 중심의 만성병관리 모형"을 개발하여 실시하였다. 이는 인구의 고령화, 사회경제적 발전과 생활수준의 향상, 생활양식의 변화에 따라 증가하고 있는 주요 만성퇴행성 질환을 예방하고 조기 발견하여 적극적으로 관리하는 데 목적이 있었다. 우선 지역사회중심 고혈압관리 모형을 개발하여 적용한 후에 자궁경부암 조기검진 및 당뇨병 관리, 그리고 간염예방사업 및 노인보건사업 등으로 단계적으로 확대해 나갔다. 그 중 몇 가지 사업을 소개하고자 한다.

가)지역사회 중심의 고혈압관리사업

지역사회수준에서의 제한된 인력, 시간, 비용 및 기타 자원으로 고혈압관리사업의 목표 및 전략은 다음과 같다. 고혈압에 대한 홍보 및 보건교육, 정기적 혈압 측정, 고혈압 환자의 조기 발견 및 등록, 합병증 예방을 위한 지속적 관리(약 복용 및 운동, 식이요법 등), 관련 보건요원의 교육, 보건정보체계의 강화 등 이었다. 이를 위해 고혈압 수준별 관리지침을 만들어서 활용하였으며 보건지소에 고혈압 클리닉을 운영하여 환자에 대한 약물요법, 비약물요법, 투약환자의 부작용관리 등을 적절히 하도록 하였다.

나)지역사회 중심의 가정간호사업

이 사업의 목표는 PHC에서 가정간호사업을 위한 참여 인력을 준비하고 가정간호에 대한 요구도를 사정하여 농촌지역에서의 가정에 방문하여 간호서비스를 제공하는 활동을 수행하고자 하였다. 이를 위해 우선 가정간호사업 운영위원회를 조직하고 참여 인력에 대한 교육 및 훈련 그리고 가정간호사업 프로그램을 개발하여 실시하였다. 가정간호사업의 대상자로는 만성퇴행성 질환의 조기 발견 및 예방서비스 제공의 목적으로 고혈압, 당뇨병, 자궁암, 간염 등이 우선적으로 선정되었다.

다)학교 구강보건사업

동계 초등학교는 정부에서 지원하는 점심을 주는 급식시범학교이기 때문에 점심식사 후에 이를 닦는 습관을 길러 어린이들의 충치예방 및 구강위생 관리를 목적으로 사업을 실시하였다. 교사와 부모를 대상으로 아동의 구강보건 중요성에 대한 교육을 통하여 사업을 이해하여 적극적인 참여를 유도하는 한편, 또한 교사나 학부모들도 구강보건에 대한 관심을 갖게 되는 시너지 효과를 얻었다.

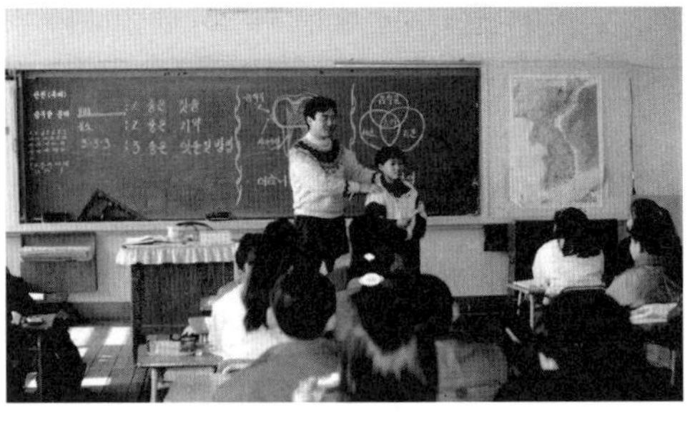

▲ 학교보건: 구강보건 사업

(6)지역사회 참여의 증진

지역사회 추진위원회가 조직되어 사업에 대한 계획부터 참여하였고, 각 마을마다 구성된 마을 위원회의 활동을 촉진하기 위해 정기적으로 순회하면서 회의를 개최하였다. 또한 적극적인 마을건강원의 활동을 통해 지역주민 참여율이 증가하였다. 특히 학교보건을 위해서는 교육기관의 참여를, 지역개발사업을 위해서는 농협 및 농촌지도소의 참여를 유도하였으며 그리고 종교기관, 부녀회 및 청년모임 등을 활용하여 주민참여를 활성화하였다.

6)평가 및 교훈

- 책임 있는 군 행정기관의 사업조직 능력과 기능이 향상되었다.
- 보건정보체계의 활용으로 체계적인 정보 보고, 수집 및 정확한 통계 산출이 가능하게 되었다.

- 효율적인 의료전달체계의 확립으로 마을수준에서 군 보건의료원 수준까지 환자의뢰체계가 정비되어 서비스의 질이 향상되었다.
- 만성질환관리사업으로 지역주민들의 만족도를 높일 수 있었다.
- 지역사회 참여를 위한 여러 방안들이 모색되고 활용되었다.
- 보건의료 인력의 관리 능력이 향상되었다.
- 부분간 협조체제가 강화되어 사업의 효과와 효율성이 높아졌다.
- PHC, DHS 등의 사업경험들이 의과대학, 간호학과 학생들을 위한 좋은 공중보건 실습장으로 활용하게 되었다.

세계보건기구 지원

대구광역시 남구 대명동 도시지역 보건체계개발사업

일차보건의료를 적용한 도시지역보건의료체계 연구개발사업:1988~1993

이 경 수 (영남대학교 의과대학 예방의학교실)

1. 개 요

1987년 11월부터 세계보건기구 서태평양지역사무처와 대구광역시에서의 일차보건의료를 적용한 도시지역보건의료체계 연구개발사업 시행의 타당성 검토를 시작으로 하여, 보건복지부와의 협의, 자문관의 방문, 계획서의 제출 등의 과정을 거쳐, 1988년 7월부터 1992년 2월까지 '일차의료에 기반한 지역보건의료체계 연구개발사업'을 수행하였다. 강복수 교수를 연구책임자로 하여 정종학 교수, 김창윤 전임강사, 김석범 연구강사, 사공 준 조교, 이경수 조교가 공동연구원으로 참여하였다. 정문숙 교수(경북의대), 구자엽 과장(대구직할시 보건과장), 정한진 소장(대구직할시 중구보건소), 이재무 소장(대구직할시 남구보건소), 이수연 보건간호사, 조용숙 보건간호사가 사업에 참여하였다.

이 연구사업의 주요목적은 다음과 같다.

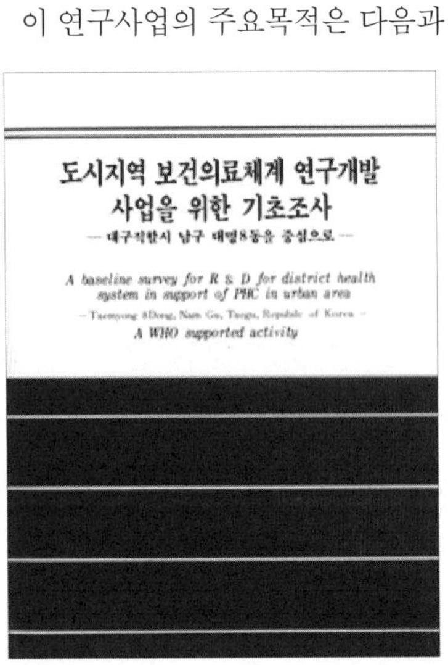

1) 도시일차보건의료의 적절한 관리과정을 확립하고,
2) 도시보건소의 제반활동을 평가하고 기능을 재정립하며,
3) 일차보건의료사업개발에서 도시주민의 역할과 관리과정에서 참여의 종류와 정도를 결정하고,
4) 일차보건의료를 적용한 보건정보체계를 개발하며,
5) 도시일차의료사업에서의 각 부문 내와 각부문간의 협조체계를 수립하고,
6) 일차보건의료와 연계한 국가의료보험제도 관리에 필요한 정보를 수집하는 등의 목적을 가지고 수행되었다.

대부분 일차보건의료에 기초한 보건사업체계 개발이나 질병관리시범사업 등이 농촌지역에서 시도되던 시기에 도시지역에서의 보건사업체계 개발을 위한 시범사업을 시도한 것이 의의라 할 수 있다.

2. 사업수행 경과

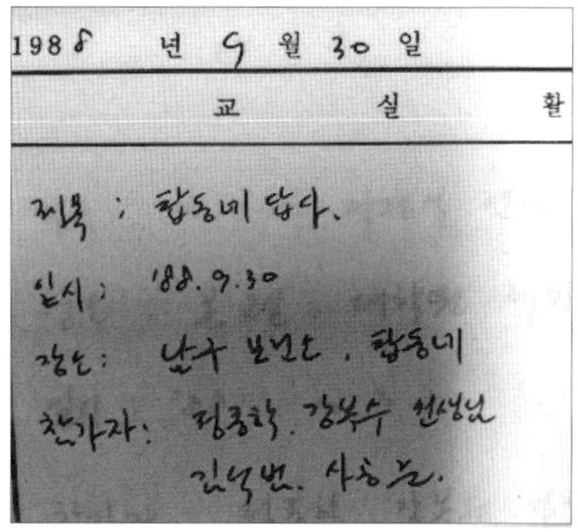

- 1988년 9월 30일 : 대구광역시 남구 대명8동 일원(일명 '탑동네')에 대한 답사를 시작으로 사업을 시작
- 1988년 10월 3일 : 세계보건기구 서태평양지역사무소(Western Pacific Regional Office, 이하 WPRO)에 근무하신 이경식 박사의 방문
- 1988년 12월 14~30일 : 기초설문조사 시행-대구광역시 남구 대명8동(일명 탑동네) 주민 677명에 대한 기초조사(대조지역 681명)를 시작으로 하여 도시지역보건체계개발을 위한 연구사업을 수행하였다.
- 1989년 1월 30일 : 사업을 위한 공무원 간담회 개최
- 1989년 2월 8~9일 : WPRO 이경식 박사와 중간평가회와 유관기관(대구광역시 수성구청장, 대구광역시 보건과장, 대명8동 동장 등)과의 간담회
- 1989년 6월 14일 : WPRO의 이경식 박사와 WHO 주한대표부의 Dr. Berteaux가 방문하여 간담회 및 추진경과를 보고
- 1989년 9월 25일 : 워크숍 개최
- 1989년 10월 18일 : WPRO 사무처장을 역임한 한상태 박사와 이경식 박사, 주한대표 Dr. Berteaux가 방문하여 사업의 진행을 점검
- 1990년 2월 8~9일 : 이경식 박사 방문하여 사업경과 보고
- 1990년 10월 12일 : '탑동네' 내에 위치한 대구경북노인회관 수위실을 개조하여, 지역보건의료체계사업소 개소식을 거행

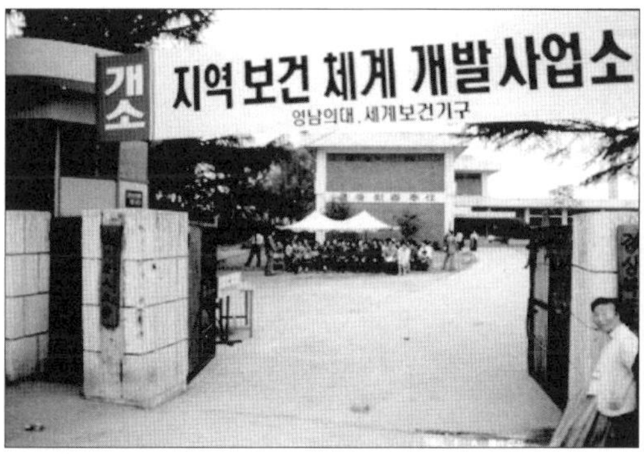

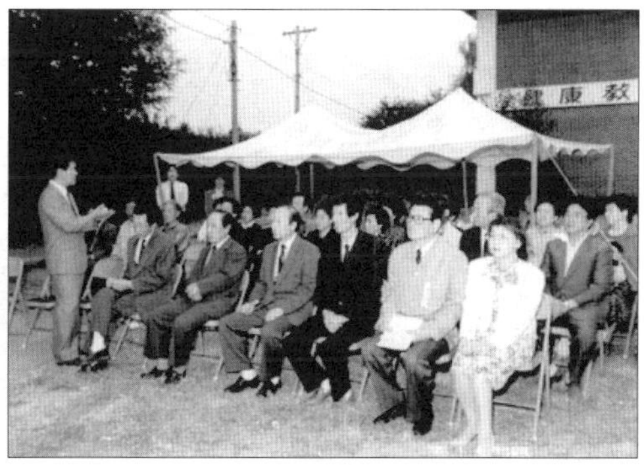

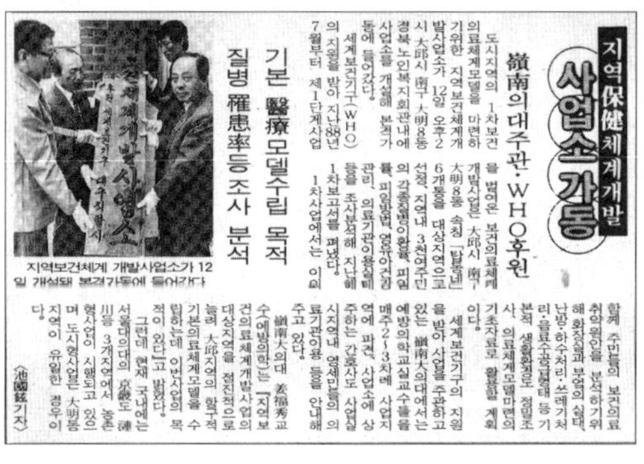

지역保健체계개발 사업소 가동

嶺南의대주관·WHO후원

기본 醫療모델수립 목적

질병 罹患率등 조사 분석

도시지역의 1차보건 의료체계모델을 마련하기위한 지역보건체계개발사업소가 12일 오후2시 大邱시 南구 大明8동 경북노인복지회관내에 사업소를 개설해 본격가동에 들어갔다.

세계보건기구(WHO)의 지원을 받아 지난88년 7월부터 제1단계사업을 벌여온 보건의료체계 개발사업은 大邱시 南구 大明8동 속칭「탑동네」 6개동을 대상지역으로 선정, 지역내 3천여주민의 각종질병이환율, 피임률, 피임방법, 영유아건강관리, 의료기관이용실태 등을 조사분석해 지난해 1차보고서를 펴냈다.

1차사업에서는 이와 함께 주민들의 보건의료 취약원인을 분석하기위해 화장실과 부엌의 실태, 난방·하수처리·쓰레기처리·음료수공급형태 등 기본적 생활환경을 정밀조사, 의료체계모델마련의 기초자료로 활용할 계획이다.

세계보건기구의 지원을 받아 사업을 주관하고 있는 嶺南大의대에서는 예방의학교실교수들을 매주2~3차례 사업지역에 파견, 사업소에 상주하는 간호사도 사업실시지역내 영세민들의 의료기관이용 등을 안내해 주고 있다.

嶺南大의대 姜福秀교수(예방의학)는 「지역보건의료체계개발사업의 대상지역을 점진적으로 늘려 大邱지역의 항구적 기본의료체계모델을 수립하는데 이번사업의 목적이 있다」고 밝혔다.

그런데 현재 국내에는 서울대의대의 京畿도 漣川등 3개지역에서 농촌형사업이 시행되고 있으며 도시형사업은 大明동지역이 유일한 경우이다.

〈池國鉉기자〉

지역보건체계 개발사업소가 12일 개설돼 본격가동에 들어갔다

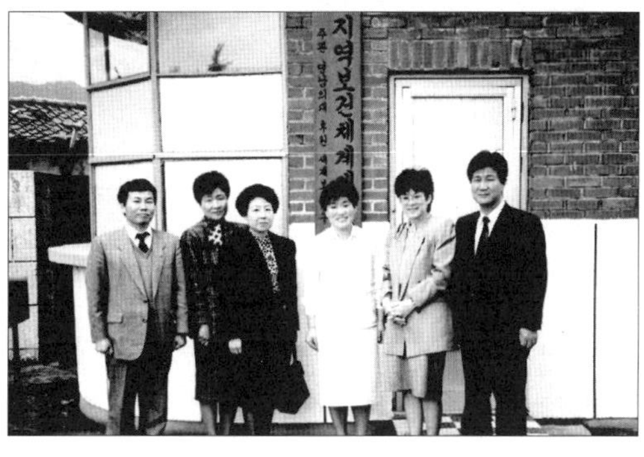

- 1990년 10월 15일 : 남구 보건소 직원교육
- 1990년 10월 17일 : 경상북도 경주군 보건소, 서면보건지소, 강동면 왕신보건진료소 방문(일차보건사업에 대한 토의)

- 1990년 10월 25일 : 대명8동 동사무소 직원 및 지역사회지도자 훈련(통합반상회 참석)
- 1990년 11월 12~13일 : WPRO 이경식 박사 방문 자문
- 1990년 11월 19~24일 : 호주 연방정부 보건정보담당관 Ms. Sakamoto방문
- 1990년 12월 21일 : 일차보건의료를 적용한 도시지역 보건의료체계 연구개발사업 중간평가회 (대구광역시 남구보건소 3층 회의실)

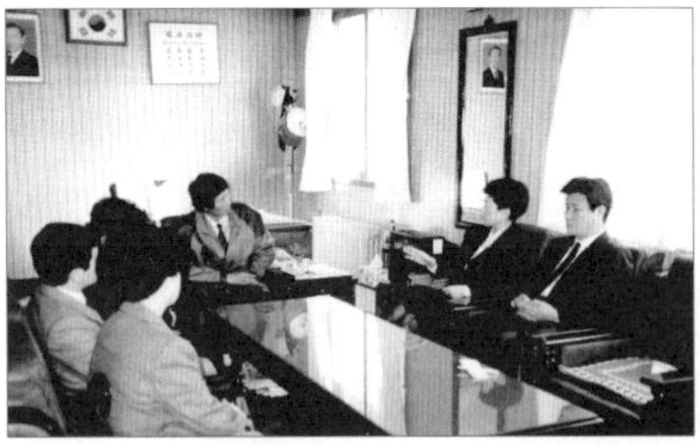

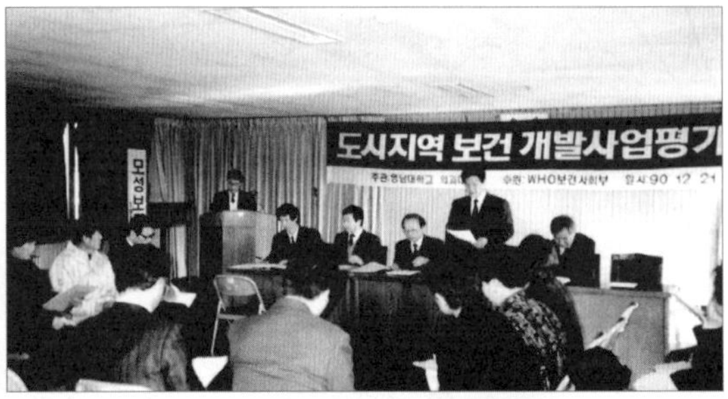

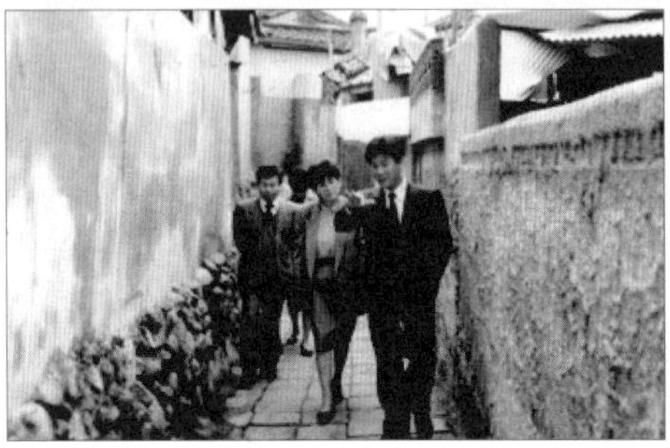

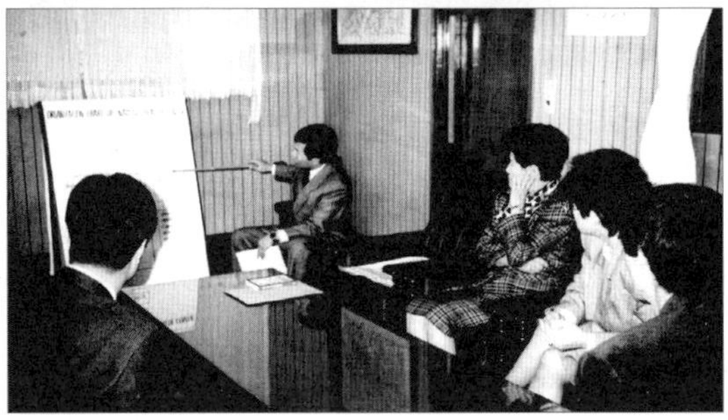

- 1991년 1월 16일~2월 23일 : 강복수 교수 WHO단기자문관으로 Giribati Islands의 일차보건의료인력훈련 교육과정 평가와 훈련과정 운영에 관한 자문 활동을 수행함.

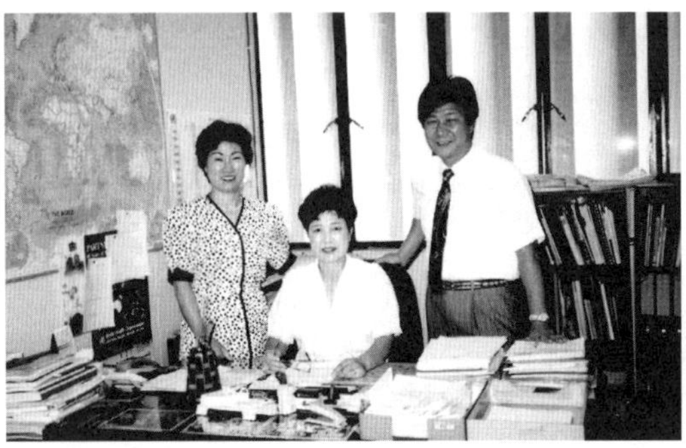

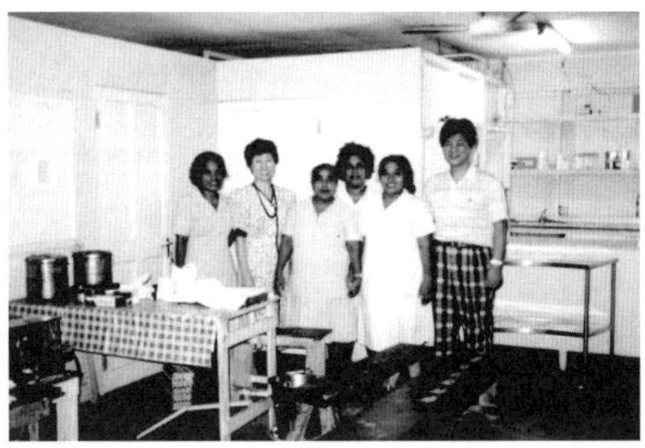

- 1991년 2월 27일 : 가정간호사업과 일차보건의료에 기초한 지역보건의료체계에 대한 보건소 직원 교육을 남구보건소 3층 회의실에서 개최
- 1991년 2월 24일~3월 3일 : 강복수 교수가 말레이시아 쿠알라룸푸르에서 개최된 Working Group Meeting on Integration of Environmental Health into Planning for Urban Development에 참석함.

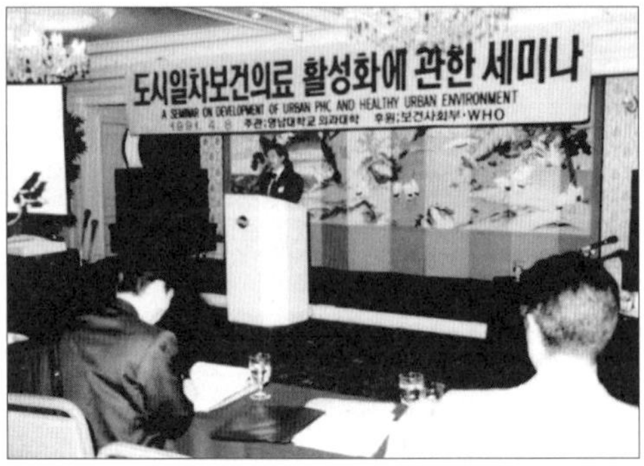

- 1991년 4월 8일 : 도시일차보건사업의 개발전략(이경식 박사), 정부의 도시보건의료사업 추진방향(박윤형 보건복지부 담당관), 건강한 도시환경사업(강복수 교수)에 대하여 도시일차보건의료 활성화에 관한 세미나를 개최함.

- 1991년 4월 14일~5월 5일 : 중국 보건조직 실태조사
- 1991년 5월 24~27일 : 중국의 일차보건의료 훈련생 방문

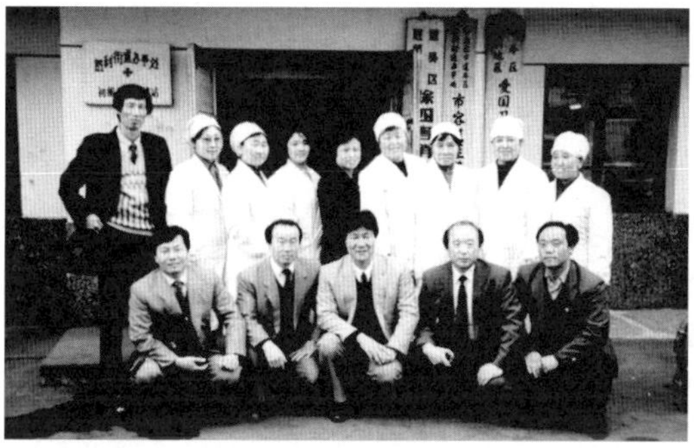

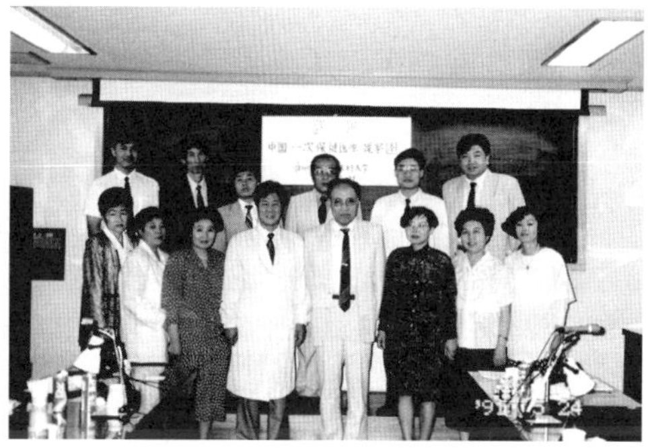

- 1991년 9월 18~21일 : 일본 오사카에서 개최된 '도시보건개발'에 관한 WHO회의 참석하여 '한국의 도시보건문제와 대책'에 대하여 발표함.
- 1991년 10월 16일 : 도시보건소 업무개선에 관한 세미나를 영남의대에서 개최함.
- 1991년 10월 19일 : WPRO 이경식 박사 방문
- 1991년 11월 17일 : WPRO 사무처장 한상태 박사 방문, WHO 주한대표 Dr. Bertaux방문
- 1991년 12월 10일 : '지방자치제와 보건의료'를 주제로 부산 인제의대에서 5개 대학 연찬회를 개최함.
- 1991년 12월 13~14일 : WHO이은설 자문관 방문
- 1992년 1월 30일 : 건강한 도시가꾸기 사업에 관한 세미나(A Seminar on Healthy Urban Environment and Healthy City Project)가 대구 보훈회관 5층 회의실에서 개최

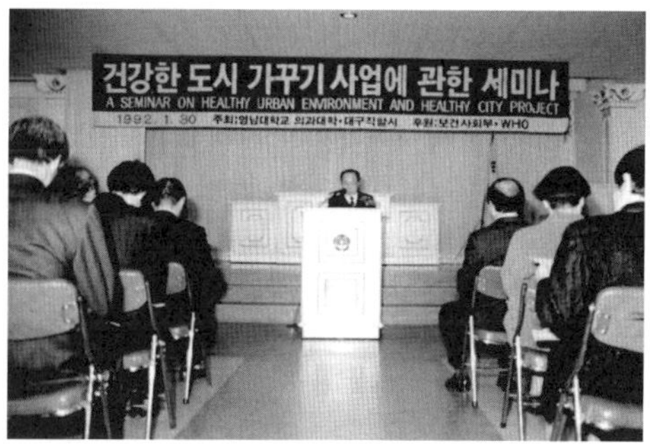

- 1992년 2월 19일 : WPRO 이경식 박사 방문
- 1992년 5월 25일 : 광주에서 개최된 'Workshop of Projector Coordinators for Strengthening District Health System'dp 강복수 교수가 참석하였음.
- 1992년 10월 17~20일 : 일본 동경에서 개최된 'International Symposium for the Formulation and Development of the Research Base for Healthy Cities'에 강복수 교수가 참석하여 'Urban Health Issue in Taegu' 발표하였음.
- 1993년 5월 18일 : 지역보건정보체계개발사업 워크숍이 서울 아카데미하우스에서 개최되었으며, 김창윤 교수와 이경수 연구강사, 이재무 대구광역시 남구보건소장이 참석함.
- 1993년 8월 9~13일 : 필리핀 마닐라에서 'Bi-regional Meeting on Urban Health Development'가 개최되었고, 강복수 교수가 참석하였음.
- 1993년 12월 2~4일 : 도시보건소 활성화를 위한 워크숍을 개최함.

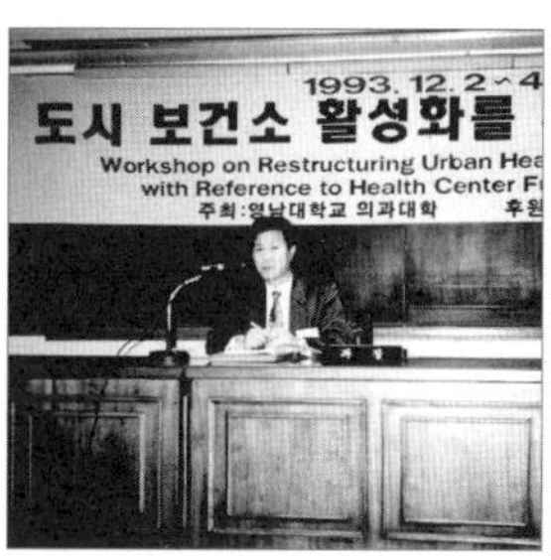

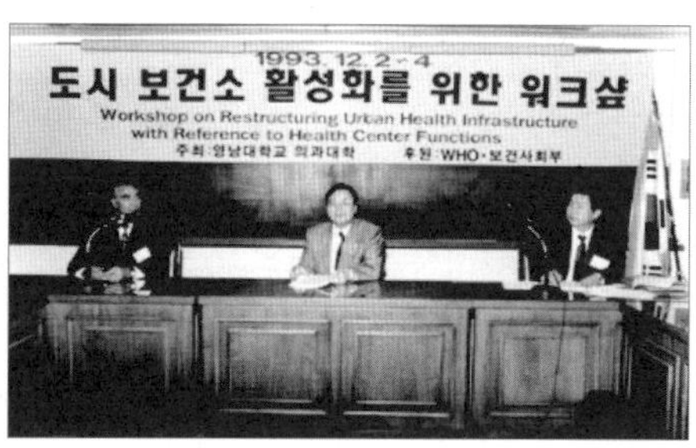

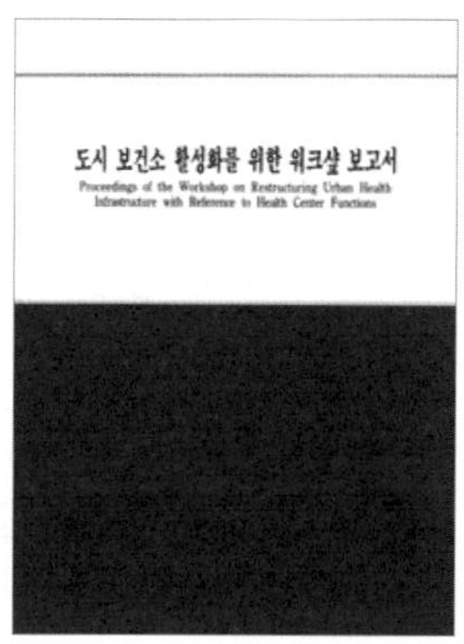

일차보건의료를 적용한 도시지역보건의료체계 연구개발사업을 마무리하고, 도시보건 사업을 위한 자원 및 조직구조 개발사업을 경주지역에서 시작하여, 경상북도 10개 도시지역으로 확산한다는 전략으로 사업을 수행하였다.

3. 시범사업 수행 대학 간 교류

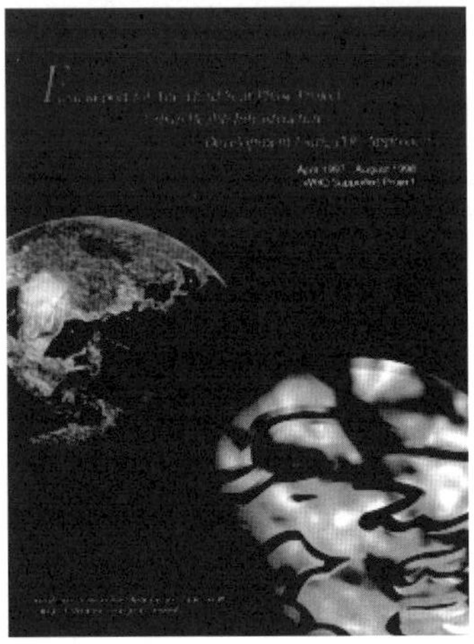

비슷한 시기에 지역보건사업을 수행하고 있던 서울대 의료관리학교실(경기도 연천), 전남대 예방의학교실(전남 곡성), 한림대 사회의학교실(강원도 화천)의 교수, 연구원들이 모두 함께 각 대학을 순회하며 분기 또는 반기별로 연찬회를 개최하였다.

- 1990년 2월 : 전남대학교 예방의학교실에 주관으로 곡성군 지역보건체계 개발사업 견학
- 1990년 4월 25일 : 전남대, 서울대, 영남대 지역사회 보건사업 간담회를 서울의대 지역의료체계 시범사업단이 있는 연천 사업단 회의실에서 개최하여, 지역보건체계연구사업을 수행하는 대학 간의 연찬회가 시작됨.
- 1990년 5월 21일 : 영남대학교 의과대학 대학원 세미나실에서 서울대, 한림대, 전남대, 영남대 4개 대학 연구진이 모여 도시지역에서 지역보건체계사업을 시행중이던 영남대학교 연구개발사업에 대한 발표와 토론을 함.
- 1990년 9월 13일 : 전남대학교 의과대학에서 서울대, 한림대, 전남대, 영남대 4개 대학 연구진이 모여 보건의료정보체계에 대한 발표와 토론을 함.
- 1991년 1월 18일 : 지역보건의료체계 연구개발 연찬회, 부문간 협조를 주제로 서울대, 한림대, 전남대, 영남대 연구진의 연찬회를 춘천에 소재한 한림의대 예방의학교실 세미나실에서 개최함.

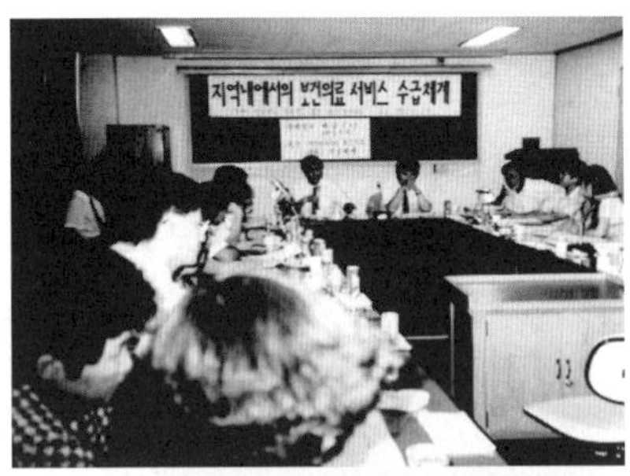

- 1991년 2월 6일 : 부산침례병원의 연산3동 일차보건의료사업소 방문하여 견학하고, 경험을 공유함.
- 1991년 6월 26일 : 서울의대 의료관리학교실에서 '지역보건의료체계 개발사업에 있어 health manpower development'주제(전남의대 이정애 교수 발표)로 연찬회를 개최함.
- 1991년 8월 27일 : 영남의대 교수회의실에서 '지역내 보건의료서비스 수급체계'를 주제로 연찬회를 개최함.

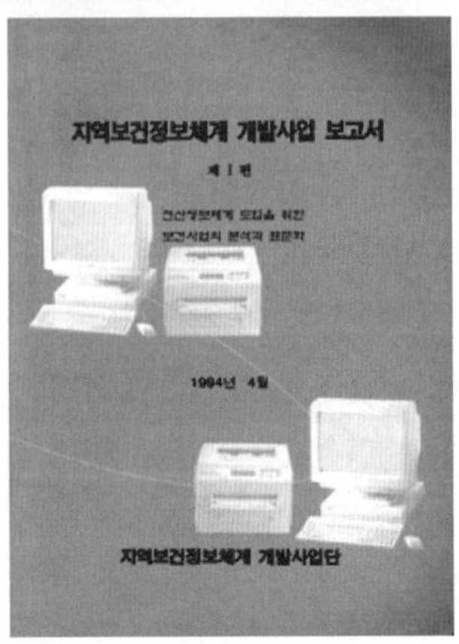

- 1992년 2월 27일 : 춘천 리오호텔에서 강복수 교수가 '보건사업의 평가' 주제발표를 하는 5개 대학 연찬회를 개최하였음.
- 1992년 9월 29일 : 광주 전남의대 명학회관에서 '지역보건의료체계사업의 확대방안'에 대한 5개 대학 연찬회를 개최하였음.
- 1990년 2월 28일 : 준비회의를 시작으로 지역보건정보체계개발사업에 대한 회의와 세미나 등이 1994년까지 수십 차례 개최되어 지속되었음. 이를 바탕으로 연세대학교가 참여하는 보건의료정보체계 개발에 대한 후속연구가 수행되어, 보건소 전산화 작업의 기초가 되었다.

30명 내외가 참석한 이러한 모임을 통해 지역보건의료체계와 일차보건의료, 지역사회참여, 부문간 협조방안 등 지역보건사업의 추진전략을 중심으로 이론공부와 연구사업의 경험을 공유하였다.

4. 도시지역보건사업을 위한 제언

도시지역의 건강취약지역에 대한 사업수행과 평가결과를 통하여 취약지역에 물리적인 보건사업조직(보건사업소[1])의 설치 운영이 필요함으로 제시하였으며, 보건사업소의 운영을 위한 조직, 인력구성과 사업(프로그램)을 제안하였다. 연구사업의 결과로 다음과 같은 내용을 제언하였다.

1) 도시보건소 조직과 업무를 만성질환, 건강증진, 보건교육, 지역사회중심 재활, 가정의료사업을 수행할 수 있도록 재조정하여야 한다. 이를 위하여 보건소 조직을 보건기획과, 지역보건과, 예방의약과, 진료실로 조정하여야 한다.

2) 보건소 업무전산화를 추진하여야 한다. 시청 또는 구청의 복지과, 환경보호과, 환경위생과, 사회과 등의 유관조직과의 긴밀한 협조체계를 유지하기 위한 전산시스템이 개발 운영되어야 한다.

3) 보건소단위의 건강소식지를 주기적으로 발행해야 하고, 건강상담전화를 설치 운영하여야 한다.

4) 보건소 인력을 대상으로 일차보건의료와 지역보건의료체계에 대한 교육과 훈련이 요구된다.

5) 도시영세민 집단거주지역의 보건사업을 강화하여야 한다.

① 제1안 : 주민수가 3,000명 이상인 지역
- 시설 : 보건사업소 1개소 설치
- 인력 : 보건진료원 또는 가정간호사 1명, 진료보조인력 1명
- 기구 및 약품 : 농촌지역의 보건진료소 수준

② 제2안 : 주민수가 3,000명 미만인 지역
- 시설 : 보건사업소 미설치
- 이동보건사업팀 운영
- 인력 : 이동보건사업팀 운영을 위한 의사 1인, 보건간호사 2인, 간호조무사 1인

6) 지역보건의료정보체계가 시급히 개발되어야 한다. 이를 위하여 보건정보관리를 위한 서식이 표준화되어야 하고, 전산망을 구축하여야 하고, 보건소를 중심으로 한 보건정보 수집 및 보고 기전이 개발되어야 한다고 제언하였다.

7) 보건과 관련한 민간부문의 협조와 참여를 위한 기전이 마련되어야 한다.

8) 시 정책결정자들이 보건문제에 관심을 가지고 적극적으로 참여할 수 있도록, 시 또는 구 수준에서의 시장, 구청장과 의회, 민간단체, 학술단체가 참여하는 보건환경위원회의 조직, 운영을 제안하였다.

5. 후속사업의 수행

이 연구개발사업 이후에 도시보건 사업을 위한 자원 및 조직구조 개발사업(Urban Health Infra-

1) 인구 3~5천 명당 3~4명이 근무하는 농촌지역보건지소 수준의 보건사업소의 설치를 제안하였으며, 현재의 도시보건지소보다는 소지역에 소규모 조직을 제안하였다.

structure Development Using PHC Approach)가 후속사업으로 1993년부터 1997년까지 수행한 '도시보건 사업을 위한 자원 및 조직구조 개발사업' 또한 선행 연구사업을 토대로 도시지역 보건의료자원의 개발활용과 보건기관 조직개편에 초점을 맞추어 경주지역에서 1993년 11월부터 1998년 3월까지 사업을 수행하였다. 강복수 교수를 연구책임자로 하여 정종학 교수, 이도영 경상북도 보건환경연구원장, 최학춘 경주시 보건소장, 김석범 연구강사, 이경수 연구강사, 황태윤 조교가 공동연구원과 연구보조원으로 참여하였다.

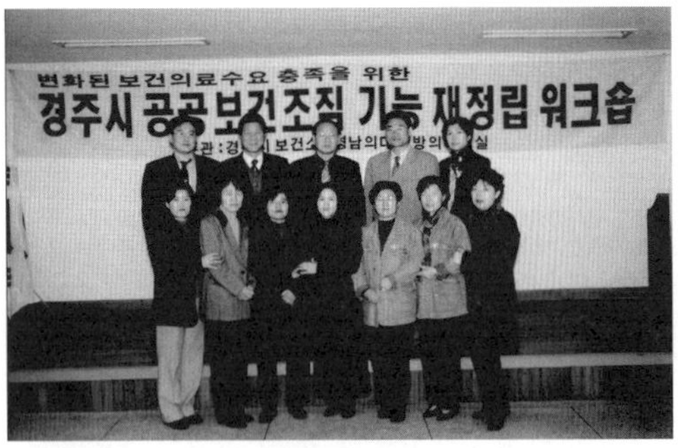

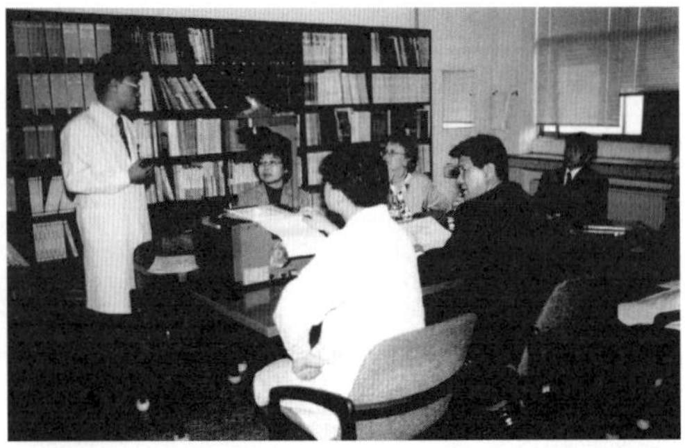

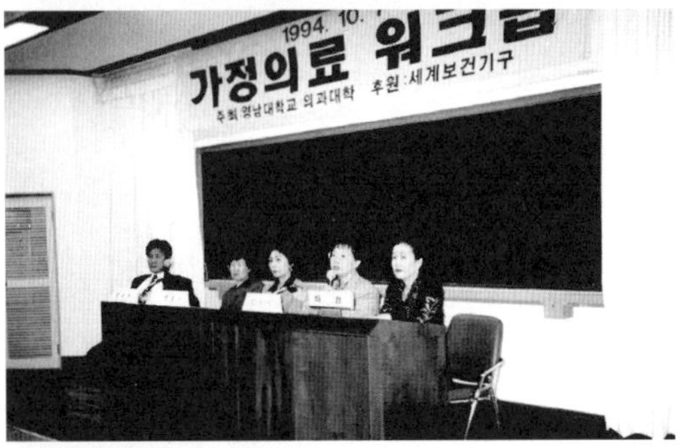

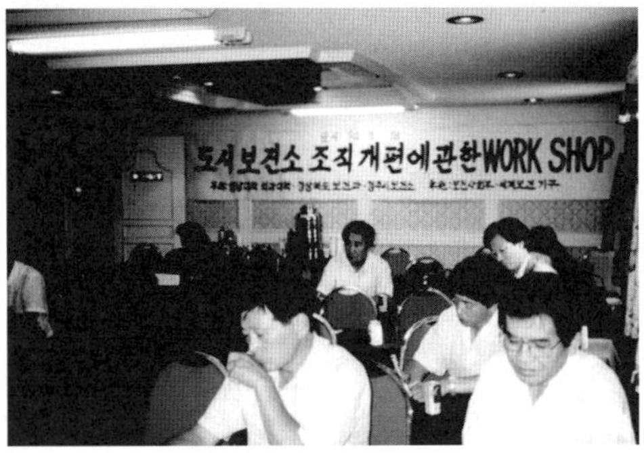

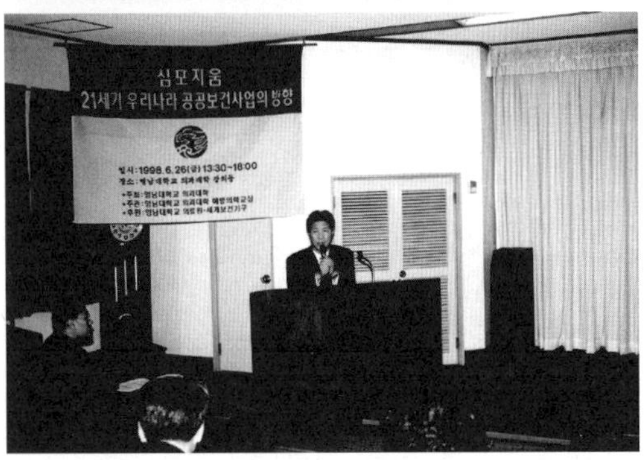

후속 연구개발사업은 1) to develop and strengthen the infrastructure of urban health services with special attention to the urban poor, 2) to strengthen and extend the role of health centres for effective delivery of preventive, promotive, rehabilitative and curative health services using the PHC approach, 3) to develop appropriate mechanisms for enabling the participation of university hospitals and general hospitals in urban health development, 4) to reorient the policy planning and decision-making processes of city governments, to ensure that the relationship between health and social and physical environments becomes an integral part of decision-making, service delivery and evaluation, 5) to promote such concepts as "clean, safe and healthy city" and healthy lifestyles as part of the healthy urban environment framework 등의 목적을 설정하고 수행되었다.

6. 맺는말

도시지역보건의료체계의 개발을 위한 세계보건기구의 지원에 의하여 수행된 이 연구개발사업을 통하여, 도시지역의 건강취약지역 주민들의 건강보호와 증진을 위한 사업체계를 개발하였으며, 사업 기간 중 유사한 연구개발사업을 농촌지역에서 수행하고 있었던 여러 대학의 사업단과의 교류를 통하여 사업수행 중의 장애요인을 극복하고자 노력하였으며, 각 사업지역에서의 경험을 공유하는 기회를 가짐으로써, 성공적인 사업의 수행과 더불어 지역보건의료체계의 구축과 관련한 목적과 전략에 대한 많은 논의를 지속적으로 유지할 수 있었다.

이러한 사업을 통하여 최근의 도시지역 보건지소 설치에 의한 공공부문의, 또는 공공과 민간이 협력하여 추진하여 지역보건사업의 원동력이 되었다고 할 수 있다. 또한 현재 40여 명의 지역보건에 관심이 있는 학자들이 참여하여 운영하고 있는 지역보건연구회의 탄생과 무관하지 않으며, 우리나라의 지역보건사업, 지역보건의료정보체계의 구축, 등을 포함한 공공보건사업에 대한 지적인 성장과 실무적인 노하우를 축적하는 밑거름이 되었다고 할 수 있다.

한림대학교 화천군 보건시범사업

- 이 글은 「농촌지역보건사업의 발전방향 - 화천사업의 체험과 교훈을 기반으로」(한림대학교 사회의학연구소, 1996)과 「지역사회보건과 건강증진」(남천현 외)에서 발췌 정리한 것입니다.

1. 사업의 목적과 접근

1960년대부터 경제성장과 더불어 사회 각계의 급격한 변화가 진행되어 보건의료부분에서도 많은 변동이 있었다. 국민의 의료요구가 양적·질적으로 변화하였으며 보건의료사업의 여건도 다각도로 변화했다. 그러나 보건소, 보건지소 및 보건진료소가 중추적 역할을 맡아서 수행하고 있는 지역보건사업의 내용, 우선순위, 전개방법 등에는 별 변화가 없고, 변화된 국민의 의료요구와 여건의 변화에 적절하게 대응하지 못하고 있다. 1962년에 전국적으로 확립된 보건소망을 통해 시행된 급성전염병관리, 가족계획, 모자보건 및 결핵관리가 중점이 된 사업이 지금까지도 그대로 유지되고 있다. 이와 같은 기존의 보건사업은 대상인구가 감소하는 경향이 뚜렷이 나타나 사업내용의 변화가 요구된다. 전 국민의료보험의 실시로 비용 문제가 용이하게 해결되어 환자발견사업의 의의가 커졌고, 전화보급의 보편화로 사업대상가구와의 접촉이 쉬워졌다.

이처럼 농촌지역의 건강문제와 보건사업의 여건이 달라진 만큼 자원의 배분이나 활용방안에도 변화가 있어야 한다는 발상에서 출발하여 지역보건의료체계 모형 개발을 시도하였다. 농촌사회의 현실적 상황에서 자원을 효율적으로 배분하여 생산적으로 활용함으로써 주민의 건강을 효과적으로 향상시킬 수 있는 지역보건의료체계의 모형을 개발하고, 실행방안을 제시하는 것이 화천사업의 주요 목적이다.

2. 사업의 추진경위

대학이 주도하는 대부분의 지역보건사업이 그랬듯이 화천사업도 외국의 재정지원으로 계획 시행되었다. 1987년 9월에 한국과 독일 정부는 양국간의 기술협력사업의 하나로 한국에서의 시범적 지역사회보건사업에 독일이 재정적으로 지원할 것에 합의하였고, 화천사업이 지원대상에 포함되어 있었다. 정부간의 협약을 근거로 한림대학교는 Deutsche Gesellschaft fur Techcische Zusammenarbeit(GTZ) GmbH와 화천사업에 대한 재정지원협정을 1989년 6월 26일에 맺게 되었다. 사업기간은 4년이었고, 독일측 재정재원은 883,900DM이었다. 1차분 자금을 수령한 것은 1989년 9월이었으며 10월 1일부터 사업을 공식 출범시켰다. 그러므로 당초에는 사업기간을 1993년 9월 말까지로 계획하였으나 후에 총 예산의 범위 내에서 사업기간을 9개월 연장하여 1994년 6월말까지로 GTZ와 계약을 갱신하였다. 그러나 이 계약은 재정운영측면에서 기간을 정한 것이고 현지사업활동기간은 뒤에 기술할 화천군과의 계약을 따랐다.

사업팀을 조직하고 시행계획을 작성하는 한편, 현지의 보건소를 비롯한 유관기관과 접촉하여 사업에 대한 이해를 구하고 협력관계의 기초를 다지는 일부터 착수하였다. 1990년 1월 24일에는 화천군수와 한림대학교 사회의학연구소장 간에 사업기간 3년으로 하는 지역보건 시범사업 협약을 맺었다. 그 이후에 화천군과의 협약은 사업기간을 1995년 1월 23일까지 2년 연장하도록 갱신되었다. 따라서 현지에서 사업활동을 전개한 기간은 5년이었으나 초기 수개월은 사업계획, 조직, 교육 등의 준비활동이 주였고, 최종 7개월 가량은 주로 보건정보체계의 운영에 한정되었으므로 모든 사업전반에 걸친 현지활동기간은 4년 정도였던 셈이다. 협약에 의하여 화천군수와 사회의학연구소장이 공동위원장이 되고 두 위원장이 각각 4인의 위원을 위촉하여 10인으로 구성된 운영위원회를 발족시켰다. 최초 위원은 화천군측에서는 화천군 보건의료원장, 화천군 의사회장, 화천군 약사회장 및 화천군 지역의료보험조합장이었고, 한림대학교측은 한림대학교 부속 춘천성심병원장, 화천사업을 담당한 사회의학연구소 교수, 그 외의 관련교수 2인으로 하였다. 이 위원회는 1990년 5월 11일에 첫 모임을 가졌고, 그 이후 연 1회의 정기모임을 개최하였다.

한림대학교의 사회의학연구소가 화천사업의 담당기관이었는데, 이 연구소는 사회의학교실의 교직원을 주축으로 편성되어 있지만 화천사업 예산과 대학 예산을 재원으로 전임연구원을 임용하여 사업팀을 보강하였다.

화천사업의 실행수단은 지역보건활동과 조사연구 두 가지로 대별된다. 연구에는 사회의학연구소와 사회의학교실의 모든 교수, 연구원 및 조교가 관여했고, 보건사업 활동과 관련해서도 계획과 평가에는 모든 교직원을 참여시켰다. 이러한 활동을 위해 투입한 인력은 다음과 같다.

- 현지 책임자 겸 보건간호사 1인(보건학 박사학위 소지자)
- 간호사 1인(직무교육을 통하여 보건간호 활동 담당)
- 사회복지사 1인(후에 보건사업요원으로 대체되었음)
- 보건사업요원 1인(보건대학원에서 보건교육 전공자를 임용했었으나 후에 문화인류학 전공 석사과정 수료자로 대체되었음)
- 전산정보체계의 개발과 운영을 위한 연구원(화천보건의료원의 직원을 현지 운영에 처음부터 참여시킴으로써 점차 인수토록 하여 문제점 발생시에만 지도해도 무방하게 되었음)

3. 사업의 내용

1)사전 조사:농촌주민의 건강문제와 의료이용 양상 파악

시범사업 지역주민의 건강상태와 의료이용실태를 파악하여 시범사업의 방향을 설정하고, 사업의 결과를 평가하기 위한 자료를 수집할 목적으로 주민조사를 실시하였다. 한림대학교는 독일과의 협약 이전에 정부간의 합의에 화천사업이 포함된 것을 통보 받았었으므로 1988년 1월 1일부터 지역보험이 전국의 군지역에 확대될 것에 대비해서 보험 시작 이전의 의료이용도에 관한 자료를 확보해 둘 목적으로 사업지역에서 표본추출한 1,722가구에 대하여 의료이용양상을 포함한 주민의 보건의료관계 속성을 파악하기 위한 면접조사를 사업의 출범이전인 1988년 1월초에 시행한 바 있었다. 그 이후에 시행된 대규모 지역조사는 1990년 1월의 사업지역조사, 1990년 2월의 대조지역 조사, 1993년 1월과 2월에 걸쳐 3주간 시행된 평가조사가 있었다. 이외에도 사업별로 소규모의 조사가 시행되었다.

당시 약 15%의 주민은 만성질환을 갖고 있었으며, 비슷한 수의 주민들이 2주 동안에 급성질환을 경험한 것으로 나타났다. 1개월간의 1인당 활동제한일수는 1.4일 내외, 와병일수는 0.8일 내외였다. 이환의 원인이 되는 급성상병은 호흡기계 질환이 가장 많았고, 만성상병의 가장 흔한 원인은 근골격계 질환이었다. 2.2% 정도의 주민이 장애를 갖고 있었는데 신체일부의 마비가 가장 많아서 전체 장애자의 약 28%나 되었다. 그밖에 화천주민들은 치료효과나 신뢰도 측면에서 병·의원을 가장 높게 평가하였고, 보건소와 보건지소는 보건진료소보다 낮게 평가되었다. 지역의료보험이 실시된 후에는 40% 이상의 응답자가 질병발생시 병·의원을 1차로 방문하겠다는 생각이었고, 보건기관과 약국을 최초로 방문하겠다는 응답자는 각각 20% 미만이었다.

간단히 말해서 농촌주민들의 질병양상이나 의료이용양상이 도시주민과 크게 다르지 않은 것으로 나타났다. 만성퇴행성 질환이 이환의 주된 원인이고, 의료이용도 양적으로는 도시와 비슷한 수준이다. 농촌주민들이 보건기관을 더 많이 이용하는 등 이용기관에 차이가 있으나 의료보험 시행이후에는 농촌에서도 병·의원을 비롯한 의사진료의 이용이 크게 늘어났다. 다시 말해서 농촌과 도시사이에는 사회문화적 속성, 인구학적 특성, 인구밀도, 의료기관수 등에 차이가 있기는 하지만 보건의료적 측면에서 점차 유사해지는 경향이 있는 것이다.

2)만성퇴행성질환 관리체계 정립

근래 진행된 사회경제적 변화의 일환으로 출산력과 사망률이 낮아지고, 급성전염병이 감소함으로써 노령인구가 증가하고, 만성퇴행성 질환이 주된 건강문제로 등장하였다. 그럼에도 불구하고 보건소망은 60년대 초 발족시의 구조와 사업우선순위를 거의 그대로 유지하고 있었고, 지역보건사업은 예방접종, 모자보건, 결핵관리, 가족계획에 중점을 두고 있는데 이들 사업에 대한 주민의 수요는 점차 줄어들고 있어서 사업이 전체적으로 침체되고 있었다. 이와 같은 관찰을 토대로 화천사업에서는 만성퇴행성 질환의 관리를 위한 지역보건적 접근방안의 개발을 핵심과제로 설정하였다. 지역보건사업에 의한 관리의 대상으로 삼을 만성질환은 건강문제로서의 심각성, 지역보건적 접근에 의한 관리의 기술적 타당성, 주민의 수용가능성, 지역보건기관의 사업수행능력 등을 고려하여 고혈압, 당뇨, 자궁경부암을 선정하였다.

(1)고혈압 관리사업

고혈압은 자각증상이 경미하여 환자들이 자발적으로 치료를 시작하지도 않거니와 시작한 후에도 중단하는 사례가 많아서 적극적 환자 발견, 추적관리 및 홍보교육 등에 의한 지역보건적 접근이 필요하고, 또 관리방법의 표준화가 비교적 용이하여 기술적 타당성이 인정되는 질환이다. 사업대상인구는 고혈압의 유병률이 40세 이상부터 높아진다는 점을 고려하여 40세 이상 성인 전원으로 삼았다. 1990년 2월 중 1차적으로 사업소 요원들에 의하여 집단 혈압측정이 이루어졌다. 40세 이상 인구 2,562명의 33.4%인 855명으로 나머지 미측정자 1,707명에 대해서는 보건요원과 보건진료원이 4월말부터 가정방문을 통해 측정하였다. 1990년 말까지 40세 이상 주민의 70.1%의 혈압을 측정하였으며, 1991년 말까지 85.2%, 1992년 말까지 85.7%를 측정하였다. 혈압측정자 중 확정 고혈압환자의 비율은 1992년 12월 현재 혈압측정자의 18.2%로 환자수는 410명이었다.

고혈압환자에게는 일반요법을 실시하도록 권유하는 한편, 혈압정도에 따라 관리주기를 설정하고, 이에 따른 치료가 이루어지도록 환자와 보호자를 교육하였으며, 주기에 따라 보건요원이 가정방문을 하여 환자의 치료동기를 높이도록 하였다. 투약은 이완기 혈압이 105mmHg 이상인 중증 고혈압군을 일차투약관리대상으로 하였다. 그 외 경계역, 경증, 수축기 고혈압군 검사와 위험요인 평가결과에 따라 투약여부를 결정하도록 하였다. 투약제재는 보건의료원 전문의가 결정하였으며, 약제의 효과가 입증되면 환자를 지소에 회송하는 것을 원칙으로 하였다. 지소에서는 3개월마다 환자를 다시 보건진료원으로 의뢰하여 필요한 경우 검사를 하고 치료경과에 따라 약제를 조정하도록 하였다. 확정고혈압 환자들 중 13.6%만이 사업목표대로 139mmHg/89mmHg 이하로 관리되었다.

고혈압을 예방하거나 관리하기 위해서는 생활양식을 바꾸어야 할 경우가 많고, 또 대부분의 환자들은 평생토록 치료를 받아야 하므로 치료 중단이 많게 마련이다. 따라서 환자 스스로 혈압관리를 할 수 있는 마음가짐과 지식을 갖추도록 교육이 필요한데, 본 사업에서는 보건요원의 가정방문, 진료시 의사에 의한 교육, 특수클리닉의 운영, 전화와 서신을 통한 교육 등을 환자교육수단으로 활용하였다.

(2)자궁경부암 집단검진사업

본 사업에서는 20~64세의 결혼경험이 있는 여성 전원을 사업대상으로 자궁경부암 집단검진사업을 실시하여, 초기에는 대상자들에 대하여 매년 검진을 실시하는 것을 목표로 하였다. 그러나 사업을 진행하면서 농촌지역에서 모든 주민을 매년 검진하는 것은 현실적으로 어렵다고 판단되어 1차 검진시 정상으로 판정된 경우는 3년마다 재검진을 받는 것으로 사업방향을 수정하였다. 1990년에는 보건의료원에 근무하는 산부인과 전문의가 보건지소나 진료소로 가서 검사를 실시했다. 1991년부터는 지역별로 특정일을 정하여 검진대상자들이 보건의료원에 오도록 한 후 산부인과 전문의가 검진토록 했다. 이때 내원한 검진대상자에게 필요한 경우 Papsmear 이외의 검진도 할 수 있어 효과적이다. 보건의료원에서 필요하면 초음파 검사까지 해준다고 홍보한 결과 호응도가 높았다. 오지 주민들에 대해서는 보건의료원과 대학이 차량을 지원하기도 하였다.

검진율은 전 대상자의 13~18% 수준이었다. 1993년초 보건의료원에서 자체평가를 통해 가족보건계의 고유사업으로 자궁경부암 검진사업을 발전시키기로 하고 동시에 의료보험 피부양자의 건강검진항목 중 자궁경부암 검진을 가족보건계가 주관토록 하여 다시 검진율이 높아지게 되었다. 이러한 결과는 자궁경부암 관리사업이 지역주민의 요구가 크고 보건소에서 독자적으로 운영이 가능한 사업임을 말해주고 있다.

(3)당뇨병 관리사업

당뇨병은 유병률이 높고 합병증이 심각한 병이다. 또한 고혈압보다 관리에 높은 임상의학적 기술수준이 필요하고 표준화가 어렵기는 하나 원칙적인 면에서는 고혈압과 유사하다. 자궁경부암은 여성에게는 가장 흔한 암인데 조기에 발견하면 완치가 가능하기 때문에 교육과 적극적인 환자발견 활동을 포함한 지역보건적 관리방법이 절실하게 요구되는 질환이다.

화전지역 주민의 당뇨 유병률을 알아보기 위하여 1990년 기초조사시 40세 이상 주민에 대해 혈압측정과 함께 요당 및 요단백질을 검사하였다. 이 검사의 결과에 의하면 요당이 검출된 사람은 전체의 6.2%에 이르렀다. 본 사업에서는 혈당측정과 환자관리의 지원부분 그리고 주민교육을 실시하기로 하였다. 지역내 사업대상자 전수를 관리하지 않는 대신, 이후 보건소 체계에 의한 당뇨관리사업이 가능한 지를 탐색하고 기존환자의 관리에 도움을 주는 선에서 제한적으로 실시하기로 한 것이다. 사업을 통하여 지역사회수준의 만성퇴행성질환의 관리가 환자를 조기에 발견하고, 환자의 행위를 긍정적으로 변화시키는 데 크게 기여할 수 있음을 관찰하였다.

화천사업의 실적은 현재 보건소 조직이 만성퇴행성 질환의 관리를 수행할 수 있는 역량을 비교적 적은 노력으로도 갖출 수 있음을 확인해 주었다. 그렇지만 고혈압 환자의 치료지속률이 낮았다는 사실이 단적으로 말해주듯이 지역사회 만성퇴행성 질환 관리사업이 만족스러운 상태로 이루어지게 하려면 보완, 개선, 발전시켜야 할 여지가 많다. 화천사업은 이들 질환의 관리가 정책적으로 지역보건사업의 기능에 포함되지 않은 상태에서 이뤄졌는데, 만일 정책사업으로 된다면 타당성이 더욱 높아질 것이다.

3)지역보건정보체계의 개발과 운영

지역보건사업은 앞으로 개편되어야 한다는 점과 전산이 급속히 발전하고 있음을 고려하여 미래지향적 관점에서 지역보건정보체계를 개발하였다. 주민의 건강을 포괄적으로 관리하는 데 목적을 두고 모든 보건서비스에 관한 자료와 정보가 관리대상의 구성단위인 가구와 주민별로 관리되도록 정보체계를 설계하였다. 정보체계의 지원대상은 영유아 예방접종, 일반예방접종, 가족계획, 임산부 관리, 진료비 보험청구 등의 기존 지역보건사업과 화천에서 시범적으로 시행된 만성퇴행성 질환 관리였다.

기존 사업 중에서는 보험청구를 제외한 다른 업무의 경우 전산정보체계가 큰 도움을 주지 못하였으나, 만성퇴행성 질환의 관리에서는 전산정보체계의 활용가치가 높았다. 고혈압사업의 경우 대상자의 수가 많은데, 주기적으로 개인별 혈압측정 여부를 파악하여 다시 측정해야할 대상자를 가려내고 환자의 치료경과를 검토하여 적절한 조치를 취하는 등의 관리업무에 필요한 다양한 자료를 전산정보체계 없이 관리하기는 불가능하거나 비효율적일 수밖에 없다. 정보체계의 운영은 통합보건사업의 추진에도 크게 도움을 주었다. 컴퓨터 정보체계의 운영은 단순한 자료관리의 수준이 아니고 사업을 향상시키기 위한 종합적 접근의 하나로 이해되어야 한다.

4)사업활동의 내용과 방법 개선

가정방문은 지역보건서비스를 제공하는 주요한 수단이다. 대상주민의 현황파악, 환자의 추구관리를 위한 관찰, 상담 및 지도, 가족과 마을의 보건문제를 일시에 다루기 위해서는 직접 방문하는 것이 가장 좋은 방법일 것이다. 그러나 가정방문에 의한 서비스는 왕복에 많은 시간이 소요되고, 방문시간에 따라 만날 수 있는 주민이 한정된다는 비경제적인 측면도 있다. 이같은 상황을 고려하여 화천지역에도 전화보급률이 90% 이상이었으므로 일부를 전화로 대치하는 방안을 실험해 보았다. 고령인구의 구성비가 크고 노동력이 부족한 농촌의 인구학적인 특성은 보건사업과 여러 가지 측면에서 관련이 있지만, 건강교육의 시행에서도 고려되어야 한다. 인쇄매체로 된 교육자료의 활용도가 낮고, 주민들을 한 자리에 모으기가 어려워지고 있다. 한편 TV보급률이 매우 높고 지역유선방송국이 적지 않으므로 이를 건강교육의 주요 매체로 이용해야 할 것이다. 건강문제를 다룬 방송자료를 지역사정에 맞도록 수정하여 사용하면 교육효과가 높을 것이다.

농촌의 노동력사정으로 인하여 지역보건사업에 무보수로 노동력을 제공하도록 요청하는 일이 어려워졌고, 사업의 내용이 복잡해짐에 따라 일반주민의 도움으로 해결할 수 있는 일이 적어졌다. 그 결과 과거의 새마을 운동식의 주민참여는 타당성을 잃어가고 있다. 그리하여 화천사업은 주민참여를 사업활동수행의 측면이 아니라 사업의 계획과 운영에 관한 의사결정과정에서 이루어지도록 하였다. 그리고 당뇨병 환자의 자조모임을 운영한 체험에 의하면 특정문제를 해결하기 위한 주민의 노력을 조직화하는 효과적인 방안들이 개발될 여지가 있을 것으로 보인다. 노인정을 통한 노인의 건강관리사업도 그러한 관점에서 접근해볼 가치가 있을 것이다.

4. 사업 평가와 교훈

1)만성퇴행성질환 관리기능의 대폭 확대

화천사업에서 고혈압·당뇨관리, 자궁경부암 검진 사업을 시행한 체험에 의하면 만성퇴행성질환을 대상으로 하는 지역보건사업에 대한 주민의 수요는 적지 않았으며, 보건소의 사업수행능력은 인력, 시설, 장비의 측면에서는 현재의 상태에서도 크게 미흡하지 않은 것으로 판단된다. 즉 우리나라의 지역보건사업조직은 만성퇴행성질환 관리를 시행할 수 있는 잠재력은 이미 갖추고 있으며, 동기가 부여되고 기술적 지침이 주어짐과 동시에 관련요원들의 직무능력을 보완하기 위한 교육이 실행된다면 잠재력이 현실로 나타날 수 있다. 사업의 성과이기는 하지만 화천의 경우 인력과 재정적 추가 투입이 극히 적었고, 보건소의 정규사업이 아니라는 불리한 여건도 있었기 때문에 그 체험은 다른 지역에서도 성공적으로 적용될 수 있을 것이다.

만성퇴행성 질환은 초기의 자각증상이 경미하여 조기 진단이 어렵고, 자신이 환자임을 알고 난 이후에도 자각증상이 없는 상태에서 생활양식을 바꾸고, 치료를 받아야 한다는 처방을 이해하고 행동에 옮기려면 전문적인 도움이 있어야 한다. 이들 질환은 장기간 또는 평생에 걸친 치료를 요하기 때문에 심각한 증상이 없는 상태에서는 일단 치료를 시작한 환자도 치료에 따르는 여러 가지 측면에서의 질세된 생활 등의 불편 때문에 중난하는 예가 많나. 그러므로 만성퇴행성 질환의 관리에는 조기발견과 지속적인 치료가 핵심이다.

따라서 일반주민의 검진을 통한 적극적 환자 발견, 환자추구의 관리, 건강교육이 필수적이고 이러한 활동이 바로 지역보건사업의 기본적 방법론이다. 다시 말해서 만성퇴행성 질환의 관리를 지역보건사업의 기능으로 추가하는 일이 기술적인 측면에서는 큰 어려움이 없을 것이다.

2)지역정보체계의 운영과 사업수행방식의 계속적 개선

전산을 이용한 지역보건정보체계를 적극적으로 활용하는 일은 매우 중요한 일이지만 개별 지역보건기관이 단독으로 해결하기는 어려운 일이다. 그러므로 중앙정부나 광역 자치단체가 지역보건정보체계의 개발과 보급을 지원해야 한다. 장기적인 안목에서 지역보건사업의 발전계획에 통합시켜 종합적으로 추진하는 것이 효과적일 것이다.

3)지역보건사업에 대한 정책적, 제도적 지원의 강화

지역보건사업은 지역주민 전체를 대상으로 하고, 건강의 사회현상적 측면에 대한 인식에 바탕을 두고 있기 때문에 사회와 정부의 보건부문 뿐만 아니라 다른 여러 부문과도 관련이 있다. 지역보건사업의 기본정보는 행정전산망과 의료보험전산망의 지원을 받아야 효과적으로 운영될 수 있다는 것이 하나의 예가 된다. 지역보건사업이 사회의 복잡한 문제와 관련이 있다는 사실은 일선 사업기관 단독으로는 해결이 어려운 문제에 당면하게 될 가능성이 크며, 따라서 중앙정부의 정책적, 제도적 지원이 있어야 사업이 원만히 추진될 수 있음을 뜻한다.

각종 보건인력의 자질향상을 위한 교육, 지역주민의 건강관리에 필요한 정보의 확보, 효과적 주민건강 교육자료의 개발, 의료보험의 지역보건 지원기능 보완, 여러 가지 지역개발 사업과 건강관리활동의 연계방안 등을 비롯한 지역단위 보건활동의 전개방안이 보건외적 정책과 사업에서도 중요한 관심사항의 하나로 다루어져야 하는 것이다.

지역보건의 미래를 그리는 전문가 집단

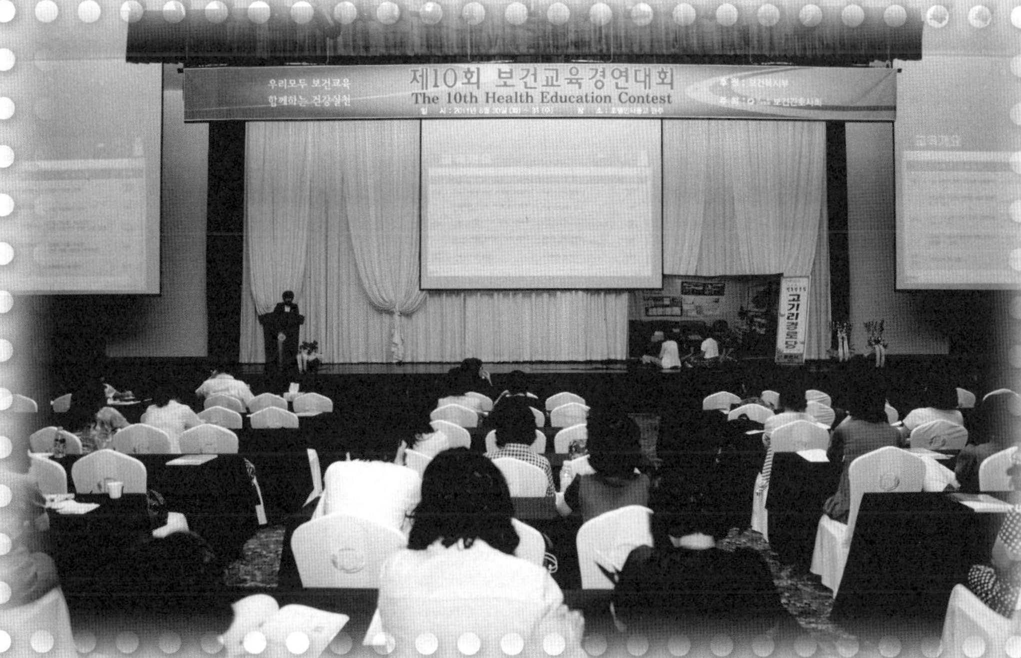

지역보건의료 발전을 위한 모임

1. 창립 배경

'지역보건의료발전을 위한 모임'은 1994년 5월 14일 창립되었다. 회원자격은 보건의료업무를 수행하고 있는 의사로 매우 광범위하게 되어 있으나 실제 모임에 참가하고 있는 의사들은 보건소장이나 보건소 관리의사 또는 일부 공공병원 근무 의사들이다. 이 모임의 창립배경은 그 당시 우리나라의 열악한 지역보건 환경과 무관하지 않다. 요즘들어 보건소는 많은 발전을 거듭해 왔다. 우선 보건소 건물이 커지고 외관이 말끔해 진 것 말고도 보건소에서 제공되는 서비스의 내용이나 질에 많은 변화가 있었고 따라서 지역주민들의 보건소에 대한 인식도 매우 향상되었다고 할 수 있다.

그러나 지보의가 태동된 1990년대 초반 보건소의 현실은 그리 밝지 않았다. 보건소의 시설이나 장비는 매우 열악했고 보건소에서 근무하는 인력들의 질적 수준은 높지 못했다. 우선 보건소장의 경우 그 당시 보건소법에 의하면 보건소장은 의사로 하되 의사로 임용할 수 없을 경우에 한해 보건직 공무원을 임명할 수 있다고 되어 있지만 보건직 소장이 의사소장보다 훨씬 많았고 의사소장의 경우에도 잘 훈련된 유능한 소장은 드문 실정이었다. 간호사 혹은 의료기술직 공무원의 경우에도 현실은 마찬가지였다. 또한 예산은 부족했으며 따라서 지역주민에게 제공되는 보건서비스는 양적·질적 측면에서 충분히 개발되어 있지 않았다. 이러한 열악한 환경 속에서 지역보건의 앞날을 걱정하던 젊고 사명감에 불타던 몇몇 보건소장을 중심으로 이 모임은 시작되었다.

우리나라의 지역보건사업은 1980년대까지 전염병예방과 가족계획사업 그리고 보건소 내소자 위주의 진료사업에 머물러 있었다. 그러나 1970년대 후반 이후 국민들의 주된 질병양상이 만성퇴행성 질환으로 변화되었고 인구의 노령화가 가속화되어 지역보건사업의 방향이나 내용이 변화되어야 할 필요성이 크게 대두되었으나 현실은 이를 반영하지 못하고 있었다. 지역보건의 현장에서 이러한 상황을 누구보다도 심각하게 고심하던 선도적인 보건소장들은 1992년부터 소규모 모임을 만들어 이의 개선방안에 대하여 토론하기 시작했다. 한편 대한예방의학회 소속 교수님들께도 자문과 도움을 요청한 결과 1993년 10월 대한예방의학회 제45차 추계학술대회에 참석, 독립적인 '보건소 관리 분과'를 운영하면서 현장에서 실제 행해지는 보건사업의 사례발표와 보건소 의사들의 연구결과를 발표하는 장을 마련하였다.

1994년 4월 19일 지보의 창립의 결정적 계기이자 최근 우리나라 지역보건사업의 발전과정에 있어 기념할 만한 사건이 일어났다. 문민정부 출범 후 정부 각 분야에서 추진된 개혁정책과 맞물려 보건소 역시 지역주민의 건강을 위한 조직으로 거듭 나지 않으면 안 된다는 위기의식이 점점 커지게 되었고, 이러한 위기의식을 바탕으로 이 해 4월 19일 경기도 공직자들이 선도적으로 <지역보건의료발전을 위한 토론회>를 개최하고 이 자리에서 <경기도 보건관계 공직자의 지방보건행정개혁을 위한 결의문>을 채택하여 보건소 종사자 내부의 자성을 표명함은 물론 중앙정부와 학계에 대하여 미래지향적인 지방보건행정의 발전방향과 비전을 제시할 것을 촉구하였다. 이 사건을 계기로 보건소에 근무하는 보건소장과 관리의사들을 중심으로 하는 모임이 '지역보건의료발전을 위한 모임'이라는 명칭하에 출발하게 되었던 것이다.

초대회장은 당시 수원시 권선구보건소장이었던 김찬호 소장이 추대되었고 현재는 수원시 장안구보건소 김혜경 소장이 제10대 회장을 맡아 회무를 이끌고 있다. 창립 이후 지보의는 지역보건의 발전을 위해 보건소 근무 공직의들에 대한 동기부여는 물론 정부의 지역보건정책 수립과 다양한 지역보건사업의 개발에 크게 공헌하고 있다.

2. 창립 목적

지보의 창립 목적은 지역보건행정의 발전을 위하여 우선 이 분야에 종사하는 공직의들간의 친선을 도모하고, 보건관리자로서 현지에서 겪고 있는 애로사항과 서로의 정보를 교환하며, 지역보건정책이나 사업개발에 관한 연구실적을 발표 토론하는 장을 만들자는 것에 있었고 구체적인 사업은 지보의 규칙 제3조에 첫째, 국가 및 지방자치단체의 보건의료정책개발 둘째, 지역보건의료사업의 개발 셋째, 학술대회 개최 넷째, 기타 본 모임의 목적에 관계되는 사업으로 명시되어 있다.

3. 지보의 활동

1994년 5월 수원시 권선구보건소 김찬호 소장이 초대 회장으로 취임한 이후 제2대 소장은 울산시 동구보건소 함유식 소장, 제3대 소장은 전남 강진군보건소 황민홍 소장이 수고해 주셨으며 현재 수원시 장안구보건소의 김혜경 소장이 제10대 회장으로 활동하고 있다. 보건소에 근무하는 공직의 다수가 여의사인 점을 반영하여 지보의에서의 여의사들의 활동은 회장을 비롯한 총무이사와 다수의 이사를 역임할 정도로 매우 활발하다. 지보의는 1995년 보건소법이 지역보건법으로 전면개정될 때 많은 역할을 했다. 법개정의 필요성에 대해 역설했으며 개정작업에 직접 참여하여 보건소의 현실을 반영하기 위해 노력했다. 또한 같은 해에 제정된 국민건강증진법 제정 과정에도 참여하여 국가보건정책의 올바른 형성을 위해 미력하나마 힘을 보태고자 힘썼다. 학술대회 혹은 사제연찬회 등을 통해 방문보건사업, 지역사회 정신보건사업, 지역사회 건강증진사업 등 새로운 지역보건의료사업을 개발하기 위해 수많은 토론을 벌이고 서로 배우기 위해 노력했던 기억들이 새롭다. 또 다른 사업으로서 신참 공직의들이 보건관리자로서 알아야 할 사항들을 정리하여 '지역보건관리자 지침서'라는 제목의 책자를 발간하였고 또한 지보의 회지로 '지역보건의료'를 통권 제4호까지 발간한 바 있다. 그리고 회원들간의 정보교류를 위해 MEDIGATE내에 '지역보건의료발전을위한모임'으로 CUG를 운영하고 있다.

지보의의 활동을 연도별로 살펴보면 다음과 같다.

◇ 역대회장

10대기수	연 도	회 장
1대	1994~1995	김찬호
2대	1996~1997	함유식
3대	1998~1999	황민홍
4대	2000~2001	전혜정
5대	2002~2003	박찬병
6대	2004~2005	김진삼
7대	2006~2007	김영락
8대	2008~2009	조종희
9대	2010~2011	김혜경
10대	2012~	김혜경

◇ 1993년도

(1)숭실대 사회봉사관에서 의제 발표

NO	발 표 제 목	발 표 자
1.	대한예방의학회 소개	문옥륜(대한예방의학회 이사장)
2.	일본의 보건소	김용익(서울의대 의료관리학교실 교수)

(2)대한예방의학회 제45차 추계학술대회 참석

계속적인 학회활동과 이의 준비 및 보건소 자체운영과 사업에 대한 의견교환의 필요성 때문에 독립된 모임을 창립할 것을 의결하고 '보건소관리' 라는 독립 SESSION을 운영, 의제발표를 했다.

NO	발 표 제 목	발 표 자
1.	건강증진프로그램개발사례	김한오(속초시보건소 관리의사)
2.	수원시 권선구보건소의 보건사업 개발사례	김찬호(수원시 권선구보건소장)
3.	지방자치에서의 경상남도 도시보건소 기능강화 방안에 관한 연구	김진삼(김해시보건소장)
4.	보건관리 기관으로서 보건소의 기관 성격과 기능	정영원(전주시 완산구보건소장)

◇ 1994년도

(1)임시총회 및 세미나 개최 : 5회

- 모임이름 결정 : 지역보건의료발전을 위한 모임(약칭 지보의)
- 가입비, 연회비 및 참가비결정 및 회원자격 결정 : 보사부, 도, 보건소 및 협회근무의사로 함
- 춘계·추계학술대회 준비 및 1994년도 연간사업계획 추인
- 연구발표

NO	발표제목	발표자
1.	보건소 개선방안	김용익(서울대 의료관리학교실 교수)
2.	보건소관계 법령	박윤형(보사부 지역의료과장)
3.	일본보건소 보건계획서(번역서)	김혜경(구리시보건소장)

주제	"보건소와 지역의과대학과의 관계"	
좌장	박형종(인제대부총장)	
발표	제 목	발 표 자
	보건소와 지역대학과의 연계방안	김공현(인제대 보건대학원 교수)
	건강한 보건소 만들기(2) -지역 보건사업의 활성화를 위한 지역 대학과의 연계-	이종구(국립보건원 보건행정학담당관)

제 목	발 표 자
농특세 활용방안	이종구(국립보건원 보건행정학담당관)
일본의 노인보건복지 사업 소개	김혜경(구리시보건소장)

(2)창립총회 개최 : 5월14~15일

- 일 시 : 1994년 5월 14일
- 장 소 : 경기도 고양시 윤배중과장 모친댁
- 참석자 : 윤배중, 김찬호, 박영숙, 김기남, 김혜경, 이홍재, 문강, 양병국, 김희자, 박찬병, 류영철, 함수근, 정연오, 현대우, 이종주, 김윤태, 안문영(총 18명)
- 경과보고 및 조직소개, 회칙수정 및 의결, 임원 재선임 및 선출
- 지보의 제1대(1994~1995) 회장단 조직표

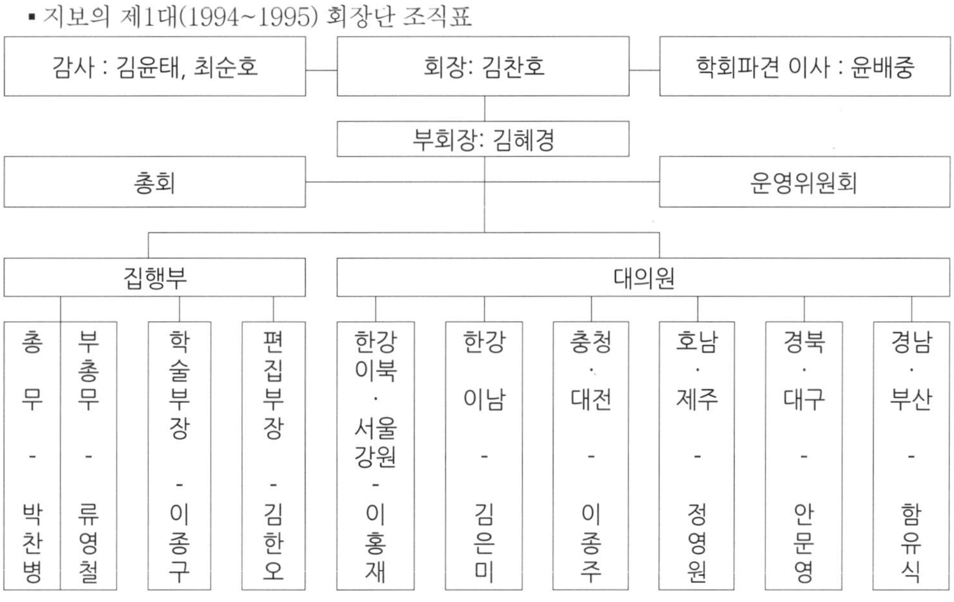

(3)춘계·추계 학술대회 참석하여 심포지움 및 연구발표

주 제	'보건소 - 좌절의 40년과 희망의 21세기'	
발표제목 및 발표자	1.	'좌절의 현실' : 김혜경 구리시보건소장
	2.	'희망을 위한 혁신' : 이종구 연천군보건의료원장
토론자	1.	김규종 성주군보건소장
	2.	김공현 인제대 보건대학원 교수
	3.	류광재 대한공중보건의사협의회 회장

NO	발 표 제 목	발 표 자
1.	관리의사 역할제고를 위한 보건소 업무에 대한 인식, 태도, 실천도 조사	류영철(경기도 고양시보건소 관리의사)
2.	전국 보건의료원 운영실태 분석	이부옥(함안군 보건의료원장)
3.	'95통합 시군보건소 모형에 대한 소고	이종주(대천시보건소장)

◇ 1995년도

(1)정기총회 및 운영위원회 개최

NO	발 표 제 목	발 표 자
1.	특별강연 : '지방자치와 보건의료'	김기순(조선대학교 예방의학과 교수)
2.	MSD Workshop 관련 공지사항	이종구(담당관)
3.	농어촌특별세 활용 관련 보건 사업계획	이종구(담당관)
4.	건강증진법안 관련 계획	이순영(보건사회연구원 책임연구원)
5.	보건복지사무소 운영 문제	이주열(서울대 보건대학원 교수)
6.	95년도 각 보건소 사업계획서	10개 보건소 소장

(2)임시총회 및 운영위원회 개최

- 지역별 지역대학과의 연계실태 보고
- 회보발간에 대한 토의-연 4회(4,7,10,1월) 발간하기로 결정
- 보건소법 개정안에 대한 의견교환 및 추계학술대회 발표후보에 대한 논의

No	발 표 제 목	발 표 자
1.	특별강연 : '전염병 관리'	오희철(연세대학교 예방의학교실 교수)
2.	지방의료사무와 지방자치조례	정영원(전주시 완산구보건소장)

(3)추계 예방의학회 지보의 모임

- 지보의 비전에 대한 논의 : 지보의를 발전시켜 예방의학회에서 세션할당시간을 크게 하고 궁극에는 <지역보건의료학회>를 구성해야 한다는 의견을 개진함.
- 학회 연제 발표 내용

NO	발 표 제 목	발 표 자
1.	경상남도 도시보건소 예산 운용실태 및 개선방안에 관한 연구	유영권(경남 사천시보건소 삼천포출장소장)
2.	경주시 지역보건의료계획	김미경(경주시보건소 의무과장)
3.	광명시 상병, 사망, 의료이용도 지표조사	박찬병(광명시보건소장)
4.	광주지역 일부 노인들의 건강진단 실시 이후의 추후관리 실태	박 향(광주시 서구보건소)
5.	구리시 보건의료체계 및 보건사업개발에 관한 연구	김혜경(구리시보건소장)
6.	농촌형 보건지소를 기반으로 한 건강증진 프로그램 개발	허목(창원시 보건소 의무과장)
7.	부산시 보건소 건강증진사업과 만성퇴행성질환 관리사업의 개선방안	김정하(부산시 사하구보건소)
8.	지역보건관리에 있어서 지방자치조례의 역할과 개선안	정영원(전주시 완산구보건소장)

◇ 1996년도

▪ 지보의 제 2대(1996-1997) 회장단 조직표

회 장	함 유 식		
부 회 장	김 은 미		
총 무	김 진 삼	부 총 무	허 목
감 사	안 문 영	학 술 부 장	김 혜 경
학회파견이사	윤 배 중		

(1)정기총회 및 대의원회의 운영위원회 보고

▪ 특별강연

①보건소법의 지역보건법으로의 변화 및 하위법령 추진내용(보건복지부 지역의료과장 박윤형)

②보건소장 화두 10가지(경상북도 청송군의료원장 안문영)

-지보의 경과보고 및 심포지움(주제 : 결핵 어제 오늘 그리고 내일, 홍영표)

-지역보건법에 대한 견해발표(정영원 소장)

-대의원회의에서 건강증진법 및 지역보건법 토의, 보건소 전산화 시연 및 토의: 연세대와 수원시, 복시부의 노력으로 보건소전산화사업의 작품이 일차 완성되어 선을 보임

(2)2차 정기총회

▪ 제2회 지역보건의료회지 배부 및 향후 계획

▪ PC통신개설 안내, 지보의 FORUM 등의 문제 등에 토의

▪ 특별강연

No	발 표 제 목	발 표 자
1.	지역사회 건강증진사업	김창엽(서울대 의대 의료관리학교실 교수)
2.	지방행정 예산편성 및 운영	박봉현(경기도 기획관리실 예산담당관)

◇ 1997년도

(1)제1차 정기총회 실시

▪ 회무 및 결산, 전반적인 지보의 소식등 토의

No	발 표 제 목	발 표 자
1.	지역사회진단을 위한 표본조사와 자료분석의 실체	한근식(한신대 교수)
2.	보건의료와 법	신현호(변호사)

(2)제2차 정기총회

▪ 보건소운영과 보건사업에 대한 조례 및 준칙에 대한 토의

No	발 표 제 목	발 표 자
1.	공직의사의 임무와 역할	손명세(연세대학교 예방의학교실 교수)
2.	보건복지사무소에서의 경험	이현송(보건사회연구원 박사)

(3)추계 예방의학회 및 보건행정학회

- 보건소의 역사(과거, 현재와 미래)에 대한 포스터전시
- 새로운 보건사업의 실천전략(건강증진, 방문보건, 노인보건, 정신보건 등)에 관한 심포지움

◇ 1998년도

- 지보의 제3대(1998~1999) 회장단 조직표

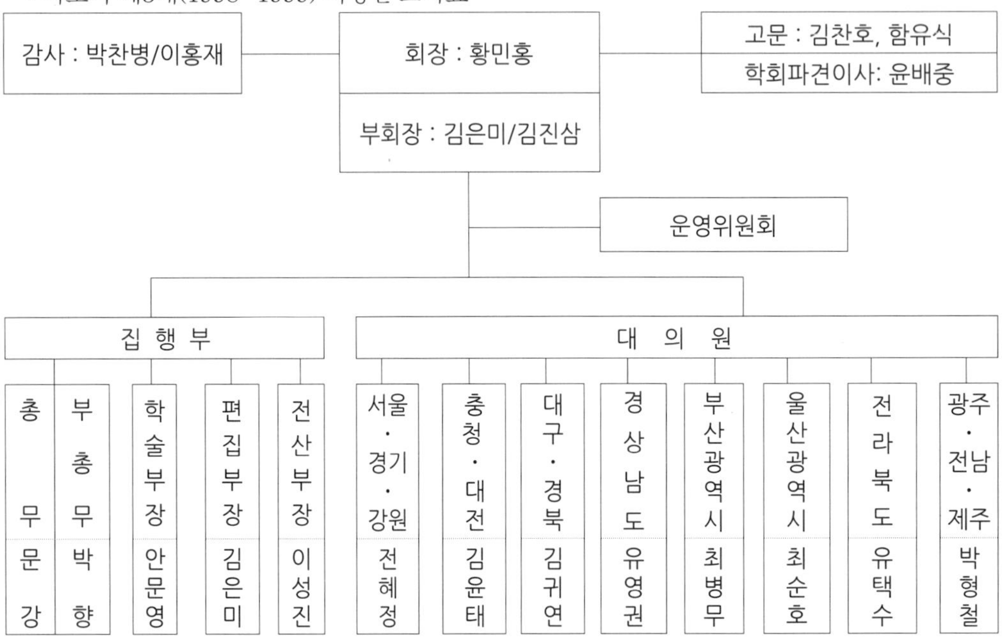

(1)제1차 정기총회

- 특별강연 및 각 지역 보건사업 사례발표 및 회무보고

NO	발표제목	발표자
1.	A Framework for The Prevention of Noncommunicable Disease Through Health Promotion	김기순(조선의대 예방의학교실 교수)
2.	Management in Health Care	윤배중(경기도 보건과 과장)
3.	보건소 기능 활성화를 위한 제도개선	이종구(보건복지부 과장)

(2)운영위원회 개최 : 3회

- 지역보건의료계획서 작성수준 향상방안에 대한 토의
- 소식지 1998년 1호(창간호) 발간 및 지보의 홈페이지 개설: http://soback.cornet.nm.kr/~cocap/
- 모임의 공식화를 향한 준비작업의 구체화에 대한 토의 및 보건행정학회의 적극적인 참여거론
- 2차운영위원회시 심포지움

NO	발표제목	발표자
1.	지보의 중장기 과제선정소위의 중간결과보고 및 지보의 학술활동	안문영(청송군보건의료원, 학술부장)
2.	인터넷활용현황 및 발전방향	이성진(정보통신부장)
3.	책임경영 행정기관제도에 대해	김창엽(서울대학교 의료관리학교실 교수)
4.	지방자치2기 대비 보건소 육성계획(안)	이종구(보건복지부 과장)

▪ 대한예방의학회 추계학술대회 참여

◇ 1999년도

(1)제1차 정기총회

▪ 초청강연 및 연제발표

NO	발 표 제 목	발 표 자
1.	"국민건강 2010"의 사업방향	이종구(보건복지부 과장)
2.	지역보건사업 그 꿈과 현실	배상수(한림의대 사회의학교실 교수)

NO	발 표 제 목	발 표 자
1.	정신보건사업과 건강의 전화	전혜정(서울시 성동구보건소장)
2.	지방행정구조조정과 민간위탁의 문제에 대한 소고	박찬병(경기도 광명시보건소장)
3.	건강증진사업	박향(광주광역시 서구 관리의사)

▪ 보건의료개혁의 활성화를 위한 지보의의 역할에 대한 토의

(2)운영위원회 : 2회, 소모임 : 1회 개최

▪ 보건소업무 중 민간이전 타당사업 논의
▪ 지역보건의료학회설립 및 국민건강증진기금 활용, 의약분업과 공공보건의료 등에 대한 토의
▪ 국민의료기본법 및 공공보건의료에 관한 법률 검토, 2차 구조조정 및 Agency 에 관한 토의

◇ 2000년도

▪지보의 제4대(2000~2001) 회장단 조직표

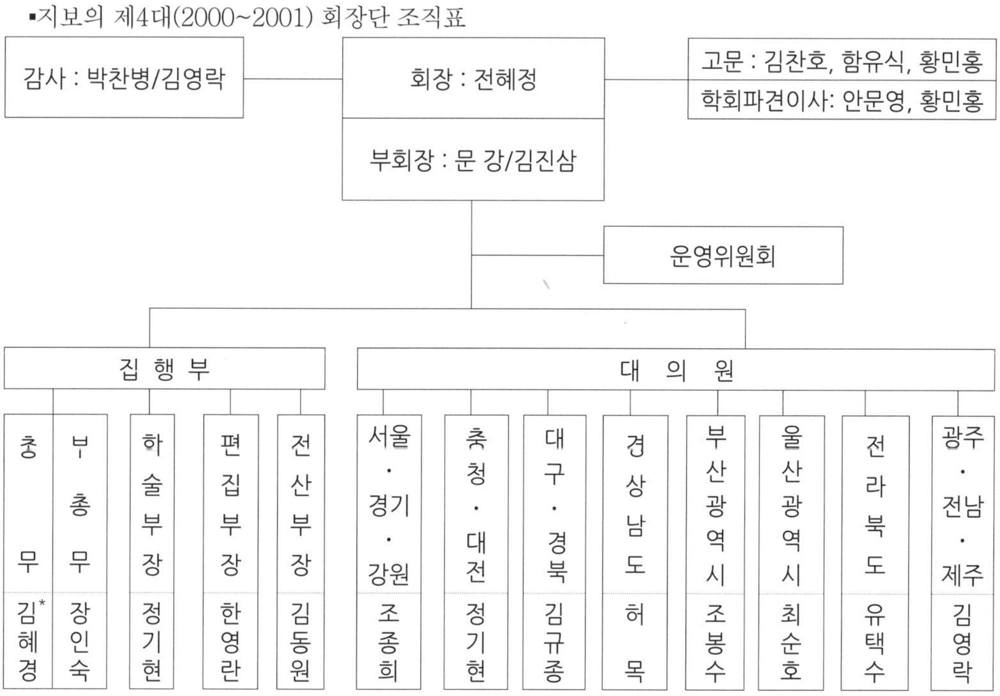

*김혜경 소장이 경기도 보건과장으로 옮김에 따라 김은미 소장이 총무를 맡음

(1)제1차 정기총회

▪ 주제발표

NO	발표제목	발표자
1.	지보의의 나아갈 길	윤배중(의정부의료원장)
2.	지역보건의료 정책동향	김영택(보건산업진흥원 연구원)

(2)회장단 회의: 2회, 운영위원회: 4회, 임시총회: 1회 개최

▪ 회지발간, 홈페이지 운영방안, 지보의 활성화 방안에 대한 토의
▪ 청원서 제출과 정책토론회 개최에 대한 보고
▪ 보건소 책임운영기관화에 대한 논의와 공공보건의료강화방안에 대한 토의
▪ 공공의학회 활동 : 창립심포지엄개최, 공공보건의료확충을 위한 청원서 제출, 정책토론회 개최계획

◇ 2001년도

(1)제1차 정기총회

▪ 공공의학회 관련 추진 경과 보고 : 의개특위제출 공공의료개선방안 공공의학회의 보건소부문 분임토의 결과보고, 대한의사협회, 공공의학회, 지보의 정체성 비교

(2)운영위원회 3회 개최

▪ 의개특위 제출을 위한 구체적 공공의료개선방안 준비 논의
▪ 대도시 보건지소 확대시행방안에 대한 지보의 입장 정리 및 보건복지부 간담회 결과 보고

◇ 2002년도

▪ 지보의 제5대 (2002~2003) 회장단 조직표

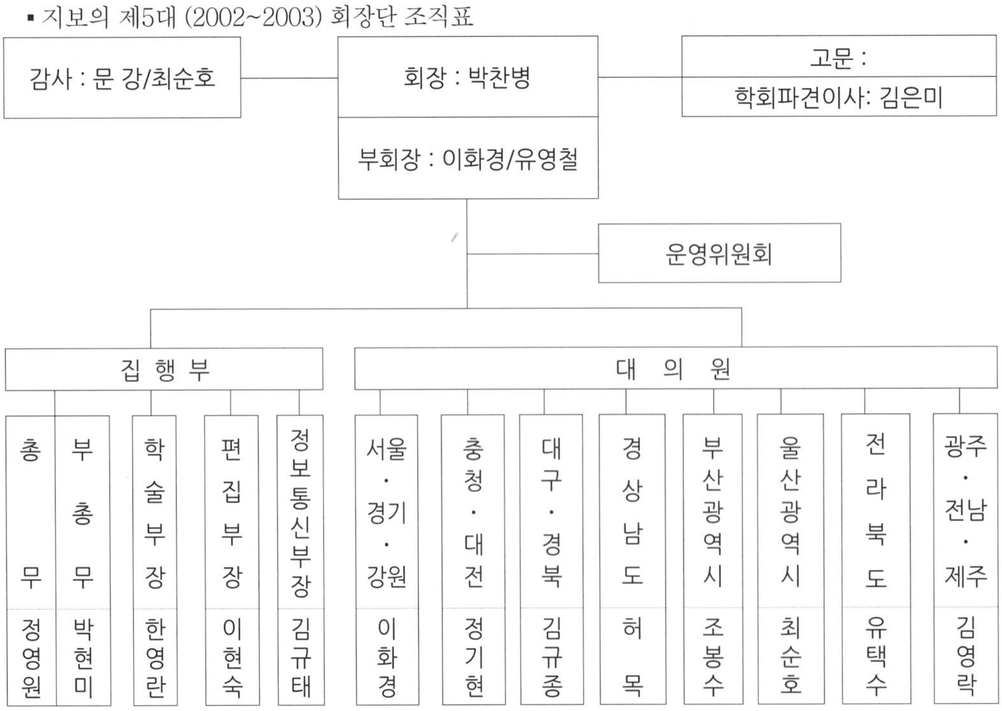

(1)제1차 정기총회

NO	발표제목	발표자
1.	지보의의 대외 활동과 역할	이석구(충남대 교수)
2.	지보의의 역사와 향후 발전방향	김찬호 소장
3.	안전한 수원 만들기	김혜경 소장

◇ 2004년도

▪ 지보의 제6대(2004~2005) 회장단 조직표

회 장	김 진 삼		
부 회 장	김 미 경		
총 무	허 목	부 총 무	이 소 라
편 집 부 장	신 혜 련	학 술 부 장	황 병 훈
조 직 관 리	조 영 국	정보통신부장	천 동 환

◇ 2006년도

▪ 지보의 제7대 (2006~2007) 회장단 조직표

회 장	김 영 락		
부 회 장	문 강		
총 무	박 향	부 총 무	박 현 희
편 집 부 장	박 향	학 술 부 장	박 형 철
감 사	한 영 란 / 허 목	정보통신부장	김 상 용
학 술 이 사	박 형 철 / 박 요 섭 / 최 순 호 / 김 영 락		

(1)제1차 정기총회

NO	발표제목	발표자
1.	특별강연 : 정부의 보건정책동향 청취	류근혁(보건복지부 건강투자기획팀장) 김영택(질병관리본부 만성병조사팀장)

(2)회장단 회의 : 4회, 운영위원회 : 4회

▪ 공직의사 지위향상 특별위원회 사업위임, 보건소 기능개선을 위한 토론회 준비에 관한 토의
▪ 공직의사 지위향상 관련 업무 협약(지보연)
▪ 보건소장 만성질환관리교육, 보건소 60년사 발간 재원마련을 위한 토의
▪ 공공의료분야 우수 의사인력진출 활성화를 위한 집담회 개최
▪ 보건행정학회 건강증진워크숍 참석 논의

(3)보건복지부 연계 활동

▪ 보건복지부 건강투자기획팀, 건강생활팀과 간담회 개최 계획

◇ 2008년도

▪ 지보의 제8대 (2008~2009) 회장단 조직표

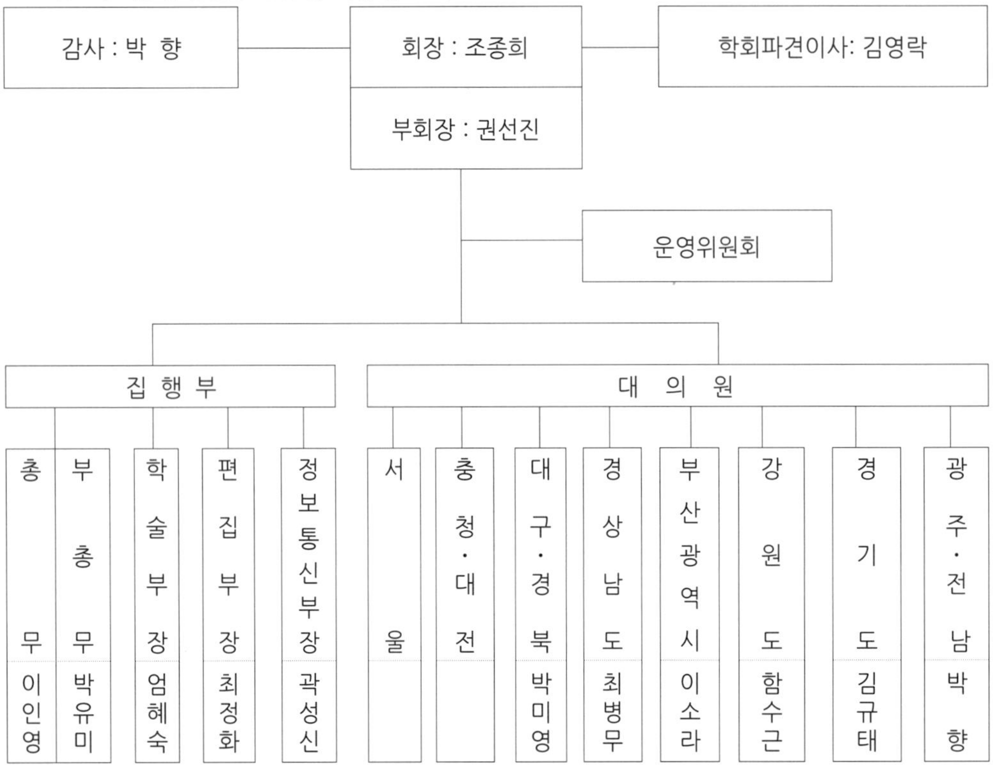

(1)제1차 정기총회

▪ 특별강연

NO	발 표 제 목	발 표 자
1.	정부의 만성질환관리사업 동향 청취	정은경(보건복지부 질병정책과장)
2.	보건정보시스템의 현황	곽성신(동작구보건소 관리의사)

(2)제2차 정기총회

▪ 특별강연

NO	발 표 제 목	발 표 자
1.	2009 신종플루 대응과 그 결과에 대한 평가	이종구(질병관리본부장)
2.	만성질환통합관리 사례	함진경(광명시보건소장)

(3)회장단 회의: 2회, 보건복지가족부 연계활동

▪ 지보의 사업추진방향 논의
▪ 보건복지가족부 건강정책과 탐방(지보의와 보건복지가족부 지속적 협력관계 유지 논의)
▪ 서울지회 활성화 방안 , 지보의 역사 및 발전방안 논의

◇ 2010년도

▪ 지보의 제9대 (2010~2011) 회장단 조직표

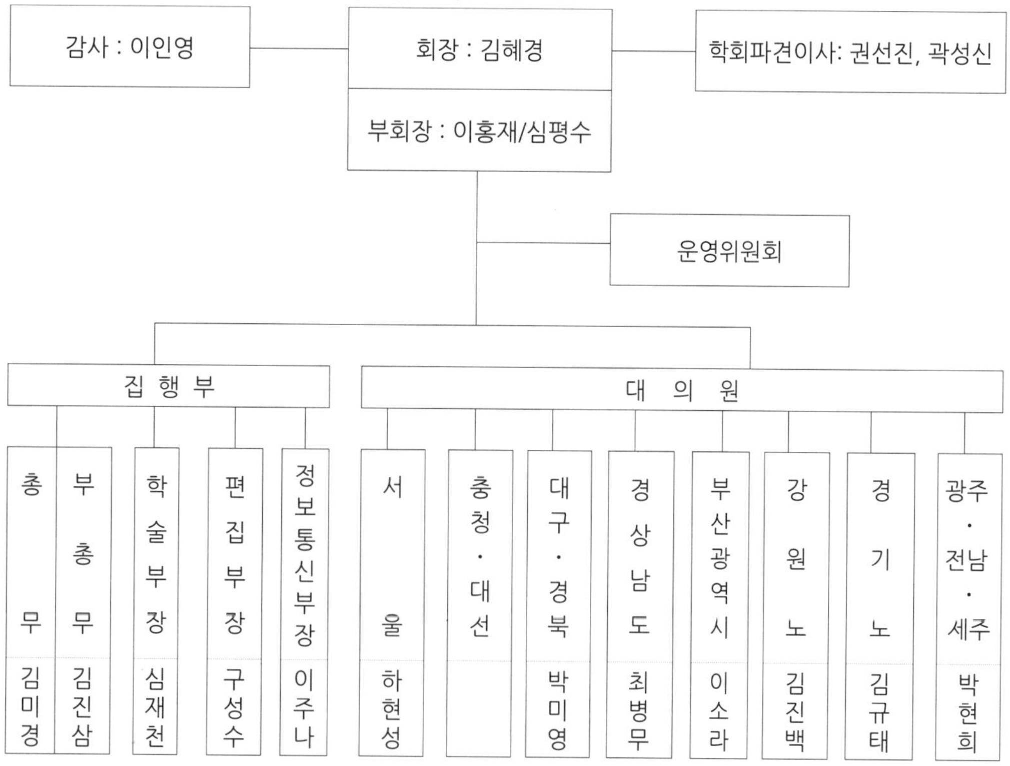

(1)제 1차 정기총회

▪ 특별강연

NO	발 표 제 목	발 표 자
1.	2009 신종플루 대응과 그 결과에 대한 평가	이종구 질병관리본부장
2.	만성질환 통합관리 사례	함진경 광명시보건소장
3.	대사증후군 관리사업	강동구보건소

4. 맺음말

창립 이후 지역보건 발전을 위해 노력해 온 지보의는 「지역보건 60년의 발자취」 발간을 통해 우리나라 지역보건 역사를 정리함으로써 새로운 60년을 준비하기 위한 스타트 라인에 서있다고 생각한다. 지역보건에 종사하는 의사로서의 정체성을 재확립하고 향후 역할에 대해 고민해야 할 시점이라고 생각한다. 이를 바탕으로 향후 우리나라 지역보건의 발전방향을 정립하고 새로운 보건사업을 개발하여 국민의 건강수준 향상을 위해 끊임없이 노력해 나가야 할 것이다.

대한공공의학회

1. 머리말

대한공공의학회는 공공보건의료에 관련된 학술 연구와 정책 개발 등을 목적으로 2000년에 창립되었다. 공무원이나 이에 준하는 신분으로 국가적 차원의 공공보건의료분야에 종사하는 의사들의 학술단체로 매년 봄·가을에 개최되는 정기적인 학술대회 외에도 다양하고 의미 있는 학술활동을 전개해 나가고 있다. 뿐만 아니라 상대적으로 신분적인 제약이 많은 공공의료분야 회원들의 친목도모는 물론 권익 보호를 위한 활동에도 많은 노력을 기울이고자 한다.

국민 생활수준의 향상과 보건의료분야에 대한 수요 증가로 우리나라의 의료계는 한편에서는 영리법인의 허용이나 의료시장 개방 등 급격한 의료정책의 변화가 추진되는 가운데 국민복지 향상을 위한 공공의료분야의 강화 요구도 꾸준히 제기되고 있는 상황이다. 따라서 의사로서의 기본적인 사명감에 더하여 공공보건의료분야 종사자로서의 책임감 또한 막중하다고 느끼고 있다. 대한공공의학회는 이러한 시대적 사명을 다하기 위해 의사 본연의 임무를 다함은 물론 활발한 학술 연구 활동을 통해 우리나라 공공의료분야의 질적 향상과 발전에 앞장서고자 한다. 아울러 회원의 실질적 참여를 확대할 수 있도록 다양한 활동을 전개하고자 한다.

2. 대한공공의학회의 설립 목적과 활동

1)목적

대한공공의학회는 공직의 협의회로서 회칙에 규정된 공공의학회의 목적은 공공보건의료의 발전과 회원 상호간의 친목도모에 두고 있다. 국가에서 일반 주민들이 가장 쉽게 접근할 수 있는 국가보건의료체계인 보건소, 공공병원, 보건지소, 그 외에도 국가 전체의 보건의료체계를 구축하는 공적시스템 내에서 근무하는 의사들의 의사소통 통로를 마련할 필요성이 대두된 사회적 분위기에 의해 창립되었고 대한공공의학회가 창립되고 햇수로 12년, 현재 제 6기 임원진이 구성되어 학회활동을 활발하게 이어가고 있다.

〈그림 1〉 대한공공의학회 조직도

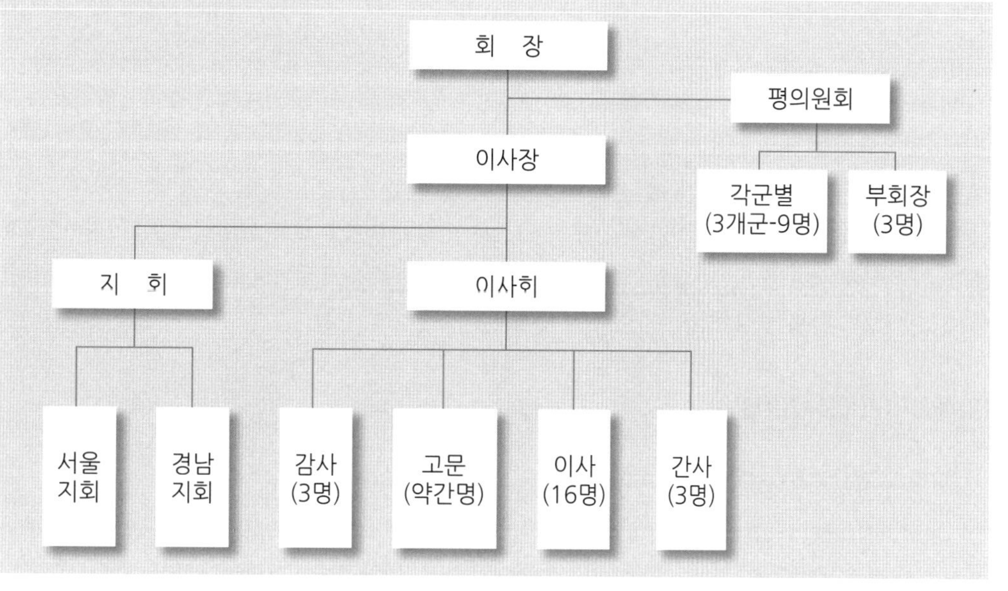

2)대한공공의학회 활동

(1)제1기(2000~2001년)

도종웅, 당시 국립의료원장이 회장으로 선출되면서 대한공공의학회는 분절되어 있던 국가보건의료체계를 통합시킬 수 있고 공공보건의료시스템에서 묵묵히 업무를 수행하던 의사들의 소통의 장을 열겠다는 희망을 가지고 학회가 시작되었다.

회칙에서 규정한 학회 정회원들을 직군으로 분류하였는데 다음과 같다.

- 제1군 : 국가공무원법 및 지방공무원법에 의한 중앙 및 광역자치단체의 보건행정기구 및 연구기관 등에서 근무하는 의사
- 제2군 : 공공보건의료에 관한 법률이 정한 공공의료기관에 근무하는 의사
- 제3군 : 지방공무원법 및 지역보건법에서 정하는 기초자치단체의 보건기관에 근무하는 의사
- 제4군 : 농어촌 등 보건의료를 위한 특별조치법에서 정하는 공중보건의사(징병검사 전담의사 포함)

대한공공의학회가 창립되고 첫 번째 학술대회는 정책토론회로 2000년 12월 16일 국립의료원 간호대학 9층 대강당에서 있었고 국민건강권과 공공보건의료의 현황에 대해 살펴보고 향후 발전방안에 대한 논의가 있었다. 2000년은 의약분업이 시행되던 해로써 보건의료체계에 대지진이 있었던 바와 같아서 민간병·의원이 의약분업에 대한 불만으로 국가 전체의 의료기관이 휴업을 하는 사태로 의료대란이 일어났고 어느 때보다 공공보건의료시스템의 중요성이 대두된 시기이기도 하다. 따라서 학회에 참여한 공직의사들은 공공보건의료기관의 발전을 희망하면서 각 시스템에서 변해야하는 부분에 대한 의욕적인 제안을 하였다.

학회가 제시한 청원은 다음과 같았다.

(1)공공보건의료발전 분과위원회를 설치 바람

(2)공공보건의료기관을 주무부처인 보건복지부로 일원화해야 함
(3)보건복지부 내에 '보건의료정책실'과 그 산하에 '공공보건의료정책국' 또는 '공공보건의료정책과'를 개설하기 바람
(4)보건의료행정은 보건의료전문인이 주도적으로 담당토록 해야 함
(5)공공 및 민간의료기관 간의 수적·질적 균형을 유지하고 각각의 역할분담과 보건의료전달체계의 확립이 필요함
(6)공공보건의료기관에서 근무하는 공직의사들의 근무 및 진료환경 그리고 처우개선을 바람
(7)국가 행정고등고시 중 사회복지분야를 '보건의료 및 사회복지'로 확대하고 보건의료전문인이 보건의료행정에 직접 참여할 수 있는 기회를 바람
(8)보건의료기술에 대한 교육 및 재정적 투자 확대를 바람

2001년에는 6월 9일에 한국의료의 공공성 제고를 위한 정책토론회가 개최되었고, 11월 17일에는 '국가방역체계와 공공보건의료'라는 제하에 추계학술대회가 국립의료원 간호대학 9층 대강당에서 있었으며, 학회 구성요건인 지회가 서울지역에서 구축되었다.

(2)제2기(2002~2003년)

이권전 경찰병원 원장을 제2기 회장으로 선출하여 제2기가 출범되었다.

초대 회장을 역임한 도종웅 국립의료원장은 고문으로 하여 강릉의료원장, 김해시보건소장, 원자력병원장, 의정부의료원장, 대구의료원장, 수원의료원장, 대한공중보건의협의회장, 서울시립병원장들 및 서울시 보건소장들, 서울의대 김창엽 교수까지 대한공공의학회 임원으로 참여한 이 시기가 학회가 가장 활발한 시기였을 것으로 짐작이 된다. 가히 국가 각 지역을 아우르는 공공보건시스템의 대표라고 칭할 만했다.

2002년 5월 4일 춘계학술대회는 코엑스 아셈홀에서 개최되었고 학회의 이슈는 '의사의 공직 및 사회 진출, 지역보건의료 정책에 대한 평가와 과제'이다. 이 춘계학술대회에 특히 눈에 띄는 연자는 울산참여연대에서 온 연자로 지역주민에게 있어서 공공의료의 의미를 다음과 같이 규정한 점이다.

【 공공의료의 의미 】

1. 공공의료는 지역주민의 질병예방은 물론이고 지역적 특성에 적합한 보건의료서비스 제공해야 한다
2. 건강은 인간이 누려야 할 중요한 기본적 권리 중의 하나로 보건의료는 이러한 국민들의 권리인 건강을 지키기 위한 사회적 수단으로 누구나 적절한 보건의료서비스를 받을 수 있도록 공공의료가 구축되어야 한다
3. 빈곤층에 대한 마지막 사회적 안전망으로써의 공공의료

2002년 11월 16일 국립경찰병원 회의실에서 개최된 추계학술대회에서는 '공공의료의 발전을 위한 제언'이라는 주제로 학회 초기의 해묵은 문제를 다루고 있다. 이 주제는 6기에 이르는 지금까지도 공공의학회의 최대의 관심사로 워크숍이나 학술대회에서 여전히 다뤄지는 문제이다. 이는 공공보건의료시스템이 지속적인 발전을 한 지금에도 많은 문제를 안고 있다는 증거이기도 하다.

2003년 5월 30일 원자력병원 비상진료센터 대강당에서 '대량재해와 공공의료' 라는 주제로 춘계학술대회가 있었고 11월 21일에는 서울 르네상스호텔에서 공공보건시스템의 각 단계 즉 공중보건의 국공립병원의 위상, 대도시공공보건사업에 관하여 살펴보았다. 추계학술대회가 끝난 다음 있었던 총회에서 차기 회장을 선출하고 다음 기부터는 실제 이사진들을 이끌고 학회를 운영할 이사장을 두는 것으로 학회 운영방식에 변화를 주게 되었다.

(3)제3기(2004~2005년)

2004년 1월 1일 출범한 제3기 대한공공의학회는, 심윤상 원자력병원장을 회장으로 이창준 국립의료원 일반외과 과장을 이사장으로 학회활동을 하게 되었다. 3기 동안 있었던 네 번의 학술대회는 양재동에 소재하고 있는 서울교육문화회관에서 개최되었고 이사장이 국립의료원 재직 중으로 국립의료원의 젊은 의사들이 학회활동에 적극적으로 참여하여 학회의 발전에 일익을 담당하였다.

- 2004년 춘계학술대회의 주제는 참여정부 1년 공공보건의료의 현재와 미래였고 이 시기에 보건의료의 진행방향이 지금까지와는 달리 수요자중심으로 전환될 필요성이 논의되었다.
- 2004년 추계학술대회는 학회 구성원의 상당한 부분을 점유하는 공중보건의사들을 고려하여 '젊은 의사의 미래에 대한 제언'이라는 주제로 '공공의의 기본소양교육'의 시간도 있었다.
- 2005년 춘계학술대회 대신 개최된 심포지엄에서는 '의료시장개방과 공공보건의료의 확충'이라는 주제로 처음으로 공공보건의료에서도 의료개방이 이슈가 되었고 추계학술대회에서는 '고령사회에서의 노인보건의료', '노인성질환'을 언급하였다.

(4)제4기(2006~2007년)

홍석일 원자력병원장을 학회 회장으로 조성억 서울시 강북구보건소장을 이사장으로 제4기가 출범되었나.

- 2006년 춘계학술대회에서는 '민간의료보험의 확장과 그에 따른 공공의료정책의 발전방향'이라는 주제로 보건의료에 대한 고급화, 다양화에 대한 국민의 의료욕구에도 불구하고 국민건강보험은 모든 의료 체계를 독점적, 일률적으로 강제함으로써 의료공급의 비효율성, 급여수준의 한정성, 급여제공의 획일성 등의 문제점을 야기, 민간의료보험 도입의 필요성은 요구되나 민간의료보험 역시 의료비 급증 추세, 공보험 위축 우려, 계층 간의 위화감 조성 문제를 안고 있다는 논의가 있었다.
- 2007년 춘계학술대회에서는 '공공의료서비스의 질 평가', '1차 진료에서의 대사성 증후군'이 주제로 공공보건의료에서도 합당한 평가는 요구되고 평가는 두 가지 영역에서 수행되어야 한다. 첫째는 서비스 부분으로 양질의 진료인가, 공익적 보건의료서비스인가를 평가해야 하며, 둘째는 운영체계에 대한 평가로 합리적운영인지, 민주적 참여인지, 지자체의 지원이 있는지를 평가해야 한다는 당위성을 논의하면서 무엇보다도 평가를 위한 공공성을 가진 지표의 개발이 선행되어야 함을 제안하였다.
- 2007년 추계학술대회에서는 전통적으로 국가보건사업의 중요한 위치를 점하는 '전염병관리'와 2008년부터 새로이 도입되는 '영유아건강검진'을 위한 의사교육이 주제였다. 국가의 위상이 높아짐에 따라 지구촌의 가난한 지역의 인구가 한국사회에 유입된다든지, 지구촌이라는 단어가 자연스럽게 들릴 만큼 해외여행이 잦아진 결과 다른 지역의 토착 전염병의 유입이 지역사회에서 흔히 볼 수 있는 일로 '전염병관리'는 21세기에도 여전히 보건사업의 중요한 부분이므로 이에 대한 세심한 논의를 하였고 미래사회의 영유아의 건강을 도모하기 위한 건강검진을 잘 수행하기 위한 의사교육도 시행하였다.

(5)제5기(2008~2009년)

제4기에서 학회 이사장으로 활동한 서울시 강북구보건소장이 회장으로 서울의료원 유병욱 원장이 이사장으로 지명되어 제5기가 출범되었다. 이 시기부터 보건소와 공공병원이 학회의 대표격인 회장과 이사장을 분담하여 협력 하에 학회를 이끌어가는 체제로 정립되었다.

- 2008년 춘계학술대회는 센트럴시티 크리스탈홀에서 5월 30일 개최되었다. 현대문명의 부산

물이라고 지칭되는 환경성질환들을 살펴보고 환경호르몬과 중금속이 건강에 미치는 영향들에 관한 논의가 있었다.

- 2008년 11월 14일 센트럴시티 크리스탈홀에서 있었던 추계학술대회에서는 건강영향평가를 건강형평성 확보 측면에서 혹은 지역사회의 역량 강화 측면에서 살펴보고 해외의 공공의료와 성공한 병원들에 관한 정보도 공유하는 시간을 가졌다.
- 2009년 춘계학술대회는 삼성서울병원 암센터 지하 1층 강당에서 개최되었고 session1에서는 '우리나라 만성질환 현황 및 향후 방향' 이 session2 에서는 '정부의 국제협력 현황과 보건의료개발에서의 공공의학회의 역할과 비전'의 주제로 대한공공의학회 차원에서 개발도상국가의 건강수준 향상에 기여할 수 있음을 이야기하였으나 정부 차원의 국제협력과 공공의학회의 역할 분담에 관한 입장 정리는 학회의 숙제로 남겨졌다.
- 2009년 추계학술대회는 11월 28일 서울의료원 4층 대강당에서 '공공의료기관 홍보 및 social marketing전략'을 주제로 개최되었다. 2009년 4월부터 시작된 글로벌 신종플루 유행시기로 감수성이 높은 인구에 대한 예방접종을 범국가적으로 실시하고 시기여서 역대 어느 학회보다 회원의 참여율은 낮았고 관심도도 낮은 학술대회였다.

(6)제6기(2010~2011년)

제6기는 유병욱 서울의료원장이 회장으로 서울시 권선진 동작구보건소장이 이사장으로 출범되었다. 1월 15일 온양 그랜드호텔에서 있었던 임원 워크숍에서는 대한공공의학회가 출범한 지 햇수로 10년이 경과하였지만 학회에서 논의되었던 공공의료의 활성화는 아직 요원한 현실에 대한 대책에 관한 논의가 있었으나 농어촌의 보건지소에서 공공의료에 참여하고 있는 공중보건의사들이 공식적으로 대한공공의학회에 참여하지 않겠다는 의사를 밝힘에 따라 학회 입장은 곤혹스러워졌다.

- 2010년 5월 14일 서울 팔래스호텔에서 개최된 춘계학술대회의 주제는 '급변하는 국제환경에서 공공의료의 위상정립'과 2010년 11월부터 2011년 2월까지 국가 전체에서 진행된 신종플루 관리와 예방접종을 경험한 후 '신종플루에 대한 공공의료의 대응체계'에 대하여 문제점을 살펴보았다.
- 2010년 추계학술대회는 11월 12일 서울교육문화회관에서 개최되었고 '주민건강증진의 실제'와 공공보건의료시스템에서 진행되고 있는 치매, 정신보건, 방문보건사업에 관한 발표가 있었다.
- 2011년 춘계학술대회는 대한의사협회에서 주도하는 종합학술대회에 참여하여 서울 그랜드힐튼호텔에서 개최되었다. '성매매감염병 관리에 대한 국가정책', '기후변화 대응 보건의료정책'을 주제로 하여 의견 개진이 있었다.

상기한 바대로 대한공공의학회가 국가 내의 모든 공공보건의료시스템에서 일하고 있는 공직의사들의 대한의사협회 안에서의 소통의 장을 열겠다는 목표를 가지고 개설된 지 10년의 세월이 흐르면서 학회의 임원진들은 나름 각 회원들에게 도움을 줄 수 있는 학회의 운영을 위해 최선을 다하여 왔다. 그러나 보수적이고 숨이 긴 국가시스템에서 의사로써 가져온 불만사항들을 빠른 시일 내에 개선되도록 성과를 보이지는 못한 것으로 자평하고 있고, 갓 의과대학을 졸업하고 국가의 보건의료시스템의 말단인 보건지소에 배치된 공중보건의사들의 목소리를 학회 차원에서 조화롭게 수용하지 못함에 대해서는 향후 학회의 숙제로 남게 되었다.

학회의 주요활동은 1년에 2회의 학술대회를 개최하고 학회지를 발간하고 있어서 2011년 10월 현재 통권 21권의 학회지를 발간하였고 학회의 시상제도는 대한의사협회 주관으로 공직의 공로상을 총회 때 시상하고 국가의 열악한 오지에서 보건사업에 투신하고 있는 공중보건의사들을 격려하고자 공보의 봉사상과 보건상을 시상하고 있다.

다음에 예시한 포스터와 사진들은 2008년 추계학술대회와 2009년 춘계학술대회의 포스터와 추계학술대회를 스케치한 것으로 각 년도에 2회씩 운영된 학술대회의 진행상황을 짐작하게 한다.

대한공공의학회 추계 학술대회

일시 : 2008년 11월 14일 AM 9:00 - PM 6:00
장소 : 서울시 서초구 센트럴시티

등록 및 축사		사회 : 민학진(학술이사)
09:00-09:30	등록	
09:30-09:35	개회선언 및 국민의례	
09:35-09:40	개회사	조성억(대한공공의학회장)
09:40-09:50	축사	보건복지가족부 장관, 대한의사협회장
연수강좌 1 : 건강영향평가		좌장 : 박윤형 (순천향의대)
09:50-10:10	건강영향평가의 개념 및 도입전략	문옥륜(인제대보건대학원)
10:10-10:30	건강형평성에서 바라본 건강영향평가	최은진(한국보건사회연구원)
10:30-10:50	지역사회에 미치는 건강영향평가와 지역사회역량 강화	유원섭(을지의대)
10:50-11:10	외국의 건강영향평가 사례	김춘배(연세원주의대)
11:10-11:20	질의 및 토론	
11:20-11:40	Coffee Break	
특강		
11:40-12:30	Ubiquitous Health Service의 현재와 미래	서동규(LG CNS)
12:30-13:30	중식	
연수강좌 2 : 해외의 공공의료현황		좌장 : 허봉렬(국립암센터)
13:30-14:10	유럽/아시아의 공공의료	임 준(가천의대)
14:10-14:50	미국/캐나다의 공공의료	김명희(을지의대)
14:50-15:00	질의 및 토론	
15:00-15:20	Coffee Break	
자유연제		좌장 : 성상현(서울의료원)
15:20-15:50	인구구조 및 사회변화에 따른 공공의료 발전방향 모색	박상민(서울의대)
15:50-16:20	일개지역사회에서 정부지원 출산양육지원금이 출산율 증가에 미치는 영향	김진삼(김해시보건소장)
16:20-16:50	남극기지의 의료활동	심지훈(양지보건지소장)
16:50-17:00	질의 및 토론	
정기총회		사회 : 김민기(총무이사)
17:00-18:00	시상 : 공직의 봉사상, 공보의 보건상, 봉사상	주수호(대한의사협회장) 조성억(대한공공의학회장)
	임원 개선 및 토의사항	
	경품추첨	
	폐회사	유병욱(대한공공의학회 이사장)

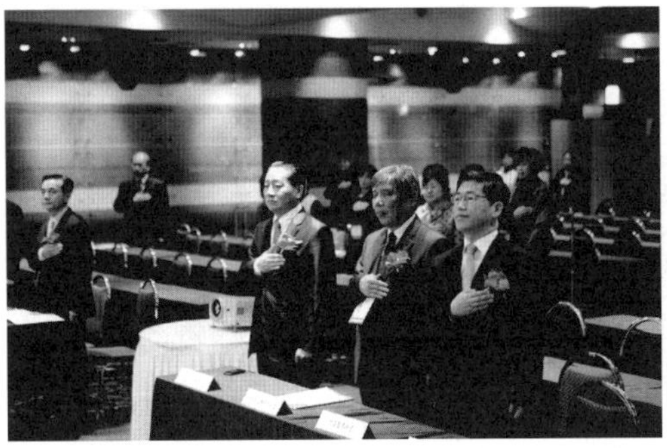

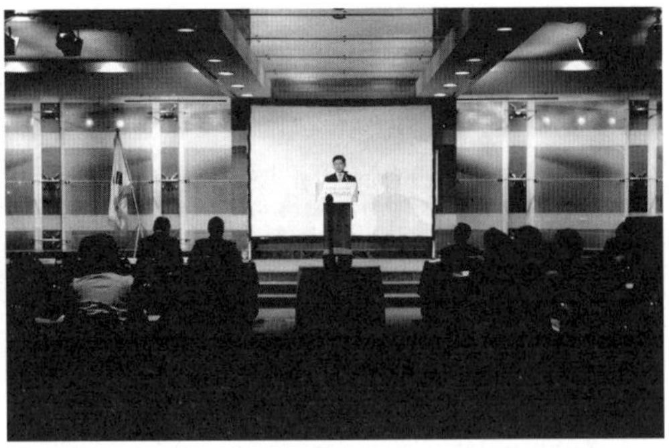

▲ 2008년 추계학술대회

대한공공의학회 춘계 학술대회

일시 : 2009년 5월 22일(금) PM 1:30 - PM 6:00

장소 : 삼성서울병원 암센터 지하 1층 강당

등록 및 축사		
PM 1:30 - PM 2:00	Registration	
PM 2:00 - PM 2:10	Opening ceremony &축사	
Session I 우리나라 만성질환 관리사업 현황 및 향후 방향		좌장 : 박노례(인제대학교 보건대학원)
PM 2:10 - PM 2:40	우리나라 만성질환 조사감시 현황	김영택 (질병관리본부)
PM 2:40 - PM 3:10	심뇌혈관질환 예방관리 정책 방향	정은경 (보건복지가족부)
PM 3:10 - PM 3:20	Break	
PM 3:20 - PM 3:50	심뇌혈관등록관리사업 실시사업 소개	안문영 (대구시 보건정책과)
PM 3:50 - PM 4:20	지역사회 건강조사 활용	천병철 (고려대학교)
PM 4:20 - PM 4:40	Coffee Break	
Session II 정부의 국제협력 현황과 보건의료개발에서의 공공의학회의 역할과 비전		좌장 : 강명옥 (한국국제개발연구소)
PM 4:40 - PM 5:10	한국국제협력단(KOICA)의 보건의료 ODA 사업	정종혁 (한국국제협력단)
PM 5:10 - PM 5:40	한국국제보건의료재단(K-FIH)의 국제개발사업	조명선 (한국국제보건의료재단)
PM 5:40 - PM 6:00	총회 및 경품추첨	

3. 대한공공의학회 향후 발전방향

점점 심화되는 세계화시대에 요구되는 의료인의 경쟁력 강화를 위해 국가 공공보건의료시스템 내의 의사 인력도 역량을 더욱 강화해 나가야 한다. 민간 보건의료시스템에서 하지 못하지만 국민의 건강증진에 필수적인 사업을 발굴하고, 효율적으로 운영될 수 있도록 각각의 공직의사들의 연계를 강화하고 최신의 정보를 교환하며 급변하는 의료 환경에 신속한 대응책을 연구, 모색할 수 있는 공공보건의료시스템의 구축이 대한 공공의학회의 향후 방향이다.

대한공중보건의사협의회

1. 대한공중보건의사협의회 설립 배경

농어촌 보건의료 문제를 위해 제정된 농어촌 등 보건의료를 위한 특별조치법은 이 땅에 공중보건의사라는 제도를 낳았다. 근대화의 과정을 통하여 발생한 도시와 농촌의 사회적 격차는 보건의료에 있어서도 마찬가지로 발현하여 농어촌 등에서 양질의 의료를 제공받을 수 있는 기회를 제한하였다. 공중보건의사들은 바로 이러한 격차의 틈새를 메우는 사회적 역할을 부여 받아 농어촌 주민들의 건강한 삶을 증진하는 데 최선을 다해 왔다. 모든 이가 건강한 삶을 누리고 보건의료 종사자들이 보람 있게 일해 나가는 풍토의 조성이 바로 우리의 임무이며 현 제도의 효율성과 합리성을 차치하고서라도 의료는 누구나의 주변에 풍요롭게 제공되어야 하는 것이다.

전국 각지 농어촌 주민을 비롯한 소외된 곳곳의 국민건강의 증진과 한국 보건의료의 새로운 발전, 그리고 젊은 의사들의 희망찬 미래를 밝히는 것은 오늘날 공중보건의사들의 당연한 목표이다. 이러한 목표의 실천과 공중보건의사 전체의 역사적 전진을 위해 공중보건의사 개개인은 물론이고 이들이 모여 이루는 모든 모임과 조직은 마음과 뜻을 한데 모아 단합된 모습으로 미래의 대로를 향해 행진해 갈 것이다.

우리시대의 과제와 미래의 계획을 이룰 새로운 젊은 의사들의 의사회인 대한공중보건의사협의회를 통하여 젊은 의사들의 전문성과 자율성을 맘껏 펼칠 수 있는 여건을 조성하고, 국민건강을 진정으로 위하는 올바른 방향의 의료계를 만들어나가야 하는데 힘과 지혜를 모아야 한다.

2. 대한공중보건의사협의회 연혁

1962	보건소법 제정 및 시행 (1963년 1월)
	위촉의제도실시 (일반개업의를 위촉하여 방역 및 진료활동)

연도	날짜	내용
1969		보건소법 제7조에 의거 전국에 보건소 설치가 시작됨
1972		전공의 파견 제도 실시(전공의 수련자들은 6개월간 무의촌에 파견)
1976		특정의무지정의사제 실시(국가시험에 떨어진 자들에게 2년간 무의촌에 근무하는 것으로 조건부 의사면허를 주는 제도)
		국민보건의료를 위한 특별조치법의거
1978		병역법에 의사 치과의사 등은 군 징집을 하지 않고 바로 예비역으로 편입할 수 있는 특례규정을 두고 이들은 농어촌 지역 근무의사로 활용
		국민보건의료를 위한 특별조치법의거
1979		첫 공중보건의사 배출(의사300명, 치과의사 304명)
1980		보건진료소(보건진료원의 일차 진료 기능) 도입
		: 농어촌보건의료를 위한 특별조치법으로 전면개정(12월)
1987	12월	전국공중보건의학회지 창간호 발행(발행인 : 정태기, 편집인 : 이승)
1988	3월 26일	대한공중보건의학회 창립
		정태기 초대회장, 임계열 초대수석부회장 선출
	6월 10일	대한공중보건의학회 사무실 개설(서초구 방배동 소재)
	8 ~10월	전국보건지소 실태조사 실시
	10월 29일	대한공중보건의학회 제2차 정기총회 및 학술대회
		이종호 2대 회장, 김창집 2대 수석부회장 선출
	10월	대한공중보건의학회지 제2권 발행
		- 발행인 : 정태기, 임계열, 편집인 : 박순용
1989	7~ 8월	대한공중보건의사협의회로 개칭
	9월 23일	대한공중보건의사협의회 제3차 정기총회 및 학술대회
	9월	이종규 3대 회장, 최선배 3대 수석부회장 선출
		대한공중보건의학회지 제3권 발행
		- 발행인 : 이종호, 김창집, 편집인 : 고영택
1990	2월 13일	대한의학협회로 사무실 이전
	9월 9일	대한공중보건의사협의회 제4차 정기총회 및 학술대회
		박성식 4대 회장, 윤명재 4대 수석부회장 선출
	9월	대한공중보건의사협회지 제4권 발행
		- 발행인 : 이종규, 최선배, 편집인 : 심형근, 이창곤
	11~12월	전국 보건지소 실태 및 보건지소운영지원협의회에 관한 설문조사 실시
1992	6월 1일	1992년 전문직 공무원으로서의 신분보장
		경제기획원 측에서 추가소요예산 중 일부를 삭감 수당 및 기타 복리후생비 지급의 유보
	9월 25일	대한공중보건의사협의회 제6차 정기총회 및 학술대회
	3월	보건지소 운영규정 실시
1993		전국단위의 공중보건의사 주소록 발간
		계간지 공중보건과 연락지 「대공협 통신」 발간
		보건지소 활동안내서 제작
1994		공중보건의사통신망(KT-mail)이 개발
		→ 전국 공중보건의사의 자유로운 정보교환 가능, 전국적 교류
1996		고혈압유병률 조사사업 전개
		격월간지 「공중보건의사」 발행
1998		'21세기 한국공공의료의 발정방향 - 공중보건의사 제도를 중심으로'
		심포지엄 개최

연도	월	내용
1999		대공협통신(KAPHD) 개설
2000	5월	독립채산제의 폐지
2001	3월	공중보건의사 관리지침의 개정
		제1회 보건복지부 장관배 공중보건의사 체육대회 개최
2002		주거지 이탈금지항목 삭제
		제1회 개원 및 경영정보박람회 개최
2003		대공협 고문변호사 위촉
		진료업무에 비해 보건위생, 예방보건 등의 업무에는 소홀
		금연, 비만관리, 재가암관리 등의 일차의료에 벗어난 장기적인 보건사업의 주체로서의 역할이 요구됨
2006		기존 대공협 홈페이지를 kaphd.org로 Renewal
2007	3월	복수여권 허용
	4월	도서지역 무단 근무지 이탈로 46명 직위해제
		(무혐의 : 11명, 기소유예 : 34명)
	5월	신규공중보건의사 배치시험 오류로 재배치 사태
		보건복지부장관 사과
2010	3월	제24대 대공협 집행부 출범
	5월	공중보건의사 리베이트 근절 대책 보건복지부 간담회 공공보건의료법 개정안에 대한 의견 발표
	8월	<공중보건의사제도의 재평가를 위한 조사연구> 실시
	12월	'한국에서 공중보건의사로 살아가기' 워크숍 개최 편의점 등에서의 일반의약품 판매 촉구 보도자료 배포
2011	4월	신규 공중보건의사 직무교육
	6월	공중보건의사에 관한 법률안 국회발의(이낙연 의원 대표발의)
	9월	제9회 전국 공중보건의사 체육대회 대한공중보건의사협의회 의치한 분리 및 회칙 개정
	10월	공중보건의사 실태조사 연구보고서 발표(의료정책연구소)
	11월	2011년 대한공중보건의사협의회 학술대회

3. 대한공중보건의사협의회 활동현황

1)역대 회장단

기수	연도	회장단
1대	1988	정태기
2대	1988	이종호
3대	1989	이종규
4대	1990	박성식
5대	1991	이상민
6대	1992	장진대
7대	1993	류광재
8대	1994	구남훈
9대	1995	정희숙
10대	1996	이해국

11대	1997	이경호
12대	1998	박재영
13대	1999	박진석
14대	2000	박준명, 권용진
15대	2001	임경빈
16대	2002	이성천
17대	2003	조창환, 정통령
18대	2004	김형수, 안성민
19대	2005	박창현
20대	2006	송지원, 이동은
21대	2007	이현관, 김재철
22대	2008	이민홍, 김승수
23대	2009	김윤재, 이재혁
24대	2010	박광선
25대	2011	기동훈, 조영대, 이승우

2)대한공중보건의사협의회 조직 구성도

- 회장단을 중심으로 중앙운영위원회와 중앙상임이사회로 구성
- 중앙운영위원회는 각 국별로 구성
- 중앙상임이사회는 16개 시·도대표 구성

4. 대한공중보건의사협의회 홈페이지 안내 (http://www.kaphd.org/)

대한공중보건의사협의회 홈페이지 리뉴얼을 통해 여러 게시판을 생성하여 민원 처리의 효율성을 높였으며, 흩어져 있는 도공협 카페를 모아 한 사이트에서 행사 및 일정을 한 눈에 볼 수 있도록 하였다. 민원접수 방법을 다양하게 하여 '회장에게 말한다'를 통해 바로 회장에게 민원을 접수할 수 있도록 하였으며, FAQ 게시판과 Q&A 게시판을 통하여 다양한 궁금 사항을 처리할 수 있도록 하였다.

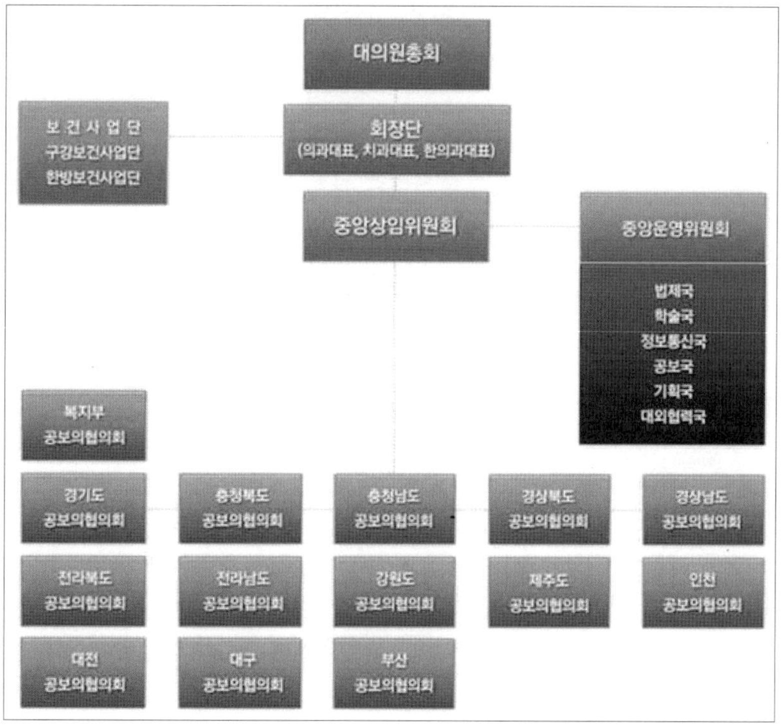

<그림 1> 조직도

〈그림 2〉 대한공중보건의사협의회 사이트

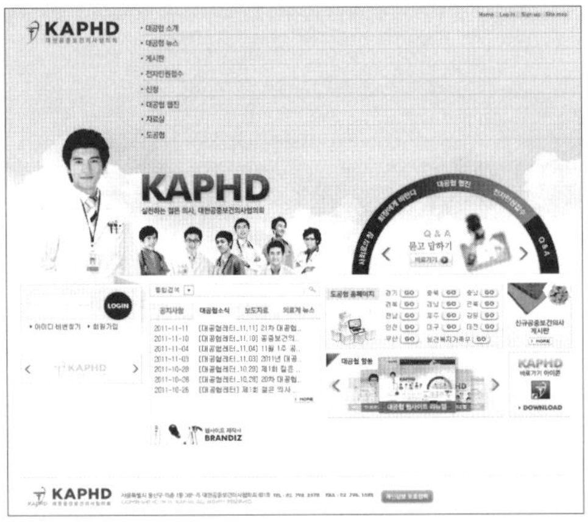

〈그림 4〉 카테고리별로 분류되어있는 Q&A 게시판

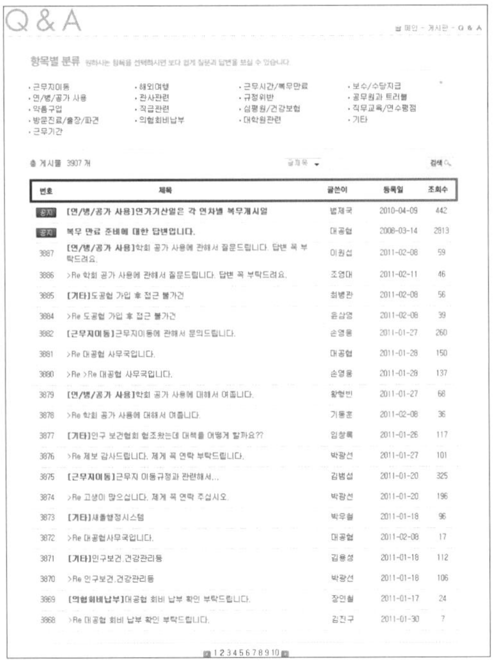

〈그림 3〉 회장에게 바란다 민원 접수

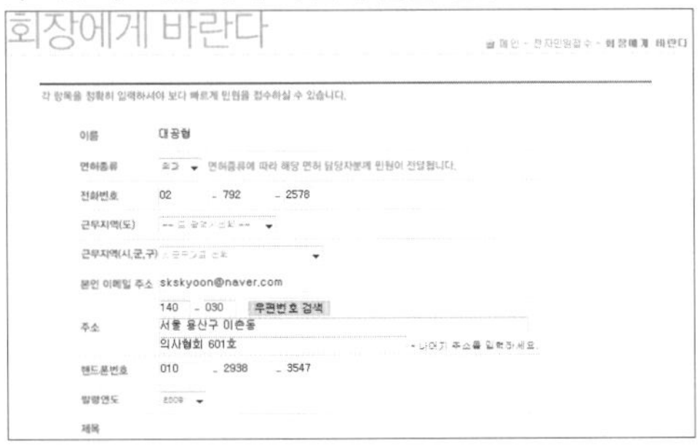

5. 주요 활동모습

▼ 2011년 대한공중보건의사협의회 공청회

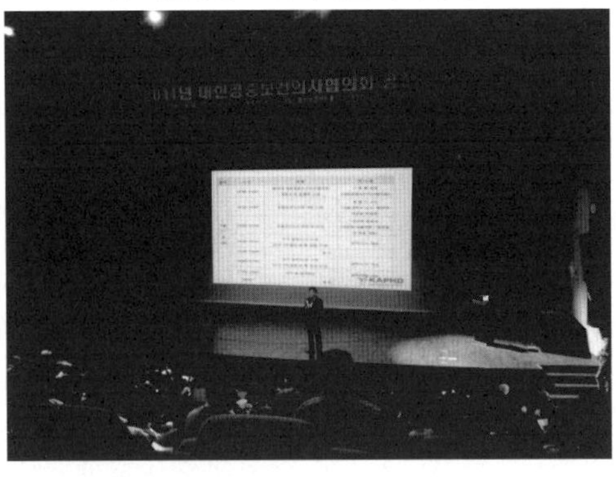

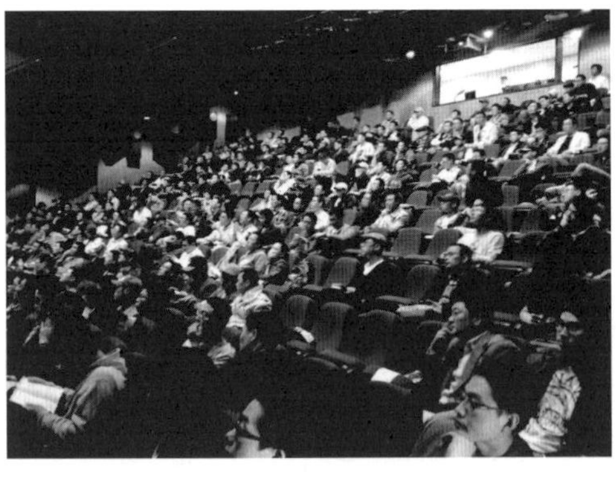

▼ 제33차 종합학술대회 '공중보건의사제도 과거 현재 미래'

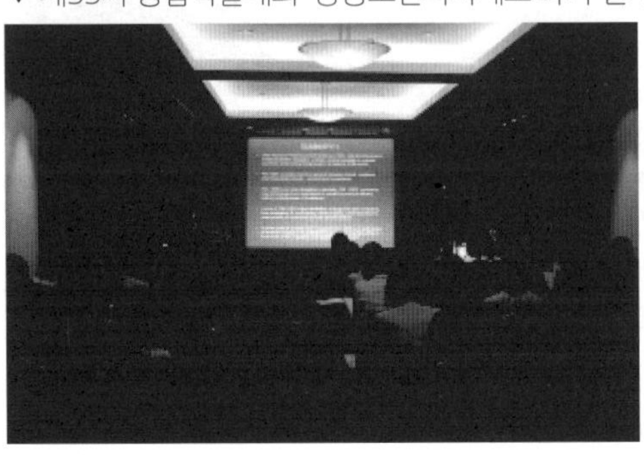

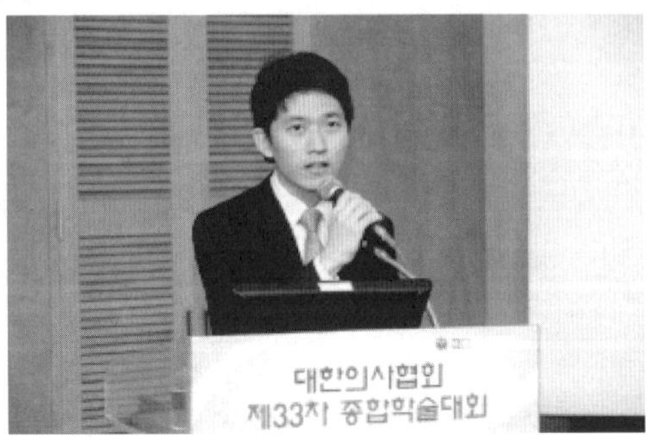

▼ 2011년 제9회 전국 공중보건의사 체육대회

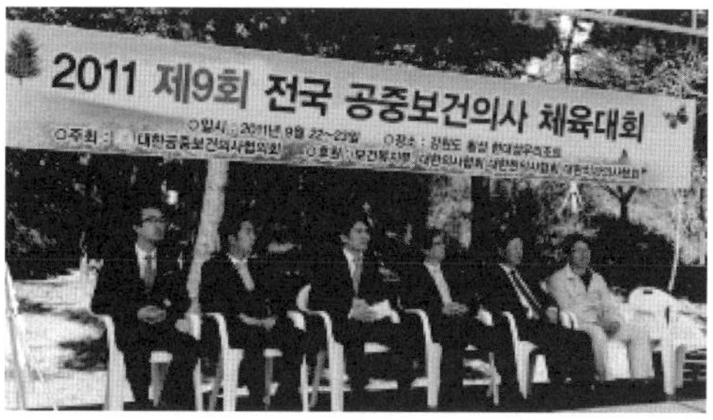

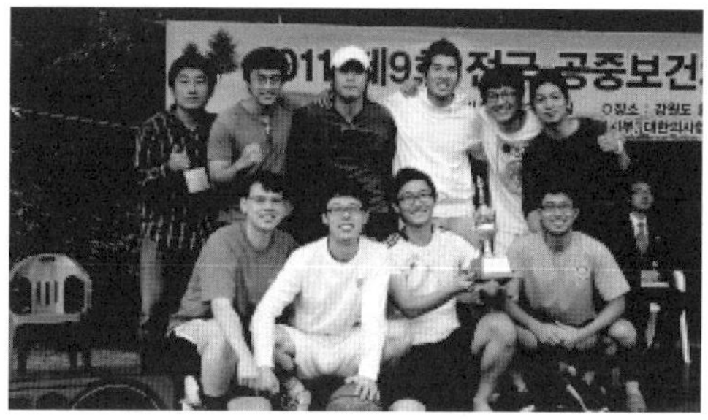

▼ 제1회 젊은 의사 포럼

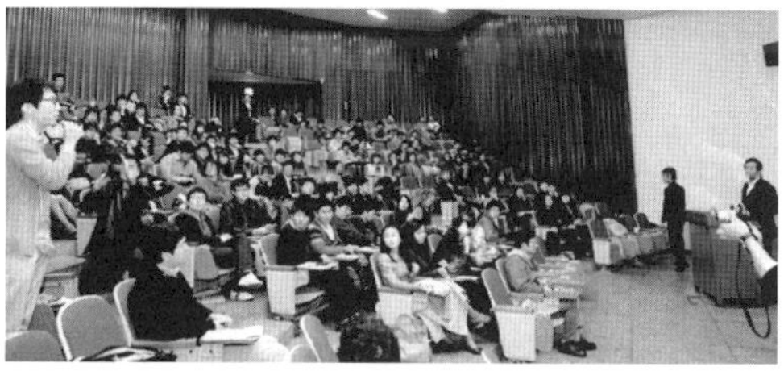

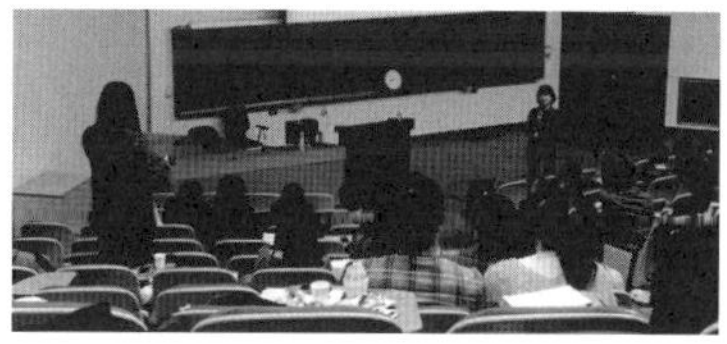

▼ 2011 전국 공중보건의사 학술대회

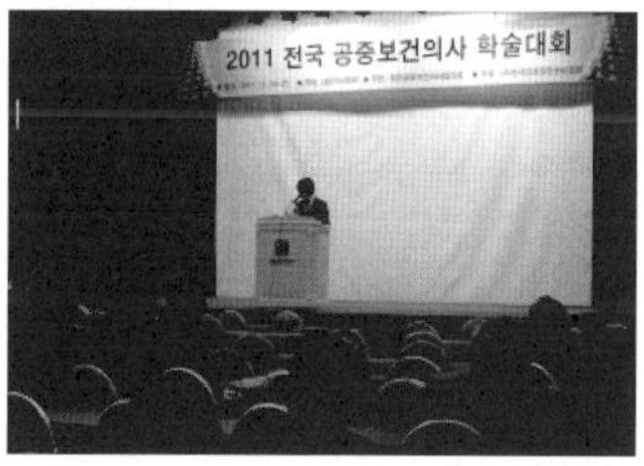

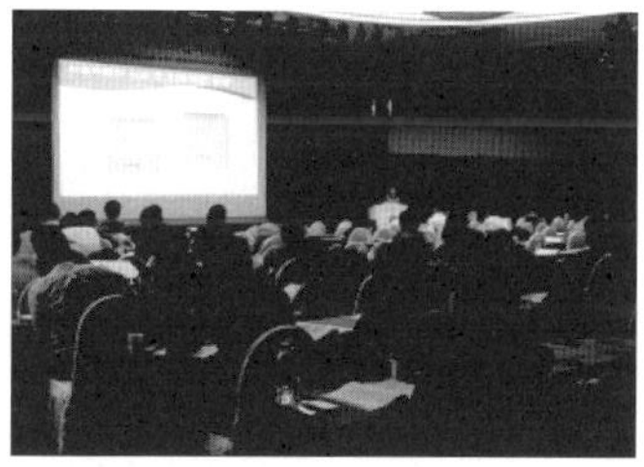

▼ 2011 전국 공중보건의사 학술대회

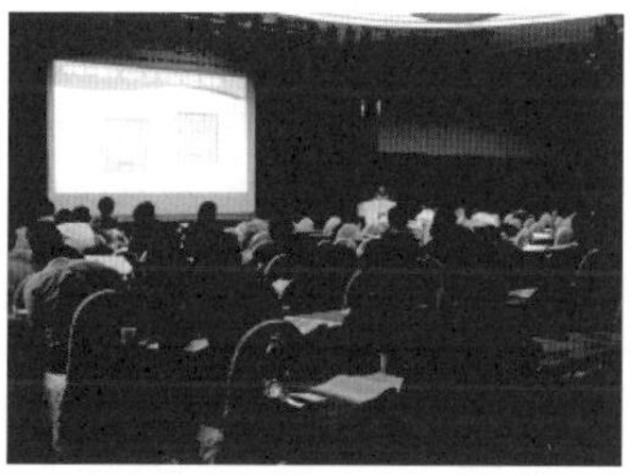

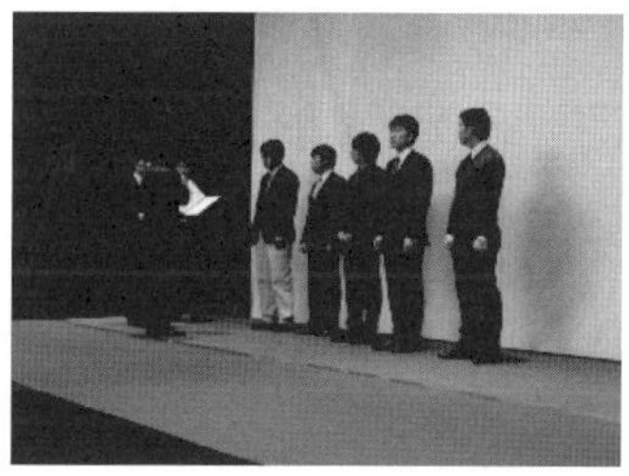

6. 마무리

2011년 올해로 대한공중보건의사협의회는 창립 23주년을 맞이하였다. 그 동안 본회는 공중보건의사의 권익 보호 및 의료복지 향상을 위한 역할을 하였고, 공중보건의사의 권익향상을 위한 복지 교육 및 적극적인 의료서비스를 통해 국민보건의료 향상에 기여하였다. 또한 올해는 공중보건의사에 관한 법률안을 국회에서 발의되었고 앞으로 이 법이 제정될 수 있도록 지속적인 관심을 가져야 할 것이다.

앞으로도 본회와 회원 간의 긴밀한 협조 하에, 끊임없이 변화하는 보건의료 환경 속에서 국민보건의료의 향상과 공중보건의사의 권익을 보호하고 의료계현안에 적극적으로 목소리를 높여 의료계의 발전에 공헌하는 대한공중보건의사협의회가 될 수 있을 것이다.

지역보건연구회

1. 머리말

지역보건연구회는 지역보건 향상과 회원 간의 연구지원 및 유대강화를 위해 뜻을 같이 하는 9명의 회원으로 2000년 3월 창립되었다. 회원은 지역보건에 관심이 있는 교수 및 보건분야 기관(단체)의 연구원으로 구성되어 있으며, 현재 38명의 회원과 4명의 고문이 활동하고 있다.

본 연구회의 목적은 지역보건의 주요 과제들에 대한 이론적 정립과 실천대안을 개발하고, 지역보건 관련정책문제에 대한 제안 및 정책개발을 수행하는 것이다. 이를 위하여, 지역보건 관련 도서 10여 권을 출판하고, 약 30회 이상의 세미나, 심포지엄 등을 개최하였으며, 다양한 정책 연구들을 수행하였다.

2. 지역보건연구회 조직

지역보건연구회는 2000년 3월 창립을 위한 회칙을 제정(2000. 3. 18)한 이후로, 다양한 회원들의 요구와 지역보건 환경 변화 등 연구회 활성화에 필요한 회칙을 5차에 걸쳐 개정하였으며, 이를 근거로 회원들에 대한 지원 및 유대 강화에 노력하고 있다.

1)조직

본 회는 회장과 총무부장을 각각 1인을 두고 출판·홍보부장, 학술·연구부장, 정보기술부장, 국제협력부장 등의 임원으로 구성되어 있으며 현재 42명의 회원과 4명의 고문으로 구성되어 있다.

- 본 회의 회원은 의사로서 지역보건에 관심이 있는 의과대학의 교수 및 보건분야 기관(단체)의 연구원으로 하며, 본 회의 설립취지에 찬동하고 가입하고자 하는 자는 정기모임에서 재적인원

과반수의 참석에 참석인원 과반수의 찬성을 얻어 회원이 될 수 있다.

▪ 연구회의 발전과 역량을 배가하기 위하여 고문을 두고 고문은 회원의 추천으로 재적인원 과반수 이상의 찬성을 얻어 위촉한다.

2)역대 회장

	기 간	회 장
1대	2000~2001	이석구(충남의대)
2대	2002	이건세(건국의대)
3대	2003~2004	신준호(전남의대)
4대	2005~2006	이영성(충북의대)
5대	2007~2008	김춘배(연세원주의대)
6대	2009~2010	이경수(영남의대)
7대	2011~현재	황인경(부산의대)

3. 활동내용

1)도서 번역 및 출판

저 자	제 목	역 자	출판사	출판일
Jenny Naidoo & Jane Wills	건강증진 (이론과 실제)	지역보건 연구회	계축 문화사	2001.10.20
Andrew Green	보건의료기획: 이론과 실제	지역보건 연구회	계축 문화사	2002.10.10
Bruce J. Fried, Laura Gaydos	세계 각국의 보건의료체계 -도전과 전망-	지역보건 연구회	계축 문화사	2003.10.23
Richard Windsor, Noreen Clark, Neal Richard Boyd, Robert Goodman	건강증진, 보건교육, 질병예방: 프로그램 평가	지역보건 연구회	계축 문화사	2004.10.26
Task Force on Community Preventive Services, U.S.A.	건강증진을 위한 지역사회 예방서비스	지역보건 연구회	계축 문화사	2005.11.25
David Haber	고령화사회의 노인건강증진	지역보건 연구회	보문각	2006.10.25
John Kemm, Jayne Parry, Stephen Palmer	건강영향평가	지역보건 연구회	보문각	2008.5.15
지역보건 연구회	보건의약관계법규		계축 문화사	2010.8.27 2011.3.10 2011.8.30
Jenny Naidoo & Jane Wills	건강증진 (이론과 실제)	지역보건 연구회	계축 문화사	2011.1.28
지역보건 연구회	지역보건사업의 실제		계축 문화사	2011.3.10

2)정기 모임 및 학술 집담회

정책동향 및 정보 교류를 위한 정기적인 모임을 개최하고 있으며, 지역보건관련 이슈들을 정리하고, 실천적 대안마련을 위한 다양한 학술 집담회를 30여 회 이상 개최하였으며, 집담회 내용은 다음과 같다.

기간	내 용
2001	- 건강증진사업 세미나
2002	- 우리나라 암 관리 정책과 암 조기검진사업 - 보건소 건강증진클리닉 세미나 - 지역사회 위험인자 관련 정보 센터 구축 또는 모니터링 체계 구축 방안 개발
2003	- 건강증진세미나 - 정부의 보건복지정책 기조 - 도시지역 보건소의 현황과 문제점 - 도시보건지소 설립의 타당성 검토를 위한 세미나 - 공공 의료 확충을 위한 세미나 - 대구광역시 고혈압 당뇨병 관리 사업 세미나
2004	- 보건소 중심 건강증진사업의 성과와 과제 - 지역 자료 분석 방법론
2005	- 심뇌혈관질환 관리를 위한 중장기 계획수립을 위한 과제 - 보건교육과 사회마케팅 기법의 활용 - 국민건강보험공단의 정책방향 - 광역자치단체 건강증진/질병관리 모형개발
2006	- 생물테러 관리사업 평가 워크숍 - WHO의 현황 소개 및 향후 방향 - 충청북도 건강증진사업 영상포럼 - 국가 만성병 관리대책과 주요이슈
2007	- 공공보건의료 확충방안 - 지역사회에서 의사의 리더십
2008	- 최근의 연구 동향 및 정보 교류 Medical Networking 국제동향과 활용 네덜란드 건강보험 개혁 KOICA 연계: 탄자니아 보건소기능 지원 보건사업 경제성평가 건강증진과 Health Literacy - WHO Western Pacific Region 선거 전후 진행상황 및 WPR 25개 회원국 순방에 따른 해당국의 주요 보건문제 - 서울시 보건소 기능 활성화 방안 - 미국보건정책 연구에 대한 개요와 동향
2010	- 최근의 정책 동향 및 정보 교류 권역(심뇌혈관, 암, 전문질환)센터의 예방의학 분야의 기능과 역할 정부의 공공기관 전문인력교육 정책 검토 국제보건사업의 활성화 방안 등 - 제2기 심뇌혈관종합대책 발표 및 토론 - 건강서비스 산업 정책 현황과 향후 방향
2011	- 지역보건사업 발전을 위한 광역자치단체 역할 강화 - 지역보건의 도전과 미래 - 지역보건체계의 기능발전방향 - 지역보건의료체계 재정립 방안

3)연구 활동, 공동 연구

다양한 정책적 이슈 제안 및 근거 중심 정책 지원을 위한 다양한 연구들을 연구회 중심으로 수행하였으며, 그 중 주요 연구들을 정리하면 다음과 같다.

과제명	책임 연구원	공동연구원	지원 기관	연구기간
도시지역 보건지소의 설치 및 운영을 위한 기초연구	신준호 (전남의대)	이석구(충남의대) 류소연(조선의대) 나백주(건양의대) 강윤식(경상의대) 고광욱(고신의대) 손혜숙(인제의대)	보건 복지부	2003
지역보건전산화 3기 1차 사업	이영성 (충북의대)	이석구(충남의대) 신의철(카톨릭대) 이무식(건양의대) 이중정(계명의대)	(주) 포스 데이타	2003
건강증진 홍보교육 자료의 효과적인 관리	신준호 (전남의대)	고광욱(고신의대) 이경수(영남의대) 손혜숙(인제의대) 황인경(부산의대)	한국 보건사회연구원	2004~ 2005
주민건강증진센터 표준운영모델 개발	이석구 (충남의대)	이무식(건양의대) 이건세(건국의대) 박순우(대구가톨릭) 이영성(충북의대) 신준호(전남의대) 황인경(부산의대) 고광욱(고신의대) 김건엽(경북의대) 강윤식(경상의대) 남해성(충남의대)	한국 보건사회연구원	2004~ 2005
도시보건지소 시범사업 평가 및 인력교육 방안 개발	이경수 (영남의대)	김건엽(경북의대) 황태윤(영남의대) 강명근(조선의대) 임 준(가천의대) 신준호(전남의대) 감 신(경북의대)	한국 보건산업진흥원	2006
도시보건지소 시범사업 성과평가를 위한 2차 연구용역	이경수 (영남의대)	이원영(중앙의대) 전경자(순천향대) 이중정(계명의대) 감 신(경북의대) 임 준(가천의대)	한국 보건산업진흥원	2007
소규모 연구회지원과제	이경수 (영남의대)	김건엽(경북의대) 김춘배(원주의대) 류소연(조선의대) 이건세(건국의대) 이중정(계명의대) 황태윤(영남의대) 감 신(경북의대)	한국연구재단	2010~ 2011

심뇌혈관질환 예방관리 중장기 종합대책 개발 (2011~2020)	이경수 (영남의대)	감 신(경북의대) 김춘배(원주의대) 이건세(건국의대) 황인경(부산의대) 류소연(조선의대) 이중정(계명의대) 황태윤(영남의대) 김건엽(경북의대) 은상준(계명의대)	한국 보건사회연구원	2010

▼ 학술 집담회

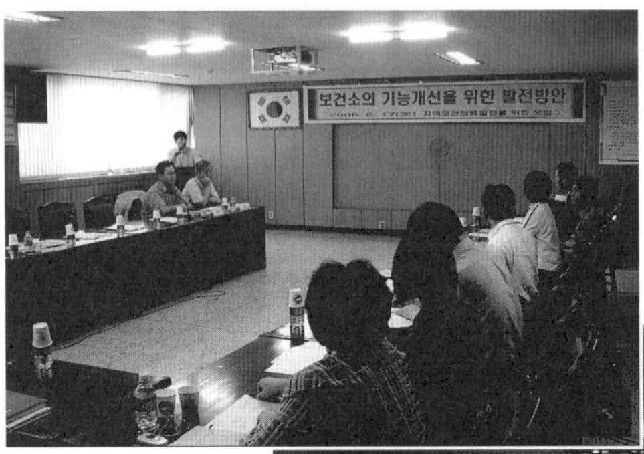

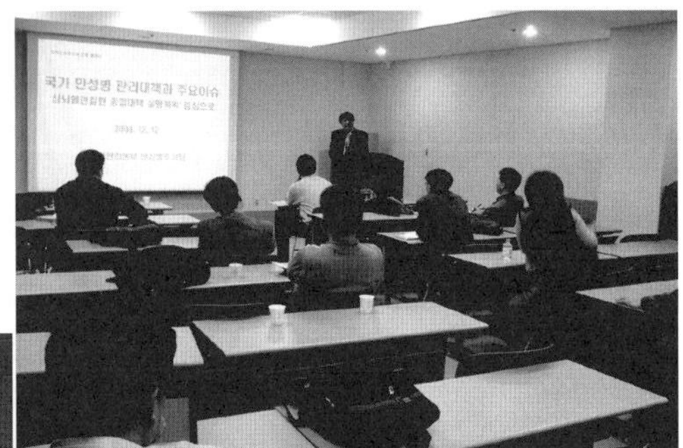

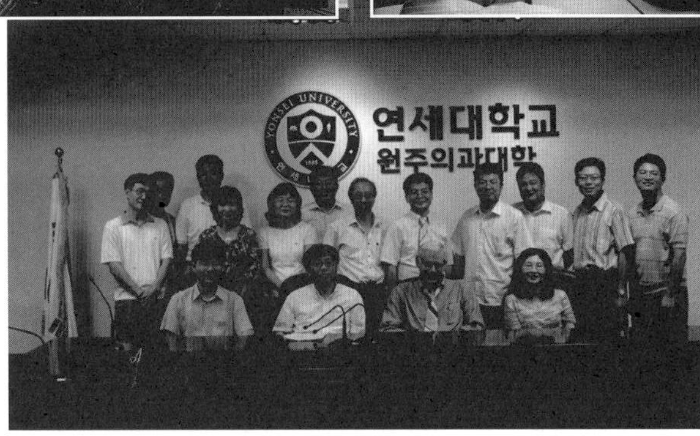

▼ 영상 포럼

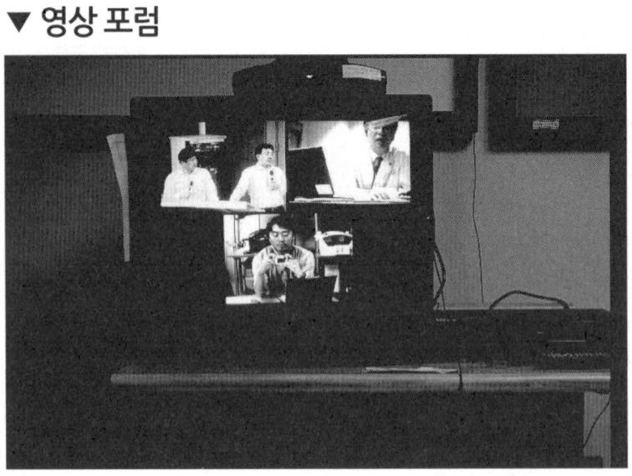

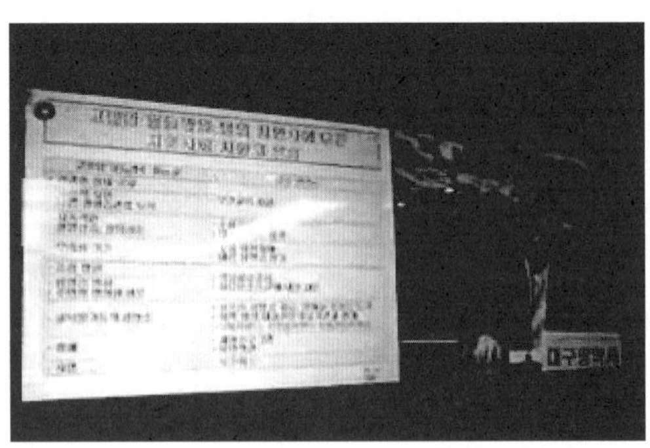

▼▶ 연구 활동

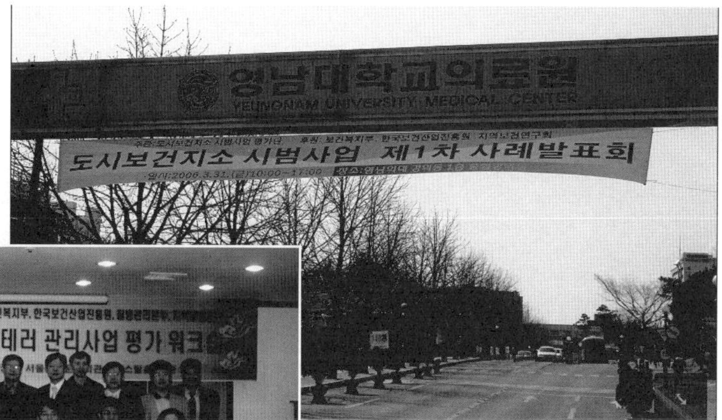

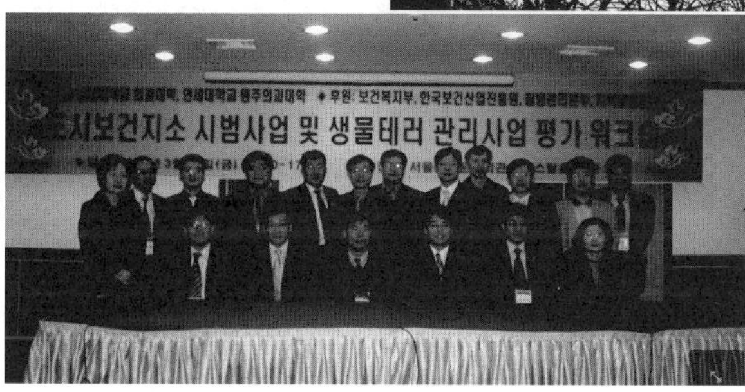

▼ 정기 모임

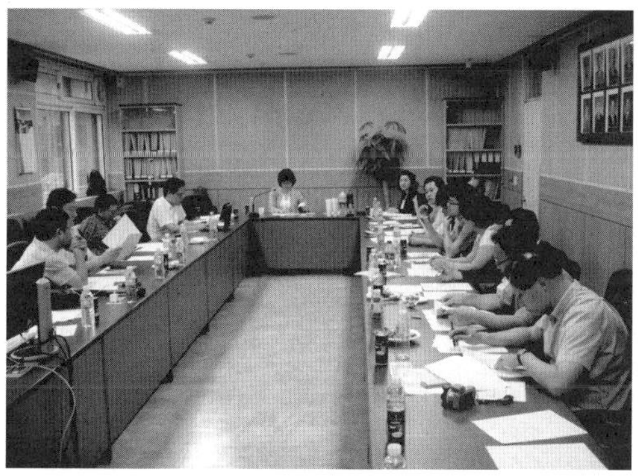

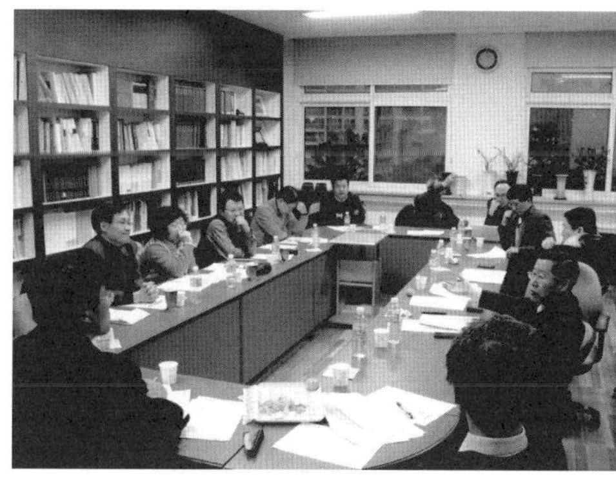

4. 마무리

오랜 시간 동안 현장에서 지역보건사업에 헌신해 오고 계시던 고 강복수, 박정한, 김용익, 이정애, 배상수 교수님을 고문으로 모시고, 전국의 각 지역에서 활동하던 젊은 학자들이 지역보건 영역의 새로운 지평을 열어보겠다는 야심과 격려 속에 2000년 지역보건연구회가 창립되었다. 2012년 올해로 12주년을 맞이하는 연구회의 활동들이 우리나라 지역보건사업의 발전에 많은 기여를 하였고, 회원 간의 연구 지원 및 유대 강화에도 많은 성과가 있었다. 그러나 끊임없이 변화하는 지역보건 및 연구 환경 속에서 본래의 취지와 요구에 부응하기 위해서는 연구회 스스로 또 외부의 많은 관심과 고민이 있어야 할 것이다. 향후에도 지역보건연구회는 지역보건의 주요과제들에 대한 이론적 정립과 실천대안을 개발하고, 관련 정책의 개발과 실행을 위해 끊임없이 고민하고 함께 발전해 나가리라 확신한다.

보건간호사회

1. 설립배경

1970년 7월 보건간호사의 자질향상을 위한 학술적인 연구와 새로운 지식의 보급, 권익 옹호, 문제해결 및 회원상호간의 친목도모를 통해 국민보건 향상에 기여할 목적으로 "한국 보건간호원회"가 창립되었다. 1974년 사단법인 대한간호협회 산하단체로 승인되었고, 1988년도에 "대한간호협회 보건간호사회"로 개칭하여 오늘에 이르고 있다.

2. 보건간호사회 주요 연혁

보건간호사회는 1970년 7월 12일 이경식 초대회장을 모시고 62명의 회원과 함께 "한국보건간호원회"로 창립하여 1971년 제1회 정기총회를 개최하였고 1972년 대한간호협회 최초의 산하단체로 승인받았다.

▼ 제3회 정기총회(1974년)

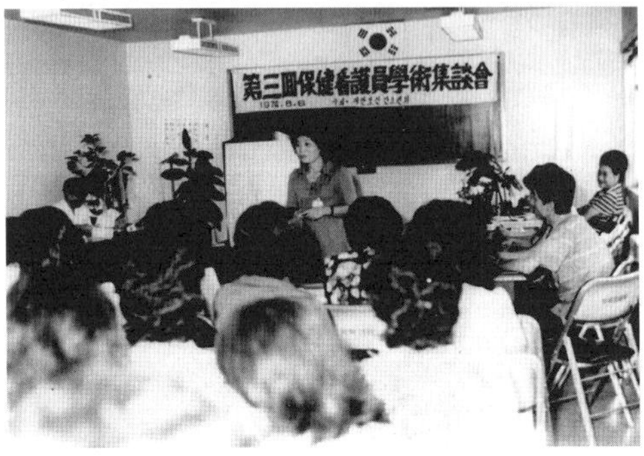

▼ 제4회 정기총회

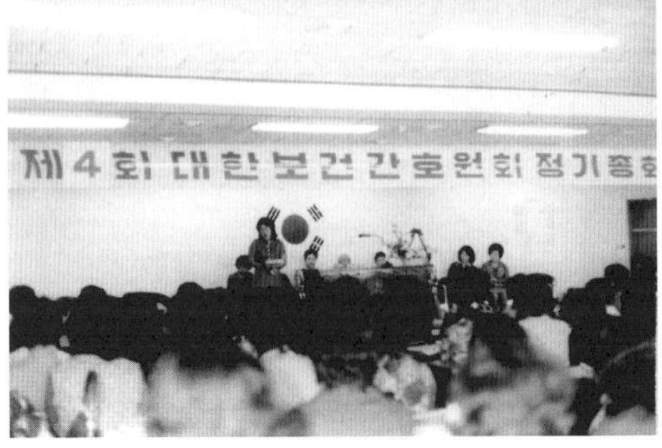

▪ 1975년 12월 제 6회 정기총회를 개최하였고 경기지회가 최초 지회로 창립되었다.

▪ 1976년 6월 12일 제 7회 정기총회가 개최되었고 지방보건사업 발전을 위한 "류순한 장학사업"이 창설되었다. 또한 강원지회가 창립되었다.

▪ 1977년 12월 제 8회 정기총회가 개최되었고 서울, 부산, 충북, 충남, 전북, 전남, 경북에 7개의 지회가 창립되어 지회장 회의가 개최되었다.

▼ 새마을부녀지도자 교육/가정보건강좌

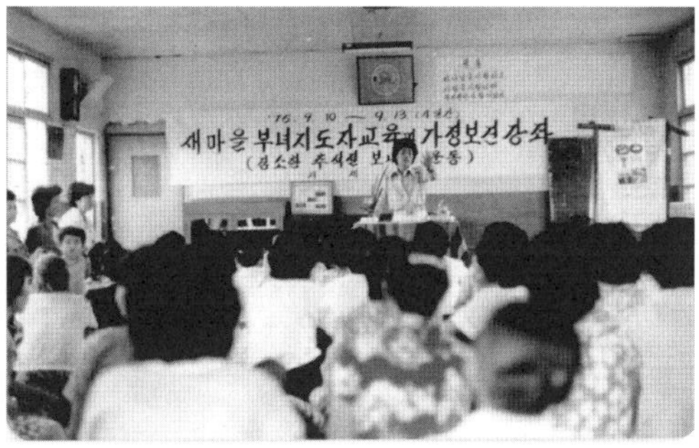

▼경북지부 창립총회

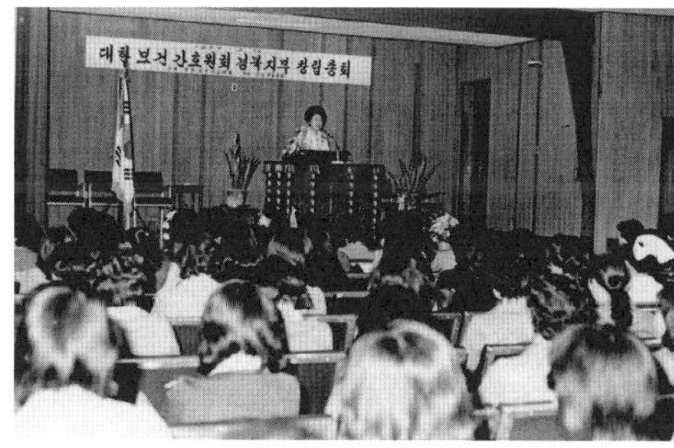

▼ 제8회 정기총회

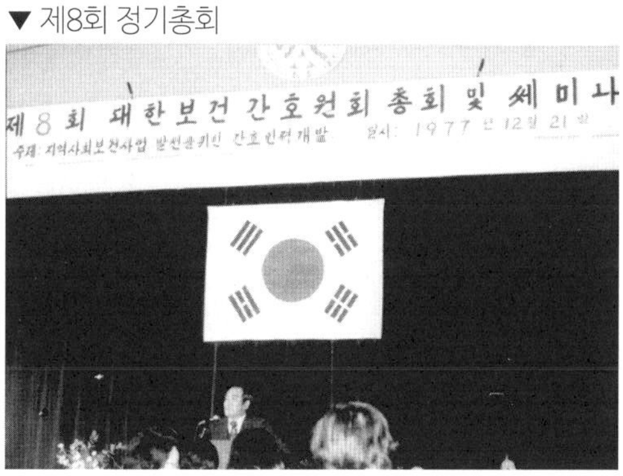

▼ 일차보건의료와 간호조산업무 연찬회

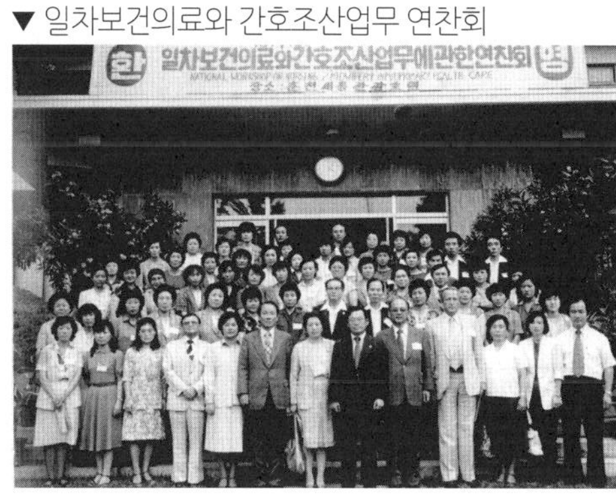

▪ 1981년 제 11회 정기총회가 개최되었고, 1983년 7월 보건간호업무를 위한 실무지침을 개발하였으며 같은 해 10월 인천지회가 창립되었다.

▪ 1970년대부터 서울대학교 보건대학원에 1년의 보건간호 이수과정(CPHN)이 개설되어 보건 업무 분야별 간호사를 양성하였으나, 이 과정을 이수한 자격자에게 업무 차별성이나 별도의 자격 대우를 하는 인센티브 방안을 도입하지 못했기 때문에 대부분 간호사들은 이 과정에 호응하지 않았고, 1983년 결국 중단되었다.

▪ 1984년 '대한보건간호원회'로 명칭이 변경되었고 1988년 '보건간호사회'로 개칭되었다.

▪ 1986년 의료직 단일호봉제가 실시되었고 1988년 단일호봉제 개선을 위한 설문서를 작성하였다. 또한 보건직렬 5급 특채에 간호사, 조산사면허 소지자를 삽입하였다. 1988년에 "예산회계법", "보건의료 전달체계의 변화와 보건간호사업" 보수교육교재를 발간하였다.

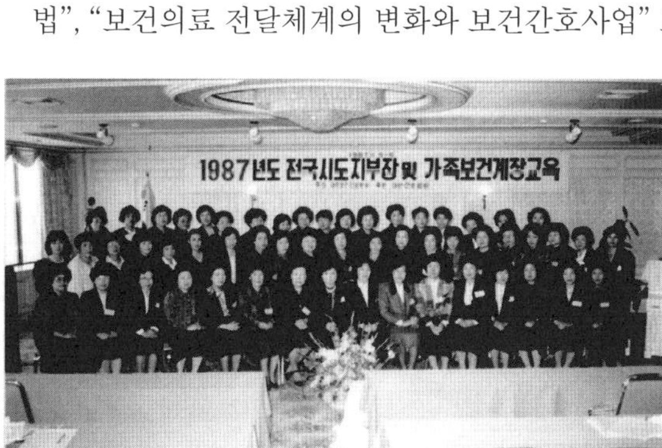

▲ 1987년 전국시도지부장 및 가족보건계장교육

▪ 1989년 10월에 의료직 단일호봉제에서 일반직급으로 환원되었고, 1990년 보건연구직 특채 규정에 간호직이 삽입되었다. "보건소 중심 가정간호사업의 활성화 방안" 보수교육교재를 발간하였고, 제21회 정기대의원총회가 개최되었다.

▪ 1991년 서울시 5개 보건소에 지역보건과가 설치되어 간호직 과장 3명, 계장 10명이 탄생되었고, 대전시지회가 창립되었다.

같은 해 5월 15일에 서울 서초구 서초동에 본회회관을 구입하여 1992년에 입주하여 7월 16일에 현판식을 실시하였다.

- 1991년에 "통상환자의 가정간호" 보수교육 교재를 개발하였고, 대구시지회가 창립되었다.
- 1992년에 제주도지회, 광주시지회가 창립되었으며 "성인병의 관리(고혈압, 당뇨병, 암)" 보수교육 교재를 개발하였다.
- 1993년 2월 제23회 정기대의원총회를 개최하였고, 제주도청 보건과에 가족보건계가 설치되면서 간호사무관이 탄생하였다. 또한 보건간호사 업무규정 제정을 위한 워크숍이 개최되었고 최초로 간호사 동장이 탄생하였으며, "지역사회진단 및 사업계획서 작성의 실제" 보수교육교재를 발간했다.
- 1994년에는 제24회 정기대의원총회가 개최되었고 최초로 경기도 하남시청에서 간호사 가정복지과장과 전북 진안군보건소에서 최초의 간호사 보건소장이 탄생하였다. 6월에 "보건소 기능 및 지역사회 간호사업 활성화 전략개발을 위한 연찬회"가 개최되었고 "노인건강관리" 보수교육교재가 발간되었으며 "보건간호사회 출판부" 등록을 하였다. 또한 격월로 발간되는 회보 "보건간호소식"이 창간되었다.
- 1995년 전국 40개 통합시 보건소 조직에 보건사업과 간호복수직이 설치되어 간호직 보건사업과장 5명이 탄생되었고, 제 25회 정기대의원총회가 개최되었다. 전남도청에서 최초로 도청 환경지도과장이 탄생하였고 '보건소법'이 '지역보건법'으로 개정되었다.
- 1996년에 전남도청에서 최초 도청 보건과장과 국립보건원 간호사 훈련부장이 탄생하였으며, "재가 장애인의 재활간호" 보수교육교재가 발간되었다.
- 1997년 제 27회 정기대의원총회가 개최되었고, "지역사회간호업무 지침서"와 "성상담" 보수교육교재를 발간하였다.
- 1998년 울산지회가 창립되었고 지역사회 보건간호관리자교육이 실시되었다. 전라남도 도청에서 최초 복지여성국장(3급)이 탄생하였고, "건강증진 프로그램개발-운동프로그램개발 및 적용" 보수교육교재를 발간하였다.
- 1999년 경기도 최초 간호직 보건소장과 전남 최초 간호직 보건소장, 대구시 보건소 최초 보건과장이 탄생하였고, 보건간호관리자 교육이 지속되었다.
- 2000년에는 제주도청 여성정책과장과 전남 장흥군 보건소장이 발령을 받았고, 강원도 최초로 간호직 보건소장이 탄생하였다. 보건간호자관리자 교육이 새천년 지역사회보건사업과 관리자라는 주제로 진행되었고, "관절염 환자의 자조관리 과정" 보수교육 교재가 발간되었다.

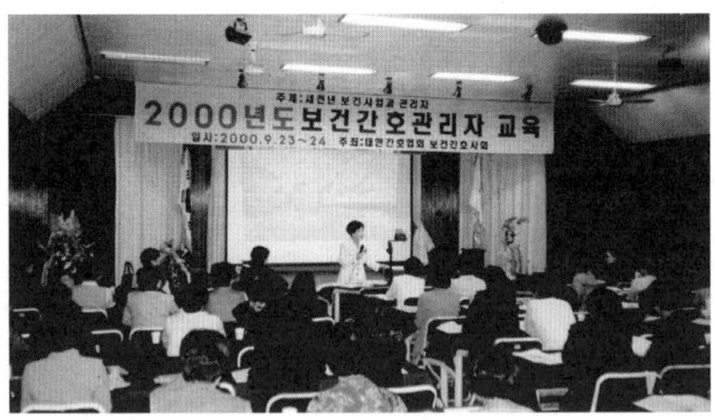

▲ 2000년도 보건간호관리자교육

- 2001년 전북 김제시 보건소장과 전남 담양군 보건소장, 인천 중구보건소장이 발령을 받았고 보건간호관리자 교육이 지속되었다.
- 2002년 창립 30주년 특별 연찬회를 개최하였으며 제1회 보건교육경연대회가 열렸다.
- 2003년 전라북도 남원시 보건소장, 강원도 횡성군 보건소장이 발령을 받고 서울시청 최행지 서기관이 승진하여 서대문시립병원 간호부장으로 발령이 났다. "제2회 보건교육 경연대회"가 열려 충청북도 진천군 보건소가 대상을 차지하였으며, 2003년 12월 31일에 유순한 선생님께서 작고하였다.
- 2004년 제34회 정기대의원총회 및 관리자 교육을 실시하였고, 제주도청 서기관이 승진했다. 8월 31일에는 보건간호 10주년(60호) 발간기념 특별연찬회를 개최하였고, 11월에 제3회 보건교육경연대회를 실시하였다.

▪ 2005년 시립서대문병원 간호부장 발령이 났고 경북도청 서기관과 제주도청 복지여성국장도 승진을 하였다. 제 35회 정기대의원총회 및 관리자 전문교육과 고 유순한 기념 학술대회가 개최되었다. 보건관리자와 신규임용자(8급)에 대한 교육이 실시되었고 제4회 보건교육경연대회가 개최되었으며, 고 유순한 선생님 2주년 추도식이 진행되었다.

▪ 2006년 경북 의성군 보건소장이 발령을 받았으며 보건관리자교육과 신규임용자 교육이 실시되었다. 양주시 보건소장과 경기도청 최향순 회원의 서기관 승진이 있었고, 제5회 보건교육 경연대회가 실시되었다.

▪ 2007년 고 유순한 기념 학술대회 및 제 37회 정기대의원총회가 열렸고, 보건소 중심 영유아 성장발달 증진사업이 보수교육 프로그램 인준을 받았다. 충남 연기군과 공주시 보건소에서 보건소장으로 승진을 하였고 보건간호동우회가 개최되었다.

▪ 2008년 지역사회주민 비만관리라는 주제로 보수교육프로그램 인준을 받았고, 충북 괴산군보건소, 강원 태백시보건소, 충북 청주시 상당구보건소, 제천시보건소에서 보건소장으로 승진하였다.

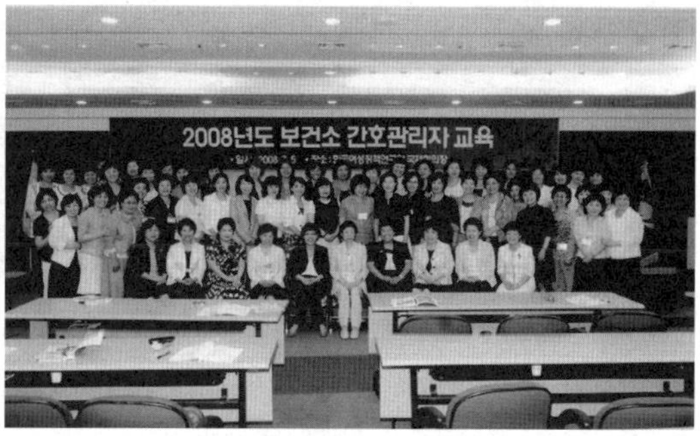

▲ 2008년도 보건소 간호관리자 교육

▪ 2009년 제5회 고 유순한 기념 학술대회가 열렸고, 임시대의원총회가 개최되어 제20대 신임회장에 양순옥 회장이 선출되었다. 보건사업과 통합평가라는 주제로 보수교육 프로그램 인준을 받았고, 보건간호관리자 교육과 제8회 보건교육 경연대회가 실시되었다.

▪ 2010년에는 보수교육프로그램 인준, 학술대회 및 제40회 정기대의원총회를 개최하였다. Health Plan 2020을 주제로 보건간호 관리자 교육이 진행되었고, 제9회 보건교육 경연대회가 실시되었다.

▪ 2011년 전남 고흥군보건소, 진도군 건소, 충북 청주시 상당구보건소에서 보건소장으로 승진하였으며, 보건간호 관리자 교육과 제10회 보건교육경연대회가 실시되었다.

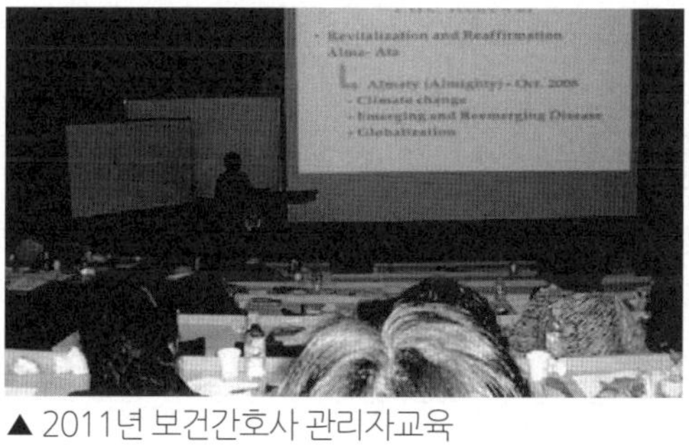
▲ 2011년 보건간호사 관리자교육

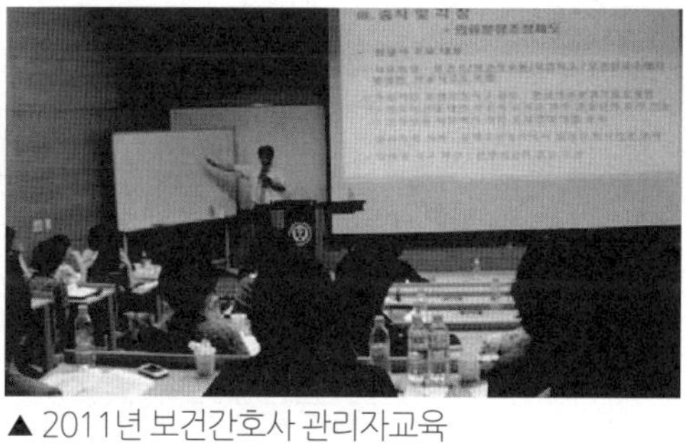
▲ 2011년 보건간호사 관리자교육

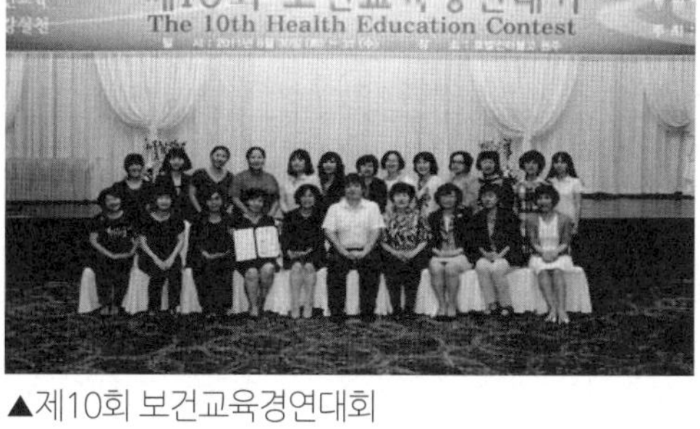

▲제10회 보건교육경연대회

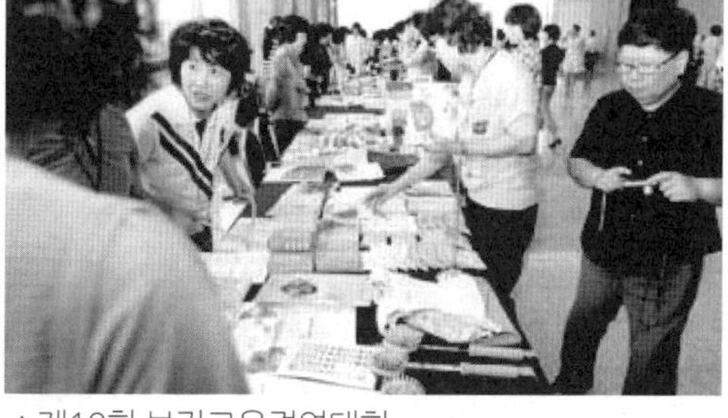
▲제10회 보건교육경연대회

▼ 제10회 보건교육 경연대회

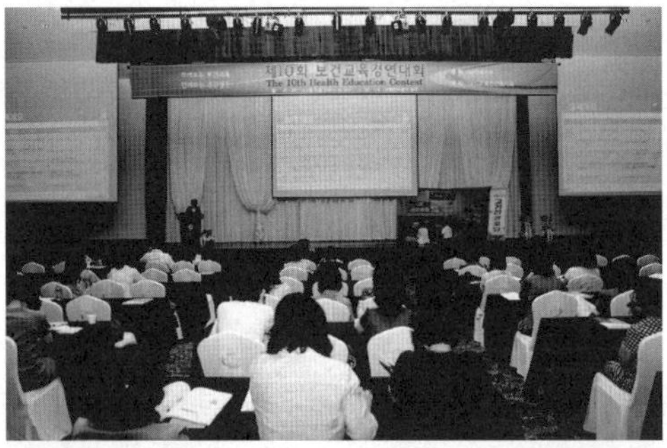

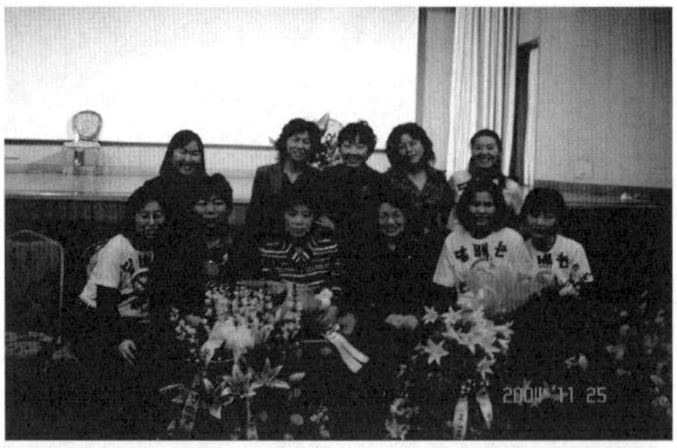

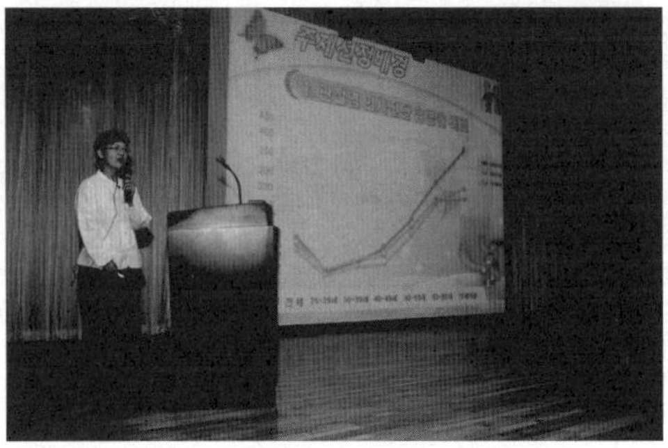

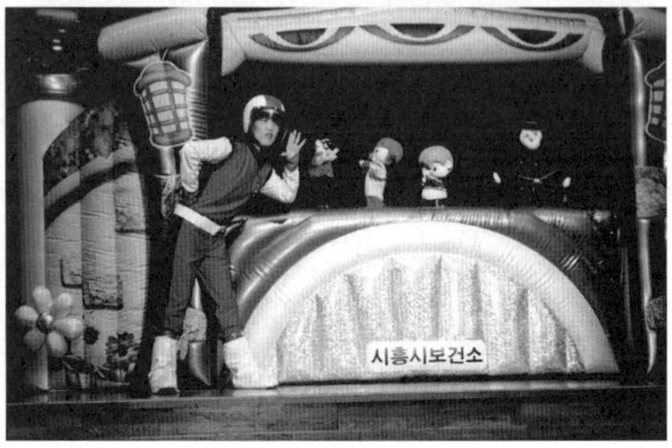

3. 보건간호사회 활동 현황

보건간호사회는 1970년 7월 12일 창립 이후, 1975년 경지지회가 창립되면서 1990년대까지 전국 16개 지회를 두게 되었다. 2011년까지 제41회 정기대의원총회를 개최하였으며 정규직 4,442명과 비정규직 2,245명의 회원이 활동하고 있다.

1)역대회장

	기간	회장
1대	1970~1972	이 경 식
2, 3대	1973~1976	유 순 한
4대	1977~1978	이 경 식
5, 6, 7대	1979~1984	유 순 한
8, 9, 10, 11, 12대	1985~1994	박 노 례
13대	1995~1996	정 연 강
14, 15대	1997~2000	최 행 지
16, 17대	2001~2004	이 인 숙
18, 19대	2005~2008	양 지 훈
20대	2009~2010	양 순 옥
21대	2011~ 현재	이 순 남

2)조직(본회 및 지회)

조직은 회장 1인, 부회장 2인, 실행이사 13인, 감사 2인, 16개 지회장, 사무처장으로 구성되어 있으며 교육출판부와 홍보위원회, 재무위원회를 두어 운영하고 있다.

〈그림 1〉 조직도

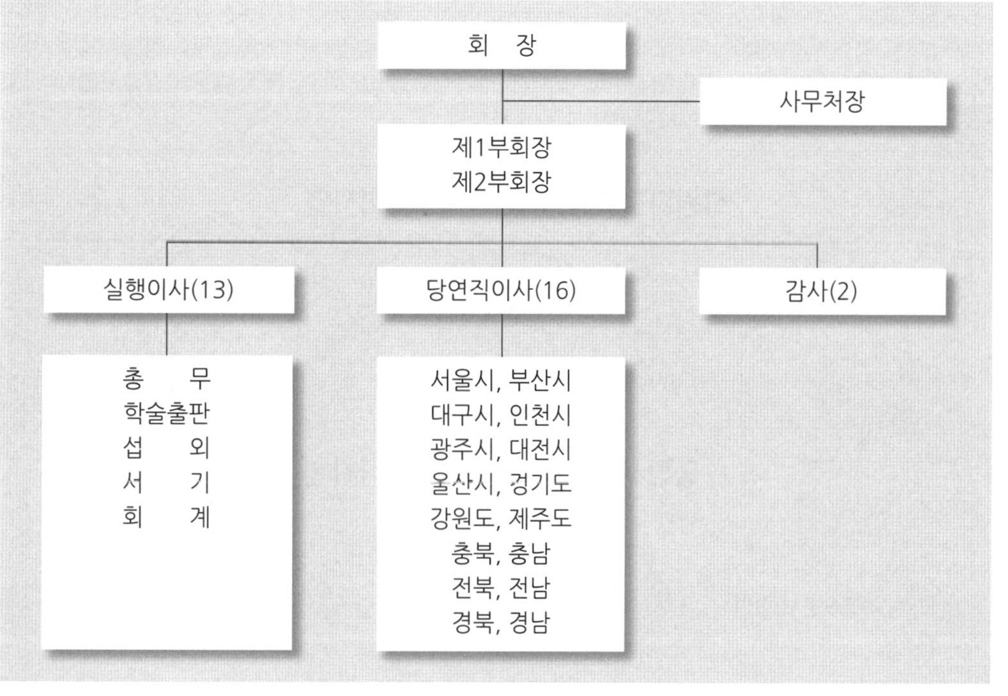

3)활동내용

보건간호사회의 활동내용은 크게 4가지 사업으로 나누어진다.

첫 번째는 회원자질향상 사업으로 보건간호사들의 주 업무인 보건교육의 활성화를 위해 보건교육계획, 수행 및 평가능력을 함양하기 위한 보건교육경연대회 및 표어 공모, 보수교육패키지 개발, 학술대회를 매년 개최하는 한편 우수회원을 표창하고 있다.

두 번째는 장학사업이다. 유순한 장학금은 유한양행 주식 3,258주를 기반으로 1976년부터 매년 지급하여 2008년까지 64명을 지원하였고, 해외 및 국내 원로회원이 장학사업 기금을 조성하여 운영하고 있다.

> *유순한 장학금은 유한양행 설립자이신 유일한 박사님의 따님이시며 보건간호사회 2, 3, 4, 5, 7대 회장을 역임하시고 국립의료원, 국립보건원에 재직하셨던 유순한 선생님께서 보유하고 계시던 유한양행 주식을 후배들의 배움의 길을 위하여 보건간호사회에 기탁하시어 이를 바탕으로 장학사업을 운영하고 있다.

세 번째는 출판사업으로 보건간호 소식지 발간, 관련교육 책자 발간, 보건간호 80년사 편찬이다. 보건간호소식지는 1994년 9월에 창간되어 이후 '대한보건간호'로 명칭이변경되었다가 다시 보건간호소식지로 개정하여 2011년 현재까지 연4회 발간되고 있다.

네 번째는 회원 권익옹호사업이다. 불우회원 및 위기회원과 원로선배의 장례를 지원하고 자매결연사업을 통해 사회봉사사업도 진행하고 있다.

〈그림 2〉 보건간호사회 4가지 사업

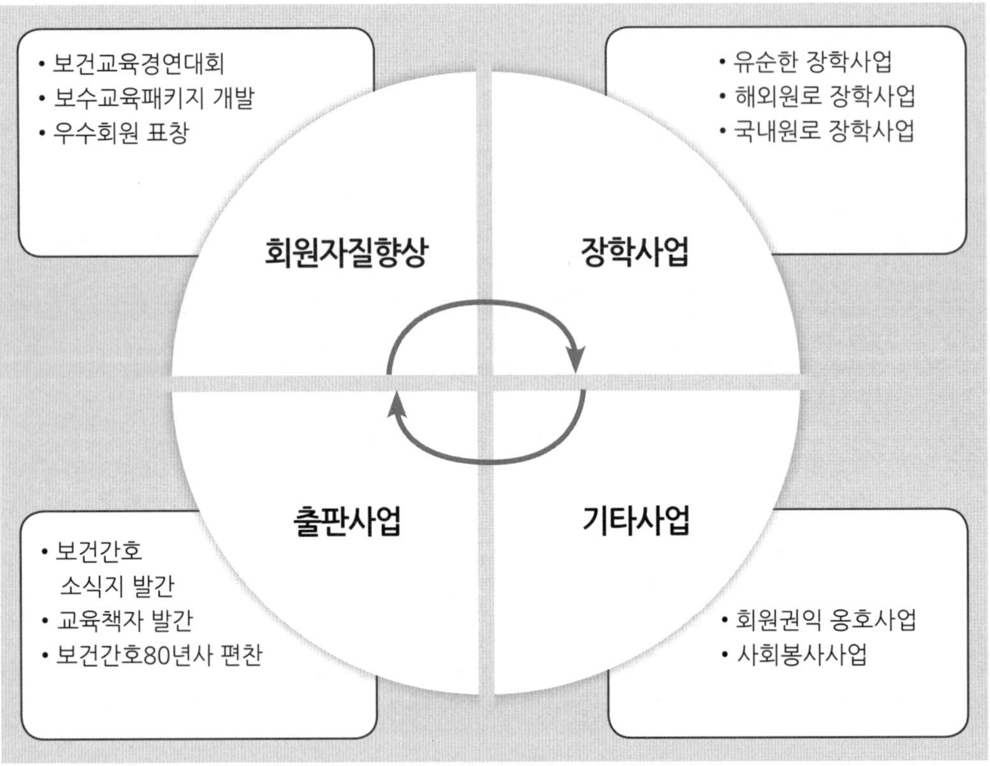

그 외, 퇴직 공무원으로 구성된 보건간호동우회는 현지에서 근무할 때보다 더 성숙된 모습으로 후배들에게 조언을 하며 선배로서 자문위원 역할을 다하여 본회 발전에 큰 기여를 하고 있다.

지역사회 보건사업은 개인 환자를 대상으로 제공되는 병·의원의 치료나 간호 서비스와는 달리 집단, 특히 고위험 집단과 가족, 지역사회 자체를 대상으로 한다. 또한 서비스의 목적과 특성이 다르기 때문에 지역사회 간호사는 임상간호기술 이외의 간호학의 지식과 공중보건학 지식이 기본적 역량으로 요구된다. 이러한 배경에서 우리나라는 1873년 2월 16일 의료법이 전면 개정되면서 전문간호사를 법적으로 인정하였으며, 의료법 시행 규칙에 '보건간호사'를 분야별 간호사의 종류에 포함시켰고, 자격인정 기준, 자격인정신청방법을 명시하였다. 또한 2004년부터는 보건전문간호사 교육을 석사과정으로 운영하고 있다.

2007년 4월부터 맞춤형 방문건강관리사업을 시작하면서 보건의료현장 최일선에 서비스 전담인력 2,700명을 배치하여 공공보건의료 공급체계가 양적으로 확대되었다. 이에 따라 공공보건영역에서 각종 보건사업의 중추적인 역할을 담당하고 있는 보건간호사들은 제반보건사업을 보건소 수준에서 계획하고 평가하는 업무와 각 보건소에 추가적으로 배치된 방문 건강관리 전담인력들에 대한 인력관리, 업무지원 등의 기획 및 관리 업무까지 확대된 역할을 수행하고 있다.

4. 마무리

2011년 올해로 보건간호사회 창립 41주년을 맞이하였다. 그 동안 본회는 국민건강 기수로서 국민건강을 지키는 견인차 역할을 하였고, 보건사업의 양적, 질적 발전에 많은 기여를 하여 왔으며, 회원 및 국민의 권익 옹호와 정부 정책 입안에도 많은 성과가 있었다. 앞으로도 본회와 회원 간의 긴밀한 협조 하에, 끊임없이 변화하는 보건의료 환경 속에서 보건간호의 지속적인 발전과 역할 확대를 이룩하는 한편, 위기에 적절히 대응하여 국민보건에 공헌하는 보건간호사회가 될 수 있을 것이다.

보건진료원회

1. 보건진료소 소개

보건진료소와 관련해서 1976년 경남 거제도를 시작으로 시범사업이 실시되었고 이어서 1978년에는 강원도 홍천군, 전북 옥구군, 경북 군위군에서 시범사업이 전개되었다.

보건진료소 제도는 1980년 12월 "농어촌 보건의료를 위한 특별조치법"이 개정되어 오늘날 보건진료소 및 보건진료원제도의 법적 근거를 이루게 되었다. 보건진소, 보건진료소 제도는 "농특법"에 근거하여 20여 년간 성공적으로 운영되어 공공의료의 점유율 등에서 어느 정도 형평성을 유지할 수 있었고, 국민의 건강권 확보와 의료비 절감 등으로 국민 경제성장과 사회발전에 크게 기여하고 있다.

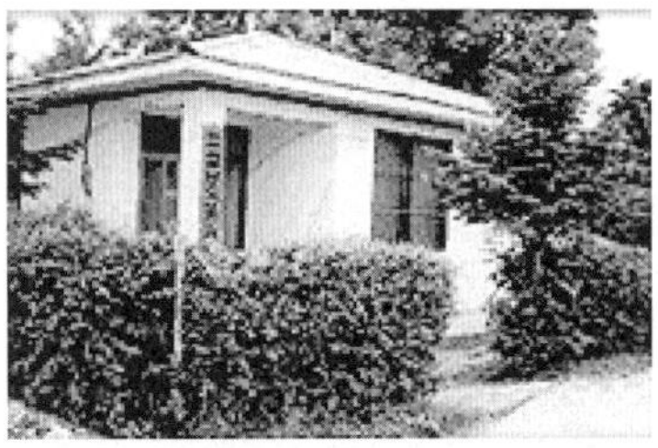

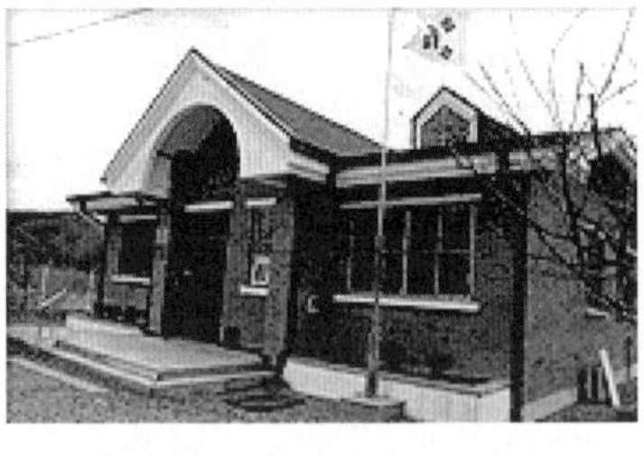

▲ 초창기 보건진료원의 모습

특히, 농어촌 지역에 보건진료소를 설치, 운영하여 적은 예산과 인원으로 농어민의 삶에 의료의 불평등을 해소할 수 있었으며 일차보건의료서비스를 받을 수 있는 최소단위로서 전 국민의료보험 실시의 기반이 되었다.

보건의료는 지속적으로 주민의 건강을 돌볼 때에 질병을 미리 예방할 수 있고, 건강을 증진시킬 수 있으며, 올바른 치료를 하도록 도울 수 있으며, 국민의료 비용도 절감될 수 있다. 현 농어촌은 모두가 알다시피 어려운 여건 속에 있다. 오늘날 점차로 고령화되고 있는 농어촌은 만성퇴행성질환으로 거동이 불편한 주민의 수가 점점 늘고 있으며, 사회 인프라의 발전에도 불구하고 스스로 다른 의료기관을 이용하기 어렵다.

보건진료소는 지역주민과 하나 되어 농어촌의 유일한 보건의료복지기관인 동시에 가정상담의 창구이기도 하다. 보건진료소는 노환과 임종 등의 불안한 상태에서 고통받는 농어촌 고령인구들에게는 작으나마 편안한 상담과 치료뿐만 아니라 거동이 불편한 환자를 위하여 가정으로 직접 방문하여 보건의료서비스를 제공하는 없어서는 안 될 중요한 역할을 하고 있다.

2. 보건진료소의 업무

보건진료소의 업무는 일차진료사업(상담, 진찰, 투약, 처치, 환자후송 등)과 방문보건사업, 복지사업, 환경위생사업 등 의료취약지역 주민들이 보건의료복지에 매우 중요한 역할을 담당하고 있다.

- 상병상태를 판별하기 위한 진찰, 검사행위
- 환자의 이송
- 외상 등 흔히 볼 수 있는 환자의 치료 및 응급을 요하는 환자에 대한 응급처치
- 상병의 악화방지를 위한 처치
- 만성병환자의 요양지도 및 관리
- 정상분만시의 개조 및 가족계획을 위한 피임기구의 삽입
- 예방접종
- 위 의료행위에 따르는 의약품의 투여
- 환경위생 및 영양개선에 관한 업무
- 질병예방에 관한 업무

1)보건진료원 업무

보건진료원은 농어촌 등 보건의료를 위한 특별조치법(이하 농특법)에 의하여 의사가 배치되어 있지 아니하고 계속하여 의사의 배치가 곤란할 것으로 예상되는 의료취약지역 안에서 시장·군수가 설치·운영하는 보건의료시설인 보건진료소에 근무하고 있다.

농촌인구의 감소, 교통의 발달, 민간 의료기관의 확충, 생산연령층의 유출로 인한 인구의 고령화 등의 변화된 보건의료 환경과 더불어 국제통화기금(IMF) 구제금융 이후의 사회적 변화 속에서 보건진료소 존재의 당위성 및 효율성 제고, 그리고 앞으로의 기능과 역할에 대한 논란 속에서 보건진료원은 30년 동안 농어촌 벽·오지에서 지역주민과 함께 건강문제 해결을 위해 노력해왔다. 그동안 보건진료원의 업무, 역할과 기능은 많은 변화를 겪어왔다.

보건진료원의 역할과 기능은 초기에는 농어촌 보건의료를 위한 특별조치법에 따라 일차진료, 모자보건과 가족계획, 기타 보건사업(환경관리, 질병예방, 보건증진교육 및 지도, 기록 유지)이 명시되었으나, 1982년 직무조정을 거치면서 지역사회개발 및 조직, 사업계획 수립, 지역사회 보건관리, 모자보건/가족계획, 통상질환관리, 사업운영관리, 보건정보체계의 개발 등으로 개선되었으며, 보건정보체계의 확립, 일차건강관리 제공자로서의 기능 확립, 지역사회보건사업 계획수립 및 평가, 보건교육 및 연구 사업이 보건진료원의 업무로 추가되기도 하였다.

2)보건진료원 업무의 변천

1979년부터 현재까지 보건진료소, 보건진료원을 중심으로 하여 보건진료원(소)의 업무, 직무, 활동 분석연구는 전체 147편 중 학위논문은 45.5%, 보고서 4.7%, 학술지 49.6%였다. 보건진료원 제도가 정착되기까지 보건진료원(소)의 업무, 직무, 활동에 관한 연구가 1980년대에 51.7%로 가장 많았고, 1990년대에는 29.9%, 2000년대는 18.4%로 나타났다.

보건진료원의 업무에 관련한 규정은 다음 표와 같이 변화하였다.

1982년	1994년	2002년
1. 지역사회조직 및 활동	1. 지역사회조직 및 활동	1. 지역사회조직 및 활동
2. 사업계획 수립	2. 사업계획 수립	2. 사업계획 수립
3. 보건정보체계 개발	3. 보건정보체계 개발	3. 보건정보체계 개발
4. 지역사회보건	4. 지역사회보건	4. 지역사회보건
5. 모자건강관리 및 가족계획	5. 모자건강관리 및 가족계획	5. 모자건강관리 및 가족계획
6. 통상질환관리	6. 통상질환관리	6. 통상질환관리
7. 사업운영관리 및 기술지도	7. 가정간호관리	7. 가정간호관리
	8. 재활관리	8. 재활관리
	9. 사업운영관리 및 기술지도	9. 사업운영관리 및 기술지도
		10. 보건정보체계

(1)1980년대 보건진료원의 주요 활동 및 업무

1980년대 보건진료원 활동내용을 김진순(1982년)의 연구를 바탕으로 살펴보면 보건진료원의 활동 내용을 진료활동, 모성보건사업, 가족계획사업, 영·유아보건사업, 학교보건사업, 가정방문사업을 구분하여 활동율을 파악하였다.

▼ 1980년대 가정분만과 분만세트

[가정분만 과정]

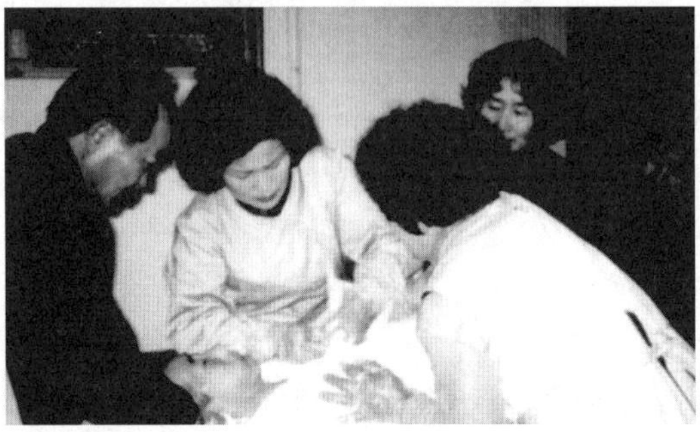

[분만세트]

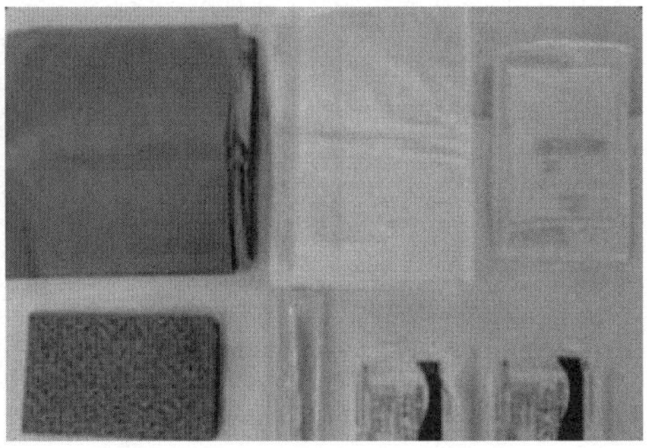

▼ 가족계획 지정 루프시술기관 및 피임기구 종류

[가족계획지정 루프시술기관]

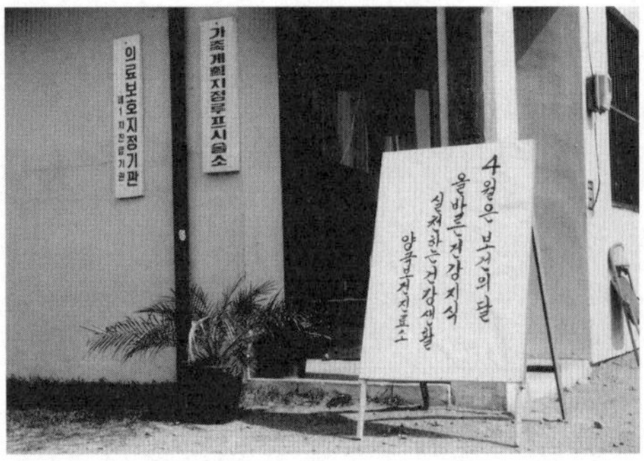
의료보호지정기관
가족계획지정루프시술소
4월은 보건의 달
올바른 건강지식
실천하는 건강생활

[1980년대 피임기구]

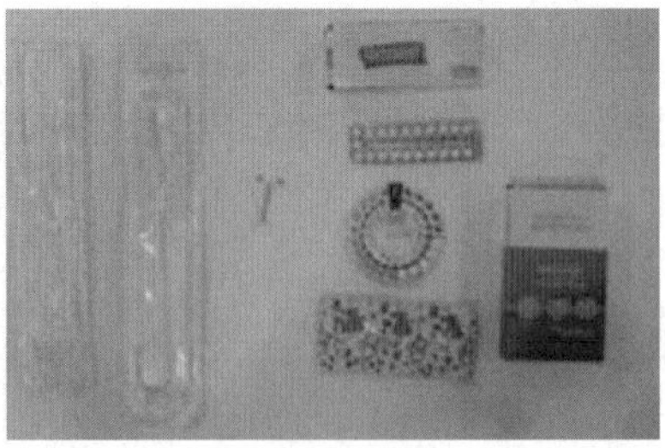

▼ 가정방문으로 영유아 관리

[제대 관리]

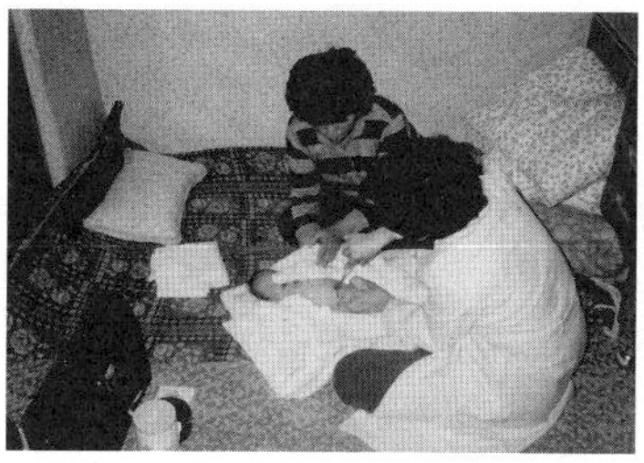

[영유아 관리]

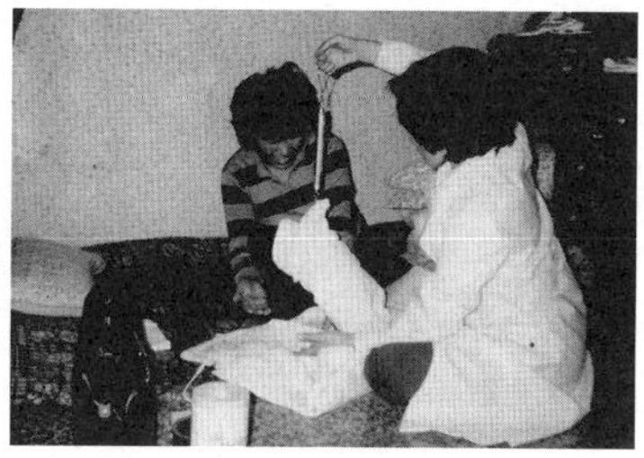

▼ 학교 보건사업

[학교 예방접종]

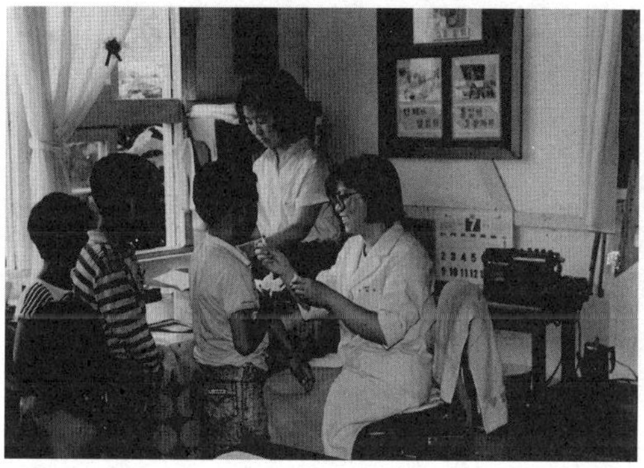

[학교 보건교육]

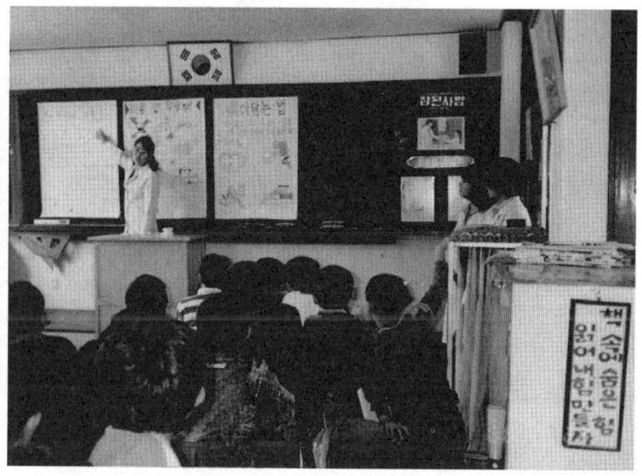

보건진료소의 기능별 활동시간은 진료기능과 예방 및 기타 지역사회 보건기능이 주를 이루었으며, 이후 추가기능으로 건강관리 기능이 필요하다는 제안이 있었다.

〈그림 1〉 보건진료소의 기능별 활동시간 분포

기능구분	→ 현재의 기능	←	→ 추가기능 ←
일과활동 시간분포	40%	40%	20%
기능분류	진료기능	예방 및 기타 지역 사회 보건 기능	건강관리 기능
주요활동	직접서비스 제공	직접서비스 제공 (일부협력·조정 역할)	협조·조정 역할 (일부 직접서비스 제공)

(2)1990년대 보건진료원의 주요 활동 및 업무

1차 수준의 치료 및 질병예방 서비스, 특히 질병예방 서비스로써 고혈압, 당뇨, 암조기 발견 검진 및 장·노년층의 만성질환예방 및 조기발견이 활발하게 이루어졌다.

(3)2000년대 보건진료원의 주요 활동 및 업무

건강증진 및 질병예방이 주요기능이며 지역사회 중심의 재활 및 복지서비스가 주민환원사업으로 새롭게 개발되었다.

건강증진이 강화되어 보건진료소에서 제공하는 건강증진사업에는 고혈압·당뇨 및 관절염 등을 갖고 있는 주민들을 위한 만성질환관리가 주요내용이며 투약 및 예방관리가 포함되며, 주민환원사업으로 걷기대회, 노인체조 등 보급되었으며, 일차진료에서 장년 및 노년층의 통상질환에 경미한 의료행위이며 응급치료 및 의뢰의 역할을 하고 있다.

▼ 2000년대 보건진료소 건강증진사업

[내소자 보건교육]

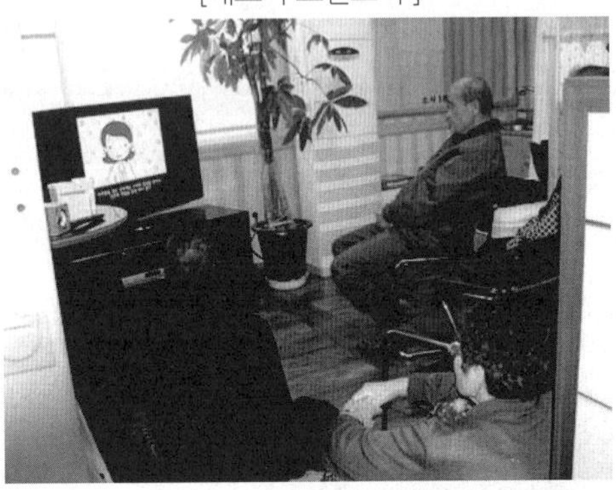

[베트남, 라오스 보건관계자 강의]

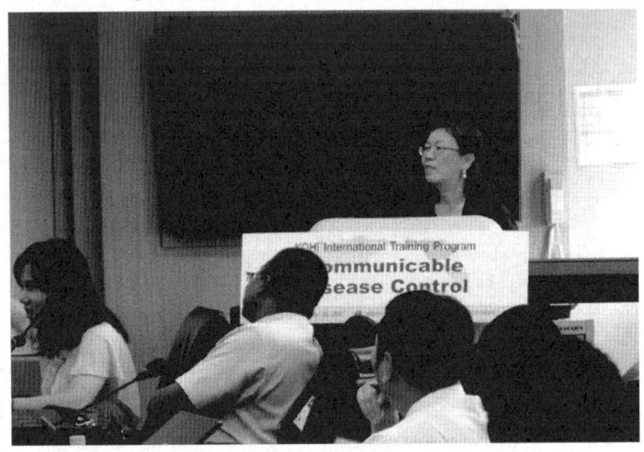

[걷기교실 프로그램 운영]

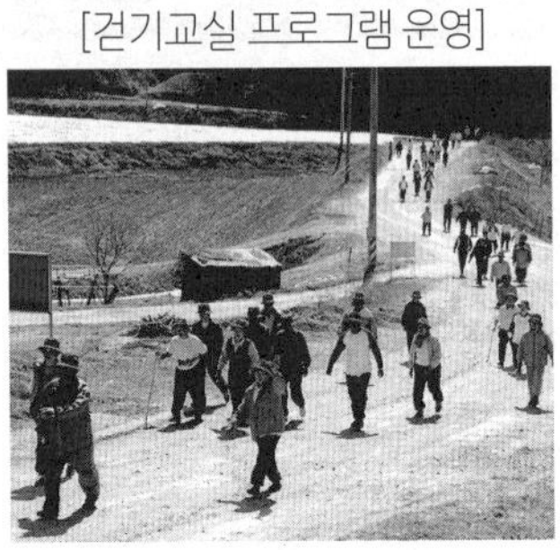

[금연교실 운영]

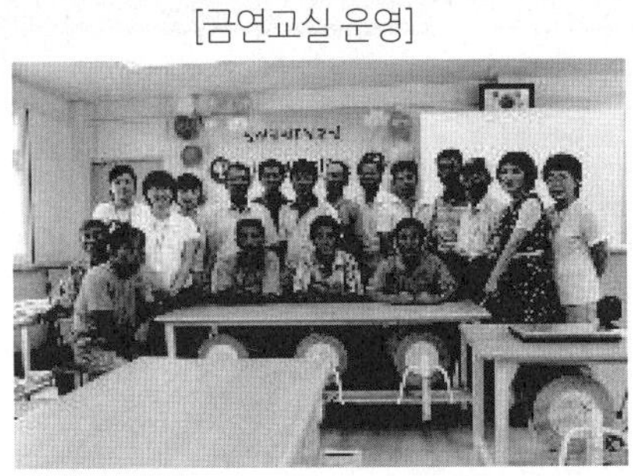

[근골격강화 훈련-세라밴드]

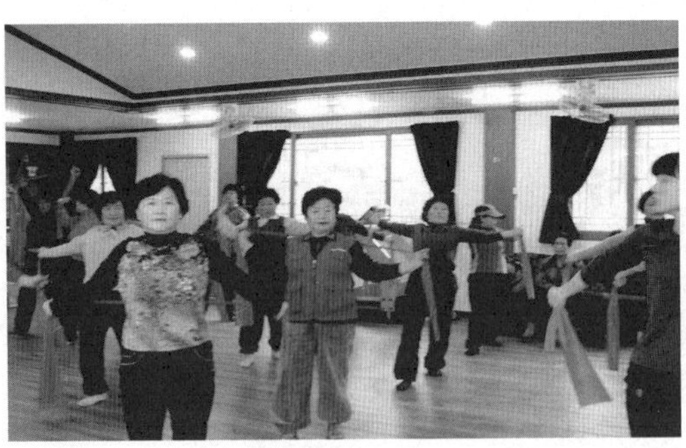

[주간보호센터 운영]

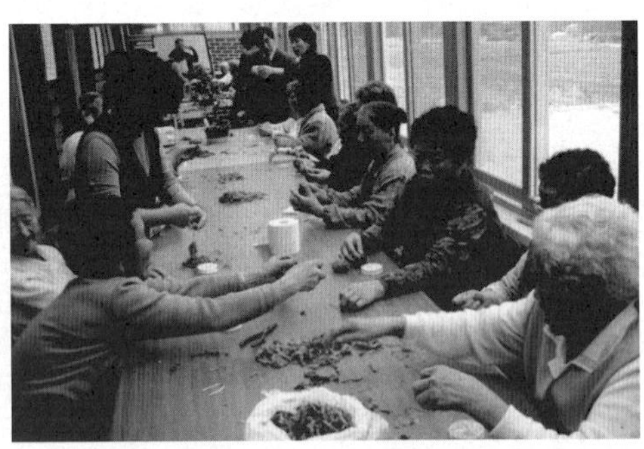

3. 보건진료원 연혁

1976 ~ 1980	
1976. 7. 1	한국개발연구원 (KHDI)에서 강원홍천, 전북옥구, 경북군위 등 3개소에서 33명을 1년간 교육시켜 보건진료원이라는 명칭으로 배출, 3년간 시범사업을 전개하여 성공적인 평가를 받음.
1980. 12. 31	법률 제3335호 "농어촌 보건의료를 위한 특별조치법"제정
1981 ~ 1985	
1981. 10. 1	보건진료원 양성 전국적으로 확대 배출 360명
1984.	각 도별로 보건진료원회 결성 회원수는 총 1,479명
1985. 2. 8	• 발기총회 보건진료원회 결성 • 초대회장 박옥동 소장 선출 - 1차 보건의료사업의 효율적 추진을 통하여 국민보건의료 향상에 기여 • 보건진료원 869명 회원으로 발족

1986 ~ 1990	
1987. 1. 1	공무원 연금법을 보건진료원에도 적용
1988. 2. 12	대힌간호협회의 산하단체로 인준
1989.	연간 1~2회 회보 발행
1990.	호봉 확대 및 5호봉 제한규정 시정

1991 ~ 1995	
1991. 2. 24	"지방자치제와 여성의 역할"을 주제로 제1회 학술대회 개최
1992. 4. 1	보건진료원 신분 위촉직에서 별정 6급 상당, 별정 7급 상당 지방공무원으로 임용
1992. 6. 13	농특법 개정 축하 학술대회 경주 콩코드호텔에서 회원 150명 주제 : "2천년대 보건의료의 꿈"
1992. 12. 14	"농어촌 보건의료를 위한 특별조치법" "농어촌 등 보건의료를 위한 특별조치법"으로 개정
1993. 10.	제2회 학술대회 "새로운 건강관리체계와 보건진료원"
1994. 10. 7	제3회 학술대회 " 농어촌개발과 의료보장개혁"한국여성개발원
1994. 11. 18	15개소 이상 보건진료소가 설치된 시·군에 담당자 배치 8개도(제주도 제외) 도담당자 배치: 내무부 시달
1995. 3. 22	제11회 정기대의원 총회 - 제6대 회장단
1995. 11. 29	제4회 학술대회 개최 - 보건진료소 통폐합 불가 건의 350명 참석 - 장소 : 원주 화승 레스피아

1996 ~ 2000	
1996. 4. 12	제12회 정기대의원 총회 및 보건진료원 대표자교육 - 주제 : "보건진료원 제도 개선을 위한 전략" - 장소 : 제주 뉴크라운관광호텔
1996. 8. 27	보건진료원회 인천광역시지회(회원 30명) 회칙 인준 제3회 정기이사회에서 통과 (회칙 제10장 제48조)
1996. 12. 31	1997년도 지방자치단체 예산편성지침 - 월액여비(115,000원/월) 지급규정 시달

1997. 3. 17	제13회 정기대의원 총회 및 보건진료원 대표자 교육 - 주제 : "농어촌 노인건강 보장은 보건진료원이" - 장소 : 한국여성개발원
1997. 5. 22	대전, 충남 보건진료소 운영협의회 창립총회
1997. 12. 11	제5회 학술대회 개최(회원 325명) - 주제 : "보건진료원의 직업적 보장을 위한 제 전략" - 장소 : 한국여성개발원
1998. 4. 9	제14회 정기 대의원총회 및 보건진료원대표자 교육 - 주제 : "사회변화와 간호정책방향" - 장소 : 한국여성개발원
1999. 3. 31	제15회 정기 대의원총회 및 보건진료원대표자 교육 - 주제 : "21C 간호의 전망" - 장소 : 대한간호협회 연수원(KNA)
2000. 3. 8	제16회 정기 대의원총회 및 보건진료원대표자 교육 - 주제 : "새천년 국민의 건강은 간호사의 지혜로" - 장소 : 대한간호협회 연수원(KNA)

2001 ~ 2005	
2001. 3. 30	제17회 정기 대의원총회 및 보건진료원대표자 교육 - 주제 : "지식정보화 사회와 의료인의 역할" - 장소 : 대한간호협회 연수원(KNA)
2001. 8. 28	농어촌 등 보건의료를 위한 특별조치법 제정 및 보건진료소 설치 20주년 기념대회 -주제 : "공공의료의 확충방안" - 장소 : 서울 63빌딩 국제홀
2001. 9. 19	보건진료소 관리운영규정 개정 보건복지부 훈령 제114호
2002. 1. 15	보건진료소 의약품 확대
2002. 4.2~3	제18회 정기 대의원총회 및 보건진료원대표자 교육 - 주제 : "공공의료의 발전방향" - 장소 : 통영시 마리나 리조트
2003. 4. 29	제19회 정기 대의원총회 및 보건진료원대표자 교육 - 주제 : "보건의료정책의 이해와 실제" - 장소 : 유성 아드리아호텔 대회의실
2003. 12. 29	농어촌주민의 보건복지증진을 위한 특별법 제정
2004. 2. 4	제20회 정기 대의원총회 및 보건진료원대표자 교육 - 주제 : "지역사회에서의 보건진료원의 역할과 발전방향" - 장소 : 유성 아드리아호텔 대회의실
2004. 6. 5	농어촌주민의 보건복지증진에 관한 특별법 시행규칙 제정
2004. 11. 19	우수사례 발표대회 450명 참석 - 장소 : 국회의원회관 대회의실
2005. 3. 23~24	제21회 정기 대의원총회 및 보건진료원대표자 교육 - 주제 : "약동하는 간호-지식과 혁신 그리고 생명력-" - 장소 : 제주도 오리엔탈호텔 대회의실

2006 ~ 2010	
2006. 3. 23	제22회 정기 대의원총회 및 보건진료원대표자 교육 - 주제 : "농어촌 보건의료 서비스 역할 확대 방안" - 장소 : 유성 아드리아호텔 대회의실
2006. 6. 28	'농어촌등 보건의료를 위한 특별조치법' 제정 25주년 기념행사 - 장소 : 국회의원회관 대회의실 - 참석인원 : 보건진료원 및 운영협의회장 450명
2006. 7. 7	보건·노인·가정전문간호사 실무경력인정 기준개정 - 자격구분별 실무경력기관에 보건진료소 포함 개정

2006. 9. 1	‘보건진료소설치 25주년 기념 건강증진 대회’개최 - 장소 : 국회의원회관 대회의실 - 참석인원 : 보건진료원 및 운영협의회장 526명
2007. 4. 6	“농어촌 등 보건의료를 위한 특별조치법”일부개정 - 거주범위를 ‘지정받은 근무지역을 포함한 일상생활권역 및 통상적 경제활동에 필요하다고 시장·군수·구청장이 정하는 일상생활권역’으로 확대
2007. 3. 29	제23회 정기 대의원총회 및 보건진료원대표자 교육 - 주제 : “미래의 선두주자 - 여성 그리고 간호사” - 장소 : 유성 아드리아호텔 대회의실
2006. 9. 1	‘보건진료소설치 25주년 기념 건강증진 대회’개최 - 장소 : 국회의원회관 대회의실 - 참석인원 : 보건진료원 및 운영협의회장 526명
2007. 4. 6	“농어촌 등 보건의료를 위한 특별조치법”일부개정 거주범위를 ‘지정받은 근무지역을 포함한 일상생활권역 및 통상적 경제활동에 필요하다고 시장·군수·구청장이 정하는 일상생활권역’으로 확대
2007. 3. 29	제23회 정기 대의원총회 및 보건진료원대표자 교육 - 주제 : “미래의 선두주자 - 여성 그리고 간호사” - 장소 : 유성 아드리아호텔 대회의실
2008. 3. 26	제24회 정기 대의원총회 및 보건진료원대표자 교육 - 주제 : “보건진료소 그리고 공공보건의료정책” - 장소 : 서울 팔래스호텔 대회의실
2008. 12. 1	제6회 보건진료소 건강증진대회 - 주제 : “보건진료소 우수사업 사례 발표대회” - 장소 : 국회헌정기념관 - 주최 : 국회의원 이애주, 보건진료원회 - 참석 : 보건진료원 및 운영협의회장 246명
2009. 3. 25	제25회 정기 대의원총회 및 보건진료원대표자 교육 - 주제 : “2009년도 건강정책방향” - 장소 : 유성 아드리아호텔 대회의실 - 참석 : 보건진료원 100명
2009. 9. 15	여·야 합동 토론회 - 주제 : “별정직 보건진료원의 일반직화를 위한 토론회” - 장소 : 국회의원회관 대회의실
2010. 2. 24	제26회 정기 대의원총회 및 보건진료원대표자 교육 - 주제 : “보건진료원 역할 확대 및 역량강화” - 장소 : 서울 여의도 63빌딩 별관 코스모스홀 - 참석 : 보건진료원 82명
2010. 9. 14	여·야 합동 공청회 - 주제 : 별정직 보건진료원 일반직화 되어야 합니다. - 장소 : 국회의원회관 대회의실

2011 ~ 현 재	
2011. 3. 21	제27회 정기 대의원총회 및 보건진료원대표자 교육 - 주제 : “보건진료원 역량 강화” - 장소 : 유성 리베리호텔 토치홀 - 참석 : 보건진료원 100명
2011. 5. 23	지방공무원법 일부개정 법률안 공포 - 계약직 질병휴직 추가, 별정직 휴직확대
2011. 8. 23	지방공무원임용령 일부개정 법률안 공포 -『보건진료』직렬 신설 - 별정직 보건진료원 일반직 전환

대한공중보건검사학회

1. 설립 배경과 목적

대한공중보건검사학회는 사단법인 대한임상병리사협회 산하 분과학회로서 공공의료 보건분야에 종사하는 임상병리사들이 주축이 되어, 지역사회 연계를 통한 병·의원의 임상병리사들과 정보를 공유하며, 유기적인 협조체제를 도모하여 지역주민의 건강증진을 목적으로 운영되고 있다.

2. 연혁

◇ 학회 발기인대회

- 일시 및 장소 : 1993. 5. 22(토) 13:00~18:00. 천안시민회관
- 참 석 인 원 : 11개 지역 54명
- 내　　용 : 1. 직할시 및 각 시도대표 선임
  2. 학회장 및 임원 선출

◇ 공중보건검사학회 창립총회 및 제1차 학술대회

- 일시 및 장소 : 1993. 6. 26(토) 12:00~18:00. 국립보건원 대강당
- 참 석 인 원 : 248명(학술대회등록회원 121명)
- 내　　용 : 1. 공중보건검사학회 정식 발족(임상병리사협회 학회 등록)
  2. 정관결정 및 조직 결성(전국15개 시·도지부장 및 평의원)

◇ 공중보건검사학회 제2차 정기총회 및 학술대회

- 일시 및 장소 : 1994. 3. 25(금)~26(토). 수안보 상록회관

▪ 참 석 인 원 : 306명 (사전예약 244명, 당일등록 62명)

◇ 공중보건검사학회 제3차 정기총회 및 학술대회

▪ 일시 및 장소 : 1995. 3. 17(금)~18(토). 수안보 상록회관

▪ 참 석 인 원 : 293명 (사전예약 223명, 당일등록 70명)

◇ 공중보건검사학회 제4차 정기총회 및 학술대회

▪ 일시 및 장소 : 1996. 4. 19(금)~20(토). 충남 아산시(온양)그랜드파크호텔

▪ 참 석 인 원 : 410명 (사전예약 381명, 당일등록 29명)

▪ 내 용 : 1. 임원개선- 전집행부 유임(김계하 회장 제2대 학회장 취임)
2. 정관개정- 지부장회의를 규정

◇ 공중보건검사학회 제5차 정기총회 및 학술대회

▪ 일시 및 장소 : 1997. 4. 11(금)~12(토). 경남 합천해인사관광호텔

▪ 참 석 인 원 : 408명 (사전예약 344명, 당일등록 64명)

◇ 공중보건검사학회 제1회 평의원 연수교육

▪ 일시 및 장소 : 1997. 6. 15~17. 수안보 상록회관

▪ 참 석 인 원 : 회장 외 평의원 28명

▪ 내 용 : 업무활성화 방안 및 현장교육

◇ 공중보건검사학회 공중보건검사학회 1998년도 지부장회의

▪ 일시 및 장소 : 1998. 3. 27(금)~28(토). 천안 상록리조트

▪ 참 석 인 원 : 453명 (사전예약 402명, 당일등록 51명)

▪ 주 제 : 1998 전염병예방사업을 위한 정책방향

◇ 공중보건검사학회 제2회 평의원 연수교육

▪ 일시 및 장소 : 1998. 5. 24(일)~26(화). 수안보 상록회관

▪ 참 석 인 원 : 회장외 평의원 25명

▪ 내 용 : 1. 업무활성화 방안 및 현장교육
2. 시·도지부의 현안 및 문제점토의

◇ 서울특별시공무원교육원 전문교육 신설

▪ 일시 및 장소 : 1998. 8. 24(월)~28(금).

▪ 참 석 인 원 : 33명

▪ 내 용 : - 사례연구발표 및 토론
- 임상병리개요, 의료장비 관리 등

▪ 강 사 : 학회장(김계하), 부학회장(정정근), 김철웅님, 황선철님

▪ 제1기 의료기술직 전문교육과정이 신설되어 의료기술직 자체 교육을 진행하고, 회원들이 필요한 업무와 관련된 전문교육을 받을 수 있게 함.

◇ 공중보건검사학회 1998년도 지부장회의

▪ 일시 및 장소 : 1995. 10. 23(금). COEX(추계학술대회장)

▪ 의 결 사 항 : 1. 1999년 제7차 학회 일시 선정(1999년 4월중) 및 학회개최지 선정

2. 학회회장 및 임원선출
3. 1999년 제3기 평의원연수 개최지 선정
4. 각 시·도지부 현안 및 문제점토의

◇ 공중보건검사학회 제8회 평의원 수련회

- 일시 및 장소 : 2004. 6. 25(금)~26(토). 경북 청소년수련관
- 참 석 현 황 : 평의원 35명 참석

◇ 공중보건검사학회 제12회 정기총회 및 학술대회

- 일시 및 장소 : 2004. 3. 19(토)~20(일). 전남 화순금호리조트
- 참 석 현 황 : 회원 431명 참석
- 주 제 : 신종 전염병 유입에 따른 관리대책

◇ 공중보건검사학회 제13회 정기총회 및 학술대회

- 일시 및 장소 : 2005. 4. 15(금)~16(토). 천안상록호텔
- 주 제 : 법정전염병관리
- 참 석 현 황 : 회원 431명 참석

◇ 공중보건검사학회 제9회 평의원 수련회

- 일시 및 장소 : 2005. 6. 24(금)~25(토). 충주호리조트
- 참 석 현 황 : 평의원 38명 참석

◇ 공중보건검사학회 제14회 정기총회 및 학술대회

- 일시 및 장소 : 2006. 3. 17(금). 천안상록호텔
- 주 제 : 2006 법정전염병관리
- 의 결 사 항 : 회장선출 및 집행부 선출(지형선 회장 선출)
- 참 석 현 황 : 회원 387명

◇ 공중보건검사학회 제10회 평의원 수련회

- 일시 및 장소 : 2006. 6. 16(금). 경주 대명콘도
- 참 석 현 황 : 평의원 48명

◇ 공중보건검사학회 제15회 정기총회 및 학술대회

- 일시 및 장소 : 2007. 3. 28(금)~3. 29(토). 천안 상록호텔
- 주 제 : 2007 법정전염병관리
- 참 석 현 황 : 회원 367명

◇ 공중보건검사학회 제11회 평의원 수련회

- 일시 및 장소 : 2007. 9. 7(금).~9. 8(토). 강원 평창 청성7Hill
- 참 석 현 황 : 평의원 46명

◇ 공중보건검사학회 제16회 정기총회 및 학술대회

- 일시 및 장소 : 2008. 3. 28(금)~3. 29(토) 서울교육문화회관
- 주 제 : 2008 법정전염병관리

▪ 참 석 현 황 : 회원 380명

◇ 공중보건검사학회 제17회 정기총회 및 학술대회

▪ 일시 및 장소 : 2009. 9.18(금)~9.19(토). 경주교육문화회관
▪ 주 제 : 신종전염병에 대한 효율적인 대처
▪ 참 석 현 황 : 회원 390명

◇ 공중보건검사학회 제18회 정기총회 및 학술대회

▪ 일시 및 장소 : 2010.10.15(금)~10.16(토). 천안상록리조트
▪ 주 제 : 건강증진과 질병 예방을 위한 진단
▪ 참 석 현 황 : 회원 410명

◇ 공중보건검사학회 제19회 정기총회 및 학술대회

▪ 일시 및 장소 : 2011.10.14(금)~10.15(토). 천안상록리조트
▪ 주 제 : 2012년 감염병질환 예방 및 진단
▪ 참 석 현 황 : 회원 370명

3. 주요사업과 활동

대한공중보건검사학회는 전국의 253개 보건소 및 보건지소, 국공립병원, 의료원, 병무청에 근무하고 있는 850여명의 임상병리사들이 학회를 통하여서 공직 임상병리사의 결집으로 최신 정보공유 및 학술을 습득하여 전문업무 발전뿐만 아니라 지역간 회원들간의 권익과 친선을 도모하고 처우를 개선하였다.

또한, 도시(서울) 및 지역보건소간 검사실업무시스템(검사 의료장비 확충 등) 격차 해소 및 공공보건사업(에이즈검사 사업 추진 등)의 균일한 사업집행을 추진하여 공공보건의료 사업에 큰 전환점을 마련하였다. 이렇게 도시와 지방간 획일화된 공공보건 사업발전의 기초를 다지는 데 일익을 담당하였고 그 역할을 다하고 있다.

매년 1회 이상 학술대회 및 각 지역 대표들 모임인 평의원 수련회를 통하여 신지식 습득 및 조직을 강화하고 차기년도 주민 건강증진을 위한 사업계획 수립하고 있으며, 지역사회 연계 의료봉사활동으로 지역축제행사에 참석하여 혈액형 찾아주기 사업 등을 실시하고 있기도 하다.

한편, 지역사회 연계 1사1촌 농촌일손 돕기에 참여하여 매년 경남 하동군 화개면 화개리 지역에 감따기 봉사활동을 하고 있으며, 2002년부터는 서울시의사회 의료봉사활동에도 참여하고 있다.

과거로부터 현재까지 지역보건 60년의 동행

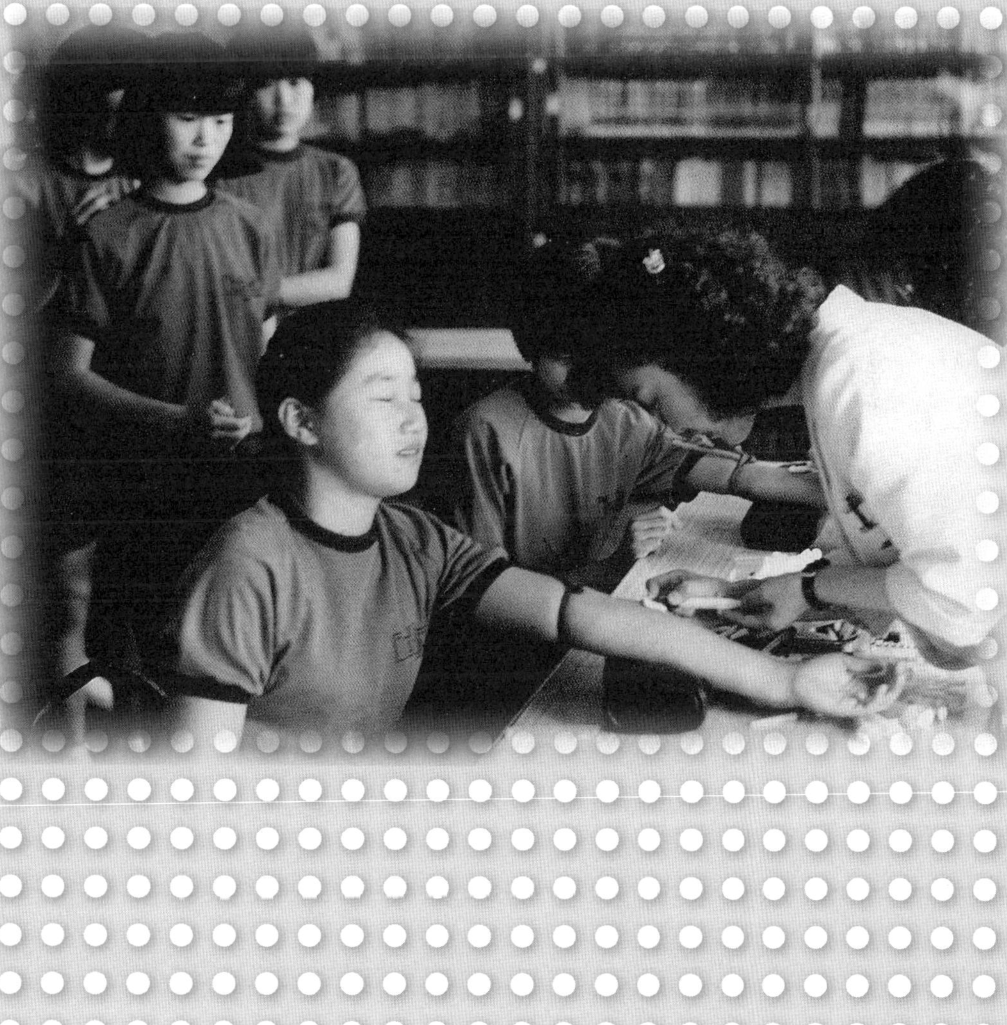

인구보건복지협회

- 이 글은 인구보건복지협회에서 발간한 「인구보건복지 오십년사」에서 발췌 정리한 것입니다.

1. 창립전기(1945~1960) - 가족계획사업의 태동기 -

1)가족계획사업의 첫 시도

6·25전쟁 직후인 1954년 궁핍한 시기에 미국인 선교사 Geroge C. Worth가 대구에서 선교활동을 하는 가운데 펼친 가족계획운동이 첫 시발점이다. 오천혜란 한국이름까지 가졌던 그는 가족계획운동을 위해 「이상적 가정」과 「기독교와 인구문제」라는 한글책자를 자비로 출간하여 농촌지역 주민에게 나누어 주는 등 가족계획의 필요성을 계몽했었다. 그는 이러한 공로로 대한가족계획협회가 창설되었을 때, 외국인으로서 이사에 선임되었고, 2000년대에는 그의 이름을 딴 [오천혜상]이 제정되었다.

<그림 1> 60년대 가족계획 표어

알맞게 낳아서 훌륭하게 기르자

2)민간단체의 참여

1957년 전북 옥구군 개정(開井)농촌위생소에서 가족계획사업의 필요성이 제기된 데 이어 1958년 대한어머니회가 창립되면서 가족계획계몽교육을 시범적으로 전개하기 시작하였다. 뒤이어 대한어머니회와 대학병원에서 국소적으로나마 가족계획사업을 펼쳤고, 일부 교회에서도 선교사들의 영향을 받아 가족계획운동에 나서게 되었다.

3)인구대책을 국가시책으로 건의

1950년대 의사출신 보건직 공무원들의 주장에 따라, 가족계획사업을 정부사업으로 추진할 것이 건의되었으며 이후 1959년 보건사회부의 모자보건위원회가 모자보건과 인구대책을 위해 가족계획사업을 국가시책으로 채택하여 추진할 것을 보건사회부장관에게 건의한 것이 첫 시도다. 이미 1920년대 인도 뭄바이에서 '국제가족계획연맹'이 설립되어 가족계획운동이 공식화되었다. 뒤이어 구미 여러 나라에서 시작된 재단설립은 1960년대에 들어와 국제연합이 '인구활동기금재단'을 발족하기에 이른다. 우리나라는 6·25동란으로 인해 무수한 인명손실을 계산하고서도 1.02%에 불과하였던 인구증가율이 1960년에 실시한 인구센서스에서는 1955년부터 1960년까지 3.0%의 엄청난 증가율을 나타냈으며, 인구밀도 또한 세계에서 과밀한 지역에 속하는 257명으로 나타났다.

4)국제가족계획연맹 특사 내한과 가협 창립 준비

1960년 10월 하순경 국제가족계획연맹(IPFF) 임원 Geroge C. 캐드버리씨의 방한이 계기가 되어, 연세대 양재모 교수와 보사부 의정국장 이종진 박사 및 보건사회부 관계관 들이 모여 가족계획사업을 위한 민간단체 설립을 추진하였다. 캐드버리씨는 한국을 떠나기 직전 양재모 교수에게 가족계획협회를 설립하면 매년 3천불 내외로 운영자금의 일부를 지원하기로 약속하였다. 이때부터 가족계획운동은 조직적이고 체계적인 새로운 국면을 맞이하였다.

2. 제1기 (1961~1970) - 창립과 성장기 -

1)창립준비위원회 발족과 협회 창립

1961년 들어 가족계획사업이 구체화되면서 창립준비위원회(위원장 양재모)가 발족되었으며 각계 인사들로 구성된 헌장기초위원회와 행사준비위원회를 두었다. 이와 함께 그해 4월 1일 각계대표 44명이 참여한 가운데 창립총회가 열렸으며 초대회장(나용균) 선출과 이사회 구성 등 범국가적 사업 추진을 위한 가족계획협회가 새 틀을 갖추게 되었다. 회원이 부담할 회비를 개인은 입회금 1천원, 연회비 1천원, 단체회원의 경우 입회금 1만원, 연회비 1만원으로 각각 결정하였다. 그 후 여러 가지 난관이 있었으나 그 해 6월 30일 국제가족계획연맹 정회원국으로 가입되어 국제기구의 일원이 되었다. 특히, 협회 창립과 함께 채택된 3대 운동 - 도의운동(인간의 수명은 수태된 때부터 존중되어야 하고 부모로서 자녀양육의 책임감 고취), 공중보건운동(모자의 정신적 육제적 건강증진), 문화운동(국민경제발전을 통한 생활수준향상) 등 3대 협회설립 취지문은 오늘날에도 국가 가족계획사업의 모태로 인정받을 만큼 명문으로 평가 받고 있다.

2)가족계획사업을 국가사업으로 채택

민간차원에서 이뤄지던 가족계획사업은 이후 5·16 군사혁명을 겪으며 사실상 해체위기를 맞았지만, 당시 협회에 몸담고 있던 김명선, 양재모 씨 등이 국가재건최고회의에 참여하면서 최고회의 명의로 가족계획사업이 국가시책으로 채택되어 사업은 새로운 전기를 맞이하게 된다.

3)행정부 지원 및 각 부처의 협력

가족계획사업이 국가정책으로 추진되면서 피임제 수입금지령 폐지 등 가시적인 시책 들이 잇따라 추진되었다. 또한 정부차원의 지원예산이 공식 편성되어 전국 보건소에 가족계획상담소가 설치되고 남성들을 상대로 정관시술이 행해지는가 하면 전국 시·도 보건과에 가족계획 관련 전담부서가 가동돼 범국가적이고 전국적인 사업으로 출발하게 된다.

4)외원기관의 지원

협회 발족에 따라 해외 연맹과 재단 등으로부터 회원국 대우와 함께 각종 지원이 이뤄지기 시작했다. 국제가족계획연맹(IPPF)과 미국의 패스파인더재단(PF) 등에서 자금지원과 피임법의 실무지원 및 계몽지도 등이 이뤄졌으며 학계를 통한 인공임신중절 등 연구지원사업도 펼쳐졌다. 이를 발판으로 창립 4년만인 1965년에는 국제대회를 서울에 유치하기도 했다.

5)협회 활동

(1)전국가족대회 및 시범사업 실시

1962년 정부가 가족계획사업의 필요성을 절감하여 전국 보건소에 가족계획상담소를 설치하였다. 지방지부 조직을 강화하고 상담소 설립을 추진하면서 확산하기 시작한 가족계획운동은 1963년 "우리집 행복은 가족계획으로..."라는 슬로건과 함께 일반국민들의 관심을 이끌어 내기 위한 범국민운동이 확산되기 시작했다. 전국 곳곳에 가족계획표어가 적힌 현수막이 내걸리고 <3남매 가족이 이상적이다>는 구체적인 실천요강을 담은 <가족계획 10훈>이 발표되었다. 가족계획의 노래도 제정 보급되기에 이르렀다. 가족계획사업이 본격화되면서 피임방법에 대한 연구와 적응성 여부, 피임효과에 대한 연구, 시술효과에 대한 연구 등이 실시되었다. 대표적인 연구사업으로 연세의대 예방의학교실 연구진이 경기도 고양군을 대상으로 실시한 농촌형 가족계획조사연구사업은 자궁내 장치는 많은 농촌부인들이 수락할 가능성이 있고 농촌에서의 출산조절에 효과적임을 규명하였고, 서울대 연구진이 서울시내 성동구를 대상으로 실시한 도시형가족계획 조사연구사업은 자궁내장치(IUD) 시술이 도시지역에서는 가장 이상적인 피임방법임을 밝혔으며, 고려의대 연구진이 실시한 인공임신중절실태 조사 연구는 농촌지역에도 인공유산이 시행되고 있음을 증시하였으나 도시지역과는 현격한 차이를 나타내고 있으므로 농촌지역 가임여성을 대상으로 하는 가족계획사업이 절대적으로 필요하다는 사실을 입증하였다.

(2)인공유산 조절 등 산아제한 사업

가족계획사업을 가장 성공적으로 이끈 것은 피임과 정관시술의 확대시책이었다. 1963~1965년에 걸쳐 농촌지역과 도시지역 할 것 없이 의료계와 학계에서는 인공유산조사연구 및 시술 등이 활발하게 이뤄졌고 이를 바탕으로 훗날 정부가 인공임신중절을 법제화하는 계기가 마련되었다.

(3)인구문제 연구기관과 가족계획클리닉 진료소 등장

사단법인체로 인구문제연구소가 출범하여 사실상 정부의 인구정책을 뒷받침했으며 인구학회가 창립되고 1964년에는 서울시내에 가족계획전문의료기관인 가족계획진료소가 개원되었다. 이에 따라 국가보조금 지원으로 일반 국민들이 저렴한 비용으로 누구나 손쉽게 피임시술을 받게 되었고 불임증상담, 성문제상담 등도 함께 이뤄졌다. 또한 사업이 성과를 거두기 시작하자 전국 7개 도서지역까지 시범진료소가 확대 설치되었다. <많이 낳아 고생 말고 적게 낳아 잘 키우자>는 가족계획 표어는 당시 국가정책의 단면을 잘 보여 주는 사례라 할 수 있다.

(4)활발한 연구활동 및 평가사업

정부와 민간차원의 활동이 맞물리면서 정부, 학계가 중심이 되어 조사연구 활동 또한 활기를 띠기 시작했다. 보사부 모자보건과에 조사평가단이 공식기구로 설치되어 가족계획사업전반에 대한 조사연구 및 평가 활동이 이뤄졌다. 정부가 '가족계획사업의 실제 성과 거양의 해'로 정하여 <루우프>시술 등 IUD시술과 정관절제수술에 의한 피임보급사업에 역점을 둔 1966년도에 3.0%였던 자연인구증가율이 2.7%로 떨어졌음을 확인할 수 있었다. 1966년부터 시작된 조사평가 사업은 인구정책을 과학적이고 복지적으로 추진할 수 있게 하였다.

(5)피임부작용과 먹는 피임약 보급

1964년에서 1966년까지 가임여성과 남성정관수술 등이 절정에 이르면서 이른바 <루우프> 시술에 따른 갖가지 부작용도 잇따르기 시작했다. 이에 따라 보사부는 1960년대 후반부터 새로운 피임법으로 먹는 피임약 보급에 앞장섰으며 1970년대 들어서는 여성난관수술과 월경조절법 등의 다양한 피임방법을 보급하기 시작했다.

(6)세계적인 인구억제정책과 맞물린 가족계획운동

1960년대는 우리나라 뿐 만 아니라 세계적으로 인구증가율을 억제하기 위한 다양한 노력들이 행해졌다. 이에 따라 <국제연합인구선언문>이 채택되었고 이 선언을 계기로 유엔활동기금이 조성되어 1980년 초반까지 각국의 인구정책 및 가족계획사업을 뒷받침했다. 세계적인 추세와 맞물려 가족계획운동이 한층 활기를 띠기 시작하면서 1960년대는 이른바 "3, 3, 35"(3명의 자녀를 3년 터울로 35세 이전에 단산하자), "둘 낳기 운동" 등 구체적인 숫자가 제시된 표어가 등장해 눈길을 끌었다. 실제에 세 자녀 낳기를 권장하기 시작한 것은 1964년 시인 박목월이 작사한 가족계획의 노래 '사랑의 열매'를 보급하면서 부터였다.

(7)군간사(郡幹事) 요원배치와 어머니회 조직

협회는 1967년 5월부터 전국 군단위조직으로 139군에 1명씩 지부장을 배치하고 먹는 피임약 보급에 앞장섰으며 가족계획어머니회를 결성해 집단계몽활동 등 실천운동에 앞장서도록 했다. 또한 연례행사로 가족계획운동대회를 개최하여 국민들의 참여를 유도했다. 전국적으로 가족계획요원들을 확충해 해외연수교육과 훈련도 실시했다. 1968년 8월 창간호 「가정의 벗」을 시작으로 가족계획어머니회 조직을 다지는 기관지로뿐만 아니라, 가족계획의 계몽 및 문화지의 역할을 다하였다. 정부 여러 부처의 협소 아래 시·도 단위로 개최된 가족계획촉진대회는 1968년도에 전국 139개 군청소재지별로 개최됨으로써 지방행정기관 및 지역주민들의 적극적인 참여를 촉진케 하였다. 한편 국내 성공사례를 견학하기 위해 해외에서도 많은 지도요원들이 국내를 방문하기도 했다.

(8)의학교육에 인구교육 삽입과 임신중절의 합법화

1970년대 들어 전국 의과대학과 간호학과에 인구교육과목이 추가돼 인구문제와 가족계획에 대한 학술연구활동이 활발해졌다. 또한 당시 형법으로 금지돼 있던 낙태수술을 합법적으로 인정하는 모자보건법이 제정되어 가족계획사업에 획기적인 전기를 맞게 된다.

3. 제2기(1971~1980) - 발전과 확산기 -

1)경제사회 배경

(1)정부 관련기구 개편과 기구조직 변경

민간차원에서 시작된 가족계획사업은 태동 10년이 지나면서 민·관 협조체제가 한층 강화되고 '둘 낳기 운동'을 대대적으로 전개하여 나갔다. 1963년 6월 보건국 안에 모자보건반이 신설되었고, 가족계획을 전문적으로 뒷받침하기 위하여 1971년 7월 가족계획연구원이 설립되었다. 1972년 보사부 모자보건과 가족계획계가 과(課)로 격상되어 가족계획과로 독립 개편돼 사업추진에 가속도가 붙는다. 이에 앞서 설립된 가족계획연구원은 협회의 사업을 항구적으로 뒷받침하는 기구로 부상한다.

(2)둘 낳기 운동 전개와 인구증가율 1.5% 설정

1960년대 세 자녀 낳기를 권장했던 가족계획운동은 1970년대 들어 <딸 아들 구별 말고 둘만 낳아 잘 기르자>는 둘 낳기 운동으로 발전한다. 매스컴을 통한 전국민운동으로 확산된 둘 낳기 운동은 정부의 적극적인 지원과 협회의 유기적인 협력체계에 힘입어 당시 인구자연증가율이 1966년 2.7%에서 1971년 2.0%로 낮아지면서 큰 성공을 거둔다. 이에 고무된 정부는 3차 경제개발 5개년 계획이 끝나는 1976년까지 1.5% 떨어뜨린다는 목표를 세우며 예산지원 등을 크게 늘리게 된다. 가협의 인구억제정책은 유엔인구활동기금의 관심으로 재정지원을 받았다.

2)협회 활동

(1)모자보건법의 제정과 홍보계몽사업

1973년 끈질기게 추진되었던 모자보건법이 상정, 이를 심의통과 시켜 가족계획사업이 시작된지 12년 만에 법적 뒷받침을 받게 되었다. 아울러 가족계획협회는 홍보부를 신설하여 '둘 낳기 운동'을 대대적으로 전개하였다.

(2)여성불임술의 등장과 피임보급사업

1971년 이후부터 피임효과면에서나 경제적으로 남녀의 불임술이 최우선적으로 권장되었으며 여성을 대상으로 한 새로운 피임수술법인 <미니랩>과 <라파로스코프(복강경 난관불임술)>가 도입되어 1974년부터 전국적으로 보급되었다. 영구피임법인 이 수술은 적은 비용으로 수술을 받을 수 있고 또 수술 뒤 휴유증이 별로 없기 때문에 갈수록 인기 있는 피임법이 되었다. 1974년에 방계단체로 이희영 서울대 교수를 중심으로 '대한불임시술협회'가 창립되었다. 그리고 1975년 가협은 국제가족계획연맹의 지원 아래 지역사회중심 피임보급사업(CBD)을 전개하였으며, '피임가정보급사업'이라 하였다. 이 사업은 종전까지 무료로 보급해 왔던 피임약제기구를 ① 유료로 보급할 수 있는 전략을 개발하고, ② 피임보급망을 확대하여 피임수용성을 제고하며, ③ 피임실천의 생활화, ④ 국가의 인구조절사업 및 국민복지에 기여할 것 등의 장기적인 목표 아래 전개되었다.

(3)예산규모 증액과 운영관리의 합리화

1962년 창립 초에 협회예산은 정부보조금이 5백20여 만원, 이중 집행예산은 2백여 만원에 그쳤으나 1971년 들어 지원예산이 3억 원대를 넘어 섰다. 하지만 매년 전체 예산 중 80% 이상을 국제가족계획연맹 등 해외원조기관으로부터 충당해 왔으며 이같은 원조에 힘입어 1980년에는 15억 1천만 원을 넘어 섰다. 외형성장에 발맞춰 협회는 보건인들 위주의 내부조직과 임직원을 대폭 교체하고 운영방식을 합리화해 나가는 한편, 회관을 신축하여 협회기구의 확대와 함께 법조계 종교계 등으로 외연조직을 크게 확대해 나갔다.

(4)다각적인 홍보활동 전개

협회는 1970년대 들어 다양한 홍보정책수립과 적극적인 홍보활동에 주력해 나갔다. 이를 위해 사무국에 홍보부를 신설하고 이동홍보반 및 이동전시대를 운용하는 한편 기념우표제작 등도 병행해 나갔다. 특히 유엔인구활동기금의 지원을 받아 5개 특수 홍보활동 목표를 세워 ① 어린이 집을 통한 가족계획사업, ② 농촌 가족계획협력사업, ③ 홍보자료의 개발 및 실험, ④ 도시영세민 가족계획사업, ⑤ 청소년사업 등에 역점을 뒀다.

(5)피임실천운동과 가정보건사업 전개

1963년부터 실시한 <전국가족계획대회>를 통해 새마을 운동과 병행해 <피임실천 촉진대회>를 전국단위 연례행사로 펼쳐 나갔다. 아울러 1977년부터 3개년간 경기도 화성 등 특정지역을 대상으로 <가정보건시범사업>을 전개해 가족계획을 집중 홍보하고 피임봉사활동, 기생충박멸 등 영양개선사업 등을 추진해 나갔다.

(6)세제 혜택 등 각종 특혜조치

1974년 정부의 세 자녀 소득세 인적공제혜택이 협회의 노력으로 1977년에는 다시 두 자녀로 공제혜택이 제한되었다. 이와 함께 주공아파트에 입주우선권을 부여 받도록 했으며 불임수술에 참여한 도시 영세민들에게는 생계보조비와 함께 영세민 취로사업에 일할 수 있는 혜택이 주어졌다. 1979년부터는 "둘 낳기 운동" 캠페인 메시지가 주택복권에도 삽입되어 눈길을 끌었다. 가족계획에 참여한 국민들을 대상으로 한 의료보험혜택 수혜 여부를 놓고 1977년 당시 논란이 뜨거웠다. 논쟁의 한가운데 협회가 적극적인 중재와 대상자 지원에 나서면서 인공임신중절 수술과 피임시술 등 전반에 걸쳐 일반보험환자진료와 동일한 혜택이 주어지게 됐다.

(7)새 표어 공모 등 홍보활동 목표의 수정

1960~70년대에 걸쳐 펼쳐 왔던 <3. 3. 35운동>, <둘 낳기 운동>은 1970년대 후반에 접어들면서 계몽지표가 보다 적극적으로 바뀌면서 <잘 키운 딸 하나 열 아들 안부럽다>, <적게 낳아 잘 기르자>는 등의 슬로건이 대세를 이루면서 자연스럽게 모자 보건사업과 가족영양개선 등에 역점을 두게 되었다.

(8)가족법 개정과 남아선호관 불식

남녀 구별 없이 둘 낳기로 대변되는 가족계획운동은 호주상속과 남자본위로 규정하고 있는 우리나라의 가족법과 정면의 배치될 수밖에 없었다. 이에 정부는 1978년 말 가족법을 개정하고 남녀 차별의 상속제도의 격차를 크게 좁히는 내용의 가족법과 상속법을 개정하기에 이른다. 법 개정에 힘입어 이후 우리나라의 남아 선호사상은 눈에 띄게 허물어졌으며 이로 인해 자연인구증가율에도 큰 영향을 미쳤다는 평가가 주어졌다.

3)가족계획사업 시범국가 공인 및 평가

1970년대에 이르러 정부와 가족계획연구원, 가족계획협회 등 세 기관에서 업무를 서로 분담하여 협조하는 시스템으로 각 기관이 갖춘 장점을 적극 보완하고 활용하여 우리나라의 가족계획사업은 인도, 인도네시아, 필리핀 등 동남아 여러 나라들보다 월등한 성과를 거두었다. 이같은 사실은 1973년 국제가족계획언맹(IPPF)이 조사한 연구보고서에 뛰어난 모범국가라는 평가를 나타냈다. 따라서 해외훈련생과 사찰단이 대한가족계획협회에 쇄도하다시피 하였고 외원단체의 원조자금도 대폭 증가되었다. 1965년 서울시내에 가족계획클리닉을 개원한 뒤 1967년 시범진료소를 9개 처의 시·도지부마다 시범진료소를 개설하여 부속의원 사업이 전국적으로 확산되었다. 이후 부속의원의 증가에 따라 내원자와 가족계획 진료, 피임시술을 받는 사람의 수효도 해마다 증가하였다. 부속의원이 흑자경영을 보이며 1980년대에 자립의 토대를 굳혔다. 가족계획사업의 지난 20년간 실태를 파악해보면 회원수가 해마다 늘어났으나 회비가 사업규모에 비하여 소액에 불과하였다. 더욱이 초창기부터 사업자금을 지원해 왔던 미국인구협회와 아시아재단이 원조자금을 중단하는 등 외원자금이 격감하여 가족계획사업은 재정적 자립이 약하다는 지적을 받았다. 이렇듯 행정제도상으로나 지방조직, 재정자립 면에서 난관에 봉착하면서도, 가협은 예산을 확보하고 지방조직을 강화하여 대내외적으로 인정받는 가족계획사업을 성공적으로 추진하였다.

4. 제3기 (1981~1990) - 비약적인 성과에 따른 전환기 -

1)협력홍보시대의 개막과 가족계획

1980년대의 가족계획사업 홍보활동은 가협과 정부 그리고 언론사가 공동으로 홍보물 등을 제작하여 활동을 크게 펼친 '협력홍보'시대를 열었다. 가족계획협회는 1981년 대구직할시지부와 인천직할시의 인천사무소 설치가 확정된 다음 10개 시·도지부와 함께 서울사무소 등 2개 직할사무소를 두게 되었다. 이에 가협은 "1980년대를 향한 가족계획사업"이란 주제 아래 5대 전략을 채택하여 정부에 건의하였다. 5대 전략은 1981년 자카르타에서 열린 국제가족계획대회에서 채택된 내용과 같았다. ① 실천자 위주의 가족계획사업, ② 지역사회의 자진 참여, ③ 타 보건사업과의 통합 추진, ④ 청소년의 인구 및 성교육, ⑤ 여성지위 향상.

2)정부의 인구증가 억제대책

1961년부터 계획적이고 종합적인 인구증가억제대책의 중요한 내용은 다음과 같았다. 첫째, 대상별 지역특성에 맞는 사업을 실시하고 피임서비스를 질적으로 향상시킨다. 둘째, 소자녀 가정에 대한 사회지원 시책을 강화하여 출산율 감소를 유도한다. 셋째, 남아선호관념을 유발할 수 있는 제도를 개선하며, 전통적으로 강한 남아선호관을 없애도록 한다. 넷째, 각종 인구증가억제 추진체제의 기능을 활성화하여 효율적인 인구증가억제 추진체제를 확립한다. 다섯째, 대인홍보와 계몽교육을 강화한다.

3)시범사업의 종료와 평가

1981년 가족계획연구원과 한국보건개발연구원을 통합, '한국인구보건연구원'이 설립되었다. 이 해에는 여태까지 가협에서 주관해왔던 CBD(피임가정보급)시범사업을 종료하고 1982년부터는 지역사회 주관사업으로 전환시킨다는 방침 아래 활동의 주체조직인 새마을부녀회의 조직안정과 활성화 기반확립에 주력하였다. CBD사업에 이어 더욱 활성화된 시범사업은 UNFPA 지원사업이었다.

4)협회의 여러 가지 사업성과

(1)농촌가족계획 협력사업

시범사업의 범주를 뛰어넘어 전국 농민을 대상으로 겨울 영농교육을 실시하는 교관들이 가족계획 교육을 이수함으로써 가족계획의 필요성을 깊이 인식하고 이를 농민들에게 전달 교육하는 변화매개자로서의 역할을 담당케 하는 사업이었다.

(2)어린이집을 통한 가족계획사업

영세민을 위해 운영하는 '어린이집'의 시설장 및 보육교사에게 가족계획 교육을 실시하여 인구교육프로그램을 제공하고, 어린이 자모 및 인근 주민들에게 가족계획 실천을 권하여 피임약제기구를 보급하는 시범사업이 실시되었다.

(3)도시영세민지역 가족계획사업

도시영세민지역 부녀회장에게 인구 및 가족홍보계획의 중요성을 인식시켜 지역사회개발과 피임실천율을 높이기 위해 서울 5개동에서 이루어졌다.

(4)홍보자료의 개발과 실험

UNFPA 사업의 일환으로 농촌남성 120명, 어린이집 자모 120명 및 보육교사 40명, 도시영세민지역여성 120명 등 모두 400명을 대상으로 한 조사는 고려대학교 신문방송연구소에 의뢰하여 추진되었다. 그 결과 효과적이었다는 평가를 받았으며 이 홍보자료의 질을 개선하여 집중홍보를 강화해야 할 필요성을 얻었다.

(5)산업장 청소년을 위한 가족계획 월보 발행

100만 명의 조합원 중 32%가 18세에서 24세의 청소년들인 '한국노총'은 산업장 근로청소년을 대상으로 홍보활동을 전개하는 데 매우 적합한 큰 조직체라는 점에서 「한국노총월보」의 간지 형태로 1981년에도 계속 발간되었다. 1981년 창립 20주년을 맞이한 대한가족계획협회 창립기념식이 12월 여의도 전경련회관에서 거행되었다.

(6)활발히 전개된 IBRD 차관사업

가협은 세계은행(IBRD)의 차관을 통해 전국의 각 시도에 부속의원을 건립하고, 1982년도에 스튜디오를 신축하고 1983년에 조달청을 통해 장비도입에 대한 계약을 체결하여 1984년 시청각기재를 도입하여 홍보계몽 교육자료를 직접 제작하여 전국에 배포 활용하였다.

(7)가족계획 생활교실 운영

가협의 <가족계획 생활교실>은 평생학습의 광장으로 지도급 근로여성, 일반 신혼부부, 미혼여성 등을 대상으로 실생활에 필요한 교양은 물론 인구 및 가족계획에 필요한 전문교육을 실시함으로써 가족계획 실천풍토를 조성하였다. 이 교육은 3일간에 걸친 19시간의 단기강좌로 밝은 전망을 주었다. 1984년에는 <자녀의 성교육을 위한 엄마교실>로 운영됨으로써 2,031명의 가임여성들이 참가하였다. 이 사업은 매스컴을 타고 널리 소개됨으로써 그 의의를 크게 활성화시켜 나갔다. 1985년에는 명칭을 <책임부모교실>로 개칭하면서, 자녀 성교육에 대한 방법론과 부모의 역할, 자녀들 스스로 자기성장의 길을 터득하는 방법엔 어떤 것이 있는가, 성에 대한 올바른 가치관 정립에 따른 결혼적령기에 놓인 예비 신랑신부에겐 어떤 지도를 해야 하는가, 계획성 있는 출산계획과 책임부모상 확립에 따른 방법론은 무엇인가와 같은 다양한 교안을 기반으로 1990년까지 전문교육기관으로서의 가협의 면모를 과시했다.

(8)대도시 영세민사업 확대

피임대상층이 밀집해서 거주하고 있는 대도시 영세민층의 취약지역에 부녀회를 통한 가족계획 및 모자보건 활동을 촉진하고, 집중적인 교육을 실시함으로써 소자녀 규범을 정착시켜 가정복지와 지역사회 발전을 도모하기 위한 대도시 영세민지역 가족계획사업은 1978년부터 시작되어 1980년대에 더욱 확대되었다. 사업지역 내의 교육을 받은 동·통 부녀회장 및 동·통장의 협조하에 지역 내 44세 이하 유배우 가임여성을 대상으로 가정건강기록부를 작성하여 피임방법 권장과 모자보건관련 홍보를 하도록 했다. 또한 주민 대부분이 맞벌이 부부임을 감안하여 야간순회 홍보교육을 실시하였다.

(9)청소년사업의 다양화

1982년부터 공단지역에 청소년상담실을 운영하는 등 청소년기의 성에 관한 홍보교육을 실시하였다. 가협에서는 산업장 청소년들에게 건전한 성윤리관을 확립시키고 이성교제에 따른 개인적인 고충을 덜어주며, 나아가 예비부모로서의 자질을 향상시켜 미래의 책임 있는 부모관을 심어주기 위한 가협 <청소년상담실>을 1982년도부터 구로, 구미, 사상, 부평, 마산 등 5개 산업공단지역에 설치하였다. 이들 청소년상담실에서는 문제청소년의 사후관리 및 서비스, 미혼모 방지를 위한 시술병원에의 연결, 미혼모 위탁을 위한 사회복지기관의 연결, 그리고 성병보유자의 치료를 위한 비뇨기과 및 보건소 알선 등등의 사업을 하고 있다. 가협에서는 1985년 '세계청소년의 해'를 맞이하여 가창과 개그 부문으로 근로청소년 장기경연대회를 열었고, 1986년에는 근로청소년 수필작품 - 인구 및 가족계획 문예작품을 공모하였고, 이후 수기, 콩트, 일기, 서신 등 다양한 장르에 걸쳐 수상작품이 나왔다. 가협은 청소년들로 하여금 건전한 이성교제와 성윤리관을 확립하도록 하고, 성에 대한 고민을 해소시키기 위해, 청소년 대상의 성상담 전화를 개설 운영토록 하였다. 상담전화는 일요일을 제외한 매일 오전 10시부터 오후 10시까지 12시간씩 운영되었다. 상담원은 자원봉사자로 무료봉사하였으며 전문대학 이상 학력소지자, 기존 상담봉사 경험이 있는 자, 그리고 대학 3학년 이상 재학생으로 사회사업, 심리, 교육학 등을 전공하는 자 등으로 제한하였다. 한편 가협은 상담시에 부딪혔던 문제들을 집중 토의시킴으로써 문제 상황별 상담접근 방법과 기술을 익히도록 자원봉사자들에게 지속적인 재교육을 매년 계속해 나가고 있다.

(10)어린이용 가족계획 생활전시대 설치운용

어린이용 '가족계획 생활전시대'가 1982년 10월 어린이회관 내 과학관 전시대에 설치되었다. 어린이들에게 인구증가의 문제점을 알기 쉽게 이해시켜 어려서부터 소자녀 가치관을 정립시켜 '이웃과 너불어 살아가는' 공동체 의식을 심어주고 성에 대하여 자연스럽게 이해시키기 위해서였다.

(11)인구쇼크와 계기 홍보

1983년 우리나라 인구수가 4천만 명을 돌파하였다. 이를 계기로 '인구폭발방지 범국민 결의 캠페인'이 전개되고, 경각심을 높이기 위한 인구시계탑이 설치·운용케 되었다. 그리고 1987년 7월 세계인구 50억 돌파를 맞이하여 '세계인구 50억의 날' 대회가 개최되었고, 폭발적인 인구증가가 인류생활에 미치는 위기적인 악영향을 학생시절부터 인식시키기 위해 '인구문제 웅변대회'를 개최했다. 1985년 3월 인구증가억제 추진분위기를 지속시키고 인구증가율 1% 조기달성 분위기를 조성하고 다짐하기 위하여 '전국 인구 및 가족계획 촉진대회'가 열렸다. 대회에 앞서 양재모 가협회장은 "정지인구 달성시기를 2050년보다 앞당기기 위해, 인구증가율 1%선을 당초에 예정했던 2000년에서 1990년대 초반으로 단축시킬 것을 결의하고 국민총화와 사업추진부서간의 협조체제 강화를 다짐한다." 라고 갈파하였다. 따라서 1983년도부터 처음으로 콘돔자동판매기를 개발 설치하여 1985년도에 이르러 110대를 제작하였다.

(12)한자녀 가족회 발족 및 운영

인구증가를 둔화시켜 행복한 한자녀 가정을 이룸으로써 한 자녀에 대한 긍정적 가치관을 확립하고, 이웃과 더불어 살아가는 공동체의식을 불어넣기 위해 1986년 5월 17일 '한자녀 가족회'가 발족되었다. 1986년도 사업으로 발기인 총회, 한자녀 가정 사진콘테스트, 한자녀 가족회친목대회, 한자녀 가정 사례연구 등이 있고, 1987년도 사업에 백일장, 여름캠프, 한자녀가정 수기 모집, 1988년도 사업은 인구증가율 1% 미만의 시대가 열려 매우 중요한 의의를 부여했다. 1989년도 우리가족 함께 그리기, 1990년도 한자녀 한사랑 큰잔치, 겨울캠프가 성황리에 개최되었다.

(13)국제훈련사업 전개

가협에서는 유엔인구기금의 재정지원으로 4회, 국제인구관리위원회와의 협력으로 1회의 국제훈련을 실시하였다. 아시아 인구가 1988년 8월 10일자로 30억을 넘게 되어 범세계적인 인구과잉 문제가 발생했지만 우리나라는 1987년 이미 자연인구증가율은 0.94%로 내려갔고, 1988년 합계출산률이 1.7명, 인구증가율 1% 이하라는 인구사업 조기달성의 성과를 이루었다. 이 시점에서 가족보건사업 홍보 전략개발 세미나를 개최하고 7월 11일을 "세계인구의 날"로 선포하여 인구문제의 심각성을 알리고, 1990년 9월 '21세기를 향한 가족계획신규시범사업개발 세미나'를 개최하였다.

5. 제4기(1991~2004) - 가족보건복지 사업기 -

1)가족보건복지사업

(1)주민건강 증진을 위한 가족보건의원 및 이동검진반 운영

협회는 가족보건의원을 통해 가족보건복지 서비스를 지속적으로 제공하였고, 암으로 인한 사망률이 해마다 증가하여 그에 따른 막대한 치료비 증가가 사회적 문제로 대두됨에 따라 1999년 정부는 국민건강보호를 위한 암예방 및 홍보교육을 실시하였다. 또한 의료혜택이 미흡한 도시 영세민, 농어촌, 오·벽지 주민을 대상으로 이동검진반을 운영하여 서비스를 제공하였다.

(2)안전출산과 모자건강을 위한 임산부 건강관리 및 홍보활동

2000년 7월 1일부터 임신부의 산전·산후관리에 드는 비용은 건강보험 급여로 실시하고 있으며, 임산부와 영유아의 건강상태를 정기적으로 검진하고 기록 유지케 하는 모자보건수첩을 보급하였다. 1994년 이후에는 '엄마젖 최고' 대국민 홍보사업으로 모유수유에 대한 촉진을 유도하였다. 1991년에 선천성대상이상검사 사업을 인천지회가 처음 중앙병리검사소를 설치함으로써 인구자질 향상과 모자보건에 기여하고자 하였다. 이후 1997년도부터 한국에서 발생빈도가 높은 2종목(페닐케톤뇨증, 갑상선기능저하증)에 대하여 정부지원으로 무료검사를 계속 실시하였다. 가족형태의 변화와 여성의 사회 및 경제활동 진출 증가에 따라 산모도우미를 통한 산모 및 신생아 건강관리 및 경제적 부담을 완화하였다. 그리고 질적인 가족계획 서비스(정관시술, 난관시술, 자궁내 장치 시술, 먹는 피임약, 콘돔 등) 제공으로 터울 조절과 원치 않는 임신 및 인공임신중절을 예방하여 생식보건을 증진하여 왔다.

2)홍보 교육사업

(1)특수 대상층 서비스 보급 및 홍보 교육사업

협회는 특수한 상황에 처한 대상층에게 알맞은 성·생식 보건 서비스를 제공하였다. 성폭력 등으로 인한 청소년 및 여성들의 원치 않는 임신을 예방함으로써 사회적 문제 발생을 최소화하고자 1998년부터 2년간 시범사업을 실시하였다. 2000년도에 전북지회가 재활원의 의뢰를 받아 장애인의 성교육을 실시하면서 장애인의 성교육 자료 개발과 장애인 성교육 전문요원의 양성이 절실히 필요함을 인식하였다. 성매매 유입 예방사업과 초등학교 5,6학년 여학생들의 성지식을 위한 교사연수, 이동검진차량을 이용한 성병검사, 임신검사, 생식기질환 검진 등 청소년들의 성건강에 대한 자기건강 관리능력을 향상시켰다. 한국은 피임실천률이 매우 높은 나라이면서도 남아선호관 때문에 인공임신중절률이 높다. '인공임신중절과 건강 세미나'를 개최하여 양성평등과 남녀 공히 성·생식보건 증진에 기여하도록 유도하였다. 1990년대 초 모유수유율의 하락, 남아선호관으로 인한 출생성비율 불균형, 청소년 성범죄와 성폭력의 증가에 대한 홍보활동이 더욱 강화되어야 할 단계이었다. 따라서 새마을부녀회를 중심으로 지속적으로 홍보교육을 유도하였고, 예비군, 현역군, 민방위교육을 대상으로 올바른 성윤리관 확립과 장차 가장으로서의 인격향상에 도움을 주고 양성평등 및 성·생식보건의 중요성을 인식케 하였다.

(2)한자녀 가족회 운영

1986년 5월 한자녀 가정에서 제기되는 자녀교육상의 문제해결에 도움을 주고 한자녀 가정끼리 서로 친목을 도모하며 화목한 이웃이 되자는 뜻에서 결성된 이후 1993년까지 운영되었다. 한자녀 가족회보가 연 2회로 제작, 배부되었고, 겨울캠프, 함께 그림그리기 대회, 자녀 지능개발을 위한 종이접기 강습, 서울 한자녀 가족회 걷기대회를 개최하였다.

(3)대중매체 활용

가협은 가족보건, 청소년 성교육, 인구·가족계획, 남아선호 및 성비불균형, 모유수유, 여성 늦둥이, 노인, 에이즈, 인공임신중절예방, 저출산·고령사회 등과 관련된 내용이 텔레비전·라디오를 통해 방송·방영되었다. 뉴스 특집기사, 특집 프로그램, 다큐멘터리, 자막, 플래시, 공익광고의 형태로 전국에 동시에 방송·방영되어 전국적인 공감대 형성에 크게 기여했다.

(4)다양한 성교육·성상담 지도자 양성

청소년 성교육·성상담 지도자 양성과 피임시술 전문인력을 양성하기 위하여 대내외적으로 교육훈련을 시행했다. 그리고 세계에서 가장 빠른 시일 내에 경제성장과 인구증가억제에 성공한 한국을 모델로 개발도상국의 인구문제 해결을 통한 각종 국제훈련을 실시하였다. 그 예로 여성지도자 국제훈련, 가족계획 생식보건 국제훈련, 베트남 인구가족아동위원회 인구·생식보건 국제훈련 등 활발한 훈련, 세미나가 있었다. 청소년 성교육·성상담 서비스 사업은 1982년 전국의 공단지역을 중심으로 운영되기 시작했고 성상담전화, 세미나, 대학생 실습 지도교육, 성교육 자료개발, 활동사례 발표회, 가두성상담, 성교육 교구세트 보급으로 이어졌다. 아울러 청소년 수련시설 위탁사업, 성교육 협력학교, 문예캠프, 청소년 문화제, 청소년 성교육캠프를 운영하였다. 책임부모교실은 가정해체가 증가되고 가정의 기능이 약화되어가고 있는 현실에서 부모들에게 자녀 성교육 등 책임 있는 부모의 역할을 강화하기 위한 목적으로 1987년부터 실시하였다. 인공임신중절 예방을 위한 일시 피임서비스의 일환으로 콘돔자동판매기 사업이 추진되었고 페미돔 보급사업도 1995년과 1996년에 적극 추진하여 여성주도 피임문화 정착에 큰 몫을 하였다. 1988년말 인구증가율이 1% 미만으로 둔화되면서 새로운 전환기를 맞이하게 되었다. 우리나라는 가족계획사업을 적극적으로 추진하여 성공한 유형의 나라로 선정되어 특별지원을 받아 시범사업을 실시하게 되었다. 사업기간은 2년간으로 인구의 자질향상을 위한 사업을 제시하고 우선순위는 모자보건사업과 청소년 성교육·성상담사업으로 정해졌다. 건전청소년 육성을 위하여 성폭력 상담소를 운영하여 예방하였고, 중·고등학교의 성교육을 지원하였으며, 건전한 성문화를 위한 성문화연구소를 운영하였다. 1990년대 이후 가족중심의 종합적이 보건복지서비스의 제공을 위해 각 상담실에서는 가족상담사업의 강화, 재가복지사업의 활성화, 가정폭력 예방사업의 추진, 기타 상담 및 연구 프로그램의 개발·지원 등을 중점적으로 추진하고 있다. 특히 각 지회에서는 재가복지사업의 활성화를 위해 노인을 위한 주간 및 단기 보호사업, 가정봉사원 파견사업과 더불어 아동을 위한 보육사업을 실시하고 있다.

3)행사 개최

(1)세계인구의 날 및 국제인구개발회의(ICPD)

1990년 7월 11일 '세계인구의 날'이 선포되었다. 매년 보도 자료를 제작, 배포하여 대중매체의 관심을 유도하였고, 유엔인구기금이 매년 발간하고 있는 세계인구현황을 1996년부터 유엔인구기금의 지원을 받아 한글판으로 제작·보급하였다. 매 10년마다 미래의 지구촌 인구문제와 양질의 가족계획, 모자보건 사업과 환경개발에 전 세계가 공동으로 대처할 수 있는 협력방안을 모색하기 위한 제3차 국제인구개발회의가 이집트 카이로에서 개최되었다. 본 회의는 세계의 환경과 개발 측면에서 인구문제를 강조하고 사회적 평등촉진과 생식보건 분야의 서비스 질을 향상시킬 것을 강조하였다. 1999년 헤이그에서 열린 국제인구개발회의+ 5 포럼에서 인구와 개발의 관점, 양성평등 및 여성권익 향상, 성 및 생식보건, 협력과 협동, 재원 창출 등에서 다양한 조치들을 취하기로 합의하였다. 2004년 '세계 ICPD+ 10 회의' 이후 한국의 인구개발계획의 기본 목표는 장기적으로는 국민의 보건·복지 향상에 두었다.

(2)인구홍보탑 및 성병 예방관리

1984년 일반 대중의 왕래가 빈번한 장소에 16개의 인구홍보(시계)탑을 설치하여 운영하였다. 성병 예방과 관리사업의 목적은 정확한 성병검사와 적절한 치료서비스의 제공을 통해 성병을 사전에 예방함으로써 국민건강을 증진시키는 데 있다. 성병환자의 에이즈 감염률은 일반인에 비해 3~9배가 높기 때문에 성병과 에이즈의 관리는 통합되어 이루어지고 있다. 1968년 8월호를 창간호로 발간된 가정의 벗은 협회의 유일한 정기간행물로서 건강한 가정생활에 이바지하는 전문교양지로써의 역할을 하였고 28년간 일선 홍보요원들의 강의 교재로도 활용되었다.

(3)협회 창립 30주년 기념행사

협회는 30주년을 기념하여 "앞으로는 모자보건 사업과 청소년에 대한 성교육 지도를 강화하여 새로운 각종 질적인 사업을 개발함으로써 국가와 사회에 공헌하는 유익한 민간단체가 되어야 한다."는 미래 지향적인 사업방향을 제시하였다. 각종 사업을 위하여 협회는 엄마 젖 최고! 온라인 상담실, 성상담 홈페이지(www.yline.re.kr)을 운영하였고, 자연 출생성비 회복을 위한 홍보사업으로 남아선호불식 딸 사랑 한마당 잔치. 표어시상 및 토론회를 개최하였다.

4)저출산·고령사회 대응 사업기반 조성

우리나라 가임여성 1명당 평균자녀수는 2003년에 1.19명으로 선진국 평균인 1.56명에도 미치지 못하고 있다. 2004년에는 전체인구 중 65세 이상 인구가 차지하는 비율이 8.3%를 기록하면서 이미 고령화사회에 들어섰다. 이에 협회도 2004년도부터 보건복지부와 함께 대체출산율 2.1명을 유지하기 위한 다양한 홍보활동을 추진하였다.

6. 제5기(2005~2010) - 저출산 고령사회 대응 사업기 -

1)협회의 조직 개편

협회는 2005년 모자보건법의 개정에 따라 2006년 1월 10일자로 명칭을 대한가족보건복지협회에서 인구보건복지협회로 변경함과 아울러 기구조직을 저출산·고령사회 대응사업을 적극 추진하기 위한 조직으로 개편하였다. 2006년도에는 본부에 노인보호전문기관을 설치했으며 2007년도에는 본부에 결혼지원센터와 2팀을 추가로 설치했고 2008년도에는 본부의 2실을 2본부로 명칭 변경하고 '아이낳기 좋은 세상 운동본부'를 설치하고 1연구실로 축소 개설하고 중앙노인보호전문기관과 3팀을 폐지하여 최종적으로는 4본부 1원 1센터 1운동본부 12팀 1실로 개편했다.

2)협회 활동

(1)가족보건의원 및 이동검진반 운영

주민건강 증진을 위한 가족보건의원 진료서비스는 산전관리, 분만관리, 산후관리, 영유아관리, 예방접종, 골다공증검사, 갑상선기능검사, 어린이. 학생 및 일반검진, 신체검사, 선천성대사이상검사를 하고 있으며, 척추측만증검진, 심장질환검진 등을 실시하고 있다. 또한 의료혜택이 미흡한 주민을 대상으로 이동검진 차량을 이용한 이동검진반을 운영하여 의료서비스를 제공하였다. 여성암발생률 1위를 차지하는 유방암의 정복을 위해 핑크리본마라톤, 유방암이동검진을 실시하였다.

(2)임산부 건강관리 및 엄마젖 먹이기 홍보활동

안전출산을 위하여 임산부의 날 행사는 임신과 출산의 중요성을 재인식하고 임신·출산 친화적 환경을 조성하여 개인 및 사회의 적극적인 참여분위기를 마련하였다. 엄마젖 먹이기 홍보사업은 세계모유수유주간을 정하여 인식 개선을 유도하였고, 직장 내 모유수유·착유실 설치 캠페인을 지속적으로 실시하여 모유수유 증진 우수사례를 발효하였고, 2008년 중·고등학생들을 위한 모유교육지침서를 개발하였다. 선천성 이상아 예방을 위하여 발생빈도가 높은 2종목(페닐케톤뇨증, 갑상선기능저하증)에 대하여 무료검진을 실시하였다.

(3)출산 및 양육 후원사업

산모·신생아 도우미사업은 1994년 시범사업을 거쳐 1995년부터 본격적으로 실시되었다. 산모·신생아 도우미는 산모의 영양관리, 산후체조, 좌욕, 유방마사지와 신생아 목욕, 수유, 제대간호 등을 도와주고 있다. 또한 도우미를 통하여 협회는 엄마젖 먹이기 권장, 인공임신중절 예방을 위한 홍보교육활동 등을 전개하고 있다. 1999년 제1차 오천혜(Geroge C. Worth)상 수상자 양재모 박사, 2002년 제2차 오천혜상 수상자는 방숙 박사에 이어 매3년 주기로 사회 각 분야의 추천을 받아 시상하고 있다. 출산·양육 후원사업으로 아기사랑후원사업은 생명존중의식을 기본취지로 하여 정신지체아 발생예방 및 치료, 미숙아·저체중아 치료, 불임에 관한 상담 및 연구 등의 지원을 그 목적으로 한다. '박중훈과 함께하는 아기사랑후원회 펀드사업'을 2006년 3월에 시작하였다. 또한 가임기 여성 건강증진을 지원하기 위해 총 87회에 걸쳐 프로그램이 진행되었고, 임신·출산·육아용품 전시회, 출산양육 지원센터를 운영, 영·유아 보육사업, 표준 모자보건수첩 보급, 여성과 어린이 건강관리사업 발전대회, 책임부모교실, 가정 내 양성평등을 위한 남편교실을 운영하였다.

(4)여성 생식보건 프로그램 운영

여성 생식보건 프로그램으로 고령임신 관리 프로그램 개발 및 보건소 담당자 교육을 하였고, 고위험임신 예방·관리 매뉴얼 소책자, 리플릿을 제작하여 교육참설자, 보건소 등에 배부하였다. 직장여성들을 위하여 전문강사 양성교육을 실시하여 건강증진 교육 프로그램을 희망하는 교육내용으로 맞춤형 교육을 실시하였다.

(5)다문화가정 지원사업

2007년부터 국제결혼을 한 이주여성의 모성보호와 건강한 한국생활의 정착을 지원하고자 '보건소 통역서비스 지원 사업'의 추진을 위해 전국에서 시범보건소 10개소를 선정하여 총 14명의 여성 결혼이민자로 구성된 통역요원의 활동을 지원하였다. 2008년도에는 여성결혼이민자들이 자국어로 된 사업홍보리플릿을 제작하여 대상자의 눈높이 맞는 홍보를 하였다. 또한 다문화가정의 친정 방문사업과 보건의료지원사업을 추진하였다.

(6)건강한 출산·양육 환경 조성

국민건강증진기금으로 진행된 부적절한 인공임신중절 예방사업은 2007년도에는 부적절한 인공임신중절예방 및 대책마련을 위한 토론회와 지하철 광고를 실시하였고 올바른 피임법의 보급 및 교육을 위한 비디오·소책자를 각 1종씩 제작하여 전국관련단체에 배부하였다. 저출산 극복과 출산·양육에 유리한 환경의 조성을 위해 16개 시·도 단위별로 '출산·양육 후원협의회'를 2007년도에 구성하여 지방자치단체 및 각 부문의 직능단체 대표들이 모여 사회협약을 체결하였다. 방송작가들을 대상으로 우수 시나리오를 공모하였고, 대학생 영상 캠프, 저출산·고령사회 대응 전문강사 양성교육 출산친화경영 우수사례 발굴, 저출산·고령사회 극복 홍보사업, 미취학 아동 출산친화가치관 조성 콘텐츠 제작·보급, 유아교육용 인구교육자료 개발 및 보급을 통하여 협회는 건강한 출산·양육 환경조성을 지원하였다. 또한 방송PD 워크숍, 방송작사 워크숍을 통하여 방송관계자의 역할 증진과 자발적 참여를 유도하였다. 저출산·고령화 극복 방송 프로그램을 모니터링 하여 긍정적인 부분은 부각시켰고, 지방자치단체 대상 언론인 간담회를 실시하기도 하였다.

(7)불임부부 대상 홍보사업

불임에 대한 사회적 인식과 관심을 제고하고 임신을 희망하는 불임부부에게 (주)쌍방울의 협찬을 받아 트라이와 공동으로 '불임부부 후원을 위한 패션쇼'를 2005년 개최하였다. 불임부부의 애환과 어려움을 공유하고 불임치료로 소원해지기 쉬운 부부관계를 개선하여 불임극복 의지를 심어주고자 2008년 부부사랑 희망캠프를 실시하였다. 불임에 대한 조기 진단과 치료를 유도하고 불임치료에 어려움을 겪고 있는 저소득층 불임부부에게 도움이 되고자 (주)쌍방울의 협찬으로 '트라이와 함께 하는 불임기초검사 및 인공수정의료비 지원 캠페인'을 실시하였고, 이 외에도 많은 기업들의 참여로 불임가정들이 임신에 성공하였다.

(8)결혼지원센터

최근 남녀인구 불균형과 여성의 사회·경제적 진출 증가로 비혼 및 만혼계층이 늘어남에 따라 협회는 결혼지원센터를 개설하여 공익차원의 결혼전문 상담원 운영 및 활용, 국제결혼 건전화교육 등을 실시하고 있으며 특히 결혼지원 사이트와 연계하여 혼인 적령기의 미혼 남녀에게 만남의 기회 제공에서부터 다양한 결혼 지원사업을 추진하였다.

[저출산·고령사회 대응 홈페이지]

-성상담 홈페이지(www.yline.re.kr) -엄마젖 최고! 온라인 상담실(www.mom-baby.org)
-아기사랑 사이트(www.aga-love.org) -아기모 사이트(www.agimo.org)
-중앙노인보호전문기관 홈페이지(www.noinboho.or.kr) -결혼지원 사이트(www.match.kr)
-결혼누리 사이트(www.wed-info.kr) -인공임신중절 예방상담을 위한 사이트(www.lovebean.org)

(9)청소년 성교육/성상담 지도자 양성

청소년 성교육·성상담 전문가 양성교육은 공무원을 대상으로 1997년부터 실시하고 있다. 2002년부터 서울특별시 교육청에서 특수분야 직무연수기관을 대상으로 학교청소년 교원연수를 실시하였다. 이외에도 협회는 유아 성교육·성상담 전문가 양성교육을 1992년부터 시행하였고, 국제훈련을 통해 해외 청소년 성·생식보건 지도자를 양성하였다. 청소년 성교육·성상담 서비스 제공 사업에는 상담실운영, 성상담전화 운영, 성폭력 상담소 운영, 성교육, 성교육자료전시회, 성교육협력학교운영, 대학생 저출산 인식개선사업, 성교육 홍보요원 양성교육, 청소년 성건강 클리닉사업, 성교육 교구세트 보급이 있다. 청소년 특수사업에는 중·고 졸업반 성교육, 보호청소년 성교육, 청소년 보건복지봉사단 운영, 성건강증진 세미나, 인공임신중절예방을 위한 연극공연 개최, 건전한 성 가꾸기 연극제, 청소년 성매매 예방을 위한 역할극 공연, 청소년 성·생식보건 캠프 개최, 청소년 유해환경 감시단이 있다. 청소년시설로 서울지회가 '월계청소년 문화의 집'을 1993년부터 2006년까지, 인천지회가 '연희청소년 문화집'을 1994년 6월부터 2008년 11월까지 위탁 운영하였다. 광주·전남지회에서 2005년 7월부로 2008년 하반기부터 시행 예정인 노인요양보장제도의 시범사업기관으로 지정 받아 노인전문요양시설을 개설 운영하고 있다. 노인 성건강 관리를 위하여 노인 성건강 증진 세미나를 매년 개최하였으며, 성교육·성상담 전문가를 양성, 교재 개발, 자료 제작·보급, 노인 성상담실 운영 등을 추진하고 있다. 협회에서 2006년 5월 18일부터 위탁·운영하고 있는 중앙노인보호전문기관은 노인학대예방 및 노인인식 개선사업의 시행에 필요한 총괄적인 관리·지원·조성업무를 담당하고 있으며, 지방노인보호전문기관과 유기적인 사업체계를 구축하여 운영하였으며 2008년도 말을 기해 사업을 종료하였다.

(10)노인복지사업 및 건강관리

경남지회는 경상남도의 지원을 받아 매년 건강노인 선발대회를 개최하였다. 또한 노인결연사업으로 저소득 재가노인의 건강을 증진하였고, 세계노인학대인식의 날 기념 세미나 및 예방캠페인을 통하여 가족관계적 관점에서 노인학대를 바라볼 수 있는 자리가 되었다. 또한 1·3세대 함께 하는 캠프 "손주와 함께 1박 2일"이 실시되었다. 고령화사회에 대응하기 위해 고령화대책사업 관계자 토론회, 노인학대 예방사업 관계자 워크숍, 노인보호사업 홍보 영상물, 포스터 제작, 상반기 심화교육 및 중간관리자 직무교육, 노인보호 모니터단 운영, 해외연수 및 보고서 제작하여 사업기반을 확립한다.

(11)아이낳기 좋은 세상 운동본부 출산장려 운동

'아이낳기 좋은세상 운동본부'는 저출산이 경제, 고용, 복지, 교육, 가치관 등 아이를 낳고 키우기 어렵게 하는 여러 요인들의 총체적인 결과라는 기저 하에 출범식을 갖고 2009년 출발하였다. 또한 남편교실을 마련하여 남편의 역할에 대한 의식전환을 교육하였다. 지역 운동본부에서는 5대 분야(결혼지원, 출산지원, 돌봄서비스, 일가정양립, 인식 개선)를 중심으로 공모사업에 대한 관리와 공동사업 추진 및 본·실무회의, 워크숍 등의 사업을 추진하였다. 2010년 생명보험사회공헌재단의 지원으로 조부모에게 현대적인 육아법, 좋은 훈계법을 제공하고 육아의 자신감을 가질 수 있도록 조부모육아교실을 개최하였다.

대한결핵협회

- 이 글은 대한결핵협회에서 발간한 「大韓結核協會 五十年史」에서 발췌 정리한 것입니다.

1. 1945년(8.·15광복) 이전

1)항결핵운동의 선구자

우리나라에 처음으로 서양의학이 도입된 것은 고종(高宗)의 전의였던 미국 북장로교의 선교의사 Horace N. Allen의 건의를 받아들여 1885년 왕립병원 광혜원(廣惠院)을 설립하고 알렌을 그곳에서 일하게 한 것이다. 그러나 근대적 결핵요양원이 설립된 것은 1928년 해주구세병원원장으로 있던 캐나다의 선교의사 Sherwood Hall에 의해서였다. 셔우드 홀은 민중에게 올바른 결핵지식을 보급하고 최신장비를 도입하여 많은 입원환자를 돌보는 한편 1932년에는 한국 최초의 크리스마스씰을 발행하여 민간 결핵퇴치운동의 불을 지핀 선구자였다. 당시 한국에는 결핵이 만연하여 특히 청소년들이 많이 죽어 갔으며, 일반민중은 결핵을 유전병, 불치병으로 알고 두려워했다. 홀이 세운 해주구세요양원은 빈곤과 무지 속에 방치되었던 이 땅의 결핵환자들에게 처음으로 빛을 밝힌 사나토륨요법의 효시였다. 그는 그곳을 결핵위생학교라 하고 의료요원양성은 물론 결핵을 치료하고 결핵지식을 가르치며 그들로 하여금 우매한 민중들을 홍보하도록 설득했다.

1932년 그가 발행한 최초의 크리스마스씰의 도안은 남대문으로 9년간 발행되었다. 크리스마스씰 운동의 주체는 셔우드 홀이었지만 당시 황해도지사였던 황규복 씨와 처음부터 함께 일한 문창모(文昌模), 김병서(金秉瑞), 김영진, 김유진 씨의 도움이 컸다. 본부는 해주구세요양원에 두고 각 지방에는 그 곳 유지들로 지역위원회를 구성했는데 10명의 중앙위원에는 김활란(金活蘭) 박사 외 오극선(吳兢善) 박사도 끼어 있었다. 처음에는 반응이 신통치 않았으나 끈질긴 노력으로 점차 관심을 모았으며, 후일에 결핵운동의 든든한 재원을 마련해 주었다.

2)민간단체의 태동

한국에서의 민간 항결핵운동은 셔우드 홀의 활동에서 그 뿌리를 찾아야 할 것이다. 그는 씰 위원회를 구성한 바 있으며, 1936년 씰 발행 5주년을 맞이하여 만든 전단에 해주 구세요양원 내 조선결핵예방협회라고 인쇄되어 있는 것만 보아도 그가 얼마나 민간항결핵운동의 구심체로서 결핵협회의 조직을 바랬는지를 읽을 수 있다. 그 후 1942년 총독부에서 재단법인 일본결핵예방회 조선지방본부를 발족시켰으나 임원진도 일본인으로 구성된 반관반민의 관제단체였다. 요양원 건립을 위하여 의정부와 청량리(지금의 위생병원 자리)에 넓은 땅을 사들이고, 서울의 효자동과 회현동에 건물도 소유하고 요원훈련, 강습회, BCG예방접종, 결핵홍보사업 등을 소규모로 시행하였다.

2. 1945~1959년

1)8·15에서 6·25동란까지의 결핵 상황

8·15이후 영양실조와 강제노역으로 결핵이 크게 만연하였고 미군정청이 일제시의 상이군인요양소를 접수하여 1개 병동과 부속 건물을 증축하고 1946년 국립마산요양원으로 개원한 것을 보면 결핵만연을 짐작할 수 있다.

국립마산요양원은 우리나라 결핵사에서 큰 의미를 지니는데 초대원장으로 세브란스의대의 곽인성(郭仁星) 내과 교수가 취임하였고 1912년부터 Roy K. Smith 박사가 요양원 고문으로 지내면서 늑막유착박리술(肋膜癒着剝離術), 인공기복술(人工氣腹術), 횡경막신경마비술(橫經膜神經痲痺術) 등 새로운 치료법을 시술하는 한편 한국 의사들을 지도하였다. 1949년 4월 개원한 마산교통요양원에는 이재규(李在珪) 원장과 김택재(金澤濟), 김병기(金炳基), 권영국(權英菊) 박사가 있었는데 이들은 혼란기에 자연요법과 허탈요법을 중심으로 한 결핵의 치료체계를 확립하는 데 공이 컸으며 흉곽성형술을 시행했던 고병한(高秉幹) 박사는 우리나라 흉부외과의 선구자였다.

천혜의 보양도시 마산에는 기존의 두 요양원 외에 36육군병원, 공군병원 결핵병동, 국립신생결핵요양소, 진해해군병원 결핵병동, 한국은행 행우장 등 전국의 결핵치료기관이 집결하여 바야흐로 마산은 한국 결핵의 메카가 되었다.

2)"보건세계"지 창간

당시 마산요양소에서 투병생활을 하면서 "요우"라는 등사판 소내 요양문예지를 발간하던 김대규(金大奎) 씨는 퇴원하여 1953년 7월 1일 "보건세계"를 창간하였다. 결핵에 대한 무지를 깨우치고 올바른 결핵지식을 보급할 일념으로 창간된 "보건세계"는 전국의 요양자들에게 유일한 길잡이가 되었으며 김대규(金大奎) 씨의 사재로 출간되어 전국적으로 보급범위를 넓혀갔다.

대한결핵협회가 창립되자 1954년 7월호부터는 본격적인 잡지 체제를 갖추어 발행되었고 이후 발행인의 결단에 따라 1954년 12월 "보건세계" 판권을 아무 조건 없이 결핵협회로 이양하였다.

3)대한결핵협회 창립

6·25는 엄청난 민족적 비극이었지만 절박한 결핵사정과 한국을 지원하던 미국과 선진국의 최신 의학과 기술은 한국의 결핵병학을 발전시켰으며 범국민적인 민간항결핵단체를 조직하도록 하는 계기가 되었다.

이병래(李秉來) 박사가 회장으로 있던 조선결핵예방협회, 마산에서 이재규(李在珪) 박사가 주동이 된 한국결핵협회, 문창모(文昌模) 박사의 기독교의사회, 보건부의 결핵대책위원회 등 4개 단체가 발전적 해산을 하고 결핵인의 염원을 담아 1953년 11월 6일 세브란스의대 소강당에 모인 발기인들이 창립총회를 가짐으로써 국내유일의 자랑스러운 민간 항결핵단체가 출범하게 되었다. 다음날 속개된 제1차 결핵학술대회에서 기독교의사회의 문창모(文昌模) 박사에 의해 명맥을 이은 크리스마스 씰 운동을 결핵협회가 맡아서 할 것과 사업자금을 널리 모집할 것, 결핵사업에 종사하고 있는 젊은 의사와 유지들을 격려할 것, 보건부 당국과 밀접한 관계를 맺어 결핵예방사업에 만전을 기할 것 등을 결정하였다.

결핵협회는 1953년 11월 23일 보건부로부터 정식 설립허가를 받았으며 보건부 내에 본부를 두고 임시사무실을 사용하였으며, 1954년 9월에 국제항결핵연맹(IUAT)의 정규 회원국으로 가입하였다.

4)크리스마스 씰 발행과 결핵학술대회

창립 직후 한미재단에서 기부한 1천 달러와 1953년도 발행한 씰 모금액 160여만 환의 재원으로 제1회 결핵예방주간을 설정하여 결핵예방사상을 고취하였다. 1954년 씰 운동은 성공적으로 추진되어 약간의 자금이 마련되었다. 이에 결핵협회는 1955년 9월 서대문병원 건물에 세 들면서 환자진료를 착수하였고, 1956년 회현동에 자체 건물을 소유하게 되었다.

1961년 대한결핵학회가 발족될 때까지 결핵협회 학술부에서 학술대회와 학술잡지「결핵」발행을 주관했다. 12차의 결핵학술대회가 개최되었고 결핵학술잡지「결핵」이 총 11회 발간되었다.「결핵」지는 후일「결핵과 호흡기 질환」으로 학회명과 제호가 변경되었다.

5)정부의 결핵대책

보건부는 남한 인구 2천만 명중 130만 명이 결핵이며 이중 요치료자 50만명, 연간 사망 5만명이라고 추정하고 있었다. 1954년도의 보건예산은 정부 총 예산의 1.1%인 9억6천만 환이었으며 결핵예산은 보건예산의 5.9%인 5,664만 환에 불과했다. 이처럼 곤궁한 재정에도 불구하고 외원기관의 원조와 결핵협회의 기능을 적절히 이용하여 결핵문제를 해결하기 위해 전력을 기울였다.

보건부에서 1954년도에 수립한 결핵대책 5개년 계획을 보면 다음과 같다. ① 결핵지식의 보급과 개인 위생사상 고취, ② 전문요원 훈련, ③ BCG접종(매년 80만명), ④ 통원치료제도 확립.

한미재단 후원으로 1954년 8월 발족한 중앙결핵원은 보건부 산하 국가결핵관리의 기술적 중심기관으로서 국가결핵관리체계 확립에 크게 기여했으며 1958년 그 기능이 결핵협회로 이관되었다. 한편 세계기독교봉사회에서는 1954년 1월 서울역전 세브란스병원 구내에 설치한 흉곽진료소를 필두로 전국 9개 병원과 진료소에 설치하여 결핵의 무료통원치료를 실시했다. 이는 중앙결핵원의 통원치료제도의 연구개발과 더불어 입원치료 중심의 결핵치료 개념을 바꾸어 놓은 획기적인 사업이었다.

6)진료사업의 착수

정부는 결핵통원치료의 긍정적 결과에 힘입어 1955년 4월부터 전국 80개 공공의료기관을 외래결핵진료소로 지정하고 외국원조로 확보된 약품과 자재로 결핵치료에 임하게 되었다. 환자는 많고 치료기관은 적었던 당시의 상황에서 대한결핵협회는 진료소 증설의 필요성을 느끼고 전국의 4

개 도시에 부속진료소를 두었다. 초창기 서울지부 부속진료소만이 해마다 눈에 띄는 발전을 거두었다.

대한결핵협회가 집단검진사업을 처음 시작한 것은 보건사회부의 행정지원을 받아 1956년 10월부터 5개월간에 걸쳐 미 경제협조처(OEC)등 외원단체에서 인수받은 엑스선 장비 3대로 서울시의 초·중·고등학교 학생 5만 명을 목표로 엑스선 검진을 실시한 일이다. 이후 집단검진을 확대 실시함으로써 검진실적은 전년도의 두 배를 넘는 105,625명에 달했으나 지방 시·도지부는 엑스선 장비가 없어 눈물겨운 고초를 겪어가며 초기의 사업에 착수하여 검진 실적을 높여왔다.

3. 1960~1969년

1)대한결핵학회의 발족

결핵협회 창립과 더불어 시작된 결핵의 학술연구활동은 결핵협회 학술부 주관으로 이루어져 왔으나 1961년 10월 15일 대한의학협회 분과학회로 정식 가입하게 됨에 따라 결핵협회 학술부가 대한결핵학회로 독립하여 새로 발족하게 되었다. 1963년 6월 15일 중구 회현동에 새 건물을 준공하여 본부 사무실을 이전하였고 1965년 전북과 강원지부 1967년 전남지부, 1968년 충북지부가 각각 건물을 신축 또는 구입하였다.

2)중앙 및 시·도 결핵검사소 설치

결핵관리를 세균학적으로 정확히 수행하기 위해서 세계보건기구 고문관 E. Nassau박사의 제안으로 대한결핵협회는 세계보건기구(WHO)의 기술지원과 국제연합아동기금(UNICEF)의 자재 및 장비지원을 받아 결핵검사소를 설치 운영하기로 결정하였다. 결핵검사소는 1962년 12월 14일에 대한결핵협회가 중앙결핵검사소 설치규정을 제정 통과시킴으로써 정식으로 발족하였으며, 1963년 6월 국립보건원으로부터 확장 이전하였다. 결핵균검사의 실효를 거두기 위해서 보건소 배치 전에 요원에 대한 객담검사교육을 실시하고 해마다 1회 이상 보수교육을 실시하는 한편 기술향상과 독려를 위해서 정기적으로 현지 기술지도와 동시에 고장 현미경 수리 등을 실시하였다. 또한 결핵균검사사업을 수행함에 있어 검사방법 및 기술의 통일성을 기하기 위해서 시약과 자재들, 즉 검사용 염색액조제, 배지 등을 각 시·도 지부 결핵검사를 통해 보건소에 배정하였다.

3)결핵예방법 및 결핵전문의 제도 제정

1965년 제1차 전국결핵실태조사 결과에 따라 국내 결핵실태가 파악되었고, 이를 계기로 강력한 법적 뒷받침의 필요성이 대두되었다. 당시 의사 출신인 김신신(金晨鎭) 박사와 민병기 박사 등이 국회의원과 긴밀히 협조하여 결핵예방법 제정을 위한 절차를 진행시켰다. 그 결과 결핵환자 발견을 위한 건강진단의 의무화, 결핵예방접종의 의무화, 전염성 환자 치료의 의무화, 민간단체인 결핵협회의 법적 뒷받침, 결핵심의회의 설치, 정부와 지방자치단체의 책임들을 규정한 결핵예방법안은 1966년 12월 21일에 통과되었고, 1967년 1월에 공포되었다.

또한 대한결핵협회는 결핵전문의의 제도적 확보와 육성을 목적으로 결핵전문의 제도 제정을 추진하여 결실을 보았다. 즉 결핵전문의 제도는 1962년 제6차 결핵학회 학술위원회에서 송호성(宋

浩星) 위원이 결핵전문의 제정을 추진할 것을 제안하였으나 실현되지 못하였다. 1966년 결핵학회에서 다시 큰 과제로 대두되어 보건사회부에 건의하기에 이르렀고, 마침내 보건사회부가 결핵전문의 제도의 필요성을 인정함으로써 1969년 9월 1일 결핵전문의 제도가 제정되었다.

대한결핵협회는 대의원회의 구성과 운영을 능률적으로 하기 위해서 두 차례의 정관개정을 하여 시도별 선출 대의원수를 3명으로 줄임으로써 전국의 대의원수를 50명으로 재조정하였다.

4)기구 강화

성장기에 들어 집행부의 확장 강화도 불가피하게 되었다. 본·지부를 통한 집행부의 개편상황을 보면 우선 중앙에는 사무총장제를 신설하고, 중앙결핵검사소의 설치를 위시한 본부직제의 개편과 판독소를 설치하였으며, 지부는 교통부 내에 직장지부로 철도특별지부를 설치함으로써 전국 12개 지부의 조직을 마쳤으며, 본부 직제개편과 동시에 지부 직제도 함께 개편하였다. 즉 1963년 5월 10일에 3차로 본부 직제를 개정하여 종전의 사업과를 의무부로 공보과를 공보부로 확장 승격하였으며, 총무과와 새로 출발한 중앙결핵검사소를 포함하여 본부 직제는 2부 1소 1과로 개편하였다. 조직과 사업의 발전적 확장은 크게 증액된 재원의 뒷받침을 필요로 하였다. 이런 수요에 응하여, 크리스마스 씰 모금을 정부의 행정계통을 통해 시행함으로써 모금 목표액을 대폭 증액하는 한편, 새로운 모금원으로 극장과 고궁의 관람객을 대상으로 하는 특별모금의 개발과 회비모금을 확대시행하게 되었다.

1963년 재원사정이 호전되어 홍보교육사업비는 1962년의 약 3배에 달하는 예산을 확보하였다. 따라서 보건교육요원은 12명을 공개전형으로 채용하고, 소종의 교육을 이수케 한 후 전국 시도에 배치하였으며, 현지에서 보건교육 또는 홍보활동에 활용할 시청각기자재를 대량으로 구입하여 시도에 배정하였다. 한편 정기간행물인 월간「보건세계」는 1969년에 월 2만 3천 부씩 발행 배포하여 사상 가장 많은 발행부수를 기록하게 되었다. 이외에 결핵예방치료에 관한 지식을 보급하기 위해 비정기 간행물류 제작, 시청각교재의 제작 보급, 신문방송보도를 활용하였다.

결핵관리사업의 전문분야 사업을 추진하려면 전문요원 확보와 자질 향상이 중요하다. 대한결핵협회의 훈련사업은 미비하였으나 1963년부터 본격화되었다. 즉 전국 보건소망을 통한 결핵관리사업의 체계화와 기술지도를 담당할 결핵관리의사 7명을 시도에 배치하였으며, 1,2차에 걸쳐 보건교육요원 14명, 결핵관리요원 207명을 채용하여 훈련해서 전국 시·도지부와 보건소에 배치하였다.

5)제1차 전국결핵실태조사

1965년도에 대한결핵협회는 정부의 행정지원, 세계보건기구(WHO)의 기술지원과 국제연합아동긴급구호재단(UNICEF)의 자재지원을 받아 제1차 전국결핵실태조사를 하였다. 결핵의 이환실태를 중심으로 파악한 이 조사는 국내 결핵관리사상 획기적인 것으로, 국제적으로 규모나 수준이 높은 결핵실태조사로 평가되고 있다. 1965년 5월 28일부터 약 6개월에 걸쳐 층화 다단 확률추출법으로 선정한 54개 지역 주민을 대상으로 성별 연령별 및 시·군별로 본 결핵감염률, 엑스선상 폐결핵 유병률 및 결핵균양성률 등을 통계적으로 조사 파악하였다. 이 조사 결과 처음으로 우리나라에 있어 결핵유병률이 통계학적으로 밝혀지게 되었는데, 1965년 조사 결과 엑스선상 폐결핵 유병률은 5세 이상 인구의 5.1%를 기록함으로써 약 124만 명이 결핵에 걸려 있는 것으로 나타났으며 균양성률은 0.94%, 균양성자수는 22만 6천 명으로 조사되었다.

정부는 결핵관리 기간사업의 하나인 BCG 예방접종사업으로 1955년 BCG 백신개발에 착수, 1960년도부터 국산 BCG 생산에 성공하였고 1969년에 이르러 300만 명의 대상에게 접종할 수 있는 551,025㎖를 생산하였다.

4. 1970~1979년

1)결핵연구원의 신설

대한결핵협회는 기술분야 사업의 질적 향상을 위하여 1970년 1월 4일 결핵연구원을 정식으로 발족하였다. 협회는 1974년 본부 건물을 영등포구 당산동으로 확장 이전하여 1층에 부설의원을 개원하여 결핵환자 진료를 시작하였다.

전국적인 결핵실태를 파악하기 위하여 1965년 이래 매 5년마다 결핵실태조사를 실시하였는데 우리나라의 성공적 결핵관리사업이 세계적으로 알려짐으로써 1976년 10월 11일부터 5일간 순수한 민간 항결핵단체들의 연합체인 국제항결핵연맹(IUAT : International Union Against Tuberculosis)의 제10차 동부지역회의를 서울의 무역회관에서 개최하여 우리나라의 결핵관리사업의 내용과 성과를 소개하고, 국제적인 학술교류로 전문적인 지식을 높일 수 있었으며 발전하는 우리나라의 모습을 소개함으로써 국위선양에 기여하였다.

2)제2차 및 제3차 전국 결핵실태조사

1970년도에 제2차 전국결핵실태조사를 86개 지역 4,247가구 만5세 이상 21,027명을 대상으로 실시하였다. 그 결과 엑스선상 결핵유병률이 4.2%로 감소되었다. 1975년도에 82개 지역 6,617가구 만5세 이상 31,018명을 대상으로 제3차 결핵실태조사를 실시하였으며, 조사 결과 유병률은 3.3%로 감소추세를 보였고 균양성률은 1970년도에 0.74% 19만 7천 명이었으며 1975년에는 0.76% 23만 5천 명으로 오히려 약간의 증가추세를 보였다.

3)씰 모금 및 협회사업

창립 이래 정부의 행정적 뒷받침으로 꾸준히 크리스마스 씰 모금이 신장되었으나 행정력을 동원한 할당식 모금은 지양하고 부족액은 국고보조와 우표첨가모금으로 충당토록 하라는 행정개혁위원회의 대정부건의에 따라 1976년도 씰모금은 2천만 원으로 동결되었다. 그러나 우표첨가모금은 단1회로 끝났으며 국고보조도 가변적이기 때문에 결핵협회의 가장 확실한 재원은 크리스마스 씰 밖에 없다는 현실적 결론을 내렸다. 이에 정부 당국자를 적극적으로 설득하여 1979년도에 씰 모금액을 5천만 원으로 늘리고 모금방법도 할당식이 아닌 자율모금으로 전환하여 목표액을 무난히 달성하였다.

1970년대 중반까지는 홍보교육사업이 가장 활발히 펼쳐졌던 시기로 공보부를 주축으로 본부의 전국단위 매스컴 등 대량매체 활용과 정기, 비정기간행물 보급과 함께 각 시·도 지부에서는 대인 홍보에 주력하였다. 그러나 1975년 이후 씰모금의 축소동결로 본부의 공보부가 폐지되고 총무부에 공보과로 흡수되는 한편 지부의 공보과 역시 폐지되는 등 홍보교육사업은 예산과 인원 감축 등으로 자연히 움츠러들 수밖에 없었다. 한편 엑스선 검진사업은 1970년도 이후에도 꾸준히 신장하여 시·도 지부에 1~2개 반의 이동 엑스선검진반을 배치하여 전국 15개 반이 편성되어 일반주민, 공무원, 학생 등에 대하여 검진을 실시하였다.

4)결핵균 검사 및 보건소 결핵치료 처방개선

전국 각 보건소에 등록된 결핵환자 추구관리의 효율을 높이고 정부에서 역점을 두고 추진 중인 균양성 환자발견을 위하여 협회 연구원 세균병리부 및 각 시·도지부 결핵검사소에서는 연중 객담검사를 실시하였으며, 보건소 객담검사 기술의 향상을 위하여 보건소에서는 결핵요원을 대상으로 객담검사에 관한 기술훈련을 실시하는 한편, 시·도 결핵검사소장은 관내 보건소를 순회하여 현지 기술지도를 실시하였다.

결핵연구원 세균병리부는 전국 각 시·도지부 결핵검사소의 기술관리를 담당하는 중앙결핵검사소의 기능과 서울 시내 보건소를 대상으로 하는 서울특별시 결핵검사소의 역할, 그리고 정부 결핵관리정책에 기조자료가 될 각종 세균학적 조사연구 및 결핵균에 대한 약제 감수성검사(내성검사), 특히 현재 보건소에 등록되어 치료 중인 환자 중 초치료에 실패한 환자들을 대상으로 재치료 개시 전에 약제 감수성검사를 실시하여 그 결과에 따라 화학요법을 실시하도록 하였으며, 시·도 결핵검사소에 대한 기술지도와 사업감독을 담당 실시하였다.

우리협회에서 보건소 등록 결핵환자에 대한 치료처방의 개선을 연구 개발하여 균양성환자의 음전률을 획기적으로 향상시키고자 1977년도 이후부터 초치료 처방개선, 내성환자에 대한 재치료 처방의 개발, 정부재치료사업 기술지원 등을 목족으로 결핵치료개선 시범사업, 보건소 결핵재치료사업 지원 등의 사업을 실시하였다. 이러한 시범사업성과의 하나로 보건소 초치료 표준처방의 일부를 개선 변경한 바 있으며 초치료 실패자에 대해 재치료를 시행할 수 있는 표준처방이 마련되었다.

5. 1980~1989년

1)제4차, 제5차 전국 결핵실태조사

1980년도에는 전국 123개 지역의 6천 411가구 2만 6천342명의 임의 추출된 만5세 이상 인구를 대상으로 제4차 전국결핵실태조사를 실시하였는데 그 결과 유병률 2.5%에 추정 환자수 85만 2천명, 균양성률은 0.54% 추정양성환자수 18만 6천 명으로 15년 전 제 1차 조사 때의 5.1%에 비하여 유병률은 절반으로 줄었고 추정환자수는 인구증가로 124만 명에서 85만2천명으로 3분의 1정도 감소했다. 제5차 전국결핵실태조사는 유병률이 2.2% 추정환자수 79만 8천 명, 균양성률은 0.44%, 균양성자수는 16만 4천 명으로 추정되었다.

2)복십자부인봉사회의 활동

정부나 결핵협회의 손길이 미처 닿지 못하는 불우한 결핵환자들을 돕기 위하여 1979년 2월 6일 대한결핵협회 산하에 장문경(張文卿) 박사를 초대회장으로 복십자부인봉사회를 창립했다. 1981년 2월 24일 보건사회부에 정식 등록되었고 1982년도부터 예산이 조금씩 늘어나 매월 1회 주로 종교단체에서 운영하는 불우결핵환자 수용시설을 위문하여 생활용품과 의류, 식품, 약품 등 위문품을 전달하고 환자들을 격려하였다. 이후 생활용품·그림바자회 등 꾸준한 모금활동을 벌여 1994년에 이르러 1억 원의 기금조성을 하는 등 활발한 활동을 하였다.

1982년 3월 24일은 독일의 세균학자 Robert Koch가 세계 최초로 결핵의 병원체인 결핵균을 발견한 지 100주년이 되는 날로 IUATLD(국제항결핵 및 폐질환연맹)는 이날을 '세계 결핵의 날'로 선포하였다.

1987년 보사부장관이 생산업무 이관을 골자로 한 BCG생산업무개선방안을 확정함으로써 본격적인 이관작업이 시작되었다. 결핵연구원 신축부지로 결정된 서울시 연구단지 내 서초구 우면동 국유지에 BCG생산동을 신축하여 1987년 4월 준공과 더불어 본격적인 생산에 착수하였다.

1980년대에 들어서서 본부와 더불어 각 시·도지부의 업무량이 늘어나고 특히 부설의원이 있는 지부는 새로운 공간을 필요로 하게 되어 건물의 신축과 증축이 활발하게 이루어졌으며 기타 지부도 신축 준비작업을 순조롭게 진행했다.

3)크리스마스 씰 모금의 재도약

1980년대에 들어서면서 크리스마스 씰 모금운동이 규제를 벗어나면서 1980년에 2억 원으로 증액했으며 1985년에는 마침내 10억 원을 넘어 11억 5천8백만 원을 모금했으며, 1993년에는 41억 원을 돌파하여 결핵퇴치운동의 주요 재원으로 확고한 위치를 차지하게 되었다. 이렇듯 크리스마스 씰 모금운동이 월등하게 신장한 것은 자율모금을 위한 꾸준한 홍보활동과 전체적인 경제수준 향상, 더불어 1980년대 중반부터 우리나라 최고의 작가들이 훌륭한 디자인을 하고 1986년부터는 다시 조폐공사에서 그라비아인쇄로 제조를 함으로써 고급스럽고 아름다운 완벽한 씰을 발행한 데 힘입은 것이다.

크리스마스 씰이 범세계적으로 전개되는 결핵퇴치기금 모금운동임을 알리고자 결핵협회 창립35주년 기념행사의 하나로 1988년 11월 세종문화회관에서 국내 최초로 세계 크리스마스 씰 전시회를 개최하였다. 그리고 크리스마스 씰 도감을 1988년 세계 최초로 발간하였다.

6. 1990~1999년

1)제6,7차 전국결핵실태조사

1990년 4월 2일부터 9월 16일까지 전국민 5만 4천870명을 대상으로 보사부와 공동으로 전국결핵 실태조사를 실시했다. 5세 인구의 엑스선소견상 결핵유병률은 1.8%로 5년 전의 2.2%보다 0.4% 감소했으며 환자 수는 79만 8천 명에서 72만 8천 명으로 감소했다. 그러나 균양성률은 5년 전의 0.44%에서 0.24%로 거의 절반 가까이 감소했음을 보여주고 있다. 남녀별 유병률은 각각 0.36%와 0.13%로서 과거 조사결과와 같이 남자가 여자보다 높았으며 연령별로는 전연령층에서 유병률의 감소추세를 나타냈으며 특히 저연령층일수록 현저하여 점차 고연령층으로 전이되고 있는 현상을 볼 수 있었다. 흡연율에 대한 조사를 병행했는데 남성은 1985년도보다 61.5%에서 68.2%로 오히려 증가하였고 여성은 별 변동이 없었다.

1995년 3월 27일부터 6월 10일까시는 선 주민 7만 8천968명을 대상으로 제7차 전국결핵실태조사를 실시하였다. 그 결과 자연감염률은 계속 감소를 보이며 특히 5~14세군에서 현저한 감소를 보였다. BCG 접종률은 계속 증가되고 있으며, 특히 12~29세 연령층에서는 접종률이 90%를 상회하였다. 엑스선상 폐결핵 유병률은 1.03%로 과거 6차에 걸친 조사성적에 비해 유의하게 감소되었다. 병증별로는 경증 0.53%, 중등증 0.43%, 중증 0.07%였다. 균양성(도말 또는 배양) 폐결핵 유병률은 0.22%로 감소되었고 도말양성 폐결핵 유병률은 0.99%였다. 균양성 폐결핵 중에서 직접도말양성 폐결핵 유병률의 감소는 가속화되었으며 도말음성, 배양양성의 비율은 증가 현상을 보였다.

항결핵제 12제에 대한 결핵균의 내성률은 9.9%이고, 주치료약제인 INH, SM, REP, EMB, PZA에 대한 내성률은 모든 약제에서 감소 추세를 나타내었다. 활동성 폐결핵에서 기침 또는 객담 증상을 호소하는 예가 가장 많았고, 증상 유무별 폐결핵 유병률은 대체로 증상이 있는 사람이 없는 사람보다 약 3배가 높았다. 전반적으로 치료를 받는 일이 있는 사람은 증가하고 있다. 조사 당시 치료를 받고 있었던 환자군에서는 과거치료력을 가진 환자수가 감소하고 있다. 치료 장소별 이용 실태는 보건소의 이용률이 제일 높았고 병·의원, 기타 순이었다.

매년 IUATLD 연차대회 때 실시하는 세계 크리스마스 씰 콘테스트에서 1988년 올림픽 마스코트 호돌이의 작가 김현 씨가 도안한 '농악놀이'가 처음으로 1위 입상의 영예를 차지한 후 6차례에 걸쳐 1위에 입상, 우리나라 디자인의 우수성을 세계에 알렸다.

2)창립 40주년 기념행사, 크리스마스 씰의 노래 발표

우리협회는 1993년11월 6일 창립 40주년을 맞아 프레스센터 국제회의장에서 송정숙(宋貞淑) 보사부장관, 장기욱(張基旭) 국회보사위원장, 권이혁(權彝赫) 학술위원장, 문창모(文昌模) 국회의원을 비롯한 관계자 및 기자단 등 400여 명이 참석한 가운데 기념행사를 성황리에 마쳤다. 이 자리에서 한용철(韓鏞徹) 회장은 기념사에서 정부당국과 국회에 결핵예산을 다시 늘리고 더욱 강력한 대책을 추진해 줄 것을 요구하였다. 이날 행사에서 크리스마스 씰의 노래는 참석자들에게 신선한 감동을 주었다.

3)결핵에 대한 지식, 태도 및 실천도 조사(2차)

결핵에 대한 홍보와 보건교육을 위해 1993년 6월 1일부터 3개월간 전국적으로 결핵에 대한 지식과 태도 및 실천도에 대한 설문조사를 실시하였다. 조사 결과 결핵이 전염병이라고 정확히 알고 있는 주부는 65.5%와 학생의 경우 43.0%로 1988년도에 비해 인식도가 높아졌고, BCG접종 효과에 대한 인지도는 학생 63.5%, 주부가 85.0%였으며, 크리스마스 씰 운동은 학생들과 주부들에게 잘 알려져 있음을 보여주었다.

4)새 검사법 PCR과 복합백신 연구개발

1990년대 들어서면서 결핵연구원에서는 두 가지 괄목할 만한 연구개발사업에 착수하였다. 하나는 PCR로 일컬어지는 새로운 결핵균 검사법이고 또 하나는 결핵과 간염예방복합백신 연구개발이다.

PCR은 분자생물학을 응용한 복합효소연쇄반응에 의한 검사법으로 결핵균의 핵산(核酸) 성분을 증폭시킴으로써 가검물 내 10개 정도의 결핵균까지 검출할 수 있는 높은 민감도를 가지며 약 10시간이면 판정이 가능하다. 또 결핵균과 비결핵항산균의 구별이 확실한 검사법으로서 1991년에 연구에 착수하여 다음해에 완성하고 1993년부터는 실용화했으며 1년간 2천22건의 검사를 실시했다.

또 하나의 야심찬 연구는 1992년부터 4개년 계획으로 착수한 복합백신 개발인데 완전한 생균백신인 BCG의 염색체 DNA에 예방효과가 잘 밝혀진 감염형질환의 주요 백신 항원(抗原) 유전자를 유전공학기법으로 삽입하여 접종함으로써 결핵과 간염에 대한 강력한 면역력을 1회 접종으로 동시에 획득할 수 있는 복합백신이다. 이 연구는 국책 연구과제로 채택되어 유전공학연구소와 공동으로 추진하였다.

5)결핵연구원 WHO의 협력기관으로 지정 및 BCG 생산

1995년에는 결핵연구원이 WHO의 협력기관으로 지정, WHO의 요청에 따른 결핵에 관한 연구, 훈련 및 자문검사소 등의 역할을 수행하게 되었다. 또한 연구원에서는 1996년까지 결핵예방 접종용 건조BCG백신을 20인분, 50인분 두 종류로 생산하고 있었다. 그러나 1997년부터는 BCG 장비 개선으로 10인용 바이알 BCG백신을 생산할 수 있게 되었다.

6)셔우드 홀 탄생 100주년 공적비 제막

우리협회에서는 1993년 11월10일 셔우드 홀의 탄생 100주년을 맞아 양화진 외국인묘지에서 Leonard J. Edwards 주한 캐나다대사 및 다수가 참석한 가운데 추모예배와 공적비 제막식을 가졌다. 우리나라에서 최초로 근대적요양원과 크리스마스 씰 운동을 시작한 항결핵운동의 선구자이며 은인인 셔우드 홀은 1893년 11월 10일 서울에서 출생했으며 1991년 4월 5일 캐나다 벤쿠버에서 98세를 일기로 타계하였다. 우리협회는 그의 유언에 따라 생전에 그토록 사랑했던 한국으로 모셔와 결핵협회장(葬)을 치르고 양화진 외인묘지의 부모 곁에 안장하였다.

7)국제교류와 협력의 강화

1954년 우리협회 최창순 초대회장이 IUAT(국제항결핵연맹, 1986년부터는 IUATLD국제항결핵 및 폐질환연맹으로 개칭) 총회에 참석하여 한국이 정회원국으로 가입한 이래 IUAT의 연차총회와 세계대회, 그리고 1962년부터는 IUAT 동부지역회의에 꾸준히 대표를 파견하였다. 최근에는 1990년 5월 20일부터 24일까지 미국 보스톤에서 개최된 제27차 IUATLD 세계대회에서 한용철(韓鏞徹) 회장과 진병환(陳炳桓), 조근수(趙根洙), 권동원(權東元) 부장이 참석했으며 매년 열리는 연차총회에는 주로 홍영표(洪英杓) 연구원장과 김상재(金尙材) 세균부장이 참석했다.

1990년대에 들어서서 국제교류의 폭을 넓히고 국제협력을 더욱 강화하기 위하여 외국전문가의 초청과 외국인의 국내 연수와 우리 전문가의 해외파견(주로 WHO 자문관 위촉)도 본격화하였다.

8)직원의 해외연수

1984년부터는 자체예산과 지방비로 매년 본부와 연구원과 지부의 직원과 시도의 결핵관리담당관 등 10~15명이 일본 결핵연구소와 대만과 홍콩의 결핵협회를 견학하고 정보교환과 토론을 하는 동남아연수를 실시하고 있으며 1991년 4월에는 3개월간 프랑스의 파스퇴르연구소에 한현제(韓鉉制) 연구원을 BCG 생산기술 연수차 파견하였고 12월부터 박영길(朴英吉) 연구원을 캐나다 캘거리대학에 분자생물학(PCR) 연수차 파견하였다.

1993년 5월부터 2개월간 일본결핵연구소의 결핵관리 고급과정에 권동원(權東元) 역학부장을 7월에는 마닐라에서 열린 WHO결핵관리프로그램 연수과정에서 연구원의 권동원(權東元), 유우진(柳宇津)부장과 안동일(安東一) 복십자의원 부원장을 파견했다. 그리고 배길한(裵吉漢) 세균2과장이 1990년 5월 1일부터 2년2개월간 미국 국립보건원에서 세포면역학과 분자생물학의 연구와 연수를 마쳤고 다시 1992년 9월부터 2개월간 노르웨이의 오슬로에서 PPD 생산기술의 연수를 마쳤다.

9)한국결핵사 발간

1998년 한국의 결핵역사를 총망라한 「한국결핵사」를 발간하였다. 결핵역사에서 과거를 알아보고 이를 자료로 남기는 일은 결핵이란 질병을 인류 역사에서 사라지오록 하는 첫걸음이 될 것이다. 대한결핵협회는 정보화 시대에 발맞추어 1999년도에 홈페이지를 구축하고 온라인을 통해 결핵에 관한 다양한 정보를 얻을 수 있도록 하였다. 특히 결핵상담실을 운영함으로써 인터넷상으로 결핵에 관한 궁금증을 해결할 수 있도록 했다(http://www.knta.or.kr).

7. 2000년 이후

1)결핵정보감시체계(KTBS) 출범

2000년도부터 대한결핵협회 결핵연구원에 결핵정보감시센터를 개설, 인터넷망(http://TBnet.nih.go.kr)을 이용하여 실시간으로 공공과 민간의료부문의 결핵발생정보를 파악할 수 있는 결핵정보감시체계를 구축하였다. 결핵정보감시체계(KTBS)는 공공과 민간의료부문의 결핵발생정보를 표준화된 결핵정보관리보고서에 기초하여 국가 전체 결핵총합 데이터베이스를 구축하고, 그 분석결과를 정책담당자 및 일선 보건담당자에게 신속하게 환류함으로써 국민보건문제에 대한 신속한 대책을 수립할 수 있도록 하는 결핵 전산감시시스템으로 병의원 결핵환자 신고자료와 보건소에 등록하는 결핵환자정보를 근간으로 하고 있다.

2)학교순회 흡연예방교육 실시

협회는 조기흡연예방교육의 중요성을 인식하고 2001년도부터 보건복지부 국민건강증진기금 지원사업 기금 지원을 받아 학교순회 흡연예방교육을 실시하고 있다. 흡연예방 비디오 방영, 흡연해독 실험, 흡연예방 및 금연강의 등을 통해 늘어나는 청소년 흡연을 미리 예방하도록 최선을 다하고 있다. 2003년 현재 전문가 교육을 이수한 금연 강사진 15명이 지역 대상학교를 순회하며 실시하고 있다(http://www.x-smoke.or.kr).

3)DC scout 삼성카드 업무제휴를 통한 회원모집 실시

2002년 삼성카드(주)와 업무제휴를 통해 결핵예방과 퇴치사업을 목적으로 하는 후원금을 조성하였다. 'DCscout-삼성카드'는 회원유치를 통해 발생한 수당과 가입회원들이 사용한 금액 중 일정액이 결핵퇴치 후원금으로 적립될 수 있도록 한 것으로, 2002년 12월까지 총 8천174명이 회원으로 가입하여 매월 카드 적립금으로 결핵퇴치를 위하여 후원금으로 사용하고 있다.

4)창립 50주년 기념행사 및 복십자후원회 발족

2003년 11월 6일 대한결핵협회 창립 50주년 기념행사를 서울교육문화회관 대연회장에서 거행했다. 이날 행사에는 이찬세 전 대한결핵협회장이 국민훈장모란장을 수상했고, 김동휴 대한결핵협회 감사가 국민포장을 수상했으며, 정해구 대한결핵협회 대전충남지부 사무국장 2명이 대통령 표창을, 김희중 기획과장과 외 4명이 국무총리 표창을 수상했다.

기념식과 더불어 국내 결핵환자 및 북한 동포의 결핵 근절을 위한 후원회를 결성, 백낙환 인제대학교 이사장을 후원회장으로 추대하고 후원의 밤 행사를 거행했다. 이밖에 창립 50주년 기념우표 '사랑의 복십자'를 발행했고, 50주년 기념행사의 일환으로 "한국의 크리스마스씰"도감을 1,000부 발행하는 등 다양한 행사를 성공적으로 치렀다.

5)북한결핵환자 지원사업

우리협회는 1999년 10월부터 북한결핵환자 지원사업을 시작했다. 이후 2000년 1월 23일 정관개정을 통해 2000년 8월에는 결핵약품(DOTS요법) 및 검진차량 2대(7억 9천2백만 원 상당, 통일부 지원)을 유진벨 재단을 통해 지원하였다. 2002년도부터는 BCG백신 30만 명분과 BCG용 주사기, 주사침, 결핵약품 제조 시설비 3천만 원 등을 독자적으로 지원하였다. 또한 1,2차에 걸친 북한 방문을 통해 남북 결핵퇴치 공동사업을 위한 실무협의를 하였으며, 북한 결핵퇴치를 위한 본격적이 지원의 토대를 마련하였다.

2003년 4월 9일 우리협회는 통일부로부터 대북지원사업자 지정을 받아 BCG백신(생리식염수 포함)3만㎖(30만 명분), BCG용 주사기 및 주사침(30만개)을 직접 지원하였다.

한국건강관리협회

- 이 글은 한국건강관리협회에서 발간한 「健協 四十年史」에서 발췌 정리한 것입니다.

1. 한국기생충박멸협회의 창립

1)한국위생동물협회와 한국기생충박멸협회

8월 15일 해방과 한국전쟁을 겪으면서 우리나라는 정치적·경제적 불안정과 함께 심각한 보건위생상의 문제를 가지고 있었다. 전쟁 때문에 낙후된 의료시설, 폐허가 되어 제대로 관리되지 못한 환경, 오염된 음식물 등에 의해 당시 우리나라가 겪어야 했던 가장 커다란 문제는 인체 내에 기생하는 기생동물, 인체 밖에서 보건위생을 해치는 것들에 대한 박멸과 방역으로 이에 보건의 초점이 맞추어져 있었다.

이러한 상황 속에서 부산지역에서 일하던 이주식씨가 우연히 발견한 황달과 복수가 비대해진 수많은 환자들의 분변검사 결과 간디스토마 환자임이 판명됨에 따라 낙동강 유역의 간디스토마 분포상황의 조사가 시작되었다. 그 결과 주민의 50~70%가 감염되었으며, 90%의 회충감염률과 기타 기생충이 20~50% 중복 감염되는 등 전체의 95~98%가 기생충에 감염되어 있다는 놀라운 결과가 나왔다. 한편 전쟁 병의 일종인 파상풍·총상·개스괴저증 등 특수한 질환과 발진티푸스·뇌염·말라리아 등의 전파가 급격히 증가하여 보건위생측면에서 뇌염모기·학질모기·이·벼룩 등 위생곤충 박멸의 중요성이 대두되었다. 역시 만병의 원인이자 매개체였던 쥐의 박멸도 중요시되어 보건위생상박멸의 대상이 되었다.

전쟁 직후 농촌위생연구소에서 실시한 만경강 유역 기생충 감염에 대한 조사와 일본 뇌염모기의 발생·번식에 대한 조사가 발표되면서 위생동물협회를 창설하자는 회의를 갖게 되었다. 뜻있는 사람끼리 기생동물·기생곤충·위생동물의 예방 및 박멸 등 사회사업체로서 과학적이며 합리적인 조사연구에 나선다는 창립목표에 따라 발기인 대회를 가졌다.

1958년 12월 27일, 보건사회부로부터 한국위생동물협회가 정식으로 발족하였고, 학술단체인 대한기생충학회가 1959년 1월 15일 서울대학교 의과대학에서 창립되었다. 그 후 기생충학회, 보건사회부 방역과, 한국위생동물협회의 공동협의 끝에 1959년 9월 14일부터 15일간 제1차 기생충 예방강조주간행사를 전국적으로 실시하기에 이르렀다.

사단법인 한국위생동물협회는 위생동물로부터 생명과 재산을 보호하기 위한 사업에 착수했다. 예산의 규모가 빈약한 상황에도 불구하고 1960년 8월 중·고등학교 생물담당교사와 보건소 관계직원 등을 대상으로 위생동물 강습회를 실시하고, 1961년 10월 기생충 예방강조기간행사를 실시하는 가운데, 협회 산하 부속 중앙기생충연구소를 개설하고 인체 내 기생충 전체에 걸쳐 학술적 측면에서 초·중·고등학생 집단검사와 치료를 처음으로 실시하였다.

이러한 과정 속에서 1964년 한국의 기생충 문제가 주한외국인단체(KAVA)에도 보고되어 기생충 감염현황의 심각성을 더욱 깊이 깨닫고 아울러 정부기관에서도 기생충 문제에 적극적인 관심을 가지게 되었다. 기생충대책위원회가 구성됨으로 하여 보건사회부의 기생충관리사업은 한층 체계화되었고, 관계부처와 관계기관을 통한 지도계몽사업이 활기를 띠어 나가기 시작했다.

우리나라는 인분을 비료로 사용하여 재배한 채소를 먹는 습관으로 인하여 기생충에 국민 대다수가 감염되어 있던 실정이었다. 심지어 "우리나라 사람 뱃속에 기생충이 없으면 소화가 잘 안된다."는 속설이 나돌았을 정도로 우리 국민들은 기생충에 의한 인명과 재산의 피해에 대하여 너무나도 무지상태였다. 이러한 상황에 대한 구체적 고민들과 함께 한국위생동물협회의 발전적 해체를 통하여 민족 보건향상에 기여한다는 큰 사명을 띠고 한국기생충박멸협회가 새롭게 출발하였다. 1965년 기생충박멸사업 체계 확립을 위해 전국 11개 시·도지부 조직이 완료되었고, 한국일보사와 '회충 0% 달성 10년 운동'을 공동주최하고 기생충예방강조주간행사를 실시하는 등 계몽사업도 적극 전개하였다.

기협은 1966년 4월 기생충질환예방법의 시행령을 마련하는 등 사업을 성공적으로 수행하였으나, 당시의 세입 세출 결산서에 나타나듯이 사무비 72,273원에 총 예산이 157,445원 밖에 되지 않는 빈약한 재정으로 인하여 부채가 생기는 등 많은 어려움을 겪어야 했다.

2)한국기생충박멸협회의 시련과 성장

1964년 6월 한국기생충박멸협회라는 새로운 이름으로 발족한 협회는 사업의 방향을 계몽사업, 구충시료사업, 조사연구사업의 세 가지로 구별하여 활동을 전개해 나아갔다. 그러나 국민의 인식 부족으로 모든 사업은 침체 상태에 빠졌고, 1964년 서울보건전문대학 내에 '기생충센터'를 설치하였으나 난관에 부딪혀 문을 닫았다. 당시 기협의 주된 재원은 회원모금이었는데, 계획된 회원모금의 부진으로 극심한 재정난을 겪어야 했다. 그리하여 보건사회부는 대폭적인 조직개편을 단행하여 내부를 안정시키고 인수받은 부채를 정리하였다.

기생충박멸사업의 효율적인 성과를 제시하기 어려운 상황에서 기협은 문교부와 적극적인 교섭을 펼쳐 1969년 5월 전국의 초·중·고등학생 전원에 대한 기생충 검사기관으로 지정 받는 쾌거를 이룩한다. 그러나 기협은 업무량은 증가하였으나 자체 검사소 건물의 부재, 병리기사의 절대적 부족, 검사 기자재 부족 등이 과제로 나타났다.

기협이 과학적 검사연구 및 검사, 전 국민적인 구충사업을 실시할 수 있는 계기를 마련해 준 것이 바로 국제 협력사업이었다. 기협에 대한 최초의 지원은 세계기독교교류 회원단체연합회(KAVA)로부터 시작되었다. KAVA는 전국 104개 회충박멸 시범부락에 필요한 회충약 피페라징 1,28kg, 가리산석회 17,380kg, 이질신소다 2,160kg 등을 지원해주고, 기생충 계몽포스터를 제작·협조하였다.

한편 한·일 협력사업의 일환으로 일본해외기술협력사업단(OTCA)은 기협에 대한 보다 구체적이고 실질적인 지원을 함으로서 기생충박멸 사업에 새로운 활기를 불어넣어 주었다. 1965년 國井長次郎(일본기생충예방회 상무이사 겸 사무국장) 씨가 기협을 방문한 것을 계기로 양국의 협력이 구체화되었고, 1966년 한·일간 협약사항에 의해 본격화되기 시작하였다.

OTCA의 기생충학 전문가와 기술요원들이 사업추진 요원들에 대한 기생충학 전반에 걸친 지식과 예방 관리에 대한 실질적인 교육을 실시함으로써 사업 활성화를 유도할 수 있는 직접적인 계기를 마련해 주었다. 매년 지원금액과 청구물자의 내용이 합의된 이후 1969년 3월 25일 OTCA 지원물자가 인천항에 도착했다. 인수된 지원물자의 내역을 보면, 검진차(도요다 랜드크랏샤)6대, 현미경(단안용) 176대, 현미경(쌍안용) 12대, 원신분리기(15cc용) 20대, 구충약(고이스민정 2,000정입) 250상자였다. OTCA에서는 우리나라 기생충박멸사업을 위하여 1968년 6월부터 1971년까지 3년에 걸쳐 7,500만엔 상당의 필요 기자재 및 약품을 제공했다. 이로 인해 그 동안 침체에 빠져있던 기협의 각종 사업이 활기를 찾았고 사업의 계획과 추진에 일대 쇄신을 이루게 되었다.

3)대한기생충학회와 한국기생충박멸협회

대한기생충학회는 1959년 1월 15일, '기생충 및 기생충 병에 관한 연구와 지식의 향상 및 해외와의 지식교류, 일반 사회에 대한 계몽과 회원 상호간의 친목'을 목적으로 창립 총회를 가졌다. 창설된 대한기생충학회의 회원들은 기협의 창립에서부터 사업실무에 필요한 전문적 지식 제공 등 다방면의 협조를 아끼지 않았다. 각종 기생충 질환에 대한 체계적인 연구를 목적으로 1959년 11월 서울의대에서 제1회 대한기생충학회 학술대회를 개최하고 총 30여 편의 연제(演題)를 발표했다. 1967년부터는 봄·가을 연2회로 나누어 개최했다. 1963년 6월 20일, 학회의 공식 기관지인 「대한기생충학회지」가 창간되어 회원들의 심혈을 기울인 연구의 진수가 국내외에 널리 소개되었다.

학회의 주요 활동 중의 평가 및 자문 활동으로는 기협의 사업에 대한 평가 및 분석, 정책적 관리 방향 제시 등 기협에 대한 자문 활동을 비롯하여 국방부의 요청에 따라 장병들이 복용할 구충제를 선정·추천하는 등 국민건강증진에 많은 기여를 하였다. 이외에도 기협이 학회에 의뢰한 주목할 만한 연구사업은 '한국간디스토마증 실태조사'가 있다.

4)한국기생충박멸협회의 확장과 성공적 기생충관리

1976년 11월 서병설 박사가 제8대 회장으로 선임되어 협회의 사업을 확장하고 더욱 발전시켰다. 시설·장비·전문요원 등 기생충 박멸사업의 기반을 튼튼히 다진 기협은 학생기생충관리사업뿐만 아니라 근로자, 일반주민, 군인들을 대상으로 하는 기생충검사 사업을 직원들의 헌신적인 노력으로 확대 실시하였다. 성공적으로 수행된 사업의 결과 1970년대에 들어서면서 감염률은 현격한 감소 추세를 보이기 시작하여 1992년 0.3%로 감소한 결과를 보였고 편충, 십이지장충 등의 감염률도 1%미만으로 낮아졌다.

2. 한국건강관리협회의 창립

1960년대 이후 우리나라의 경제적 성공은 사회·문화·보건·의료 분야에 적극적인 투자로 국민들의 생활수준도 향상되고 식생활의 변화를 가져왔다. 이는 우리나라 사망원인구조의 변화와 평균 수명의 연장을 보였고, 선진국형 질병과 신종 전염병들이 발생하였다. 이러한 질병의 양상변화와 의료기술 발전에 따른 의료서비스의 다양화·고가화 등에 따라 국민의료비는 높은 증가율을 보이고 있다. 이와 같은 현상은 보건정책의 변화를 가져왔다.

기생충관리사업의 성공적 수행에 의한 기생충 감염률 저하와 질병 양상의 변화에 따라, 국민건강증진에 더욱 기여하겠다는 목적을 가지고 기협은 보사부·관계기관과의 협의 등을 통해 1982년

3월 한국건강관리협회를 창립하였다. 건협의 사업은 자궁암·고혈압·뇌혈관질환·심장질환·당뇨병·신장염·빈혈 등에 대한 건강검사와 국내외 요원 훈련사업 그리고 홍보사업에 초점이 맞추어져 실시되었다.

한국건강관리협회는 기존 검사장비와 예산 부족을 충당하기 위해 국가에서 지원된 7,200만 원으로 우선 부족한 필수장비 구입에 주력하였다. 국민건강증진을 위한 종합건강검사기관으로서의 안정적 기반을 마련하여 1993년 120여 개에 달하는 검사종목에 검사건수 1천33만여 건이라는 실적을 가져오게 되었다. 뿐만 아니라 건협은 건강검진버스를 이용해 산간·오지 주민과 근로자 등을 대상으로 하는 이동 집단검진을 실시하였다.

3. 한국건강관리협회의 사업

1)사업계획

협회의 사업 계획의 수립은, 제1차 5개년계획기간을 1987년부터 1991년까지로 하여 각종 사업의 기본 방향을 설정하였으며, 제2차 1992년부터 1996년까지의 기간은 가종 사업의 질적 수준 향상과 새로운 사업 활성화 방안을 모색, 추진하였다. 제3차(1997~2001)기간은 보건의료정책에 부응하여 다양한 검사 종목의 개발 및 사업의 확대, 신규 검사장비의 도입, 검사시설의 확충·보완 등을 통하여 의료 서비스 수준을 한 단계 높이고 이에 맞추어 직원들의 의식 개혁과 친절·봉사정신으로 재무장하여 국내 최고의 검진기관으로 발돋움하도록 노력하였다. 제4차계획기간 (2002~2006)은 경영의 효율화와 공익 실현을 목표로 협회 조직체계를 계승 발전시키고 평생건강관리체계 구축을 핵심으로 변화하는 사회환경에 맞서 인력수급과 과학적인 조직관리 기법을 적극 개발하고 있으며 동시에 국민건강증진의 주역으로 우뚝 설 수 있도록 노력하고 있다.

1991년부터 실시된 지부 운영관리 평가는 제반사업의 활성화를 유도하여 협회의 발전을 도모할 목적으로 실시하였다. 본 제도의 검사방향은 지부 운영 평가의 객관적·합리적 기준을 제시하고 핵심적 평가를 위한 경영분석적 방법을 전입하고 업무의 중요도에 따른 거시적 평가방법을 강구하여 지부별 운영 특성을 고려한 그룹별 평가 기준을 적용하는 것이다.

초창기 재정적 어려움을 지혜롭게 타개하고 장족의 발전을 거듭해 옴으로써 2004년 예산 규모는 558억여 원에 달하였다. 건협은 앞으로 지금까지와 같은 자세로 더욱 열심히 일하여 예산 규모 확장 뿐 아니라 예산의 효율적 운영과 사회 환원을 위해 최선을 다할 것이다.

2)한국건강관리협회의 주요 사업

(1)보건교육사업

우리나라는 지난 수십 년 동안 급격한 사회변화를 경험하면서 건강수준과 질병양상도 빠르게 변화되어 왔다. 30년 전까지만 해도 결핵, 감염병 등이 주요 건강문제였지만 지금은 암, 심혈관질환, 뇌혈관질환. 만성퇴행성질환 등 생활양식이 원인이 되어 나타나는 생활습관병이 국민의 건강을 위협하는 주요 원인이 되었다. 따라서 사후 치료중심의 보건의료체계가 아닌 사전 예방적 건강증진 정책이 요구되고 있는 것이다. 이러한 추세에 따라 1995년 국민건강증진법을 제정하여 개인의 금연, 절주 등 건강생활실천을 위한 토대가 마련되었다.

가)사회공익사업, 이벤트 참여 등을 통한 협회 홍보

의료혜택을 제대로 받지 못하는 오·벽지주민, 사회복지시설 거주 등 취약계층을 대상으로 무료건강검진 및 상담을 통해 공익 의료기관으로서의 역할에 최선을 다하고 있으며, 국내 주요행사 및 지역축제에 참가하여 건강생활 실천을 적극 유도 홍보함으로써 국민의 삶의 질 향상을 위해 노력하고 있다.

건협은 매년 보건의 달과 경로의 달을 맞이하여 소외계층과 일반국민을 대상으로 무료건강검진 및 건강캠페인을 전개해 오고 있다. 보건의 달에는 전국 15개 시·도지부에서 가두 무료건강 상담소를 설치·운영하면서 혈액형 찾아주기, 혈당검사, 혈압측정 등을 실시하고 있다.

'건강박람회 2000'은 우리나라 최초로 건강을 주제로 새천년 국민의 건강비전을 제시하고 건강생활실천 붐 조성을 위해 올림픽공원 일대에서 개최되었다. 협회는 건강체험터, 암검진, 홍보부스 등을 운영하여 참여 시민들로부터 큰 호응을 얻었으며 이에 단체 대통령 표창을 수상하는 영예를 안았다.

2002 월드컵 경기시 전 직원의 자발적 참여로 주변 청소 및 질서를 계도하였고, 서울, 부산, 대구, 인천, 수원 경기장에서는 홍보부스를 설치 운영하면서 무료건강검사 및 상담, 금연캠페인, 흡연자 CO측정 및 상담 등 보건교육활동을 전개하였다.

대한임상건강증진학회와 공동으로 '2004 건강증진·비만체험박람회 및 학술대회'를 코엑스에서 4일간 개최하였다. 박람회 기간동안 외국인 근로자, 기초생활보장수급권자, 50세 이상 성인, 관람객 등을 대상으로 무료건강체험 행사를 실시했다. 또한 '제7차 아시아·태평양 금연대회(APACT)'가 2004년 9월에 경주에서 개최되었다. '금연구역 확장(Further Expansion of smoke Free Areas)'주제로 간접흡연의 폐해를 줄이는 방안이 집중 논의되었다.

나)각종 자료 개발, 공개강좌 등을 통한 건강정보 제공

협회는 건강생활 실천 및 질병예방 관련 건강정보지로서「건강소식」을 매월 발간하였다. 1973년 8월호「건강」을 시작으로 1977년「건강소식」 창간호를 발간한 이래 한결같이 쉽고 바르고 재미있는 건강정보지를 위해 노력해왔다. 또한 '건강관리 이렇게 하자'는 제목 하에 1982년11월 시리즈로 '협심증이야기'로부터 2004년 '금연길라잡이'에 이르기까지 각종 질병은 물론이고 국민들의 건강생활실천을 위해 다양하고 유용한 정보를 담고 있다.

2001년부터 탁상용 달력(주력)에 건강정보를 더하여 건강에 대한 올바른 정보를 전달하고자 하였고, 업무수첩 제작, 전국관광안내지도, 국·영판 안내서 등 건강정보 관련 유인물을 제작 보급하였다.

과거에는 슬라이드 제작과 일본에서 제작한 보건교육용 비디오 테이프 복제를 통해 보건교육 자료를 보급하였다. 1988년 '내일의 행복을 위하여'를 시작으로 보건교육용 비디오테이프가 제작되기 시작하였다. '올바른 생활습관(1988), '흡연의 폐해와 금연방법(1999)', '여성암과 골다공증 예방(1999)', '스트레스 탈출(2000)', '즐거운 비만 탈출(2001)', '중·장년기 건강관리(2002)', '꿈나무들의 건강생활(2002)' 등을 비디오 테이프와 CD로 제작하였다.

다)흡연률 감소를 위한 금연사업 전개

높은 흡연율은 건강 악화는 물론 삶의 질을 낮추는 주요 원인으로 작용해 왔다. 최근에 담배의 폐해의 심각성이 널리 알려지면서 금연을 위한 사회적 분위기가 고조되고 있다. 건협에서도 자체 금연사업과 국민건강증진기금사업으로 흡연율 감소를 위한 금연사업으로 금연글짓기 현상공모, 금연사진 공모, 청소년 흡연예방 캠페인, 인터넷 금연홍보사업, 중·고등학교 화장실 금연캠페인 광고, 대학 신입생 대상 흡연예방 캠페인 등을 전개해 오고 있다.

라)언론매체를 통한 홍보 및 교육

협회는 각종 공익사업, 행사참여, 건강정보 등의 보도자료 배부와 방송 프로그램과 연계하여 홍보함으로써 공익적 이미지 부각에 노력해 왔다. 1994년 KBS-TV '무엇이든 전화상담'은 5월부터 10월까지 장기적으로 참여하여 협회의 위상을 높이는 데 크게 기여했다.

전국 건강증진사업 담당자 교육은 1989년부터 1997년까지 국가보조금사업의 일환으로 매년 200명이 참석한 가운데 실시됐다. 건협의 건강생활실천 사업추진 방침에 부응하여 2003년 신규사업으로 실시된 '건강생활실천상담실'은 '영양, 비만, 스트레스, 절주, 금연, 운동'등으로 의사, 간호사, 영양사 등 전문 상담직원이 상주하여 협회 검진고객, 상담 희망 주민 중심으로 상담 서비스를 제공하고 있다.

마)국민건강증진기금사업

1995년 보건교육·영양개선·건강생활 실천 등의 예방적 사업으로 국민의 건강을 증진할 목적으로 국민건강증진기금이 조성되어 1998년 사업이 시작되기에 이르렀다. 이에 건협에서도 1998년 순회이동보건교육을 시작으로 1999년 청소년 건강캠프, 2000년 흡연자 건강검진, 2001년 직장인·지역주민 금연교육 등을 전개하여 국민의 건강증진을 위해 최일선에서 노력해 오고 있다.

(2)건강관리사업

가)연도별 건강검진 현황

정부에서는 사회복지정책의 확대에 따른 다변화로 신생아건강검진에서 노인건강검진에 이르기까지 다양한 보건정책 수행 및 사회 변화에 능동적으로 대처하고자 건협은 과거 연도별 검사인원 현황 파악을 검사 기능별 및 대상별로 구분하였으나, 사업 계층 및 대상군 성격이 시대의 흐름 변화에 발맞추고자 사업대상별로 단일화하여 관리하였다.

나)사업 대상별 건강검진 실시 현황

(가)지역주민 건강검진사업

협회는 1983년 초기부터 지역주민 건강검진을 통한 국민건강증진에 부단한 노력을 해왔다. 각종 이벤트 사업 및 만 65세 이상 검진자를 위한 할인율을 적용하여 실질적인 혜택을 받을 수 있도록 시행하였으며, 검진자 본인의 선택에 의하여 종합건강검진과 부분선택 검진으로 구분되며, 검진종목으로는 기초검사, 요검사, 혈액학검사, 면역학검사, 신체기능검사, 방사선검사, 암관련 검사 등 100여 개 검사 항목을 실시하고 있다.

(나)국가 암검진

정부에서는 1996년부터 암 정복 10개년계획을 수립하여 추진하고 있으며 2005년까지 5대암(위암, 간암, 대장암, 유방암, 자궁경부암)에 대한 국가적인 검진체계를 구축하기 위한 사업을 추진하고 있다. 1999년부터 의료급여수급자를 대상으로 위암, 유방암, 자궁경부암에 대한 무료검진을 실시하였으며 2002년에는 건강보험가입자 가운데 보험료 부가기준이 하위 20%에 해당되는 저소득층으로 확대하였고 2003년에는 부가기준 하위 30%까지 확대 실시되었다.

(다)노인건강검진

정부의 노인복지사업의 일환으로 질병의 조기발견 및 조기치료를 통해 노인건강 및 의료수준의 향상을 도모하고 건강한 노후생활 보장을 목적으로 실시하고 있는 것이 노인건강검진사업이다. 건협은 1989년부터 수검자가 노인임을 고려하여 협회 검진차를 최대한 활용, 현지 출장검진을 실시하고 있다. 검진종목은 노인복지법 제9조에 명시된 기초검사, 고혈압, 당뇨, 빈혈, 콜레스테롤, 간기능, 심전도, 흉부 X-선 검진 등 1차검진이 있으며 1차검진에서 유소견이 나올 경우 2차정밀검진을 실시하여 정확한 병명을 진단하여 치료를 받을 수 있도록 최선을 다하고 있다. 그러나 2000년도에 이르러 각종 제도권 사업(국가암검진, 국민건강보험공단 가입자)의 확대에 따른 노인건강검진의 비중이 약화되어 검진율이 급격히 감소하는 추세이다.

(라)저소득층 건강검진

1980년도 중반 이후 저소득층 건강검진은 기초생활보장수급자, 저소득층을 대상으로 시·도 위탁사업으로 실시하고 있다. 그러나 2002년 국가 암검진 및 공단 특정암 검진사업의 활성화로 위탁사업이 극감하고 있는 상황이며 일부 지방자치단체에서는 보건소 및 의료원을 통한 검진기회 부여로 협회에서의 역할이 감소하고 있는 추세에 있다.

(마)건강보험가입자 건강검진

건협의 대표적인 사업대상군으로 2004년도 검진종목은 기초검사, 빈혈, 간 기능, 콜레스테롤, 당뇨, 심전도, 흉부X-선 검사, 자궁암 등 성인병검진과 특정암으로 구분되어 실시 중이다. 또한 국민건강보험공단에서는 검진대상자에게 2년에 1회씩 검진기회 부여와 건강검진 비용을 부담하여 수검자의 건강증진에 기여하고 있다.

(바)농협공제계약자 건강검진

농협중앙회에서는 공제계약자에 대한 환원사업의 일환으로 1987년부터 협회와 계약을 체결하여 실시하고 있는 건강검진사업이다. 각종 암검진과 관절염, 통풍, 간염(B형, C형), 골다공증검사, 스트레스, 체성분, 폐기능검사 등 기타 성인병에 대한 검진을 실시한다.

(사)일반 기관단체 임직원 건강검진

이 사업은 타 사업대상군과는 달리 일반 기관단체 임직원 및 가족(배우자)에 대한 방문 추진을 통하여 실시하는 사업이다. 본 사업대상군의 검진인구는 지속적으로 변화됨에 따라 이를 충족시킬 수 있는 검진프로그램 개발로 기존 및 신규사업장을 지속적으로 관리하여야 할 것이다.

(아)위생분야 종사자 건강검진(특수업태부 성병검진 포함)

정부 보건정책사업 일환으로 위생분야업소에 종사하는 사람들에게 정기적인 건강검진을 마친 후 보건증을 발부 받아 업종에 종사하도록 하는 제도로 6개월에 1회씩 실시토록 되어있다. 주요검진대상자는 음식점, 다방, 유흥접객업소, 안마시술소, 특수업태부 등이 있다.

(자)보험계약자 건강검진

보험회사의 기획물로 자사 보험가입자에 대한 건강검진을 협회와 계약을 체결하여 실시하는 건강검진사업으로 1996년 신규사업대상 군으로 편성하고 관리하고 있다. 주요 보험사로는 대한생명, 동양생명, ING생명, 푸르덴셜생명 등이 있으며 검진항목은 유형별로 차이가 있으나 공통부분은 고혈압, 당뇨, 간 기능, 콜레스테롤, 심전도검사 등이 있다. 이러한 검진은 고객에 대한 환원측면과 위험요소를 줄이고자 하는 보험사의 기획물이다.

(차)신생아 건강검진(선천성 대사이상검사)

선천성대상이상은 신생아기의 생후 3~7일 사이에 혈액검진을 실시해 증상이 나타나기 전에 조기발견하여 치료하면 예방할 수 있는 질병이기도 하다. 협회는 1991년부터 대구와 경북지부를 필두로 검사를 실시하여 전국 15개 지부 중 중앙검진센터와 대전·충남지부를 제외한 지부에서 검사를 실시하고 있다. 국가적으로 정박아를 기르는 비용보다 신생아 검진을 통하여 선천성대사이상 소견을 발견·치료하는 것이 훨씬 경제적이라는 것이 영국, 미국, 일본, 스웨덴 등에서 판명되기도 했다. 우리나라에서도 출산때부터 평생의 건강을 보장받도록 하는 평생건강관리 프로그램 정착과 함께 국민 개개인, 가족의 건강과 행복을 위한 각종 제도가 시행되고 있는 단적인 예라 하겠다.

(카)영·유아 건강검진

영·유아 건강검진이란 만 6세 미만의 취학 전 아동에 대하여 성장단계별로 적정한 시기에 보건지도 및 의료서비스를 제공하여 국민기초건강 확보를 목적으로 하는 모자보건사업의 중요사업이라 하겠다. 협회는 1990년대 초에 부산지부를 필두로 영·유아 건강검진을 실시하여 전국지부로 확산된 건강검진사업이며. 검진대상은 어린이집, 유치원 등 취학 전 아동 거주시설에 대하여 직접 방문 및 내원을 통하여 검진을 실시한다. 검진종목으로는 혈액형, 빈혈검사, 소변검사, 시력검사, 치과검사 등 기본검진 외에 검진대상자의 건강상태 및 담당의사의 의학적인 판단에 따라 선별검사도 한다. 검진비용은 지방자치단체 예산 또는 본인 부담으로 실시한다.

(타)학생 건강검진사업

초기에는 간염검사 및 접종을 위주로 실시하였으나 식습관의 서구화 및 청소년 놀이 문화 등의 비활동성 생활형태로부터 야기되는 비만에 관련된 검사 및 소아당뇨검사, 심장질환검사 등으로 확대하기에 이르렀다.

(파)기생충검사

협회에서는 영·유아 건강검진 검사항목에 요충검사를 필수 항목으로 지정하여 영·유아 요충 감염률을 낮추는 데 일익을 담당하고 있으며, 식생활 변화에 의하여 생식 및 회를 즐겨 먹는 현대인에게 직·간접적으로 기생충에 감염될 수 있는 위험요소에 대하여 본인 자각 또는 지방자치단체의 관심에 의한 예산사업을 지속적으로 실시하여 감염자에 대한 치료활동을 수행하고 있다. 1995년 이후 검사자는 급격히 감소하였으나 낙동강, 영산강유역 지역주민을 위한 특수시책사업으로 간디스토마사업을 지속적으로 전개하고 있다.

(하)무료건강검진 및 기타 건강관리사업

협회는 기초생활보장수급자, 교도시설 재소자, 노숙자, 시설생활자(장애인, 아동, 노인), 오·벽지주민, 보훈대상자 및 가족, 중식지원학생 등 여러 계층을 대상으로 실시하고 있다. 특히 보훈청의 협조 하에 보훈대상자 및 가족, 이산가족 방문단 건강검진도 대한적십자와 공동으로 실시하고 있다. 검진종목은 기초검사, 요검사, 빈혈, 간 기능, 콜레스테롤, 당뇨, 심전도, 흉부X-선, 기타 초음파, 위장검사 등이다. 아울러 간염접종, 처방전, 독감예방접종사업을 기타건강관리사업이라 하며 검진자의 비용 절감의 효과를 주고자 실시하고 있다.

다)건강관리사업 향후 방향

최근 의료시장이 전면 개방을 앞두고 있는 실정에서 국내 병(의)원들과 경쟁이 불가피해졌다. 이러한 여건 속에서 협회의 미래를 설계하기 위한 목표 설정을 다음과 같이 하고 있다.

첫째, 2000년도부터 소외계층 및 저소득층 주민을 위한 무료건강검진사업을 체계화하여 실시하고 있다. 둘째, 전 국민에 대한 복지정책이 확대 실시되어 연1회 또는 격년제로 개인의 건강을 체크할 수 있는 제도권사업 활성화로 유관기관과의 공조체제를 확립한다. 셋째, 건강관리서비스현장을 제정 성실히 이행하여 근무자세 확립 및 고객이 원하는 서비스제공을 통한 고객 감동을 실현한다. 넷째, 의료시설이 취약한 도서 및 산간오지 지역주민을 위한 의료서비스 제공을 타 의료기관과의 차별화 및 공익 복건의료기관으로서의 역할을 수행한다. 다섯째, 정부에서는 국민건강증진기금을 이용한 대국민 보건정책사업을 수행하는데 있어서 협회는 금연, 영양, 절주, 운동, 비만, 스트레스 등 각 분야의 중추적 역할을 한다. 여섯째, 급변하는 사회 환경 변화에 유연한 사업운영체계를 확립하고 대처함으로써 타 의료기관과 경쟁에서 우위를 점유할 수 있는 체제를 갖추어야 하겠다. 일곱째, 전산관련 통합관리용 데이터베이스 구축 및 전문 전산요원을 확충하여 자체 검진프로그램 개발을 통한 대외 경쟁력 제고로 급변하는 사회변화에 능동적으로 대처할 것이다.

라)검진결과의 신뢰도 향상을 위한 정도관리

협회는 1985년부터 대한임상검사정도관리협회에 가입하여 외부정도관리를 실시하여 우수한 성적을 얻고 있으며 현재 임상화학 및 진단혈액학 등 7개 분과에 참여하여 우수기관으로 인증받고 있다.

(3)조사연구사업

한국건강관리협회는 1964년 창립된 이래 오늘날까지 새롭게 변화되고 있는 보건의료분야에 관한 정보습득으로 건강증진 및 보건교육, 건강검진 수준 향상을 위한 학술 및 조사연구 활동을 적극적으로 실시하고 있다. 보건복지부 후원으로 국민건강증진에 기여하고 협회의 위상을 제고하기 위한 학술연구활동의 일환으로 2003년 4월과 12월에 학술대회를 개최하였다. 발표된 연제에는 "일본의 건강증진 서비스의 현황과 미래"(동경도예방의학협회 Kitagawa Teruo 이사장), "한국건강관리협회 임상검사 참고치 표준화에 관한 연구"(고려의대 이갑노 교수) 등 여러 편이 있다.

■ 한국건강관리협회 임상병리검사 참고기준범위 표준화에 관한 연구 ■

2003년 4월 제1회 학술대회에서 발표된 연제로 연구에 참여한 연구진은 서울대학교 의과대학 진단검사의학과 조한익 교수 및 고려의대 이갑노 교수 등 많은 전문가를 주축으로 당시 협회 학술연구팀의 협조로 우리나라에서 최초로 이 분야에 대한 연구를 실시하였다.

우리나라의 임상병리검사실에서 사용하는 참고치는 검사의 결과 판독의 중요한 기준이 되므로 이의 올바른 설정은 매우 중요하다. 한국건강관리협회의 15개 본·지부 검사실에서는 다양한 장비와 다양한 검사법에 의하여 임상병리검사 및 검진이 이루어지고 있다. 그리고 전국의 각 지부에서는 각각의 지부에서 각각의 기준에 의해 결정한 참고치를 기준으로 검사가 이루어지고 있다. 따라서 각 본·지부 단위별의 검진 상의 관점상에서는 문제가 없을 수 있으나 전국적인 관점에서 보면 검진데이터의 통일성의 결여로 데이터의 상호 호환이나 전국적인 통계데이터의 도출에는 문제가 있다. 더욱이 일부 항목에서는 검사기기, 사용방법 및 시약 등이 같은데도 불구하고 지부에 따라 참고치가 상이한 경우도 있다. 이로 인해 판독의 통일성의 결여와 수검자의 이해 및 검진결과에 대한 통계의 신뢰도 저하 등의 문제가 있어 본 연구가 필요하였다. 본 연구에서는 전국의 각 검사실의 검사 장비 및 검사 방법은 표준화가 되어 있지 않다는 가정을 세우고, 이를 통일하여 사용할 수 있는 연령, 성별에 따른 참고치를 통계적인 방법을 이용하여 전국에서 통일하여 사용할 수 있는 참고치를 도출하였다.

본 연구를 위하여 전국 15개 본·지부 검사실에서 2000~2003년까지의 3년간 18,000,000건의 기초데이터를 모두 수집하여 정리하였다. 연구결과 나온 참고치 범위를 각 지부에 보내 실제 2~3주간 사용 후 의견을 수렴하여 조정하였다. 본 연구는 자료수집 과정, 통계처리 과정, 시험 사용과정, 참고치 수정 및 조정 과정 등을 통하여 최종적으로 참고치 범위를 확정하였다.
본 연구 이후로 건협 자체의 참고치를 갖게 되는 획기적인 일이 되어 전국 15개 본·지부의 검사실의 참고치가 통일됨으로서 각 지부간의 데이터의 호환이 가능하고 통계의 일관성과 신뢰도가 높아졌다. 이로 인해 한국건강관리협회의 통계자료와 참고치는 그 자료의 방대성과 전국적으로 분포되어 있는 조직의 특수성 때문에 국내의 표준으로 삼을 수 있는 가능성이 가장 높은 것으로 생각되었고, 이는 국제적으로도 한국을 대표하는 신빙성 있는 참고 자료로도 활용이 가능할 것이다.

한국건강관리협회는 창립 30년 이후 협회의 학술연구활동은 10년간 120여 개 과제에 대한 연구를 통하여 검진의 질적인 수준 향상과 검진관리업무의 효율성 및 검진결과 신뢰도 향상에 기여하고 나아가 국민건강증진에 많은 도움이 되는 연구활동을 지속적으로 실시하여 왔다.

(4)기생충관리사업

전국 장내기생충감염현황실태조사는 1971년 제1차 조사를 시작한 이후 1976년 제2차 조사, 1981년 제3차 조사, 1986년 제4차 조사, 1992년 제5차 조사를 실시하였으며, 1997년에는 제6차

조사를 실시하였다. 사람의 장내 기생충처럼 환경 영향을 많이 받고 또 집단 감염이라는 속성을 갖는 감염성 병원체도 많지 않을 것이다. 이 조사에서 말하는 장내 기생충은 사람의 위장 또는 담관에 기생하는 윤충(Helminths)을 말하며 원충(Protozoa)은 포함되지 않는다. 우리나라에서 유행했던 장내 기생충은 회충, 구충(십이지장충), 편충 등 비위생적인 상태에서 유행했던 것이다. 장내 감염이 어느 지역에서 일정 수준으로 유행하려면 충란의 생산, 충란에 의한 주위 환경 오염, 매개체 감염, 매개체를 통한 사람 감염 등이 계속 유지되어야 감염 수준이 일정하게 유지된다.

정부는 회충 감염을 관리하기 위하여 1969년부터 전국적으로 감염자를 찾아 초·중·고등학교 학생들을 대상으로 집단구충사업을 실시하여 회충 충란 생산을 줄였으며, 사회경제적 방법으로 사회간접자본(주택, 변소, 상하수도 ,도로, 전기)에 대한 투자가 실시되어 환경을 위생적으로 개선하였다. 이러한 환경의 변화는 장내 기생충의 악순환 고리를 끊는 데에 결정적으로 기여하였다.

1960년대 오랫동안 농업사회였던 우리나라는 인분비료에 의한 장내 기생충의 재감염을 막기 위한 방법으로 경제적 발전이 요구되었다. 즉 구충제를 사용하여 감염자를 집단적으로 치료하지 않고서도 서유럽과 미국에서는 장내 기생충의 감염을 관리할 수 있었다. 우리나라는 공업화가 진행되는 과정에서 세계에서 가장 우수한 구충제가 도입되어 자체 생산되면서 큰 시장이 형성되었고 전 국민이 1960년대 말부터 1980년대 말까지 자진하여 구입하고 복용하는 습관이 유행하여 기생충 감염의 관리에 크게 기여했다.

1980년대 초에 신발의 보급, 유효한 구충제의 시판, 농업 생산 방식의 변화, 세제의 보급 등의 영향으로 충란 양성률이 현저하게 낮아졌나, 비위생적인 환경에서 가장 유행했던 회충과 편충은 1970년대 후반부터 감염률이 감소하여 1980년대 후반에 약 5% 이하가 되었다. 유효한 구충제가 없었던 편충의 감염률도 함께 저하하였다. 장내기생충의 감소추세는 6차에 걸친 전국실태조사를 통하여 잘 나타나고 있다. 전체 충란률이 1971년에 84.3%였으나 1997년에는 2.4%로 감소하였고 회충, 편충, 구충란 양성률의 합은 1971년 131%에서 1997년에 0.11%가 되었다. 이러한 성공적인 장내 기생충 감염의 감소가 특히 회충, 편충, 구충의 토양매개성 기생충의 감소에 의한 결과로 평가할 수 있다.

현재까지 세계적으로 전 국민을 대상으로 기생충 감염 실태를 파악하기 위하여 큰 규모의 표본조사를 정기적으로 실시한 나라는 우리나라가 유일하다. 이 실태조사는 1971년부터 매 5년마다 실시하여 그간 기생충감염의 관리 성과를 학술기록으로 남긴 소중한 자료이다.

그러나 우리나라는 현재 원충류를 포함한 기생충 감염률에 대한 추이를 감시할 만한 조사가 없으며, 일부지역에서 아직도 상당수의 기생충 감염자가 발견되고 있음에도 불구하고 대부분 기생충에 관한 사항은 과거의 문제일 뿐이라고 인식하는 경향이 있고, 인체의 피해 정도가 큰 간디스토마 및 장흡충, 요충 등의 완만한 감염률이 유지되고 있다. 또한 최근 중국 및 동남아 등지에서 많은 외국인들이 국내에 많이 들어와 있는 영향으로 기생충에 대한 변화가 있었는지 확인이 필요하고, 통일 이후의 북한지역에 대한 실태조사 사업계획의 필요성이 대두되고 있는 것도 현실이다.

(5)국제교류사업

가)한·중 기생충관리 협력사업(1995~1999)

한·중 수교에 따라 중국 기생충관리사업에 필요한 한국의 우수한 경험과 시술을 전달하여 중국 내 만연하고 있는 기생충병을 퇴치함으로써 양국관계 개선과 중국 국민보건 향상에 기여하며 적은 투자로 사업의 성과를 크게 나타낼 수 있어 향후 국가 차원의 국제협력사업에 크게 이바지한다.

한·중 기생충관리협력사업은 NGO 사업으로 1995년부터 1999년까지 한국 국제협력단과 공동으로 실시되었다. 사업내용으로는 한국전문가 파견 및 중국 보건관계자 초청 국내연수 및 Workshop 개최, 구충약품 및 검사기자재 지원 등이다. 한국전문가 파견은 중국 예방의학과학원, 상해 기생충병연구소, 강서성, 안휘성, 광서장족자치구 등을 방문하여 중국 현지 주민 기생충검사 및 향후 기생충관리에 대한 방안을 논의하였으며, 중국 보건관계자 초청 국내 연수 및 Workshop 개최를 통해 한국의 기생충관리 현황 및 성공사례를 전수하고 한국건강관리협회 기생충검사 및 건강검진현황을 견학하였다. 사업예산은 매년 한국건강관리협회와 한국국제협력단이 각각 사업비를 배정하여 약정 체결하였다. 1995년부터 1999년 5개년 동안 총사업비는 338,218천 원이었으며, 협회 사업비는 191,218천원 한국국제협력단 사업비는 145,000천 원이었다.

나)한·중 기생충감염관리 시범사업(2000~2004)

한국의 기생충관리 기술을 전수하여 시범사업지역 기생충 퇴치는 물론 중국 정부 제10차 경제개발계획(2000~2004)중 기생충관리사업을 지원하여, 시범지역내 기생충 감염률을 낮추고(흑룡강성 간디스토마감염률 40%→15%이하, 강서성 회충감염률 71%→35%이하), 시범지역 기생충관리 기반조성을 통한 중국 기생충관리 능력을 강화하는 데 목적이 있다.

광활한 영토를 가진 중국은 지역적 차이로 인하여 보건의료환경이 열악해서 높은 기생충 감염률을 나타내고 있어 중국 정부의 보건의료정책 수행에 커다란 문제점으로 등장하고 있다. 이에 한국 전문가를 파견하여 기생충증 집단관리방법 및 문제점, 대처방안, 시범지역내 관리사업군 설정 및 추진방안, 특수기생충 등 지역내 실태조사 및 관리방안, 혈청진단법 기술을 중국측에 전수하고, 사업대상지역 사업추진 시 현지 인력을 고용한 후 사전 검사 진행에 따른 제반사항을 현지 전문가와 협력하여 교육을 실시하였다.

다)라오스 기생충 퇴치사업(2000~2004)

한국건강관리협회는 NGO사업으로서 라오스 내 심각한 기생충병 퇴치를 위해 한국의 전문지원이 반드시 필요하다는 요청과 함께 초등학교 학생 및 현지 주민들 건강에 도움을 주는 인도주의적 차원의 한·라오스 기생충 퇴치사업을 추진하게 되었다. 한·라오스 기생충 퇴치사업은 라오스 유사이래 최초로 전국 18개 지역 기생충 감염률 실태조사를 완료하고 이 결과를 현재 라오스 정부가 보건정책의 기초자료로 활용토록 함으로써, 라오스 자국 내 기생충관리 인프라 구축을 통한 기생충 퇴치기반 조성에 큰 기여를 하고 있다. 이는 라오스 보건수준을 한 단계 끌어올리는 보건분야의 성과뿐만 아니라, 건협이 나아가 국가에 대한 좋은 이미지를 갖게 하는데 큰 몫을 하고 있다.

라)북한 기생충관리 및 건강증진사업

한국건강관리협회는 한민족 건강증진에 기여하고 기생충관리 및 건강관리의 경험과 기술전수를 인도적 차원에서 북한 어린이 및 주민의 건강관리 및 증진에 보탬이 되고자 2000년부터 매년 구충약품 및 검사기자재·시약 소모품 등을 북한에 지원하였다. 1996년 6월 WHO를 통한 장내 기생충 진단지침서 등 기생충 교육용 자료를 북한에 제공한 것이 계기가 되었다. 2000년 7월 25일 구충약품 250만 명분을 북한 조선의학협회에 기증하였다. 그리고 북한 어린이 구충사업 논의를 위해 최초의 제1차 기생충실태조사단을 파견하였다(2000.9.18~9.23). 2004년에는 평양의대병원 지원에 관한 협의와 북한 어린이 보건지원사업 실시합의서 교환을 위한 대표단을 2회에 걸쳐 파견한 바 있다.

(6)전산 정보화사업

본·지부 전산화 사업계획에 따라 전산시스템을 도입(super mini 1대, Micro 12대, P.C 37대, 프린터 48대, 터미널 46대, Modem 14대)하여 프로그램 개발(374본) 및 부대시설공사, 본·지부간 (13개 지부) Network 설치·완료, 종합테스트를 거쳐 1991년 1월 4일 정상 가동하게 되었다. 그러나 과거 프로그램에 있어서 두 자리 연도 인식문제(Y2K)가 발생되어 전면적으로 시스템과 프로그램을 재설계하게 되었다.

우리 협회의 전반적인 업무에 대하여 1990년대의 전산화를 토대(검진관리, 일반관리 등)로 업무의 표준화(Standardization)와 고객지향성(Oriented Customer) 전산화 그리고 궁극적으로 전사적(全社的) 자원관리 프로그램 구현을 하고자 했다. 1999년 1월 인터넷 홈페이지 구축계획을 수립하여 1999년 3~12월 웹을 구축, 최초로 URL(kah.or.kr) 사용하게 되었다. 홈페이지 이용자들이 증가함에 따라 타 검진센터와 차별화된 건강검진 정보 및 다양한 서비스를 제공하고 고객들의 편의를 도모하기 위해 매년 1회씩 홈페이지를 개편하고 있다. 종합검진 프로그램, 기초정보, 검사 참고치 등을 지속적으로 통일화를 추진하는 한편, 추후 지향할 통합정보화시스템 구축을 계획하고 있으며, 회계·인사 등 자료 또한 실시간 집계가 가능토록 할 계획이다.

한국한센복지협회

- 이 글은 한국한센복지협회에서 발간한 「韓國癩病史」에서 발췌 정리한 것입니다.

1. 일제강점기에 시작된 나관리 및 조선나예방협회의 설립

1)협회의 설립

우리나라에서 정부차원에서 한센병 관리사업을 조직적인 사업의 형태로 펼치기 시작한 것은 일제강점기로부터 찾아볼 수 있다. 을사보호조약을 맺고 우리나라를 강점해 온 일제는 한센병 구료사업의 일환으로 관립시설 소록도 자혜원(小鹿島 慈惠園)을 1916년 2월에 완성하여 처음으로 환자 100명을 수용하였다. 1928년 조선나병근절책연구회가 발족하고, 일본 나예방협회(1931)의 영향을 받아 설립되었으리라 짐작되는 조선나예방협회(1932)는 조선총독부 경찰국 위생과에서 설립을 결정하여 1933년 3월 공익단체의 인정을 받았다. 당시 조선나예방협회는 본부와 지부를 두고 사업으로는 구제보호시설을 설치하여 조선 내의 문제환자 7,000명 전부를 분산 수용한다는 계획을 세우고 있었다.

2)설립목적

협회를 결성한 목적은 사업자금의 대민모금이었고, 재정지원이 필요했던 조선나협은 민간운동으로 소록도를 육성한 바 경찰조직을 통한 모금운동으로 목표의 두 배 이상의 월등한 실적을 거두었다. 이 자금으로 1940년 말 소록도는 6,136명을 수용하는 거대 요양원으로 거듭났으며, 공사 기간 동안 환자들의 고역은 지금까지 전해오고 있다.

조선나병근절책연구회의 활동은 1931년 9월 8일자 동아일보의 기사 "나병에 걸려 신음하는 동포들로부터 가련한 하소연을 우리 사회에 보내어 일반의 동정을 자아내고 있다."에서 찾아볼 수 있다. 이들은 전남 여수군 신풍리에 있는 조선나병환자공제회에 수용되어 있는 환자들로서 조선나병환자구제연구회는 최흥종, 윤치호를 중심으로 조직하였고, 이후 38인의 위원을 구성하여 총독부에 사업비 지원을 요청하였다고 한다. 연구회의 선전위원인 한성의원장 김탁원은 한센병이 전국으로 만연되고 있으며, 전염병임을 강조하여 간이수용소라도 개설해야 한다고 강조하였다. 1932년 1월 21일자 동아일보 기사에서는 동연구회의 활동상을 엿볼 수 있는데 그들은 서울 근방에 상주하는 환자들의 지방 이전사업을 결정하였고 동대문밖 신설리에 움막을 짓고 사는 환자 22명을 여수에 수용하도록 교섭했다. 지방이전사업을 위한 위원들과 유지들을 대상으로 한 모금, 음악회를 개최하여 활동비를 조성하는 등 활발한 활동을 보였으나 동연구회는 결의에 따라 해산하였다.

2. 한센병의 자조운동 및 민간운동의 시작

경북 군위군 구라선교회의 지원을 받은 2개 진료소의 이동진료는 1938년까지 성주, 경주 등지 까지 확대되었으며 대상환자도 900명까지 되었는데 강제수용 시책에 따라 소록도에 이송되었다.

대구, 부산, 여수의 나병원 인근에 운집하여 생명만 유지하고 있던 환자들은 사회유지들의 도움으로 나환자 상조회를 조직하여 서로 돕고 함께 치료하고 예방하는 데 기여하고 사람으로서 광명을 추구하겠다는 조그마한 희망으로 조선 각지에 지부도 설치해 나가겠다는 자조운동을 처음으로 시작하였다.

1933년 3월 15일 부산에서 전조선나병단체연합회를 조직하여 다음의 요구사항을 결의하였다. (1)수용할 나환자의 전형을 연합회에서 하게 해 달라, (2) 미수용환자의 임시구제와 치료에 환자 출신 간호원을 다수 사용해 달라, (3)환자의 자녀 중 건강아동을 특별 보육해 달라, (4) 무의무탁 중환자를 먼저 수용해 달라, (5) 가정생활자와 독신생활자를 구별 수용해 달라.

이때에 피선된 고문은 윤치호, 송진우, 안재홍, 오금선, 신흥우, 현동완, 최흥종 등이었고, 임시집행부를 대구에 두었다. 1934년 6월 5일자 동아일보 기사에서는 연합회에서 한센병에 연관 지어지는 미신적 관념을 타파하는 운동으로 우선 선전인쇄물을 만들어서 각 방면에 배포했다고 한다. 그러나 소록도의 증축으로 실낱같이 명맥을 유지하였던 상조회와 나예방협회는 1935년 11월에 시행된 마지막 강제이송에 따라 상조회는 없어졌으며 내당동 비산동에 있던 3개 집단부락(60호)은 마지막으로 불태워졌으며 한(恨) 많은 조선나병환자상조회는 잿불 사그라지듯 사라졌다.

세계적으로 많은 지원단체가 있으나 인도에서 시작된 한센병의 위대한 운동은 1878년 MTL(大英癩病者求療會, Mission to Lepers in India & the East)의 기치를 영국에서 정식으로 알렸고, 이후 우리나라에서 MTL은 부산나병원을, ALM(미국구라선교회, American Leprosy Mission)은 여수애양원과 대구애락원을 지원하였다. 우리나라의 한센병 사업을 위한 민간운동은 시민의 자발적 기부에 의존하여 매우 나약했다. 나예방협회의 모금은 총독부가 주체가 되어 잘되었음에 반하여 민간나사업단체는 언제나 운영비에 쫓기어 황족의 하사금이던 총독부의 보조금이던 받을 수밖에 없었다.

3. 조국광복과 사업의 재정비

일제가 저지른 대동아전쟁은 우리민족도 함께 기아와 도탄에 빠지게 하였고 8·15광복은 일대 혼란을 자아내었다. 소록도와 경찰이 장악하고 있던 기타 요양원에서는 한꺼번에 질서가 무너져서 통제가 되지 않았다. 소록도에서는 주도권 싸움이 벌어져서 숱한 사상자가 발생했고 모든 곳에서는 배고픔 때문에 탈출하고 떠나고 거리는 마치 걸식의 장터라고 신문은 기사화했다. 진주해 온 미군정청은 보건후생부에서 보건위생문제를 통괄케 하여 한센병 문제도 조금씩 활기를 띄었으나 반영할 예산이 없어 부랑환자의 격리 수용책이 고작이었다. 그러나 거리를 배회하는 환자가 점점 많아져서 서울의 청량리 홍능, 돈암동, 도림교 부근이 환자의 집결지로 유명해졌고 지방으로도 이어져 원성이 높아졌다.

1)나협회의 재탄생과 집단수용

1932년 구라운동에서 보여준 우리 민족의 참된 마음은 한센병을 안타깝게 생각하는 한 청년 웅변가 방수원(方洙源)에서 시작되었다. 그는 젊은 의학자 유준(柳駿, 세브란스의대 교수)과 의기투합하여 나예방협회라는 조직을 만들었고, 기금모금운동은 학생들의 동참으로 협회의 힘을 거양시켰다. 첫 사업으로 서울시내의 부랑 환자 150명을 성북동에 임시로 수용하였다가 망우리로 옮겨서(1948. 9) 환자의 복지와 사업의 수행 그리고 거리의 명랑화에 이바지하였다.

지금의 한국한센복지협회는 1948년 9월 3일을 창립일로 하고 있다. 과도기 정부하의 나예방협회 조직은 지방에 따라서 집단수용이 일찍 된 곳도 있고 그렇지 않은 곳도 있다. 경기도 성계원(1948. 11), 전라북도 소생원(1948), 경상북도 기와굴(1949), 애생원(1950) 순으로 만들어졌다. 8·15 이전에는 당국의 눈을 피하여 자생하는 소수집단이 일찍부터 가족과 떨어져서 외진 곳에서 독거하는 환자를 중심으로 많이 있었는데 해방과 더불어 커지고 활성화하여 점차 정부의 지원대상으로 발전했으며 지금에 확인할 수 있는 곳은 애경원, 호혜원, 영생원, 광명원, 소아원, 엉신원, 팔복원, 상락원, 영복원, 성생원, 정애원 등으로 그 동안 정착사업, 지원사업, 새마을 자조사업 등 갖은 노력을 하여 발전해 왔으며 이제는 자자손손의 고장이 될 자연부락으로 되어가고 있다.

2)한센병 사업

한센병 사업에서 예방사업은 중요한 것으로서 특히 환자의 자녀들을 격리하는 일이 각광을 받았었다. 이 병은 치료제가 확실하지 않고 전염률이 높아서 영유아기부터 격리해야 한다는 인식이 높았다. 이런 목적 하에 대구시 내당동에 국립삼육학원(1949.11.21)이 설립되었으며, 1952년에는 교육법에 의한 초·중교 과정기관으로 인가되었다가 1979년 폐쇄되었다.

8·15 이후 군정은 도단위 행정을 펼쳐 지역에 따라 한센병에 대한 관심도 달랐다. 애락원이 있고 환자빈도가 높은 경북에서는 8·15 당년에 지방군정관이 한센병 문제를 함께 의논하여, 이후 지방의 인사들도 나예방협회의 지부와 같은 관념으로 함께 일했다. 현 한국한센복지협회 전북지부가 1946년 8월에 설립되었고 전라남도에서는 소록도갱생원과 여수애양원이 운영되었으며 충청남도 지부가 애경원의 탄생과 관계되어 1948년 10월에 결성된 것으로 보인다.

3)뒷이야기

대구 애락원 관리자로 1941년에 일제에 의해 추방되었던 푸렛처 박사는 1946년에 내한할 적에 한센병 치료제를 처음으로 우리나라에 도입하였고 한때 세브란스 의전의 의사로 재임했다. 여수애양원장으로 1941년에 역시 추방된 윌슨 박사는 미군정청 보건분야의 일을 맡아서 한센병 분야의 지원에 이바지한 바 있다. 또한 일제에 의해 강제 추방되었던 부산 나병원장이었던 메켄지 박사는 우리가 오래도록 기억해야 할 분들이다.

1951년 나예방협회를 강화하고 보건부와 함께 반관반민의 기구로 그해 5월에 소록도에서 실무자 회의를 개최하였다. 그러나 6·25동란으로 이 계획은 흐지부지 되었고 재정적 지원 부족으로 나 예방사업의 진척을 볼 수 없었다.

4. 한국전쟁과 한센병 관리

1)정부대책

6·25전쟁으로 정부가 대전, 대구, 부산으로 이동하는 상황에서 한센병 관리는 악순환의 되풀이였다. 소록도, 애양원, 애락원에서는 탈출과 이도의 사태가 되었고 1950년도 초에 겨우 발족한 애생원, 성계원은 원상태처럼 되었으며 도립 상애원도 다를 바 없었다. 해방 직후부터 만성병 담당으로 보건부에서 일한 윤유선은 당시의 일을 이렇게 회상했다. "UNKRA가 한국의 보건문제에 관심을 가지기 이전까지는 일제 때의 나병관리법을 그대고 답습했으며 따라서 대풍자유 시약을 하고 수용비도 정부예산의 큰 부분을 투입하여 왔다." 즉, 휴전 때까지 아무것도 할 수 없었다는 것이었다. 한미재단 사절단(단장 러스크)은 보건장관에게 다음과 같은 사항을 건의(1953.8.23)했으며, 이것은 해방 후의 가장 획기적인 일이다.

- 한센병과 결핵의 국가관리
- 관리책임 의무관을 주축으로 하는 관리기구의 구성
  - 관리책임 의무관을 주축으로 하는 관리기구의 구성
  - 동 기구의 3년 이상의 지원

2)이상촌 설치계획 및 나요양소 증설

해방 후 정부는 환자의 수를 계산하여 45,000명으로 표명하고 그중 가동능력이 있는 폐쇄성 환자들로서 이상촌을 설립함으로서 국가적 부담을 줄이고 사회의 명랑화를 기하겠다는 계획을 수립(1951.10)하였으나 실현할 수는 없었다. 정부는 1951. 9.29자 대통령령(제538호)으로 중앙나요양소를 갱생원으로 개칭하고 소생원(소춘원), 애생원, 성계원을 국립요양소로 흡수하였고 도립상애원은 국립용호원으로 개칭되었다. 또한 6·25 동란시 한센병 발생율의 급상은 특히 문제가 되어 군복무자 중 발병자가 문제되어서 이를 위하여 대명구호병원을 설립(1956)하여 제대자와 복무 중 발병한 환자를 수용하게 되었다. 정부는 1954년 2월 2일, 법률 제 308호로 제정된 전염병예방법에서 한센병 환자는 강제 격리수용하도록 되어 있었으나 1963년 2월 9일 한센병을 만성전염병으로서 재가 치료를 할 수 있게 개정하였다. 또 2000년 8월에는 나병을 한센병으로 개정하였다.

보건부가 1954년 11월에 주최한 나병학술연구발표회의 결과에 따르면 현재 한국에는 5개소의 국립요양원과 공립 4개소, 사립 8개소 동합 17개소에 17,000명을 수용해 있고 950명의 미감염 아동이 수용되어 있으며, 시설에 수용되지 못하고 각지를 전전하고 있는 환자들이 십만을 넘을 것이라고 보고하였다.

3)6·25가 남긴 것들

1950년 8월 5일 북한군이 소록도에 당도하여 병원을 접수하고 원장과 직원들을 감금 학대하고 사상교육을 시행하였다. 북한군은 퇴각하면서 내무서에 감금해 두었던 직원과 목사 열한 분을 무참히 살해하여서(9.29) 후일(1978. 5) 이들의 고혼을 위로하고자 소록도에 순록비(殉鹿碑)를 세웠다.

4. 사업의 궤도 진입

1)코흐렌 박사의 조언

Cochrane Robert Greenhill(1899~1985)은 영국인 피부과 의사로서 한센병에 관심을 가지고 인도의 Chingleput 나병원에서 오랫동안 일했으며 DDS의 효능을 가장 먼저 발표(1949)했다. 그가 우리나라를 순회하는 동안 이전에 볼 수 없었던 맨손으로 병소를 만지는 첫 번째 의사가 되어 환자들 사이에 깊은 인상을 주었고 꼬끄레이 박사란 애칭을 남겼다.

Cochrane은 1955년 환자가 있는 방방곡곡을 시찰한 후 보고회를 가졌다. 그는 한국에는 약 150,000명의 환자를 추산하며 그 중 37,000명이 전염성이 있다고 언명했으며 수용환자 중 54%가 25세 미만인 점을 지적하고 한국의 한센병 양상은 House Pattern이라고 했다. 코흐렌 박사가 제시한 사업 원칙은 다음과 같다. (1)외국인 공중보건의를 나병전문가로 바꾸어서 역학조사를 실시하여 그 실태를 파악하고 사업을 점차 내국인에게 넘겨주어야 한다. (2)남부 4개도에서 표본사업을 권유했다. (3)환자를 비밀리에 관리한다. (4)내국인 공중보건의를 시급히 양성한다. (5)시책의 초점은 자급자족에 둔다. (6)나병의 치료에 DDS 투여를 권장하고 예방적으로도 투여한다. 이 제언은 정부 시책의 원칙이 되어 펼쳐졌다.

2)외원단체의 협조

1957년 3월 보건사회부와 외원단체협회(KAVA: Korea Association of Voluntary Agencies)가 주최한 회의에서 의제는 한국내 한센병 대책 문제로 우리나라에 팽배해 있는 편견 문제가 지적되었다. 환자들의 자녀(미감아)는 해외입양보다 부모에게 되돌려져야 한다고 했으며, 우리 정부는 약 2만 명의 환자를 수용하는데 보사부 예산이 45%가 소요되며 따라서 모든 활동성 환자는 요양소에 비전염성 환자는 자활촌에 분류 수용하기로 했고, 피부 진료를 통해 조기발견, 조기치료를 하여야 하며 재가환자는 등록되어 있다고 하였다.

외원단체 연합회(KAVA)의 성공을 분석해보면, 첫째 외원단체들의 유기적인 도움, 둘째 정부와 민간이 혼연일체로 공동의 목표를 위하여 사심없는 협조의 소산이었다.

외원단체 연합회는 다음과 같다.

(1) 재단법인 대영나병자구료회 조선지부 유지재단(Mission to Lepers in India & the East)
(2) 미국 구라선교회(The American Leprosy Mission, ALM)
(3) NCWC(National Catholic Welfare Conference, 가톨릭구제회, 명칭 : 미국가톨릭복지협의회)
(4) 한미재단(AKF, American Korea Foundation)
(5) 천주교구라회(Catholic Leprosy Service)
(6) 기독교 선명회 (World Vision)
(7) 세계보건기구(World Health Organigation)
(8) 유니세프(UNICEF)
(9) 성 프란시스코 수도회

(10) 오지리 카톨릭부인회

(11) C.I.D.R.(Centre Internacionale de Developpment Rural)과 S.A.M.(Socoete Auxiliaere de Mission)

(12) 다미안재단 (벨기에)

(13) 독일구라회(D.A.H..W) 말타기사회와 EAMUS-Swiss

1961년 9월에 세계보건기구(WHO), UNICEF와 우리 정부 사이에 한센병 관리사업에 대한 협정을 체결하였고 최초의 나관리 고문관이 주재하게 되었다. 요원양성계획에서 차윤근등 4명이 동남아 각국의 시찰교육을 그리고 동산병원 의사 등 3명은 인도에 파견되어 재활외과 수련을 받았다.

3)중앙등록사업

1961년 11월에 구성된 나관리협의회는 정착사업, 등록사업, 재활사업 등 보건사회부의 자문에 응하는 기관으로서 비교적 간단한 수술로서 사회복귀가 가능한 재활수술병원으로는 여수애양원과 대구 애락원을 지정하도록 건의하고, 노령 불구환자의 수용보호시설로서는 안동성좌원을 지정토록 건의하였다. 7월부터 실시된 등록업무는 총 1만 1백86명의 실적을 올렸으나 목표 5만명에는 훨씬 미달하였다. 등록업무가 부진한 이유는 환자들의 노출기피에 있었다. 이 같은 실적에 만족할 수 없었던 보건사회부는 등록진료세칙(1963)을 제정하여 등록사업의 촉진 및 재가환자들의 치료효율 제고를 도모하였다.

5. 한센병사업단체의 정비와 자생

1)한국한센복지협회(구 나협회)

(1)협회의 재건

1948년에 발족한 대한나예방협회는 건국초기에 민간단체로 출발하였으나 모금에 의지하는 사업으로 전쟁을 거치는 동안 난관이 많았다. 1956년 9월 5일 그 명칭을 대한나협회(大韓癩協會)로 하고 보사부의 승인(1956.10.6)을 받았다. 나협은 지방 여러 지부를 흡수하여 지휘체계를 갖추어 가면서 1958년 2월을 '나병의 달'로 정하고 계몽과 교육에 임하였다. 나협의 재건 초기사업은 몇몇 사람의 열의 하나만으로 추진되었기 때문에 찾아오는 500여 명의 환자들은 서울대 의대, 연세대 의대, 수도의대 등으로 진료를 의뢰하거나 요양소 입소를 유도하고 DDS를 나누어 주는 것이 고작이었다.

(2)협회의 정비

협회는 1984.1.20자로 사단법인 대한나관리협회로 개칭했다가 세계적인 추세에 따라 2000년 9월 3일자로 사단법인 한국한센복지협회로 개칭하였다. 나협은 1960년 대의원총회를 열어 인천, 김제, 월성 3개소에 정착사업을 시행하는 기본계획을 마련하였으나, 5·16 쿠데타 맞으면서 기능이 정지되었다. 이에 나협은 11월 23일 총회를 열어 이병학 회장을 선임하면서 새 출발을 하였다. 그러나 재정문제는 시급히 타개해야 할 과제였다. 서울역 앞 선명회 특수피부진료소 내의 조그만방 하나를 얻어 쓰고 있던 당시의 나협은 재산이란 책상과 캐비닛밖에 없었으며, 1백만 환의 부채까지 있었다.

이렇듯 어려운 시기에 회장은 보건사회부 장관의 전폭적인 지지를 얻어냈고 사업자금의 모금은 각 시도가 책임을 지고 적극 지원하기로 조치하였다. 이에 나협은 내실을 다지기 위하여 정부의 도움으로 음성자조사를 하여 나관리사업에 필요한 학술적 기초자료를 마련하여 3개 정착시범사업을 뒷받침하였다. 1962년 나협은 10개 지부를 신설 또는 재건 정비하였고, 사업자원금이 되는 모금을 위하여 보건사회부는 내무부의 허가를 미리 얻어주어 나협의 모금행위가 기부금품 모집금지법에 저촉되지 않도록 하는 조치를 취해주었다. 아울러 재정상태의 호전에 힘입어 이동진료사업의 확대, 사무실의 이전, 그리고 보건사회부와 약속한 동년도 2천1백13명 정착사업을 추진하였다.

(3)대한나학회

1958년 6월 15일 대한의학협회 정기총회에 모인 나학자 10여명이 자리를 따로하여 학회창립을 위한 발기인 회의를 가졌고 동년 40여명이 소록도에 모여 강습회를 마친 다음 창립총회를 열었다.

(4)한센복지협회의 활동(1963~2000)

한국한센복지협회는 1963년 지부 이사회를 지부운영위원회로 바꾸어 중앙통제를 강화하고 본회 사무실을 을지로로 옮기면서 위상을 가다듬었으며 그동안 정부에 의해 미수행된 정착사업 수행의 임무를 맡아서 2,113명의 현지 정착사업을 1964년 말까지 마무리했다. 협회는 이 사업에 필요한 모든 사업에 대비하여서 계몽사업 환자 자녀들의 보육사업, 재가환자사업, 정착사업의 보완사업, 부랑자의 선도사업 등 다변화하였으며 1964년 전남지부가 최초로 지부 진료소를 건립하였다. 모금에만 의존하는 협회의 사업은 현상유지가 고작이며 좀처럼 신규사업을 도입하기 쉽지 않았다. 1966년 11월에는 1961년부터 시행한 정착사업의 평가사업을 구 국립시설과 66개 현지 또는 퇴원 정착장을 대상으로 하여 보사부와 함께 시행하였다.

가)사회경제적 상황

정착장의 세대수는 총 4천1백57세대이며 인구는 1만 4천8백60명으로 증원되었다. 정착장 단위별 평균 세대수는 대략 60세대였는데 강원도가 높은 비율을 나타냈다. 이들의 가경농토는 식량의 자급도 어려운 상태였고, 대부분 목조집과 흙벽돌의 주택구조에서 살았다. 농경, 축산, 사업경영, 수원(정부 민간단체 등의 외원)이 주 소득원인 전국 정착장의 평균소득 구성비는 수원소득(39.8%), 축산소득(37.2%), 농경소득(20.6%), 사업경영소득(2.4%)순이었고 1인당 평균소득은 1만 6백31원으로 평균생계비 미달이었다.

나)의료 및 역학적 상황

국립병원 및 정착장의 총 조사대상인원 16,248명 중 남자는 9,102명, 여자는 7,146명으로 남·여의 비는 약 1.3 대 1이었다. 출생지별 현황은 경남, 전남, 경북, 전북, 충남 순이었다.

1967년 1월 29일 나협은 보건사회부와 후생일보사의 후원으로 세계 나병의 날 기념식을 우리나라 구라사상 처음으로 주최하였다. 이 행사는 전 매스컴이 총동원 되다시피 하여 협조를 아끼지 아니함으로써, 나병을 바로 인식하자는 소리가 전국 방방곡곡에 메아리 쳤다. 또한 보건사회부장관도 담화문을 발표하여 정부의 구라시책에 적극 호응해 줄 것을 국민들에게 호소했다. 1968년에 협회는 상무이사를 두고 서울지부를 본회 사무실로 합병시켜서 감독을 강화해 나갔다. 회비모금의 성과는 70%에 그쳐서 정착보완사업은 전래의 교부금 지원방식을 지양하고 단위 협동조합 구성을 권장하고 1천2백여만 원을 지원하는데 그쳤고, 선도사업은 연인원 853명의 실적이었고 계몽사업은 라디오, TV를 통한 30여 회의 방송을 하였으며 의료사업은 말타기사회가 보내온 DDS 3천3백여 통을 각 곳에 배정하고 일본 오사가치과대학 구라봉사단의 도움으로 소록도 환자 641명을 치료했다.

1969년 협회로서는 타격을 크게 받은 한해라 하겠다. 그 동안 내무부의 승인 하에 이뤄졌던 보건단체들의 대민모금에 대한 협조가 중단되었다. 모금은 이미 42%의 실적을 올린 때였다. 설상가상으로 나협회장은 사임하고 후임 윤유선 회장은 기구축소를 단행하여 경기 양지부를 본부직할로 하고 부산, 경남, 충남·북을 폐합하여 본부에 2명 그 외 지부에는 각 1명의 직원만 남겼다. 이 해 연말 총회 감사보고에서 모금실적은 60.4%로 사업실적은 여건 범위 내에서 정착사업 보완비를 지급했으며 양계지원센터의 운영 그리고 20명의 나관리요원을 배치하여 정부의 환자발견사업을 지원하였다.

1970년 새로 취임한 이학송 회장은 회비모금 재개에 관하여 내락을 얻어 내고 '나병퇴치 10개년 계획'을 마련했다.

① 1970년 7월부터 동년말까지 6천만 원의 예산과 경북대학교 의과대학 3,4학년생 1백50명을 동원, 경북지방의 환자발견과 치료사업을 중점적으로 펴나가고,

② 1971년부터 1974년 까지는 연간 3억 원을 들여 전국 의과대학, 도립병원, 피부과 전문개업의의 협조를 얻어 추정환자 8만 명의 이환상태를 파악하며,

③ 그 다음 1979년 말까지는 이들 환자에 대한 투약과 수술을 무료로 실시하여 모두 사회에 복귀시킴과 동시, 음성자임에도 신체상의 결함 때문에 83개 정착장에서 집단생활을 하고 있는 사람들의 실질적인 사회복귀를 위해 이들에 대한 성형수술사업, 기술교육사업을 병행한다.

1975년 보사부가 이동진료사업을 협회로 위임하여 사업분담계약은 협회장과 단체 사이에서 이루어졌다. 그리고 지부 청사의 확보에 박차를 가하여서 외래와 단기입원시설을 갖추어 나갔으며 복지발행을 도와 준 서독구라회에 감사패를 증정하였다. 1979년에는 강원지부(6월)와 경기지부(12월)가 준공되어서 진료와 이동진료의 기지를 마련하게 되었고, 1980년 7월에 전남지부 부속의원 준공식이 거행되었다.

1982년 4월 1일자로 재단법인 한국나병연구원을 흡수 통합하였고, 그동안 망실재산의 회수에 착수하였다. 환자들의 생활을 위하여 협회가 구입한 땅이 타인의 명의로 등기된 구 청애원 부지 2만 7천 평을 회수할 수 있었고 서울지부가 직업보조소 설립 목적으로 1964년에 매입해 둔 염광농장 부지(3만 4천여 평)는 목적과는 다르게 환자들이 정착해 있었으나 이는 협회의 사업에 부합된다고 판단되어서 그 부지를 농장 공유 조건부 무상양도(83.11)해 주었다.

1988년은 올림픽이 우리나라에서 개최되었고 7월에는 세계의 석학들을 초청하여 나관리세미나를 주최하고 9월에는 헤이그에서 제 13차 국제나학회에 참석하였다. 1992년 10월에 세계보건기구의 후원을 받아 처음으로 대한나관리협회 사업운영평가대회가 개최되었다. 1994년 10월에는 제 1회 치료종결중앙심의회가 소집되어서 한센병 환자의 사회복귀문제와 행방불명자 처리 문제 등을 중점 논의하였다. 나관리세미나에서는 신환자 발생에서 연간 130명 정도로 감소추세이며, MDT는 잘 적응되고 있는 것으로 보고되었다.

1998년 협회 창립 50주년 기념행사가 9월 3일 서울교육문화회관에서 개최되었고 2000년 1월에는 베드남 퀴논시에 봉새기술센터를 지원하는 협약을 빈딘성 보건당국과 맺있다. 그리고 7월에는 협회의 명칭을 한국한센복지협회로 개칭하였다.

2)신생 민간단체의 사업 참여

1955년 Cochrane Report이래 처음으로 정부와 외원기관과의 연석회의가 1957년에 열렸으며

나사업은 그 10년에 겨우 시동을 걸 수 있었으며 외원기관은 얼빈(Irvin) 이래 시범 내지 개척자역할을 수행했다.

(1)천주교 구라회 (Catholic Leprosy Service)

1949년까지 중국 광동성에서 나사업을 하다가 1954년 내한한 Joseph A. Sweeney 신부(?~1966)는 성 라자로 요양원(부천군 소사읍 오류동 소재)이 현 위치(의왕시 오전동)로 옮긴 후 이곳을 거점으로 수용과 이동진료활동을 전개하였으며 가톨릭구라회가 탄생(1955. 9)하는 계기가 되고 우리나라의 나이동진료의 효시가 되었다. 그리고 재가환자와 부랑환자의 진료에 진력하였으며 한때 주목을 받은 바 있는 마리아놈항원 주사를 투여하기도 했다.

(2)구라선교회(The Leprosy Mission, TLM)

1907년 얼빈 Irvin의 부산 나병원과 처음 인연을 맺은 TLM은 6·25전쟁 후 경북대학병원의 격리병사를 빌려 그곳 피부과의 의료지원으로 이동진료를 시작하였고, 이곳에서 외래와 이동진료 그리고 입원시설을 갖춘 전방위 진료를 시행하고 있으며 1968년에만 244건의 수술을 경북대학병원 의료진과 협진하였다.

(3)선명회 특수피부진료소

서울역앞에 있던 세브란스 의과대학 미생물학교실(교수 유준)에서는 1955년경 한센병의 외래진료를 시작하였으나 세계기독교선명회(회장 Bob Pierce)의 지원(10만 달러)을 받아서 서울 남대문로 5가에 건물을 신축(1959)하여 본격적인 진료활동을 전개하였고 계몽지(서광-새빛)를 발행하였다. 본 진료소는 1987년까지 존속했으며 이후 유준의과학연구소가 계승하였다.

(4)산청성심원

1959년 성심원으로 출발하여 성심인애병원(1972)으로 개칭되었다가 1995년 사회복지시설로 인가됨에 따라 나장애요양 시설은 성심인애원으로 되고 나환우요양시설은 성심원으로 되었다.

(5)가톨릭대학교 한센병연구소

가톨릭중앙의료원 만성병연구소는 ① 나환자의 조기발견과 치료 및 예방, ② 나환자의 신체적 정신적 재활, ③ 나병의 기초의학과 임상의학 분야에 관한 연구, ④ 나병의 기초의학과 임상의학 분야에 관한 연구, ⑤ 의학과 학생 및 간호학과 학생에 대한 나병교육과 실습등을 목적으로 1961년 4월 1일 설립되었다.

(6)가톨릭피부과의원

1950년대 후반기에 천주교 대구대교구의 요청을 받은 오지리 가톨릭부인회는 자금을 지원하여서 고령은양원과 의성 신락원을 건설하였다. 환자들에게 의식주 뿐 아니라 적절한 의료의 시혜가 필요함을 절감하고 대구시 북구 읍내동에 병원을 건립하였다. 외래입원 이동진료의 센터로 발전하여 1996년 10월 가톨릭피부과의원으로 개칭하여 지금에 이르렀다.

(7)카나다선교회

카나다선교회의 의료선교사로 파한된 Florence J. Murry(慕禮裡)는 1921년 만주 용정에 있는 병원으로 갔다가 함흥 제혜병원으로 옮겨와서 간호학교를 세우고 교육과 선교에 힘쓰다가 1942년 일제에 의해 추방되었다. 광복 후 서울로 와서 원주 기독병원의 설립(1958)에 매달렸을 때 원주경천원과 인연을 맺어서 토지를 마련하여 그들의 자활을 돕고 강원도 일원의 재가환자를 위한 순회진fy를 지원(1961~1974)하였다.

(8)한국나병연구원

1974년 5월 일본선박진흥회가 '온 인류는 형제 자매'라는 기치 아래 사사까와기념보건협력재단을 설립하고 한센병의 퇴치에 그 목적을 두었다. 8월에는 이시다데(石館守三) 이사장이 내한하여 한국을 지원하기로 하며, 성라자로원장 이경재 신부의 역할이 주효했다. 이후 몇 차례의 논의 끝에 부지선정에 이어 일본측은 건립비(1억 5000만 엔)를 제공하고 한국측은 운영의 책임을 지는 것으로 연내에 착공하기로 하였다. 한국나병연구원은 개원과 동시 사사까와재단으로부터 3천만 원 상당의 연구 의료장비 등을 지원받으면서 정부로 부터는 약품, 시약, 시험기구를 배정받아 11월엔 외래진료에 착수하였다. 일본 사사까와재단은 한국나병연구원에 1979년에는 일화 1억 엔을 특별지원, 직원의 복지향상 및 처우 개선 등 정부보조에 의한 예산상의 미흡을 보완해 나가도록 하였다.

1970년대에 들면서 점차 심각해지기 시작한 답손 내성문제는 새로운 치료방법을 요구했고 세계의 곳곳에서 한센병 재발의 보고가 이어졌고 한국도 예외는 아니었다. 1978년 나화학요법 공동연구회의에서 한국, 태국, 필리핀이 참여하는 나종나 화학요법 공동연구(JCT)가 채택되어 1979년부터 1988년까지 시행되었다.

(9)사업지원봉사단체

양지회(陽地會), 가톨릭 나사업(가)연합회, 릴리회, 기독교구라회, 라자로돕기회, 5·8장학회, 미라회, Japan Leprosy Mission(JLM : 일본기독교구나협회), 진료봉사, 금송복지회, 한센환자돕기회, 한센국제협력후원회 등이 있다.

6. 자활사업의 전개와 시말

1949년 보건부는 제1차 나병대책기본정책을 수립하였으며 1951년도에 3개 요양시설을 국립화하고 여타 요양시설은 '이상촌 설치계획'을 수립하여 처음 시도된 곳이 전라남도 나주군으로 '호혜원'으로 명명(1952.7.14)되었다.

1961년 5·16이래 보건사회부의 중점 시책으로 마련된 소록도 젊은 환자들로 구성된 축구팀과 인근 축구팀의 시합에 이어 전남대표로 전국체전 출전은 전국에 희망에 찬 새바람을 일으켰다. 그리하여 전국의 수용시설 환자들은 각 개인의 노동능력을 검진 받아서 정착사업에 대비하였다.

이상촌 운동의 연장선에서 시험적 사업으로 계획된 퇴원 정착사업은 인천시 부평에 국유림 20만평과 밭 5천 평을 확보하여 1동당 2명 기준의 가옥77동을 지어서 국립부평병원 재원환자 중 적격자 154명을 정착시켰다. 이 사업은 각각 청천농장, 비룡, 신암농장과 희망농장 등으로 전국적으로 확대되어 영광의 꽃을 피웠다. 1962년에도 정착사업은 추진되었고, 수용시설에 있는 환자의 정착을 퇴원정착사업이라 하고 산재해 있는 집단 수용시설의 정착사업을 현지정착사업이라 구별하여 진행되었다. 이들이 위치하는 곳의 부지와 주거처, 그리고 수년간의 식량의 보장이 따랐고 뒤따르는 외원과 정부의 사회개발사업에 의해서 생활의 안정을 찾아갔다. 환자 자녀들의 공학 문제는 국민의 인식에 호소하고자 계몽활동을 많이 하였으나 속수무책이었다. 등교거부사태라는 문제 해결의 돌파구가 보이지 않았으나 드디어 정부보조 2천만 원으로 한국신학대학 병설 초등학교의 설립, 일본과 우리나라 대학생들의 캠프단의 우정 어린 설득 등으로 분규는 수습되었다.

우리나라에서 시행한 한센병관리사업은 세계에 유례없는 한국적 방법으로 수행되어서 국제적 사업 권위층들의 비판은 노골적이었고 지원을 방해하기도 하였다. 퇴원정착과 현지정착이 가지는 의미가 정서적으로 받아들일 수 없는 차이가 되어 우리나라는 이단시 되어가는 형편으로 몰려갔다. 그럼에도 불구하고 한센병사업은 새마을운동과 우리나라의 경제발전에 힘입어 정착사업은 성공하였으며, 1993년에 결성된 "IDEA"는 우리나라의 자활사업을 모델로 하여 세계 환자 복지를 꾀하는 국제회의로서 큰 역할이 기대된다.

7. 재가환자 관리사업

우리나라의 한센병 시책은 자활사업의 시범사업 착수에만 8년이 걸릴 정도로 미약한 재정적 여건으로 진행되었다. 재가환자의 관리 분야는 정부의 사업대상에 포함되지 못하는 동안 재가환자들은 주치약품을 비정상 계통으로 구할 수밖에 없었으며 언제나 희망 없는 은둔생활이 고작이었다.

재가환자의 치료는 1955년에 Sweeny신부가 시작한 릴레이식 이동진료사업을 처음으로 들 수 있겠는데 그들은 시약과 구호의 형식으로 남부지역을 순회하였으며, 이는 구라선교회 선명회특수피부진료소로 이어졌다. 한센병문제는 정부 주도로 방향이 잡히면서 1963년 전염병 예방법 중 강제 격리토록 되어 있던 한센병을 재가치료가 가능하도록 개정 공포(2.9)하였다. 또한 열악한 공무원 보수에서 한센병 관리사업에 종사하는 요원에게 위험수당을 지급하게 되었다.

1964년 나관리협의회에서 처음으로 우리나라 전체의 사업을 위한 구체적 내용이 토의되었고 이후 나사업활성화 위해 필요한 소요 인력 양성 및 확보라고 판단한 보건사회부는 강습회를 연이어 가졌다.

1955년에 Cochrane이 제시한 표본조사는 WHO와 UNICEF의 협조에 의해 1963년에 와서 실시할 수 있었다. 대상지역으로는 월성군(경주시)이 선정되었는데 경남북의 경계에 있고 빈번히 왕래할 외국인의 경우를 생각한 결정이었으며 환자분포가 농후한 지역이었던 것이 가장 중요했다. 이 사업은 3년 동안 독일구라회와 말타기사회의 자금지원으로 수행했고 정부은 인력과 행정적 지원을 맡았다. 이 사업 결과 우리나라의 총환자수는 1966년 말 현재로 60,157명이라고 추정했다.

한센복지협회 전북지부는 국제향토개발협조처(C.I.D.R)와 도내의 한센병사업을 공동으로 하기 위한 협정을 맺었다(1962.5.29). 동 CIDR 특수 피부진료소는 요원을 훈련, 도내 각 군에 배치하여 적극적으로 재가환자 발견사업을 전개하였다. 경주에서 시행한 전주민 검진사업과 대조적으로 기동성을 갖춘 요원(Case worker)은 정보를 얻어서 활동하는 한편 시장 등 사람이 모이는 곳에서 혹은 학교를 방문하는 등 여러 방법을 동원하여서 환자의 탐색 활동을 하였다. 그 결과는 1964년 10월 대한나학회에서 발표되었으며 잔잔한 동요가 한센사업에 일어났다. 그리고 이 사업은 재가사업의 모델이 되었고 보건소에 배치되었던 요원들은 나관리요원으로 불리다가 정규직으로 흡수 임용되었다.

1965년말로 월성군 표본사업을 마친 보사부는 다음해부터 본격적으로 재가환자 관리사업에 착수하였다. 다음해 WHO와 UNICEF의 지원으로 9개 이동진료반을 배치하였으나 초기에는 장비도 없는 상태에서 지냈다. 1967년 정부의 기존 진료반과 외원단체(다미안재단, 여수애양원, 콜롬반병원, 포항성모자애병원, 성분도병원, 산청성심원, 파티마병원, 주한오스트리아 가톨릭부인회, 천주교구라회, 호만팀, 구라선교회)는 '나이동진료사업에 대한 협정서'를 체결하여 사업적 통합으로 함께 이동진료사업을 수행하는 진용을 갖출 수 있었다.

우리가 수행한 정착사업은 한센병의 재발을 우려해 음성환자나 음전된 환자를 퇴록시키지 않았다. WHO 등 국제적 인식 즉 처음부터 균음성인 비나종나를 포함하여 퇴록시키는 정책을 강요하는 것으로 우리의 정착사업은 국제적 수모를 당하면서도 버티었다. 그러나 1970년 후반기에 서서히 고개 들기 시작한 한센병의 재발은 지구의 곳곳에서 발표되었고 우리를 모범국가로 치켜세우게 되었다.

8. 계몽사업

20세기에 들어와서 최초로 우리나라의 한센병 구료사업에 착수한 바 있는 Irvin은 우리나라 사람들의 무지우매 함을 개탄하는 보고서를 남겼다. 그 후 국민적 편견을 걱정하여 계몽사업을 펼쳤으나 메아리에 그칠 뿐이었다.

1963년 3월에 매년 1월 마지막 일요일을 나병의 날로 제정하여 대민 계몽활동을 하기로 결의하였으며, 계몽잡지 「새빛(The Vision, 발행인 유준)」, 「복지(한국한센복지협회, 차윤근)」가 연이어 발행되었고 언론계와 방송에서도 좌담회와 특종의 형식으로 다루면서 계몽에 일조하여 주었다. 정착사업에 착수하면서 우리 환자들이 보여준 근면성은 새마을 운동으로 승화되었고, 그들이 스스로 보여준 생활태도는 세인의 이목을 끌고 무언의 계몽으로 이어져 '백문불여일견'의 실증이 되었다.

한국보건사회연구원

- 이 글은 한국보건사회연구원에서 발간한 「한국보건사회연구원 40년사」에서 발췌 정리한 것입니다.

1. 개관

'한국보건사회연구원'은 1971년 '가족계획연구원'으로 출범한 이후 1976년에 설립된 '한국보건개발연구원'과의 통합을 통해 1981년 '한국인구보건연구원'으로 발족하였다. 이후 보건사회부 소속 '사회보장심의위원회'의 연구기능을 흡수하여 1989년 '한국보건사회연구원'으로 명칭을 변경하였으며, 1999년에 이르러서는 보건복지부 소속의 연구기관에서 국무총리실 소속의 연구기관으로 이관되어 오늘에 이르고 있다.

1960년대 이후의 높은 출산율과 인구증가율을 효과적으로 통제하지 않고서는 실질적인 경제성장을 기대하기 어렵다는 정부 인식을 토대로 설립된 '가족계획연구원'은 국가가족계획사업의 목표 설정과 추진전략 개발, 사업추진을 위한 인적자원 양성, 사업추진성과 모니터링(monitoring) 및 평가, 사업관리 및 사업통계 생산 등 컨트롤타워(control tower) 역할을 담당하였다. 실질적으로 1960년 6.0명, 1975년 3.5명이던 합계출산율이 1983년에 인구 대체수준(Replacement Level)인 2.1명으로 낮아졌으며, 인구성장률도 1977년 1.57%에서 1985년 0.99%로 하락하는 성과를 이룩하였다.

1970년대 '한국보건개발연구원'은 농어촌지역의 보건의료서비스 전달체계 모형설계, 시범사업 추진 및 평가 등을 통해 오늘날의 보건의료서비스 전달체계 수립의 기초를 닦았다. 특히 보건진료원(Community Health Practitioner:CHP)제도는 1980년 제정된 '농어촌 등 보건의료를 위한 특별조치법'에 반영되어 농어촌지역의 지역보건의료서비스 제공을 위한 근간이 되었다. 아울러 농어촌지역에 대한 의료보험제도설계와 의료보험조합 운영시범사업 등을 통해 농어촌지역 의료보험제도 도입의 기틀을 마련하였다. 가족계획연구원과 한국보건개발연구원이 통합되어 설립된 '한국인구보건연구원'은 의료보험 및 국민연금 등을 포함하는 연구기관으로 확대하였으며, 1980년대 중반 합계출산율이 대체수준 이하로 감소함에 따라 인구의 양적조절보다 인구의 자질향상과 가족복지의 증진이라는 신인구정책안을 수립하였다. 아울러 보건의료서비스 전달체계와 진료권 개념을 처음 도입하는 등 보건의료의 선진화를 위한 역할을 담당하였다.

1980년대 중반 이후 경제성장으로 재정적 투자여력을 확보한 정부가 전 국민 의료보험제도 및 국민연금제도의 조기정착 방안을 적극적으로 추진하였고, 노인·장애인 등 취약계층에 대한 복지 확충방안을 마련하는 데 핵심적인 역할을 하였다.

1989년 오늘의 '한국보건사회연구원'으로 개칭한 이후, 종합정책연구기관으로 발돋움하였고 2005년 경제·인문사회연구소속 연구기관으로의 변천과정을 거치면서 보다 적극적인 정책지원 기능을 수행하기에 이르렀다. 특히 1997년 및 2008년 두 차례에 걸친 경제위기를 극복하기 위한 지원대책 마련과 국민기초생활보장제도 도입 등 사회안전망 구축에 주도적으로 참여하였다.

최근에 이르러서는 국가적 과제로 대두되고 있는 저출산·고령화에 대응한 미래전략과 100세 시대에 대응하는 국민의 삶의 질 향상 및 사회재정 지속가능성 확보 방안 마련 등에 사회통합모니터링센터, 저출산·고령사회연구센터, 사회재정평가센터 등 전문정책영역의 특성화 연구센터를 운영하는 한편, 정부관계자 및 각계전문가로 구성된 정책포럼 운영 등 광범위한 정책 네트워크 형성을 통해 전방위적 정책지원 기능을 수행하고 있다. 아울러 친서민 대책, 일자리 창출, 공정사회 구현, 미래 성장동력 확충, 사회통합 등과 관련한 국가적 의제는 정부의 주요 정책위원회 운영 지원 등의 입체적 지원방식으로 운영의 중심에 서서 중·장기 발전 비전 및 목표 설정, 추진전략 개발 등에 효율적인 대응전략을 마련하는데 최선의 노력을 경주하고 있다. 이와 같이 한국보건사회연구원은 각종 인구 및 보건복지정책의 설계에서부터 집행, 평가에 이르기까지의 전 과정에 적극적으로 참여하여 인구 및 보건복지 정책개발의 산실로서의 역할을 담당하였고, 다양한 분석결과를 정부에 제시함으로써 합리적인 정책결정이 이루어지도록 지원해 왔다.

우리나라 보건복지정책의 역사는 가족계획연구원 및 한국보건개발연구원의 고출산 및 인구증가율의 억제와 필수 보건의료서비스의 공급 및 확대에 급급하던 1960~1970년대, 한국인구보건연구원의 필수 보건의료서비스 확충과 사회보장제도의 기본틀을 갖추어가던 1980년대, 그리고 한국보건사회연구원이 사회보장제도의 사각지대를 해소하고 보장성을 강화하던 1990년대, 경제위기 극복을 위한 사회안전망 구축과 제도의 선진화에 중점을 두던 2000년대 이후 등으로 구분된다. 우리나라가 경제성장과 정치적 민주화를 동시에 이룩한 세계적인 모범국가로 주목받고 있듯이 국민의 편에 서서 국민을 위해 보건복지를 포함한 사회정책 분야에서도 국민의 삶의 질을 향상시키고, 질병·빈곤·장애 등의 위험으로부터 국민을 보호하는 괄목할 만한 성과를 이룩한 것으로 평가받고 있으며, 이러한 보건복지 정책수립의 핵심에 '한국보건사회연구원'이 있었다.

2. 가족계획연구원(1971~1981)
: 인구 및 가족정책 개발 연구의 태동

1)시대적 상황과 설립배경

1960년대 초반 1인당 국민소득이 87달러에 불과했던 우리나라의 가장 시급한 국가적 과제는 경제개발을 통한 국민소득의 향상이었다. 1962년부터 추진된 제1차 경제개발 5개년계획은 국민총생산과 국민소득을 두 배로의 증진과 7.1%의 연평균 경제성장률이라는 목표를 설정했다. 그러나 1950년대 후반~1960년대 초의 베이비붐(baby boom)에 의한 급속한 인구성장이라는 장애요인이 등장하였고, 급격한 인구성장률이 경제성장을 방해한다는 정책적 판단 하에 이에 맞는 국가적 정책으로 가족계획사업을 추진하기로 결의하였다.

제1차 경재개발 5개년계획에서는 1955~1960년 기간 중 2.9%로 추정되던 연평균 인구성장률을 1966년까지 2.7%로 저하시킨다는 목표를 설정했다. 그러나 당시는 피임약제나 피임기구가 국내에서 생산되지 않았으며, 콘돔과 같은 피임도구도 금수품으로 분류되어, 단지 기초체온법이나 주기법 등 재래식 피임방법과 정관수술의 권장으로는 인구성장률의 둔화를 달성할 수 없었다.

그 후 1963년 보건사회부는 가족계획사업 10개년계획을 마련하였고, 1966년까지 2.5%, 1971년까지 2.0%로 자연인구증가율을 저하시킨다는 목표에 따라 매 연도별 예산을 편성한다는 구체적 방안도 제시했다. 이러한 두 차례의 경제개발은 국민총생산과 1인당 국민소득의 목표를 초과달성하여 1970년 국민총생산(GNP)이 4배 늘었으며, 1인당 국민소득도 1962년 87불에서 1970년에는 248불로 약 3배 증가하였다. 이와 같은 경제적 성과는 인구억제정책이 어느 정도 기여했는지 분명하지 않지만 그 이후 경제성장을 위해서는 인구증가 억제가 필요하다는 정책적 판단을 확고하게 하였다.

우리나라 가족계획사업은 초기에 정부의 보건조직망과 대한가족계획협회 등을 중심으로 추진되었으나 사업수행 주체간의 합리적 역할분담 등 많은 문제를 안고 있었다. 이에 따라 1969년 4월 스웨덴국제개발처(SIDA)와 우리 정부 간에 가족계획분야 종사인력에 대한 훈련과 가족계획사업 및 인구성장에 대한 조사연구활동을 수행하기 위한 '국립가족계획연구소'의 설립 협약이 이루어졌다. 국립기관으로 출범한 이 연구소는 민간기구로 전환되어 1970년 12월 가족계획연구원법 제정과 함께 1971년 7월 민간연구기관인 '가족계획연구원'으로 개편되었다.

2)주요 기능

가족계획연구원의 설립은 종전의 전문성이 낮은 시·도 조직을 통한 가족계획 홍보활동 및 피임서비스 제공과 교육활동에 대한 예산배분의 낮은 우선순위를 벗어나 우리나라 가족계획사업을 한 단계 격상시키는 계기가 되었다. 가족계획연구원의 정관에 따르면 1) 가족계획요원에 대한 훈련 2) 가족계획사업에 대한 평가 3) 인구성장에 관한 조사연구 등을 연구원의 주요기능으로 규정하였다. 가족계획연구원의 가장 중요한 기능은 가족계획사업에 대한 관리 통제였다. 체계적인 지도·감독활동이 이루어지기 위해 가족계획연구원은 시·군·구 등 사업단위별로 가족계획사업 추진상황을 모니터링 하고, 목표 대비 실적을 분석하여 그 결과를 사업추진 단위로 피드백(feed back)하는 것이었다. 아울러 가족계획에 대한 홍보·교육활동 및 피임보급활동의 성과와 우리나라 출산력의 변화에 미친 효과분석도 주된 기능의 하나였다. 그리고 사업추진 과정의 문제점을 도출하고 정책적 대안을 모색하고 그 결과를 정책당국에 제시하는 역할을 담당했다. 가족계획연구원의 또 하나의 주요 기능은 가족계획사업에 대한 지원으로서 첫째, 각급 사업주체의 의사결정에 직접 도움이 되는 지식과 정보를 제공하고, 사업수행과 관련된 구체적인 정책대안이나 정책방향을 제시하는 연구활동이었다. 두 번째 기능은 일선 사업종사요원의 업무수행 능력 제고를 위한 직무교육(OJT)프로그램 개발, 운영을 통해 양질의 피임서비스 제공과 개인별 업무수행 실적에 대한 평가결과의 피드백 및 사업추진을 독려하였다.

3)연구활동

(1)가족계획사업에 대한 모니터링

가족계획연구원은 국립가족계획연구소(1969)의 가족계획사업 모니터링 업무를 승계하여 활동을 추진했다. 모니터링 활동은 첫째, 각 사업단위별로 사업진도 및 효과를 분석하여 문제점과 개선점을 찾아내어 단위별 사업주관부서로 환류시키는 형태로 추진되었고 둘째, 가족계획평가대회를 통한 모니터링으로 보고되었고, 이 결과는 사업현장에서 제기되는 문제점과 대안을 마련하는데 기초자료로 활용되었다.

(2)가족계획사업의 성과 및 효과평가

그러나 가족계획사업에 대한 모니터링 차원의 평가활동은 단기적으로 사업수행과 정상의 문제점을 찾아내어 보완하는 의미가 있으나, 중·장기적인 사업성과나 효과를 측정·평가하는 데는 한계가 있었다. 이러한 측면을 고려하여 '전국출산력 및 가족계획실태조사'를 실시하여 가임여성의 가족계획실태 뿐만 아니라 출산억제 측면의 사업성과도 측정할 수 있었다.

국립가족계획연구소 창립 후 6차에 걸쳐 각 연도별로 실시된 조사연구는 다음과 같다.

- 전국출산력조사(1968), 전국출산력 및 인공임신중절조사(1971), 가족계획종합실태조사(1973) : 1968년의 전국출산력조사는 우리나라의 전국 규모 출산력표본조사의 효시였다. 이 조사에서는 처음으로 임신력(pregnancy history) 기록부를 활용하여 회고적 접근(retrospective approach)을 통해 개별 부인의 임신과 정상출생아의 분만, 유산 및 사산, 피임실천 등 사실적 정보를 종합적으로 조사하였다. 이러한 조사들을 실시함에 있어서 미국인구협회의(Population Council)의 직접적인 재정 및 기술지원 하에 이루어졌고, 이후 SPSS통계 프로그램의 이용이 확산되면서 고급통계분석이 가능해지는 등 우리나라의 각종 사회조사의 분석수준을 한 단계 향상시키는 데 기여했다.
- 1974년 한국출산력조사 : 1974년은 유엔이 설정한 '세계인구의 해'로서, 각국들의 출산력 수준에 대한 과학적 정보수집을 지원하는 것 외에 개발도상국의 출산력조사 및 인구학적 조사·연구 수행 역량을 증대시키고 , 조사자료의 표준화를 통해 국가간 비교가 가능하도록 실시되었던 국제적 조사연구 프로젝트였다.
- 1976년 전국출산력 및 가족계획평가조사, 1978년 가족계획 및 출산력실태조사 : 1976년 '전국출산력 및 가족계획평가조사'는 가족계획사업과 관련된 자료를 보완하고, 제3차 경제개발 5개년계획이 종료됨에 따라 가족계획사업의 효과를 평가하고 문제점을 파악하기 위해 실시되었다. 1978년 '가족계획 및 출산력실태조사'는 피임보급정책의 변화에 따른 파급효과를 측정하는 데 중점을 두고 실시되었다.

(3)가족계획사업에 대한 정책연구

가족계획사업에 대한 정책연구는 남아선호관에 따라 기존의 가족계획사업을 보완 확대하고 대안 마련을 하여야 했다. 이러한 상황을 고려하여 가족계획연구원은 가족계획사업 참여인력의 직무능력 함양, 사업수행의 적합성 검정, 새로운 사업대상 인구의 발굴과 특정대상 인구에 대한 새로운 접근방법 모색, 사업수행과 관련된 법제 개선에 연구의 중점을 두었다.

- 사업참여 인력의 직무능력 함양
- 가족계획수용자의 적합성 검증
- 새로운 사업대상 인구 발굴 및 고위험집단에 대한 접근방법 모색
- 가족계획홍보·교육(IE&C)활동 평가
- 제도개선 방안 마련
- 가족계획사업의 새로운 접근방법모색을 위한 실험연구

4)연구 관련 사업

가족계획원의 연구활동 못지않게 큰 비중을 차지하였던 것이 훈련사업과 국제협력사업이었다.

(1)훈련사업

훈련사업은 가족계획요원의 업무능력 함양을 통해 가족계획 서비스의 질 향상에 크게 기여한 것으로 평가되고 있다.

- 교육·훈련의 기반형성 : 가족계획요원 중앙등록제도 도입
- 교육·훈련 대상의 다변화
- 교육·훈련 내용의 다원화
- 훈련의 사후지원
- 문헌정보사업

(2)국제협력

가족계획사업 초기단계에서는 선진국이나 국제기구의 재정 및 기술지원이 사업추진에 큰 역할을 담당했다. 특히 1960년대 미국인구협회와 국제가족계획연맹이 제공한 기술지원과 재정적 지원은 사업기반을 다지는 데 결정적인 역할을 했다. 1960년대 후반에 스웨덴국제개발처(SIDA)의 지원을 통해 박차를 가할 수 있었고 1974년부터 유엔인구활동기금의 지원은 각종 시범사업을 통해 새로운 사업을 개발하는데 기여하였다. 한편, 국제적 인적교류도 활발히 이루어져 선진기술과 경험을 전수받고 해외정보를 수집하는데 크게 기여했다.

3. 한국보건개발연구원(1976~1981)
: 보건의료 정책연구의 기본틀 확립

1)시대적 상황과 설립배경

한국보건개발연구원이 출범한 1970년대 중반에는 각종 전염병 확산이 중요한 보건문제로 남아 있었다. 결핵유병률, 기생충감염률은 각기 4.2%에서 3.3%로, 55.6%에서 44.0% 감소하였으나 여전히 높은 수준을 기록하였다. 아울러 영아사망률과 모성사망률도 전문의료인력의 부족으로 높게 나타났고, 1970~1975년 기간 중 농어촌 영아사망 중 절 반이상은 전문인력의 도움을 받지 못하여 도시·지방간 격차가 높게 나타났다.

또한 의료기관 수는 우리나라와 경제수준이 비슷한 나라에 비해서도 낮은 편이었고, 의사 1인당 인구수는 2,100명으로 선진국들보다 열악한 수준이었다. 특히 의사가 없는 읍·면이 전체의 약 25%인 500개에 달하는 등 농어촌지역의 의사인력부족도 심각한 문제였다.

이에 정부는 열악한 재정 능력을 위한 재원 확충방안으로 1972년 파리에서 개최된 '국제경제에 대한 원조협의체'(IECOK)회의에서 군립병원 설립을 위한 차관제공 요청을 하였다. 이 요청이 계기가 되어 1973년 11월 USAID 조사단의 우리나라를 방문하여 보건의료욕구조사 실시, 비용절감형 보건의료체계확립, 정부 내 보건기획 전담부서 설치 등을 건의하였다.

USAID의 연구보고서의 결과에 따라 1974년 6월 우리나라 정부와 USAID 간에 '보건기획사업 협정'이 체결되었고, 같은 해 12월 시범사업 자금으로 500만 불의 차관을 요청하였다. 1975년 3~4월 우리나라 정부와 USAID 간에 차관사업서가 작성 승인되었으며, 이에 따라 제5차 경제사회개발 5개년계획기간(1982~1986년)동안 전국적으로 적용될 보건의료서비스 전달체계 구축 시범사업이 착수되었다.

이 사업의 최종목표는 우리나라가 감당할 수 있는 비용으로 저소득 주민에게 기초적 건강증진, 질병예방, 치료, 보건서비스를 효과적으로 제공하기 위한 과정을 창출하고 제도화 하는 데 있었다.

이 목표에 따라 1975년 12월 '한국보건개발연구원법', 그리고 1976년 4월에 동법 시행령이 제정·공포되면서 한국보건개발연구원이 출발하게 되었다.

이와 함께 크게 두 가지의 세부 목표가 설정되었는데, 첫째는 저소득 주민을 대상으로 한 종합적인 비용절감형 보건의료전달사업의 기획·집행·평가 역량의 확보를 위해 '한국보건개발연구원법'을 제정하는 것이었으며, 두 번째로는 강원도 홍천군, 전라북도 옥구군, 경상북도 군위군 등 3개 군을 선정하여 '마을건강사업'을 실시하는 것이었다.

2)주요기능

한국보건개발연구원의 기능은 '한국보건개발연구원법' 제6조에 다음과 같이 규정되었다.

①국민보건에 관한 제도의 발전을 위한 조사연구
②합리적인 의료제공체계 설립을 위한 조사연구 및 평가
③종합보건의료 시범사업의 실시 및 평가
④장·단기 보건의료의 수요조사 및 평가
⑤지역사회 주민의 건강유지 및 향상을 위한 지원
⑥종합보건의료 시범사업에 종사하는 자의 교육 및 훈련
⑦국내외 연구기관과의 정보교환, 공동연구 및 이에 대한 지원
⑧국가로부터 위촉된 보건의료에 관한 조사연구사업

3)연구활동

한국보건개발연구원은 비용절감형 종합보건의료 전달체계 시범사업으로 1978년 9월부터 강원도 홍천군, 경상북도 군위군, 전라북도 옥구군 등 3개 지역에서 '마을건강사업'을 실시하였다.

(1)마을건강사업의 계획 및 실시

'마을건강사업' 실시 대상지역은 군 단위로 지정하되 지리적으로 산간·오벽지, 평야, 중간지역을 대표하고 사회경제적으로 낙후되었으나 향후 발전의 여지가 커야 한다는 선정기준과 절차에 맞은 3개 지역과 대조지역으로 5개 군에서 10개 면을 선정하였다. 소정의 여러 신청절차를 거쳐 산간·오벽지를 대표하는 강원도 홍천군, 평야·해안지역을 대표하는 전라북도 옥구군, 준(準)산간·내륙 평야지역을 대표하는 경상북도 군위군 등 3개 지역을 선정하였다. 이와 함께 시범사업의 결과를 비교 평가하기 위하여 대조지역으로 5개 군에서 2개씩 10개 면을 선정하였다.

시범사업지역과 대조지역을 대상으로 1976년 11~12월 기간 중 40일간에 걸쳐 조사가 실시되었다. 마을건강사업 서비스전달체계는 지역사회 자원을 최대한 활용하면서 모든 주민에게 종합보건의료서비스를 제공할 수 있도록 1·2·3차로 이어지는 3단계로 개발하였다. 1단계에서는 마을단위에서 '마을건강원'이나 보건진료보조원, 간호원, 조산원 등이 서비스를 제공하고, 2단계에서는 보건진료소의 보건진료원, 3단계에서는 보건소 등의 의사가 서비스를 제공하도록 하였다.

(2)보건진료원의 개발(Community Health Practitioner : CHP)

보건진료원 제도는 지역 단위 공공보건의료서비스 제공 인력 확충을 위한 혁신적인 방안으로 새롭게 도입되었다. 현장서비스 인력과 관련하여 USAID는 군에서 활용하였던 방식을 적극 권장하

였다. 그러나 의료보조원을 배치할 경우 향후에 무면허 의료행위 문제가 대두될 수 있어 간호사를 보건진료원으로 개발·활용하기로 하였다. 보건진료원의 역할 및 기능은 4가지로 설정하였는데, 1) 건강증진 및 유지관리 기능, 2) 지역사회 자원 동원 및 활용기능, 3) 지도·감독기능, 4) 행정관리기능 등이었다. 보건진료원에 대한 1년 과정의 교과과정을 개발하기 위하여 자문위원회를 개최하였다. 외국 자문관과 공동작업을 하였고, 훈련내용을 결정하기 위하여 미국 웨스트버지니아주립대학교의 가정간호프로그램(Family Nurse Practitioner Program)을 벤치마킹하였으며, 훈련교재로는 임상의사로 구성된 태스크포스(TF)에서 태국에서 개발된 훈련교재와 하와이의 MEDEX 훈련교재를 참조하였다.

(3)지역사회 참여

마을건강사업의 성공적인 추진을 위하여 각급 행정구역 단위마다 보건위원회를 설치하였다. 마을건강원(Village health Agent)은 마을단위 보건요원으로 마을주민으로 선정됐고 무보수였다. 마을 건강대동회는 소정의 회비를 납부하는 회원제로 운영되었다.

(4)재원조달 및 경영정보 개발

1977년 7월부터 직장인 의료보험이 시행되면서 옥구지역의 '건강유지기구(Health Maintenance Organization:HMO)' 운영은 보류되고 농촌형 의료보험을 개발하기로 했다. 이에 따라 '옥구청십자 의료보험조합'을 옥구군수가 인수·운영하는 것으로 1979년 9월 1일부터 농촌형 의료보험사업이 시작되었는데, 1) 현직군수를 대표이사로 하는 운영체제, 2) 군 및 면 행정력을 활용한 가입과 보험료 징수, 3) 저소득 주민에 대한 보험료 반액 보조, 4) 조합 자립기반 조성을 위한 경상비 일부 보조, 5) 마을건강사업조직의 활용 및 정액수가제 적용 등을 기반으로 하였다. 농촌형 의료보험 사업의 실시 결과에 의하면 마을건강사업체제 하에서의 본인부담 경감 등을 통해 지역주민의 의료접근도 향상에 크게 기여한 것으로 나타났다. 한편, 마을건강사업의 경영·관리를 위하여 경영정보체계도 개발되었다. 마을건강사업은 4단계의 정보교류체계로 구성되었는데, 전체적인 경영정보체계 중에서 군과 보건소가 자원 배분을 포함한 마을건강사업 및 예산계획의 입안을 주도적으로 시행하였다.

4)연구 관련 사업

연구 관련 사업은 한국보건개발연구원이 설립된 1976년 이후부터 1980년까지의 기간에 수행된 연찬회 및 세미나 개최, 조사사업과 인력 개발에 따른 교육자료 개발 등으로 구성된다.

4. 한국인구보건연구원(1981~1989)
: 인구·보건 영역의 통합 연구기관으로 변모

1)시대적 상황과 설립배경

한국인구보건연구원은 1971년에 설립된 가족계획연구원과 1976년에 설립된 한국보건개발연구원이 통합되어 1981년 7월 1일 발족되었다. 마을건강 시범사업이 1979년 12월 종료되었고, 1980년 유신정권의 붕괴로 인한 신정부 출현으로 새로운 변화가 필요했다. 그러나 당시 제한된 재정능력은 국민복지증대를 실현을 어렵게 하였다. 1983년에 실시된 의료보험 통합일원화도 정부의 재정투입 없이 근로자조합의 적립금으로 지역주민에게 의료보험을 확대하고자 하는 발상에서 이루어진 조치였다. 그러나 1980년대 중반에 이르러서 경제상황이 호전되어 1986년 우리나라 역사상 처음으로 무역흑자를 달성했다. 이러한 무역수지 흑자는 정부에 대해 국민복지를 위한 적극적인 재정투입의 여력을 만들어주었다. 이에 정부는 1986년 9월 '국민복지종합대책'을 발표하여 1988년 1월부터 농촌주민에 대하여, 1989년 1월부터는 도시지역 주민에게 의료보험을 적용하고 국민연금제도도 1988년 1월부터 도입하겠다는 발표를 하게 되었다. 이러한 정부의 국민복지종합대책 발표에 따라 연구원도 인구, 가족계획, 일차보건 등에 한정되었던 연구영역이 의료보험제도와 국민연금제도로 확대하게 되었다.

2)주요기능

'한국인구보건연구원법'은 설립목적으로 인구 및 보건의료정책의 선진화와 국민의 삶의 질을 개선하기 위한 국가정책을 수립하는 것으로 규정하였다. 이에 따른 한국인구보건연구원의 기능은 "인구문제와 국민보건 전반에 관한 제도의 발전 및 이와 관련된 제 부문의 과제를 현실적이고 체계적으로 연구함으로써 국가의 인구정책과 보건정책의 수립에 기여하는" 것으로 설정되었다.

3)연구활동

한국인구보건연구원은 1980년대 중반까지의 연구사업은 인구정책과 의료보장에 집중되어 있었으며, 1986년 이후 사회보장부문의 연구활동이 본격적으로 확대되기 시작했다.

(1)인구 부문 연구

정부가 1962년부터 강력하게 추진하여 온 가족계획사업의 성과로 합계출산율이 1960년 6.0에서 1983년에는 인구의 대체수준인 2.1로 낮아졌고, 이는 인구성장률을 1960년 3% 이상에서 1985년에는 0.99%로 낮추는 데 기여하였다. 한국인구보건연구원 초기에는 정책적 관성에 의해 출산억제 정책을 뒷받침하는 인구·가족계획 분야가 중요한 연구영역으로 설정되었다. 그러나 출산율이 급속히 하락하는 사회적 논의가 제기되기 시작하면서 1980년대 중반 이후 출산억제 영역의 연구가 위축되는 대신 의료보험과 연금제도가 새로운 연구영역으로 등장하였다.

(2)보건의료 부문 연구

1981년 지역의료보험 시범사업으로 시작된 의료보험 연구는 1982년 경기도 강화군, 충북 보은군, 전남 목포시 등 3개 지역에서 실시된 제2차 지역의료보험 시범사업의 재정적자를 계기로 그 범위와 영역이 확대되어 주요 영역으로 등장하였다.

한국인구보건연구원의 보건의료 연구영역은 일차보건의료 시범사업의 종료에 따른 평가와 확대, 제2종 의료보험 시범사업, 보건의료 전달체계 수립과 전국 보건의료망 구축, 모자보건센터 운영, 보건소 등 공공기관의 경영개선, 국민보건실태, 의료보험수가, 도시저소득층을 위한 1차 보건의료사업, 국민보건의식행태, 한국인의 영양권장량, 심신장애자실태, 영유아관리, 병원경영실태, 의료보험의 확대방안, 의약분업, 국민보건의료비, 보건의료 업무 전산화 및 통계, 보건지표, 2000년대를 향한 보건의료 대책, 질병상해통계, 장기 의료인력 수급 등이었다.

(3)사회복지 부문 연구

정부의 복지정책은 1981년에 '노인복지법', 1982년에 '생활보호법'의 전면 개정, 1986년에는 '장애인복지종합대책' 등을 제정·보완하였지만 외형만 갖추어진 채 내용을 채우지 못한 상태였다. 1988년 사회복지정책의 중요성을 인식한 보건사회부장관에 의해 '사회복지정책 장기발전위원회'를 구성하고 그 사무국을 한국인구보건연구원에 설치하였다. 이와 같이 한국인구보건연구원의 사회보장부문 주요 연구영역은 국민연금제도 실시를 위한 기초연구를 비롯하여 선진국의 공적연금제도비교, 국민연금 임의가입자의 자격 관리, 전국민 의료보험과 재원 조달, 의료보험 진료비심사지불제도, 최저생계비 계측, 국민연금 확대방안, 국민연금재정 추계모형, 의료보험 본인 부담, 사회복지시설, 사회복지 장기발전계획, 의료재활서비스, 그리고 노인복지정책 등이었다.

4)연구 관련 사업

한국인구보건연구원은 각계의 의견수렴과 연구성과의 확산 등을 위해 정책토론회나 공청회, 세미나 등을 개최하는 한편, 주요 위원회 운영, 시범사업실시, 교육·훈련사업, 국제협력사업 등 연구 관련 사업을 적극 추진하였다.

1)세미나·공청회 등 개최
2)주요 위원회 운영 및 시범사업 실시
3)교육·훈련 및 평가, 국제협력
4)인구·보건정보·통계부문 연구

5. 한국보건사회연구원(1989~1999) : 종합적 보건복지정책 연구기관으로 도약

1)시대적 상황과 설립배경

한국보건사회연구원 설립은 한국인구보건연구원의 업무내용과 기능 보완을 통해 이루어졌다. 1980년 중반부터 경제성장과 국민소득의 증가에 따라 사회복지에 대한 국민의 욕구가 증대되면서 정책연구 수요가 크게 증가하였다. 또한 보건사회부 소속의 사회보장심의위원회 연구반의 소속이 모호하여 관리상의 어려움을 겪고 있을 때 한국인구보건연구원이 국민연금제도의 광범위한 연구가 필요하다는 인식이 제기됨에 따라 자연스럽게 이관이 이루어지게 되었다.

이후 1989년 1월 보건사회부 소속의 '사회복지정책장기발전위원회'가 구성되면서 한국인구보건연구원이 사회복지 분야의 연구도 담당해야 한다는 인식하에 한국보건사회연구원으로 변경하는 개정안이 국회를 통과함에 따라 1989년 12월 30일 '한국보건사회연구원법'이 공포되었다. 이렇게 발족한 한국보건사회연구원은 1999년 1월 국무총리실 소속으로 이관되기까지 인구·보건·복지 등 광범위한 영역의 사회정책 전문연구기관으로 발돋움하게 되었다. 이후 1990년대는 경제적으로 시장개방, 정치적으로는 민주화가 확산되었다. 특히 문민정부는 1995년 '삶의 질 세계화 선언'을 발표하였으며, 국민의 삶의 질 향상을 위한 사회보장 및 복지정책에 관한 의지를 표명하기도 하였고, 국제적으로는 의료 개혁, 연금제도 개혁 등 종래의 복지국가 모형에 대한 개혁이 시작되었다. 보건의료측면에서는 1987년 WHO 오타와 총회에서 각국의 공중보건사업을 건강증진중심으로 바꿀 것을 권유하는 선언문을 채택하였다. 우리나라도 '국민건강증진법'을 제정하여(1995) 정책적 전환을 시도하기에 이르렀다. 1997년 말부터 시작된 경제위기여파로 한국보건사회연구원의 경영에도 정부출연금 예산이 30% 일괄 삭감되어 인력 구조조정과 연구사업의 규모 축소가 이루어졌다.

한편, 사회보장 및 사회서비스 정책개발의 모태라 할 수 있는 사회보장심의위원회는 1962년 2월에 출범하였다. 1960년 대규모 학술회의 '전국종합경제회의'의 7개 분과 중 하나인 고용 및 생활수준분과는 근로자의 근로조건과 생활보장을 위해 '사회보장제도심의위원회'를 설치할 것을 건의하였다. 이후 1995년 새로 제정된 '사회보장기본법'은 사회보장심의위원회 자체는 존속시켰으나 상설 연구조직은 폐지하는 것으로 입법되었다. 물론 사회보장심의위원회 소속의 연구조직에 대한 규정은 원래 법률상의 규정이 아니라 대통령령인 '사회보장심의위원회규정'에 담겨 있었기 때문에 연구조직의 폐지도 모법상의 규정 삭제가 아니라 사회보장심의위원회 규정을 폐지한 대통령령 제15118호에 의해 이뤄졌다. 사회보장기본법의 발효와 함께 연구조직에 관한 규정을 폐지하게 된 직접적인 이유는 연구조직이 이미 1986년 12월 1일자로 한국인구보건연구원으로 통합되어 한국인구보건연구원이 그 역할을 수행하고 있었기 때문이다.

2)주요 기능

'한국보건사회연구원법'에서는 '인구 및 보건에 관한 조사연구' 외에 '사회보장에 관한 조사연구' 업무를 포함하도록 그 목적과 업무 범위가 조정되었다. 이에 따라 설립목적이 "국민보건, 의료, 사회보장과 인구문제 및 이와 관련된 보건사회관계 제 부문의 과제를 현실적이고 체계적으로 연구, 분석함으로써 합리적인 보건사회정책의 수립에 이바지함을 목적으로 한다."로 변경되었다.

한국보건사회연구원은 보건복지 부문의 주요 정책개발 지원기능을 적극 추진해 왔다. 특히 '국민건강증진법' 제정(1995년9월1일), '국민복지기획단' 설치·운영, '국가정보화 기본계획' 수립(1996년), '제1차 사회보장 장기발전 방향' 수립(1998년) 등에 중추적 역할을 담당하였으며, 1999년에는 사회복지사 양성교육을 위탁받아 교육기관으로서의 역학도 함께 수행하기도 하였다.

한편, 사회보장심의위원회 연구기능은 사회보장 관련 연구와 사회개발 연구 등 크게 두 가지였다. 8명의 연구진은 종합반, 의료보험반, 공적부조 및 사회복지반 등 4개 반으로 구성되었다. 종합반의 경우 3개반의 실증지표 생산을 담당하였고, 노동반은 실업보험제도와 산재보험제도에 관한 연구를 수행하였다. 의료반은 전 국민 대상 의료보험제도 도입이 주된 연구과제였다. 의료반은 1963년 12월 제정된 우리나라 최초의 '의료보험법' 탄생에 주도적인 역할을 담당하였다. 공적부조 및 사회복지반의 연구는 새로운 법률안의 제정보다 기존 법률들의 내용을 내실화하는 데 초점을 맞추었다.

3)연구활동

(1)보건의료 부문 연구

1990년대 보건의료 분야에서는 의료보험제도를 둘러싸고 의료보험수가의 적정성, 진료전달체계의 확립, 의료인력의 공급 등과 함께 의료비 관리문제가 주요 연구과제로 등장하였다. 1989년 7월 도시지역 주민으로 의료보험을 확대하면서 전국민 의료보험이 이루어지자 도시지역의 의료수요

폭증으로 대도시지역의 병상부족 문제가 심각하였다. 이 과정에서 한국보건사회연구원은 의료기관 분포 및 의료인력 추계연구 등을 의료자원 확충 방안을 모색하는 정책연구를 적극 추진했다.

한편 1993년 문민정부 시절 의약분업제도 도입을 준비하는 과정에서 의약분업에 대한 여러 차례의 평가연구를 통해 제도의 조기정착 방안을 마련하고자 하였다. 1990년대에는 경제성장과 지역보건의료기관의 적극적인 예방 및 방역사업의 결과로 건강지표의 개선이 이루어졌고, 이에 한국보건사회연구원은 '국민건강증진법' 제정을 위한 기초연구와 법안 마련 등에 참여하였고, 각종 건강증진프로그램 개발연구에 매진하였다.

1989년 전 국민의료보험 실시와 함께 직장 및 지역 의료보험 통합에 대한 요구가 제기되었으나 이루어지지 않았다. 그러다가 문민정부 말기 보건복지부는 의료개혁위원회를 구성하고 사무국을 한국보건사회연구원에 설치하여 의료보험 통합, 의료인력, 의약분업 등 주요 의료제도 개혁안을 정부에 건의하였다.

(2)사회보장 부문 연구

1997년에는 총리실 소속으로 '국민연금개선기획단'을 설치하고 사무국을 한국보건사회연구원에 두어 연금제도의 개혁방안을 연구하도록 하는 등 한국보건사회연구원 출범 초기 10년은 사회보장 및 사회서비스 부문에서 다양한 정책과제들이 등장하던 시기였으며, 이러한 정책과제들이 한국보건사회연구원의 연구수요로 직결되면서 한국보건사회연구원이 보건복지부문의 사회적 현안과 중·장기적인 정책과제 연구의 중심부에 서게 된 시기였다. 한국보건사회연구원에 흡수된 사회보장심의위원회 연구활동은 첫째, 사회보장제도에 대한 이론적 검토와 구체적인 제도설계 등 실질적인 연구 및 입법 작업이었다. 둘째, 연구활동의 범위와 깊이가 행정 여건 변화에 따라 변모되었다.

가)산업재해보상보험제도 연구

산업재해보상제도는 우리나라 사회보장제도 중 가장 먼저 입법화되고 시행된 제도이다. 산업재해보상보험제도의 연구활동은 군사정부의 호의적안 태도로 순조롭게 진행되어 1년만인 1963년 12월 입법안을 군사정부 최고회의에 상정하여 '산업재해보상보험법'을 제정하도록 하였다.

나)의료보험제도 연구

사회보장심의위원회 연구진은 의료보험제도의 기본틀 설계와 동시에 국민의료비 부담능력과 의료수요, 건강실태 등을 파악하기 위해 제1차 '국민건강조사(1962)'를 실시하였다. 이후 연구진은 시범사업에서 발생하는 여러 가지 행정관리상의 문제점을 파악하고, 해결책을 모색하는 등1977년 의료보험제도의 본격적인 출범에 큰 기여를 하였다.

다)연금제도 연구

1968년부터 사회개발연구가 시작되면서 근로자를 대상으로 하는 연금제도 연구의 필요성이 부각되었다. 1971년부터 연금제도 연구가 본격화되면서 1973년 '국민복지연금법'이 제정되었고, 그 이 후 1988년 1월 '국민연금법'으로 명칭을 바꾸고 시행에 이르렀다.

라)최저생계비 계측연구

사회보장심의회의 최저생계비 계측조사는 1989년 한국보건사회연구원이 실시한 최저생계비 계측조사의 모태가 되었다.

(3)인구 부문 연구

제7차 및 8차 경제사회발전 5개년계획에 포함된 인구 부문의 정책과제를 비롯하여 인구정책의 종합평가와 인구구조, 인구동향, 인구변동요인, 적정인구 등으로 설정되었다. 나아가 인구정책, 보건의료 및 사회정책 간의 연계를 통한 국민의 삶의 질 개선 연구, 그리고 인구 고령화에 따른 노인복지, 가족구주의 변화에 따른 보육·입양·아동권리 등이 주요 연구과제로 설정되었다.

(4)보건·복지정보·통계부문 연구

1990년대 중반 이후 효율적인 보건복지 정책수립을 위한 기초자료로서 정보·통계의 중요성을 인식하고 이를 위한 새로운 연구조직을 구축하기에 이르렀다.

4)연구관련 사업

- 대외협력활동 ▪ 정부의 주요 위원회 운영지원
- 세미나 등 개최 ▪ 인력개발 및 정기간행물 등 발간

6. 한국보건사회연구원(1999~현재) : 사회정책을 선도하는 Think Tank로서의 위상 확보

1)시대적 배경

1999년 한국보건사회연구원은 보건복지부 소속 연구기관에서 국무조정실 경제사회연구회 소속 연구기관으로서 정부의 복지제도 정립에 효율성을 제고하였다. 우리나라의 복지제도의 외형을 정립한 중요한 시기인 2000년 이후의 사회보장정책은 제1차 사회보장발전 5개년계획(1999~2003)의 일환으로 추진된 '생산적 복지'정책으로 경제위기 이후의 절대빈곤문제와 실업문제에 대응하였고, 제2차 사회보장발전 5개년계획의 일환인 '참여복지(2004~2008)'는 기초보장체계의 정비와 복지서비스의 선진화, 사회보험의 성숙화를 통한 사회보장제도의 내실화가 추진되었으며, 이명박 정부는 '능동적 복지'를 핵심가치로 내세우고 평생복지기반의 마련과 예방형·맞춤형·통합형복지 시장기능을 활용한 서민생활의 안정 그리고 사회적 위험으로부터 보호 등을 강조하였다.

한편, 2002년부터 합계출산율이 1.17명으로 하락하면서 저출산 문제가 사회적으로 공론화되기 시작하여 '저출산고령사회기본법'이 제정·시행되었다. 아울러 노인복지 증진을 위한 대책으로 2007년 전체 노인의 70%(2008년 7월 이후 지급)를 대상으로 기초노령연금제도를 도입하고 2008년에는 노인장기요양보험제도를 도입하였다. 보건의료 분야에서는 2000년 실시된 의약분업제도의 조기 정착을 위한 평가와 함께 만성질환의 예방과 국민의료비의 교화적 통제 등을 위한 건강증진 서비스 확충, 공공보건의료 확충 등이 정책과제로 대두되었다. 이와 같은 시대적 상황에 대처하여 한국보건사회연구원은 관련제도의 개선을 위한 기초연구와 기본구상 및 제도 설계, 정책평가, 추진전략 마련 등을 통해 국가적 현안에 대한 대응책 마련과 중·장기 계획 수립에 중추적 역할을 담당하였다.

2)주요 기능

<표> 1999년 이후 한국보건사회연구원의 핵심 기능 변화

구 분	핵심기능
1999~ 2000년	- 장·단기 보건사회정책 수립을 위한 기초연구 및 정책수단 개발 - 국민 보건 및 의료관련 조사연구 및 분석 - 종합보건의료 시범사업의 실시 - 사회보장에 관한 조사·연구 및 분석 - 인구문제 및 가족계획과 모자보건에 관한 조사·연구 및 분석 - 국내외 연구기관과의 정보 기술 교류, 공동연구 및 이에 대한 지원 - 보건사회 관계 연구용역의 수탁 및 위탁 - 보건사회 관계에 관한 교육, 연수 및 홍보
2001~ 2006년	- 보건의료·사회보장·인구 및 사회문제에 관한 제도평가 및 정책 개발 - 보건의료·사회복지정책 문야의 중·장기 발전계획 수립 - 보건의료·사회복지 분야 정책 수립을 위한 국가 기초통계자료 생산 - 주요 보건의료·사회복지정책관련 정부위원회 지원 및 국민여론 수렴 - 국내외 전문기관과의 기술 정보 교류 및 공동연구 실시 등
2007년 이후	- 보건의료·국민연금·의료보험·사회복지·인구 및 사회문제에 관한 제도평가 및 정책개발 - 보건의료·사회복지 분야의 정책수립 및 개발을 위한 국가 기초통계자료의 생산 - 보건의료·사회복지 분야의 중·장기 발전계획 수립 - 보건의료·사회복지 분야 정부의 주요 정책위원회 지원 - 보건의료·사회복지 주요정책과제에 대한 국민여론 수렴 - 보건의료·사회복지 관련 국내외 전문기관과의 기술 정보 교류, 공동연구 및 이에 대한 지원 - 정부, 국내외 공공기관 및 민간단체로부터의 공익성 있는 연구용역의 수탁 - 보건의료·사회복지에 관한 교육, 연수 및 홍보 - 기타 연구원의 목적달성을 위해 필요한 사업

3)연구활동

(1)1999~2006년까지의 주요 연구활동

2000년대에 들어서면서 사회보장 및 국민건강증진을 위한 국가와 사회의 책임이 강조되면서 이를 뒷받침하기 위해 한국보건사회연구원은 보건복지제도의 중·장기 기본 틀을 정립하여 향후 보건복지제도가 지향해야 할 방향을 제시하고자 하였다. 또한 고령화 사회의 사회적 경제적 파급효과를 분석하여 정책적 대응방안을 모색하고자 하였다. 보건의료 부문에서는 인구고령화에 따라 보건의료서비스에 대한 국민적 수요가 급증하고 의료비 지출이 급증하는 상황에 대응할 수 있도록 효율적 보건의료서비스체계를 구축하기 위한 연구를 추진하였다. 또한 보건산업 발전을 위한 보건의료시장의 제도 개선방안을 마련하기도 하였다. 한편, 여성의 가정생활 및 사회활동 양립을 지원하기 위한 대표적 정책과제로서 보육환경의 내실화 방안을 마련하고, 미래사회를 대비한 현안과제로 저출산 문제의 해결과 여성의 삶의 질 향상을 위한 연구가 수행되었다.

(2)2007년 이후의 주요 연구활동

2007년도에는 한·미 FTA 등 새로운 시장질서에 능동적으로 대처하고, 인구고령화에 대비한 효율적 보건의료체계를 구축하는 한편 건강투자 확대를 위한 실증적 연구를 수행하였다. 또한 고용없는 성장이 전 세계적 이슈로 제기되면서 사회복지의 수요와 공급 여건 변화에 따른 사회서비스 확충 전략을 수립·제시하였다. 2008년 이후 최근까지는 한국보건사회연구원이 모든 보건복지정책 영역에 걸쳐 가장 역동적이 싱크탱크로서의 역할을 담당하고 있는 시기이다. 특히 2009년 이명박 대통령이 저출산정책을 최우선 국정과제로 천명함에 따라 국무총리실로부터 '저출산종합연구센터'를 유치하여 저출산에 따른 부정적 파급효과를 능동적으로 극복하고 고령사회에 효율적으로 대응하기 위한 마스터플랜을 수립하는 데 역량을 집중하고 있다. 한편, 2010년 한국보건사회연구원은 2011~2020년까지 향후 10년 동안 우리나라 국민의 건강증진을 위한 장기발전계획인 '국민건강증진종합계획 2020'을 수립하는 데 중추적인 역할을 담당하였다. 이를 위해 2010년 5월 3일~9일(7일간) 기간 동안 서울무역전시장에서 '건강박람회 2010(Korea Health Fair 2010)'을 개최하였다. 한국보건사회연구원은 사회계층간 건강수준의 격차를 해소하고 공공 보건의료서비스 공급체계의 효율성을 제고하여, 취약계층의 건강증진 방안을 모색하기 위한 연구기능을 공고히하였다.

4)연구관련사업

(1)정부관련 정책지원활동 및 관련 센터 운영

한국보건사회연구원이 1990년대부터 지원한 정부의 주요 정책위원회는 셀 수 없이 많다. 그 중 몇 가지 예를 들면, 제3차 사회보장 장기발전방향 수립기획단(2008.10~2009.7), 건강증진사업지원단(2001.3~2010.12), 빈부격차 차별시정위원회(200.3~2007.7), 식품위생심의위원회(2005.5~), 지역사회 정신보건사업 기술지원단(2001.3~2006.12), 중앙생활보장위원회(1999.11~현재), 저출산고령사회위원회(2004.3~현재), 보선의료발전계획추진위원회(2009.6~현재) 등이 있다.

(2)교육 및 훈련

한국보건사회연구원은 1999년 보건복지부로부터 사회복지사양성교육기관으로 지정 받아 사회복지사업종사(예정)자 교육과정(24주·12주), 사회복지업무 담당공무원 교육과정(6주)을 운영하였다.

(3)정책토론회, 공청회 개최, 정책포럼 운영 등

가장 최근에 개최한 주요 정책토론회 및 공청회는 보건의료 및 건강증진 분야에서 푸드뱅크 활성화방안 모색(2011.3.3), 기초보장 및 사회복지분야는 지속가능한 복지체제 모색(2011.3.30), 저출산 및 고령사회분야는 동북아시아 국가의 저출산·고령화의 경제적 함의(2011.5.17~5.18)가 있다.

(4)연구성과 확산과 고객지향적 연구지원체계 강화

한국보건사회연구소는 연구보고서 발간 및 월간「보건복지 포럼」, 반년간「보건사회연구」외에 2009년 9월 11일 주간「보건복지 ISSUE & FOCUS」를 발간하고 있다. 아울러 2010년부터 연구 창의성 제고를 위한 내부 필터링 시스템으로서 연구결과 중복검증시스템을 개발하여 운영하고 있다. 이를 통해 연구의 품질 및 창의성 향상을 도모하고 연구윤리 강화를 통한 국책연구기관으로서의 공공성 강화를 도모하고 있다.

(5)전국 규모의 국민생활실태 조사자료 구축 및 Panel Data 구축

전국 규모의 표본조사를 통한 통계자료 DB 구축사업으로는 1991년부터 3년 주기로 실시하고 있는 '전국 출산력 및 가족보건실태조사', 2005년부터 5년 주기로 실시하고 있는 '전국 결혼 및 출산 동향조사', 그리고 1994년부터 2008년까지 4년 주기로 실시하다가 이후 3년 주기로 실시하고 있는 '전국 노인생활실태 및 복지욕구조사' 등이 있다. 시계열 추적조사(Panel survey)로는 2006년부터 실시하고 있는 '복지패널조사', 2008년부터 실시하고 있는 '의료비 및 의료이용 패널조사'가 있다.

지역보건 60년의 발자취_2권 지역보건 60년

발 행 인 김혜경
발 행 처 지역보건의료발전을 위한 모임
디자인·제작·출판 ETC 커뮤니케이션즈
서울 종로구 내수동 72 경희궁의아침오피스텔3단지 1205 / 02-3297-7611
발 행 일 2012년 8월 30일

ISBN
978-89-969421-2-2
978-89-969421-0-8(세트)
책값은 뒤표지에 있습니다.